CROWN

Making AbsoluteProcess in Crown & Bridge

공동저자

황경숙 교수 신한대학교
김성훈 소장 OTN치과기공소
권은자 교수 혜전대학교
김기백 교수 대전보건대학교
김민정 교수 대구보건대학교
김장주 교수 광양보건대학교
박남규 교수 제주관광대학교
박원욱 교수 진주보건대학교
심정석 교수 신구대학교
오선미 교수 동남보건대학교
조미향 교수 원광보건대학교
최재우 교수 충북보건과학대학교
황성식 교수 경동대학교

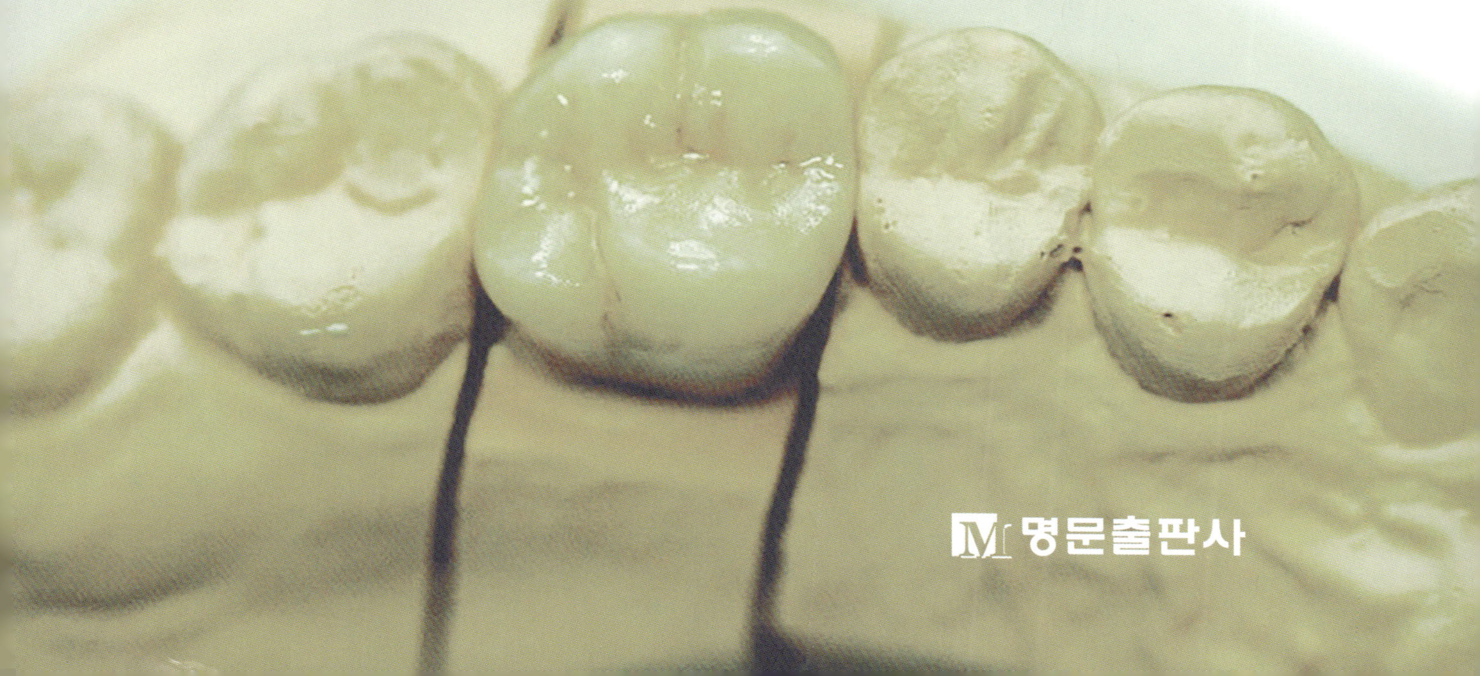

명문출판사

MAKING ABSOLUTE PROCESS IN CROWN & BRIDGE

Revised Edition by Hwang Kyung Sook et al.

MyungMun Publishing. Inc.
90, Dapsimni-ro 63-gil, Dongdaemun-gu, Seoul, Korea (02525)
Tel_ +82-2-2248-7586
Fax_ +82-2-2248-0598
e-mail_ mmayt@hanmail.net
Website_ www.teethbook.co.kr

Printed in Korea

Making Absolute Process in Crown & Bridge

초판발행	2006년 8월 25일
개정1판	2008년 8월 18일
개정2판	2011년 7월 30일
2쇄	2014년 2월 10일
개정3판	2019년 2월 12일
개정4판	2022년 3월 2일
저　　자	황경숙교수 외 12인
발 행 인	안영택
편　　집	김휘라
발 행 처	명문출판사
등　　록	제 6-0212호
주　　소	서울시 동대문구 답십리로63길 90 (장안동 121-18)
전　　화	(02)2248-7586
팩　　스	(02)2248-0598
홈페이지	http://www.teethbook.co.kr
I S B N	978-89-6808-149-1

판권 소유

© 2022 | Making Absolute Process in Crown & Bridge | 명문출판사 : 60,000원

서문

오늘날은 4차 산업혁명 시대로 대부분의 산업분야가 급속한 디지털화를 이루고 있으며 치기공분야에서도 CAD/CAM System 작업과정이 확대되고 있다. 그러나 자연치아 형태의 Wax up 과정 만큼은 사람의 손을 거치지 않고는 재현해 낼 수 없는 영역으로 영원히 지속될 것이다. 따라서 Wax up의 중요성은 치기공학도에게 가장 기본적인 테크닉으로서 현재도 미래에도 밑바탕을 이룰 것임은 의심할 여지가 없다.

형태학 및 실습과정을 통해서 개개 치아에 대한 형태를 익힌 후 관교의치기공학 및 실습과정을 하게 된다. 십수 년간 학생들에게 관교의치기공학과 실습을 지도하면서 각 치아들의 형태학 및 해부학적 이론과 지식을 바탕으로 자연치와 유사하게 Wax up을 한다는 것이 과연 얼마나 많은 노력 끝에 이루어지는 것인가를 생각하게 되었다. Wax up에 수많은 시간을 투자하는 치기공학과 학생들이 머릿속에, 치아 하나하나에 대한 형태를 그려놓은 상태에서 각 단계에 대한 개념을 가지고, 기본 형태로 부터 완성단계까지 재현해 나가는 것이 올바르게 습득되어 진다면, 치기공분야의 전반적인 부분을 할 수 있는 토대를 쌓게 될 것이라 생각한다. 따라서 학생들에게 조금이나마 올바르게 Crown Wax up 과정을 이끌어 주는 디딤돌이 되지 않을까 하는 생각으로 여러 대학의 교수님들과 뜻을 모아 본 서의 집필 작업을 하게 되었다.

이 책은 초판에서는 10장으로 구성하였으나 개정판에서 캐드캠 시스템을 이용한 지르코니아 크라운 제작, 2배 크기의 자연치아 납형제작 사진 및 국가고시 실기시험을 위한 wax up 연습모형을 보완하여 총 12장으로 구성하였다. 작업모형을 제작하는 과정, 교합기에 모형을 부착하는 방법들, 그리고 주조하여 연마하는 실습과정을 수록하였으며, 특히 3장에서는 상 · 하악의 대표가 되는 7개의 치아를 중심으로 점 → 선 → 면 → 입체의 구조형식에 따라 입체구조 형태로 접근하는 하나의 법칙이기도 한 일련의 과정을 통하여 Wax up을 완성해가며, 자연치와 유사한 형태로 조화된 조각이 이루어지도록 각 단계의 사진을 내용과 함께 수록하였다.

또한 8장과 9장에서는 제 3장을 통하여 습득된 Wax up 테크닉을 바탕으로 다른 모형의 각 치아에 적용시킬 수 있도록 하였으며, 특히 임상 모형의 crown 제작을 연습해 봄으로써 임상적용 능력을 강화시키고자 하였다. 10장에서는 CAD/CAM system을 이용한 Zirconia Crown 제작 후 Double scan하여 Zirconia Crown제작 과정을 수록하였으며, 11장에서는 2배크기로 확대한 상·하악 14개의 치아를 자연치 형태로 조각하여 각 면을 사진으로 수록하였다. 마지막으로 12장에서는 국가고시 실기시험에 대비한 연습모형들을 예시하여 Single Crown에서부터 Bridge까지를 연습해 볼 수 있도록 하였다.

본 서가 앞으로 치기공학을 전공하는 모든 학생들에게 조금이나마 도움이 되며 꼭 필요로 하는 책이 되기를 바라면서, 추후 더욱 좋은 내용으로 보완할 것을 약속드리며, 이 책이 나오기까지 조언과 격려를 해주신 여러 교수님들과 많은 도움을 주신 명문출판사 안영택사장님과 편집부 직원분들에게 감사를 드리는 바이다.

2022년 2월, 아름다운 도봉산 자락에서

저자대표 황경숙

CONTENTS

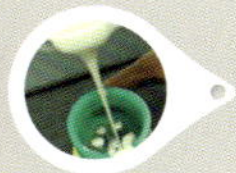

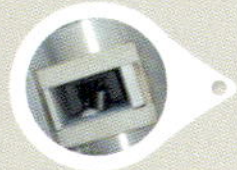

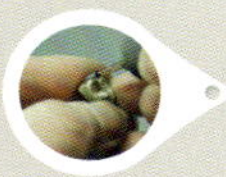

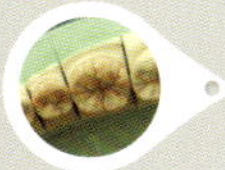

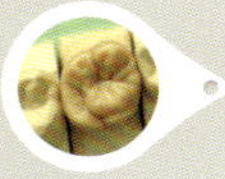

CONTENTS

01

작업모형제작
(Making the working cast)

1. 인상체에 1차 모형재 주입
2. Dowel pin 식립과 2차 모형재 주입
3. 치형 분할(sawing)
4. 치형다듬기 (die margin trimming)
5. Die hardener & spacer 도포

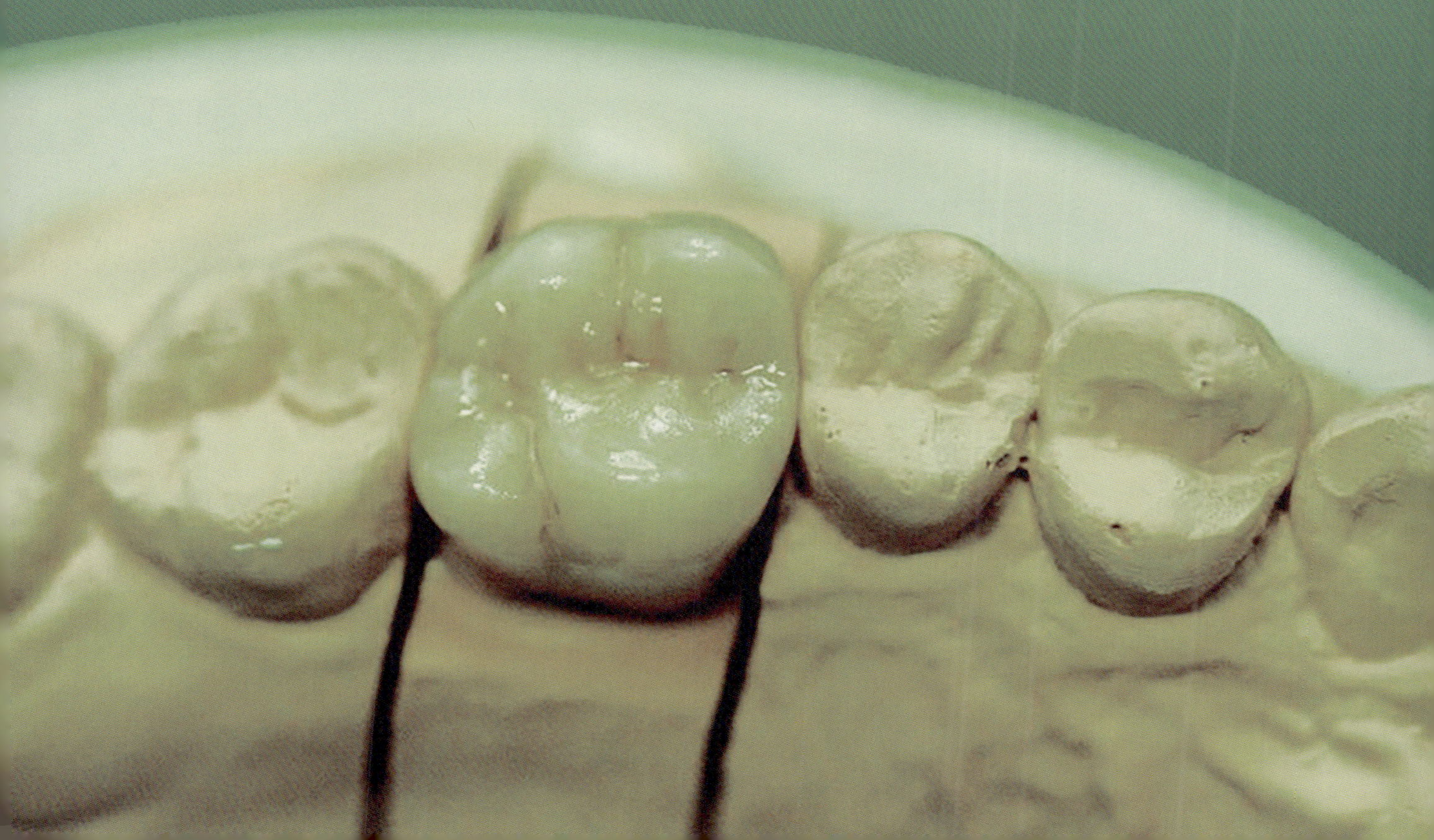

01 작업모형제작
(Making the working cast)

실습내용요약

Wax pattern(납형) 제작을 위한 기초작업으로서 정확하게 채득 된 인상체에 모형재를 주입하여 모형을 제작한다. 과정은 dowel pin 식립, sawing, die margin trimming, die hardener & spacer 도포의 순서로 작업모형 제작을 완성한다.

1. 인상체에 1차 모형재 주입

1) 해부학적으로 중요한 부위가 모두 재현되었는지 인상체를 check한다. 특히, 지대치 변연부위에 기포가 없는지 확인한 후 인상체에 묻어있는 이물질과 혈액은 흐르는 물에 세척하고 air gun을 이용하여 가볍게 수분을 제거한다(그림 1-1~3).

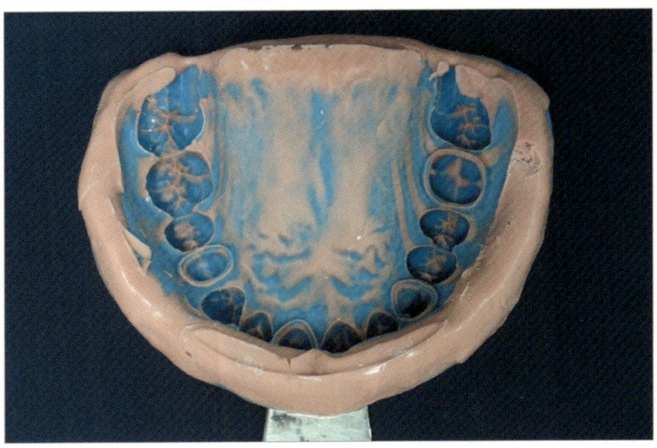

그림 1-1. 환자 구강내에서 채득한 인상체의 지대치 변연부위에 기포가 없는지 확인한다.

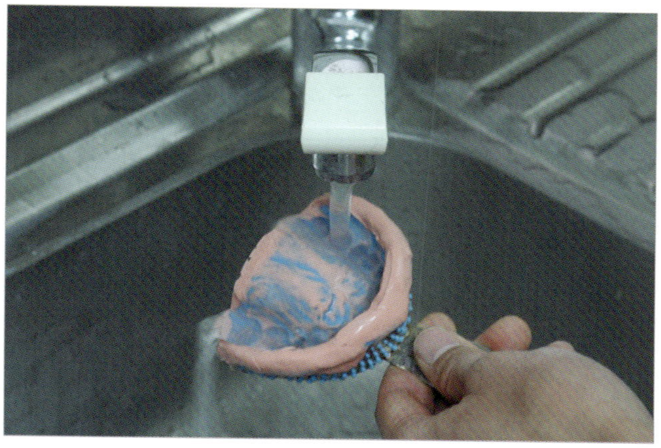

그림 1-2. 인상체에 묻어있는 이물질과 혈액을 흐르는 물에 세척한다.

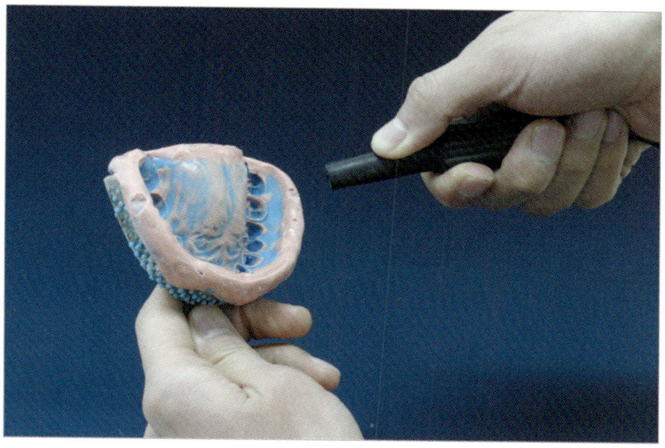

그림 1-3. 남아있는 수분은 air gun을 이용하여 가볍게 제거한다.

2) 모형재를 붓기 전에 인상체에 wetting agent를 도포하여 인상체면에 기포없이 모형재가 잘 부착되도록 해 주며 과잉 도포된 wetting agent는 air gun을 이용하여 제거해 준다(그림 1-4).

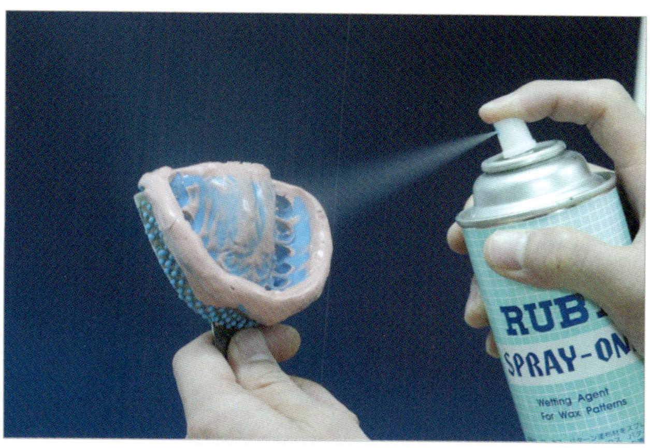

그림 1-4. 인상체에 모형재를 주입하기 전에 wetting agent를 살짝 도포하여 인상체면에 기포없이 모형재가 잘 부착되도록 한다.

3) 경석고를 제조회사의 혼수비(w/p ratio)에 맞추어 측정한다.

그림 1-5는 stone의 혼수비가 0.2 즉, 물 20ml에 stone 100 g인 것을 제조회사의 설명서를 통해 알 수 있다. 정확한 혼수비를 지킴으로써 재료의 최대 물리적 성질을 얻도록 한다(그림 1-5~6).

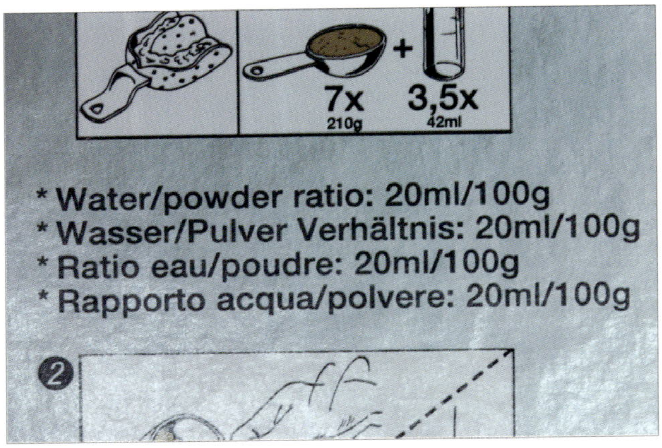

그림 1-5. stone 제조회사의 설명서

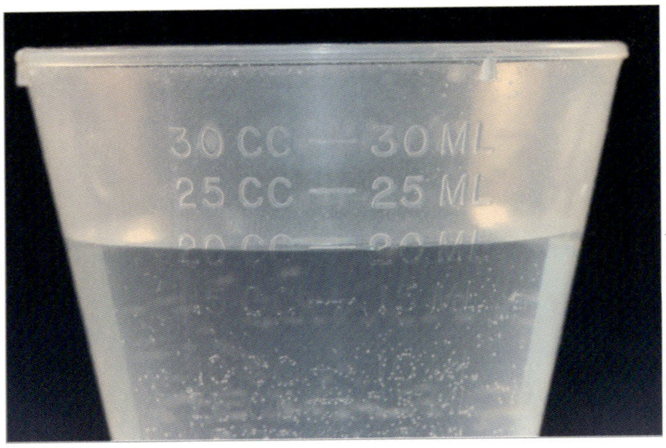

그림 1-6. 물 20 ㎖를 측정한다.

4) 진공혼합기용 mixing bowl에 측정된 물을 먼저 넣고 경석고를 넣는다(그림 1-8~9).

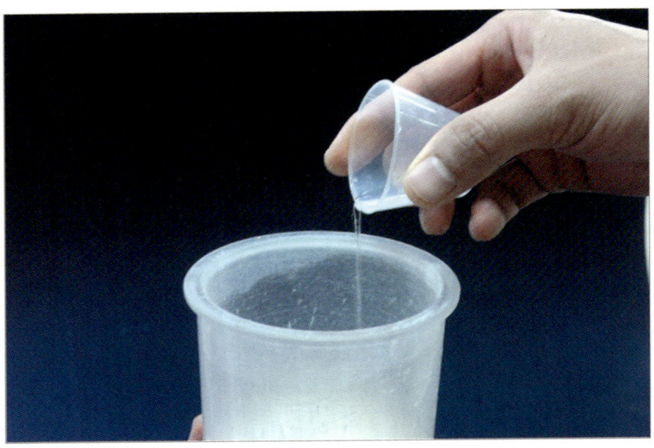

그림 1-7. mixing bowl에 측정한 물을 먼저 넣는다.

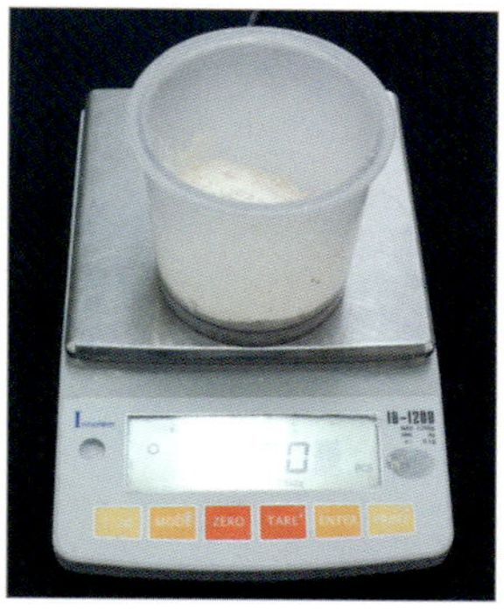

그림 1-8. 물 20 ㎖를 넣은 mixing bowl을 저울 위에 올려 놓은 후 '0' 상태를 맞춘다.

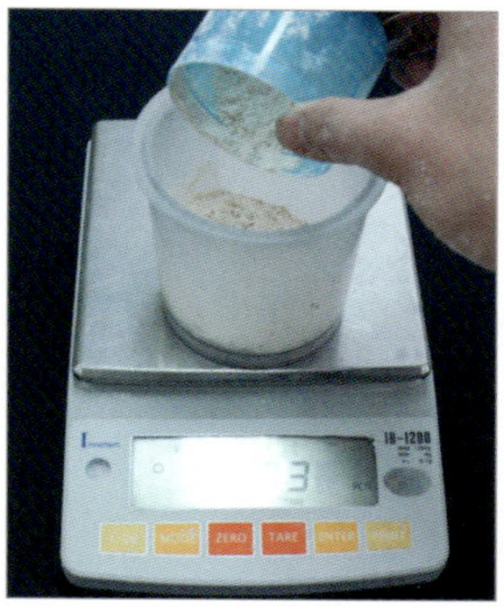

그림 1-9. "0" 상태를 맞춘 후 stone 100 g을 측정하여 붓는다.

5) Spatular를 이용하여 몇 번 hand spatulation한 후 뚜껑을 덮고 vaccum mixing기에 고정시킨다. Start를 누르고 20초 정도 mixing 한다(hand mixing 할 경우는 30~60초 정도 한다)(그림 1-10~13).

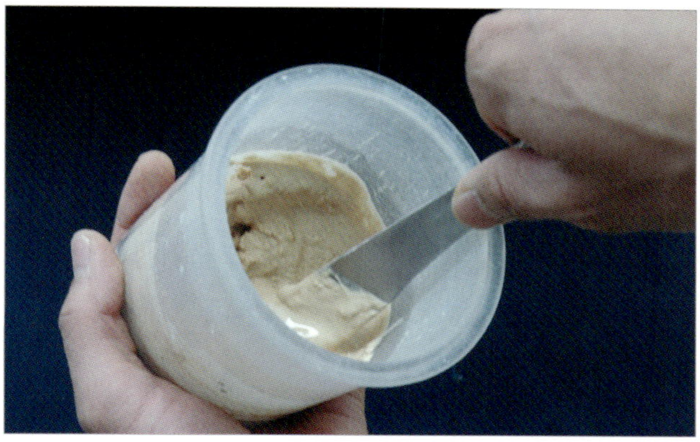

그림 1-10. vaccum mixing 하기전 먼저 spatular를 이용하여 몇 번 혼합한다.

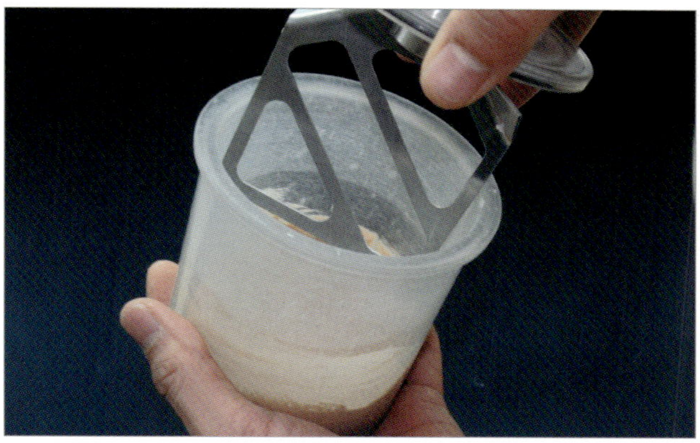

그림 1-11. mixing bowl의 뚜껑을 덮는다.

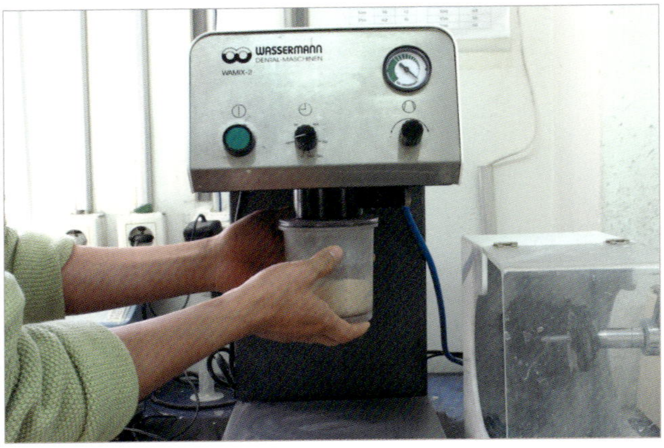

그림 1-12. vaccum mixing기에 mixing bowl을 고정시킨다.

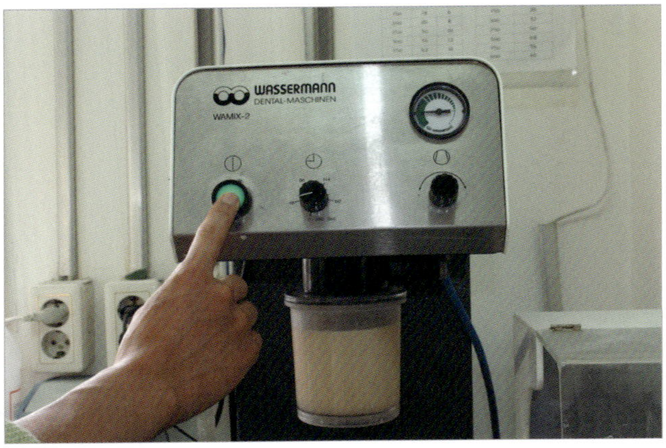

그림 1-13. start 버튼을 누르고 20초 정도 mixing한다.

6) Mixing이 완료되면 경석고를 인상체의 한쪽 끝에서 부터 주입하여 기포없이 흘러들어가는 것을 확인 하면서 치열부위가 모두 덮힐 때까지 채운다. 모형재가 완전히 채워지면 tray holder에 꽂아 경화시킨다. 인상체를 바닥에 닿게하여 경화시키면 인상체의 base에 힘이 가해져 변형이 올 수 있기 때문이다(그림 1-14~17).

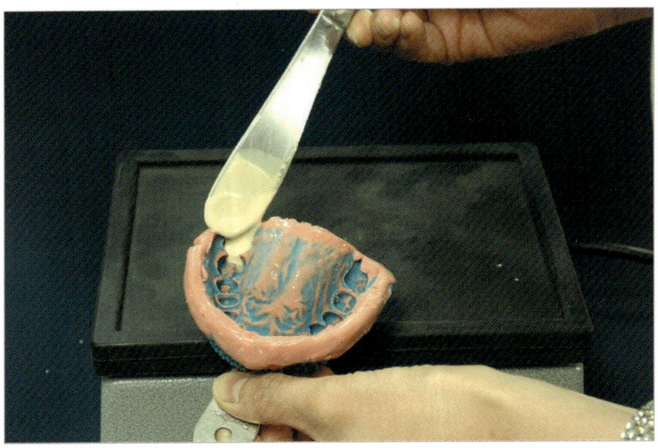

그림 1-14. 인상체의 한쪽 끝에서 부터 mixing된 경석고를 흘러들어가게 한다.

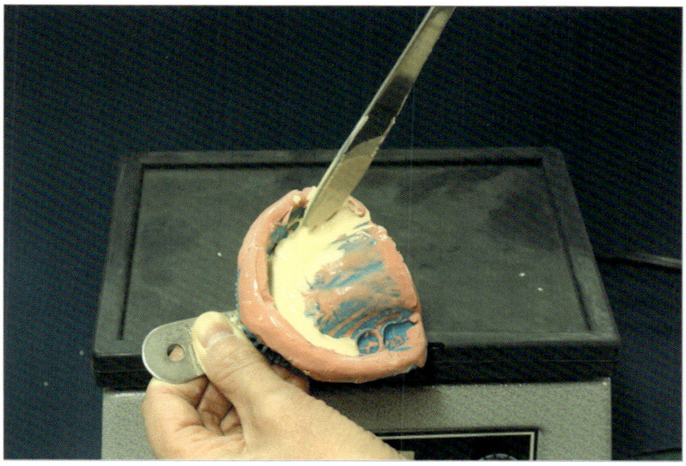

그림 1-15. 치아 하나 하나에 기포없이 흘러들어가는 것을 확인하면서 천천히 채운다.

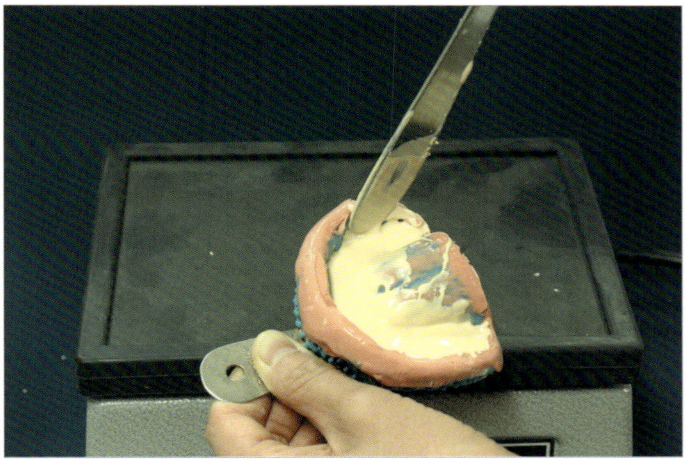

그림 1-16. 치아부위가 모두 덮힐때까지 채운다.

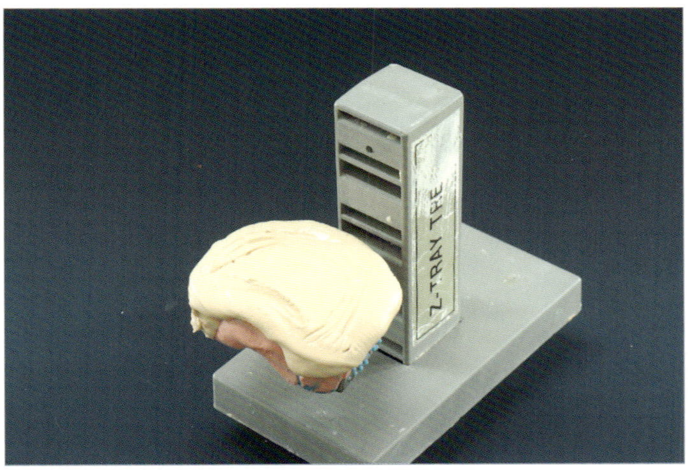

그림 1-17. 경석고가 완전히 채워지면 인상체는 tray holder에 꽂아 경화시킨다.

7) 45~60분 정도 경과 후 모형재가 경화되면 인상체에서 모형이 파손되지 않도록 주의하면서 모형을 분리해 낸다(그림 1-18~20).

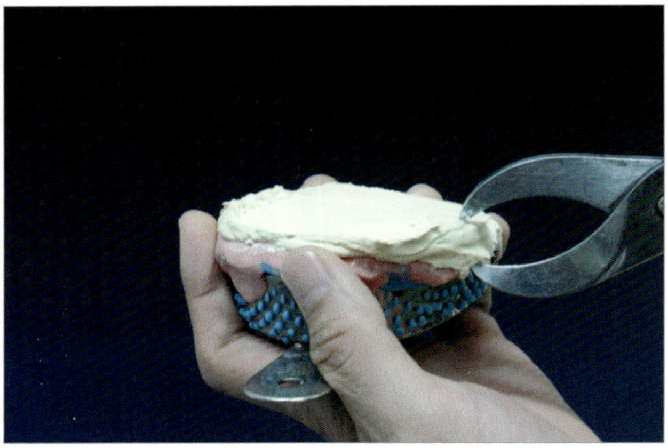

그림 1-18. 모형 분리 시 불필요한 석고부위는 석고겸자를 이용하여 제거한다.

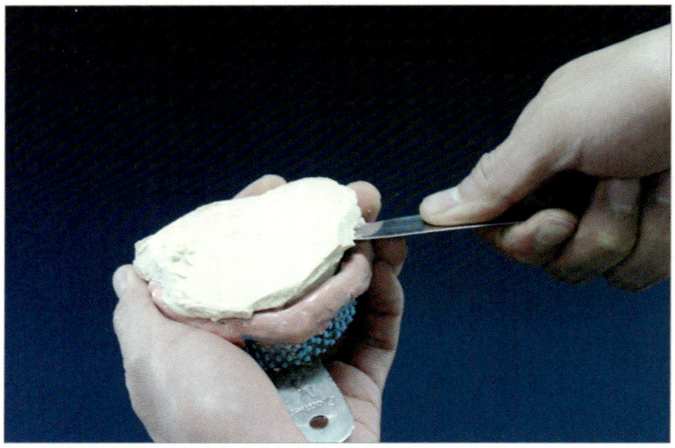

그림 1-19. Spatular를 이용하여 인상체에서 분리한다.

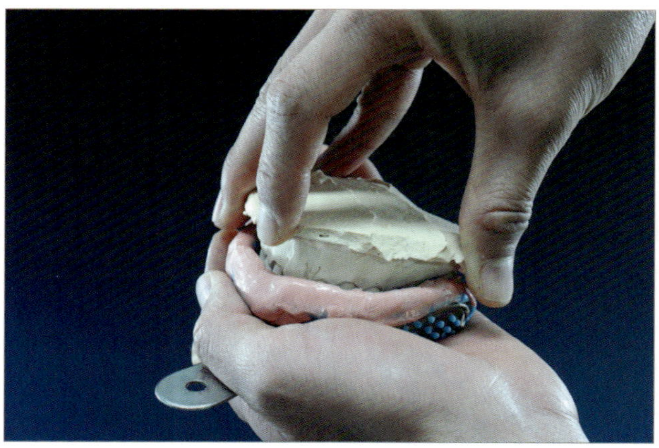

그림 1-20. 분리할 때 인상체에서 치형부위가 손상되지 않도록 조심하면서 분리해 낸다.

※ Rubber mold를 이용하여 작업모형을 제작하는 경우도 똑같은 방법으로 rubber mold의 한쪽 끝에서부터 치아 하나 하나에 기포없이 흘러들어가는 것을 확인하면서 경석고를 부어 완성한다(그림 1-21~25).

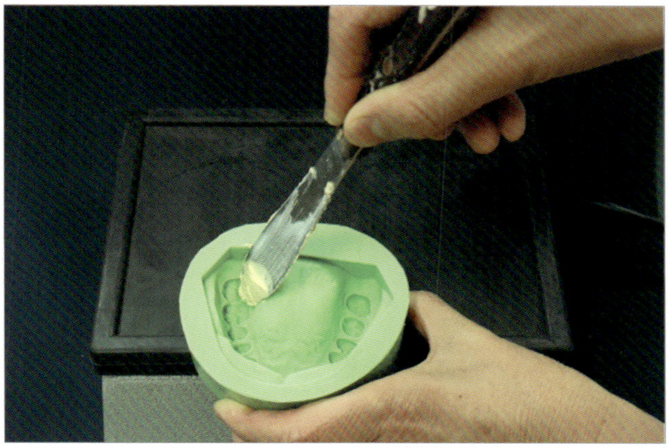

그림 1-21. mixing된 경석고를 rubber mold의 한쪽 끝에서 부터 붓기 시작한다.

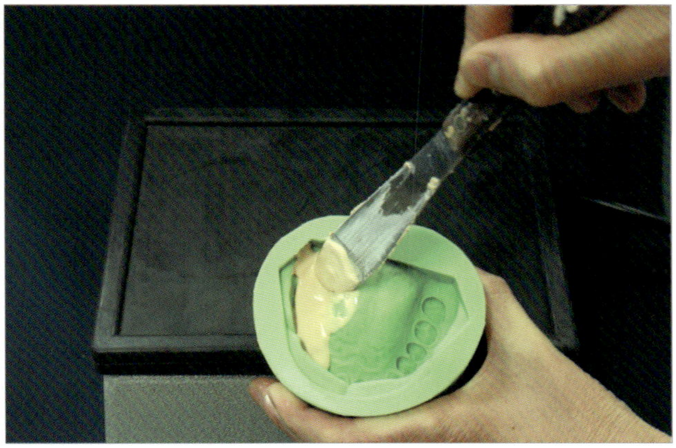

그림 1-22. 치아 하나 하나에 조금씩 흘러 들어가는 것을 확인하면서 채워 나간다.

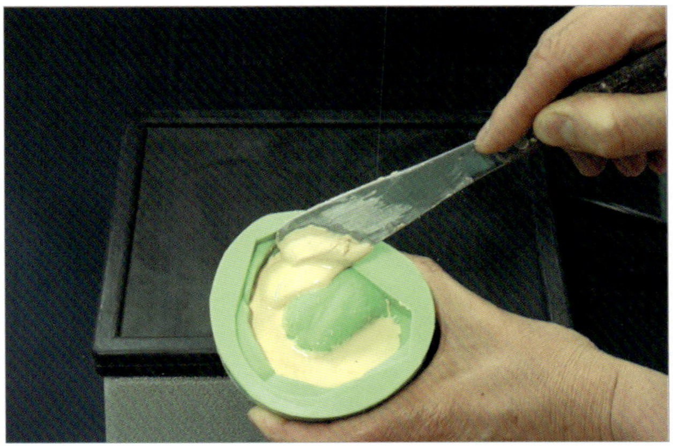

그림 1-23. 치아부위가 모두 덮힐때까지 채운다.

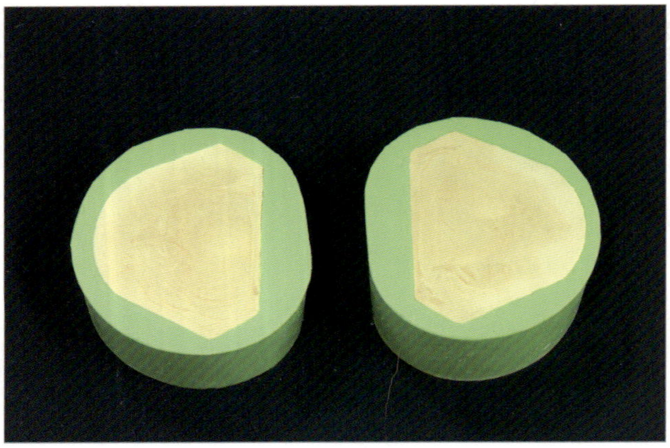

그림 1-24. base 부분까지 완전히 채운다.

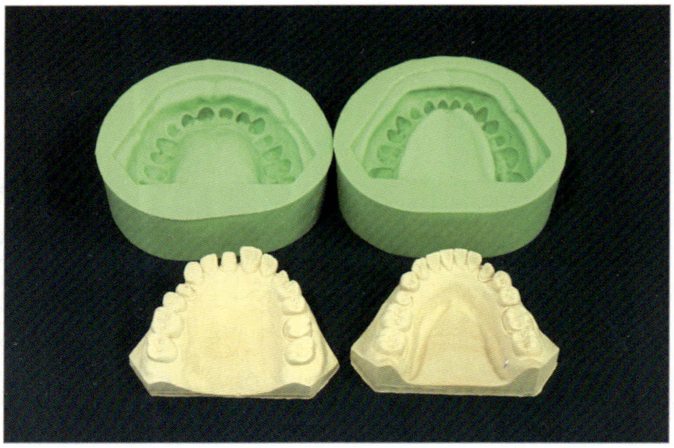

그림 1-25. 45~60분 정도 경과 후 rubber mold에서 분리해 낸 상 · 하악모형

2. Dowel pin 식립과 2차 모형재 주입

1) dowel pin 식립을 위해 1차 모형재 주입 모형을 물에 적신 후 model trimmer로 삭제한다. 모형의 두께는 치은 연하로부터 약 10 mm, 폭은 전치부 약 10~12 mm · 구치부 약 10~15 mm 정도로 조정하여 삭제하며 구개 부위는 pindex의 center trimmer를 이용하여 U자형으로 다듬는다(그림 1-26~33).

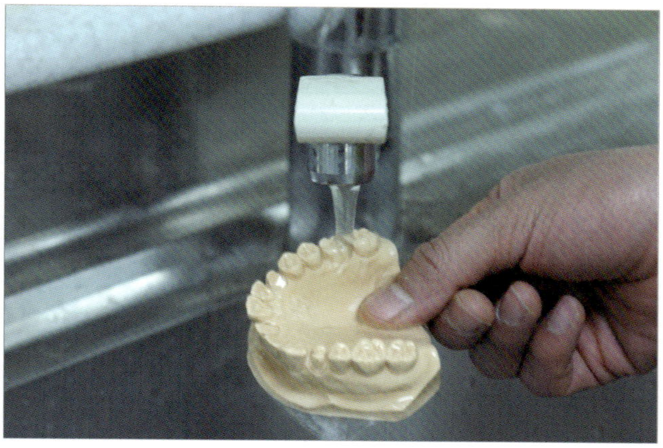

그림 1-26. 모형으 삭제를 위해 물에 적신다.

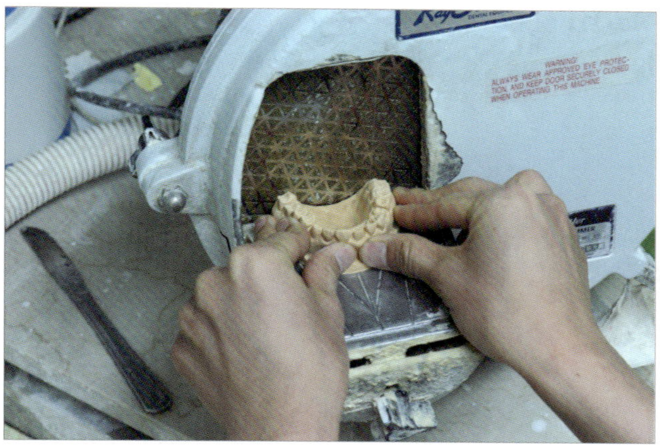

그림 1-27. model trimmer를 사용하며 model의 후면을 삭제한다.

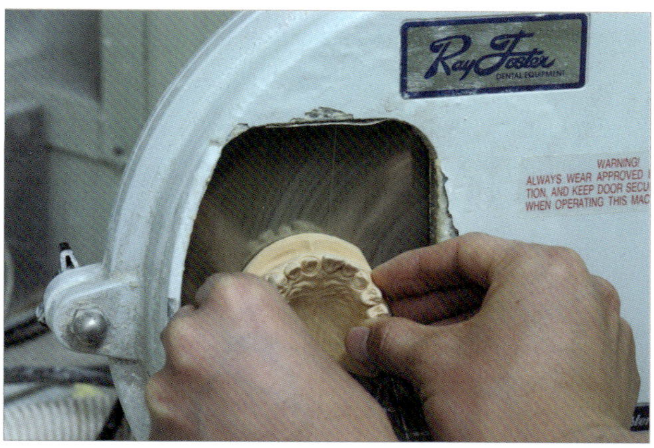

그림 1-28. 모형의 두께가 치은 연하로부터 10mm가 되도록 base를 삭제한다.

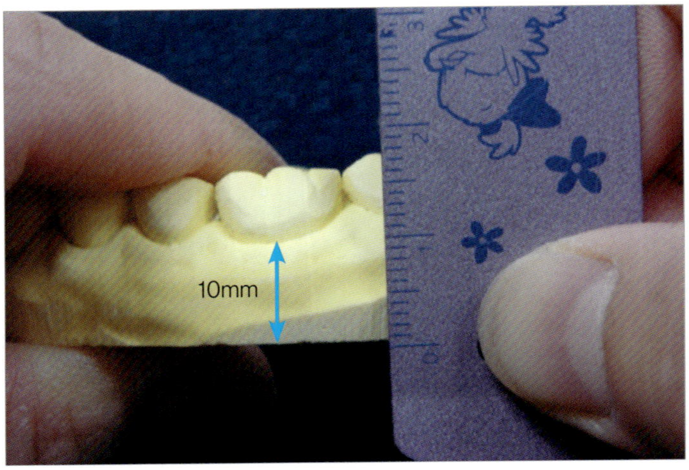

그림 1-29. 모형의 두께는 치은 연하로부터 10 mm 정도로 삭제한다.

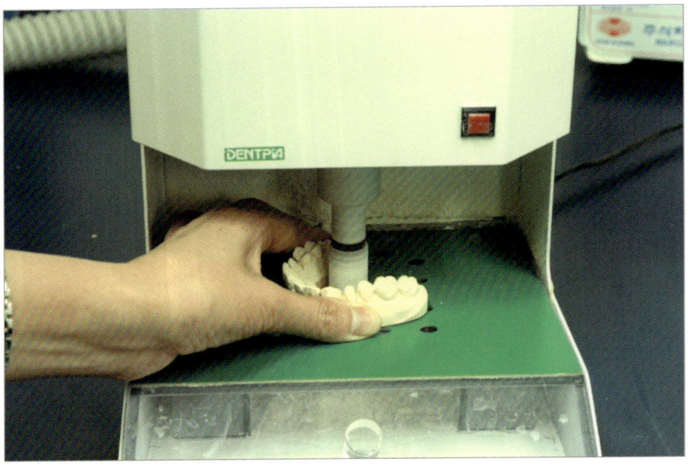

그림 1-30. 구개 부위는 center trimmer를 이용하여 U자형으로 삭제한다.

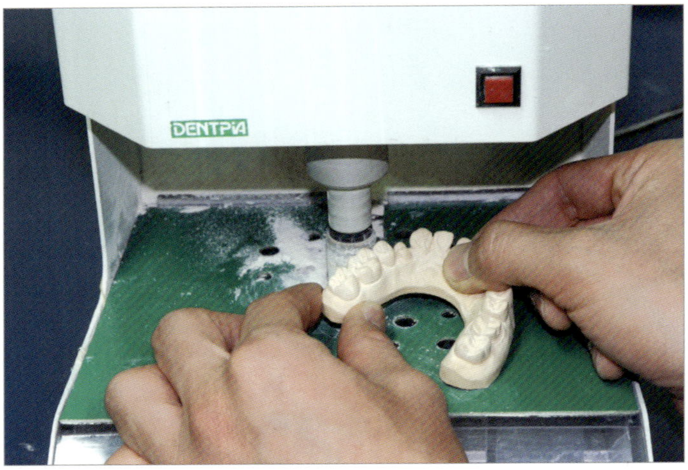

그림 1-31. 측면 부위도 center trimmer로 다듬어 준다.

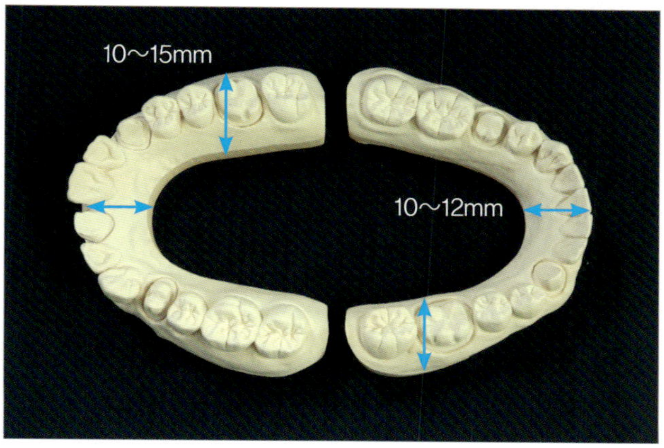

그림 1-32. 모형의 두께는 치은 연하로부터 10mm 정도로 삭제한다.

2) U자형으로 다듬어진 상 · 하악 모형을 pindex를 이용하여 pin hole을 형성한다. 먼저 상악 모형을 pindex platform에 올려놓고 indicator light의 불빛 초점이 각 지대치의 순 · 설(협 · 설)과 근 · 원심 폭경의 정중앙 부위에 오도록 맞춘다. 상 · 하 전치부의 치아들은 지대치 base의 순 · 설과 근 · 원심 폭경의 정중앙 부위에 불빛 초점을 맞추어 Pin hole을 형성한다. Pin hole 형성 시 두손으로 모형을 꽉 잡아 움직이지 않도록 고정한 후 천천히 platform 쪽으로 힘을 가해 누른다(그림 1-34~35).

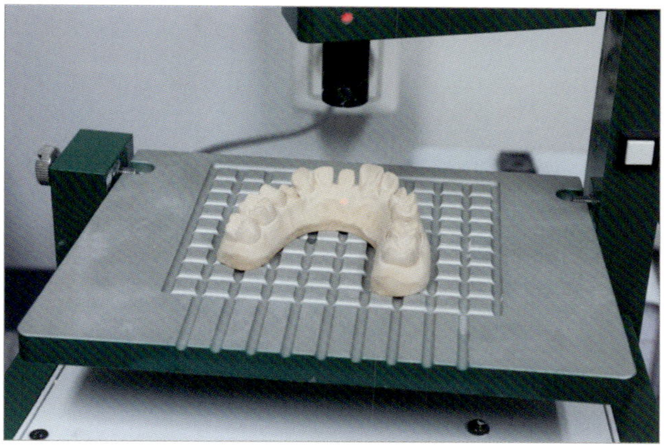

그림 1-33. pin hole 형성을 위해 pindex platform에 올려 놓는다.

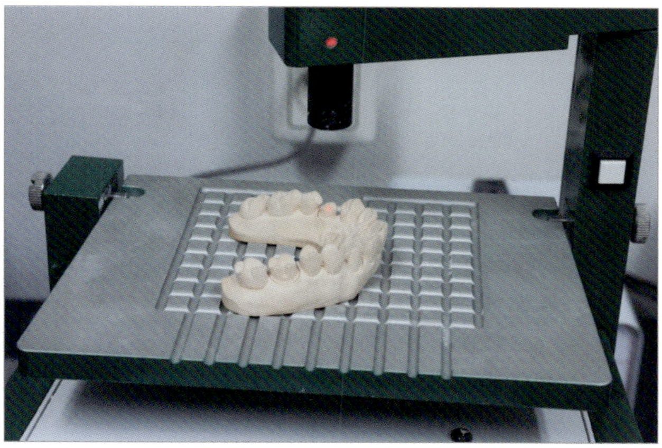

그림 1-34. pindex의 불빛 초점을 각 지대치의 순 · 설(협 · 설)과 근 · 원심 폭경의 정중앙 부위에 오도록 맞춘 후 두손으로 모형을 잡아 움직이지 않도록 고정한 후 천천히 platform쪽으로 힘을 가해 눌러서 형성한다.

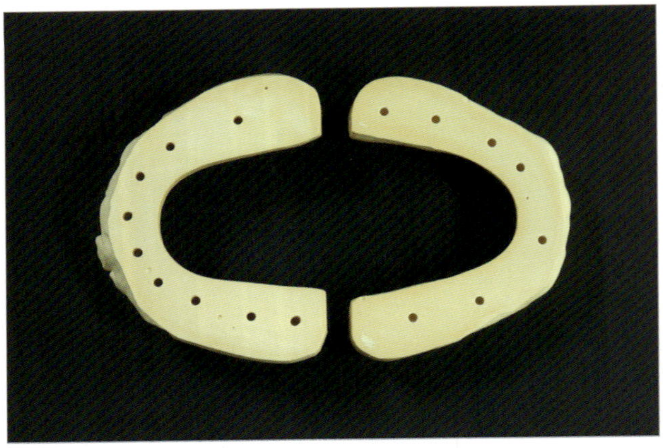

그림 1-35. 상 · 하악 모형의 지대치에 pin hole이 완성된 상태

3) pin hole 형성 후 hole 내부와 주위의 석고가루는 air gun을 이용하여 완전히 제거함으로써 순간접착제를 이용하여 dowel pin 접착 시 잘 접착 되도록 해준다(그림 1-36).

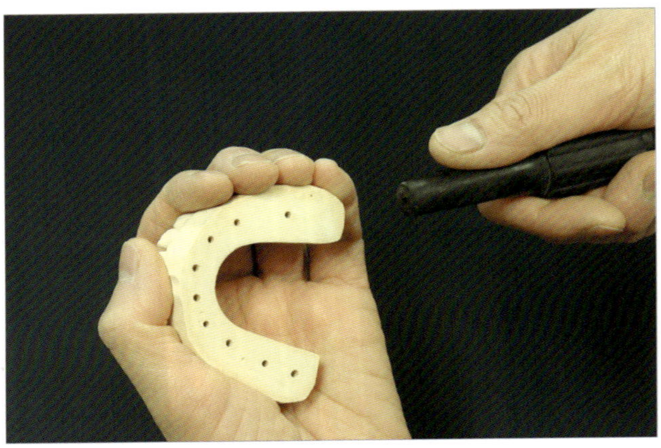

그림 1-36. pin hole 내부의 석고가루는 air gun을 이용하여 제거한다.

4) dowel pin의 머리부분에 순간 접착제를 도포하여 pin을 접착시킨다. 이때 pin hole 주위에 접착제가 넘쳐 흐른것은 휴지로 흡수시켜 접착제가 base면에 남아있지 않도록 한 후 pin sleeve(핀집)를 끼운다(그림 1-37~40).

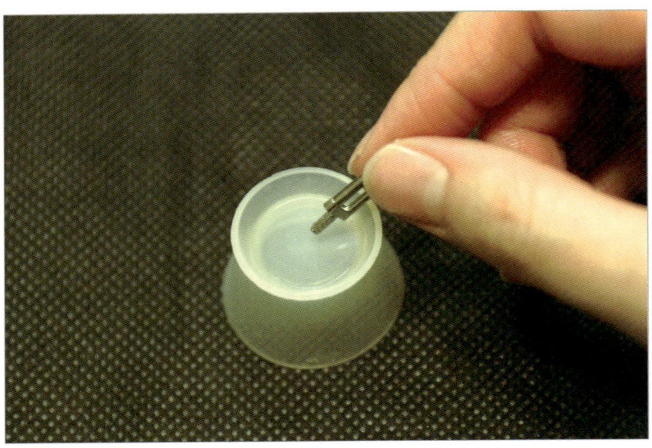

그림 1-37. Silicon bowl의 아랫면에 순간접착제를 적당량 부어준 후 핀의 head를 찍어서 Pin hall이 형성되어진 부위에 부착시켜 준다.

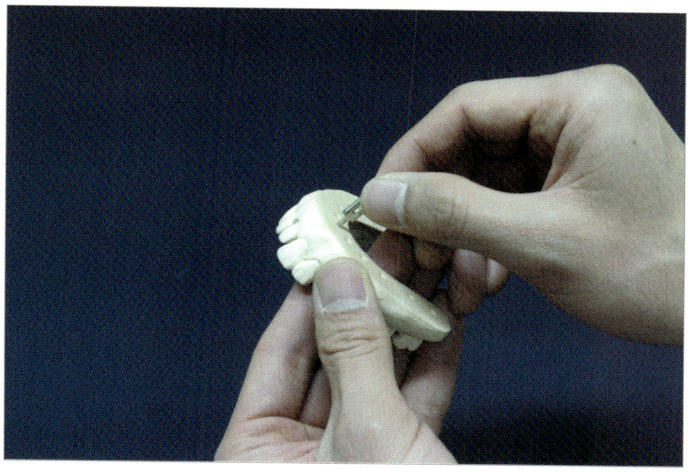

그림 1-38. pin hole에 접착제가 도포된 pin을 접착시킨다.

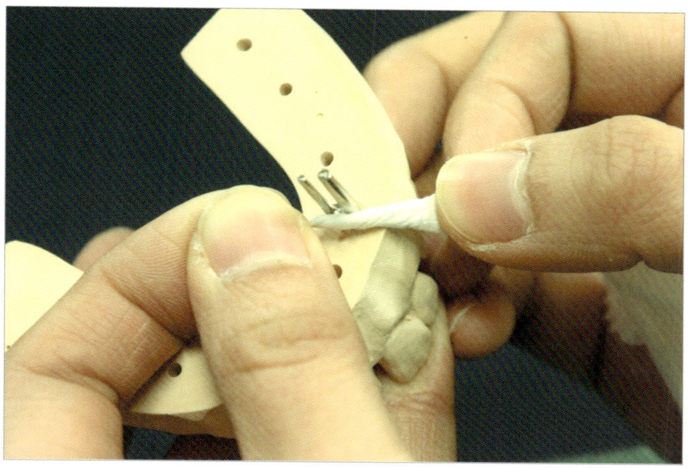

그림 1-39. 접착제가 넘친 부분은 휴지로 흡수시켜 접착제가 base면에 남아있지 않도록 한다. 접착제가 base 면에 남아 있게되면 1차와 2차 base간에 틈이 생겨 정확히 맞지 않게 된다.

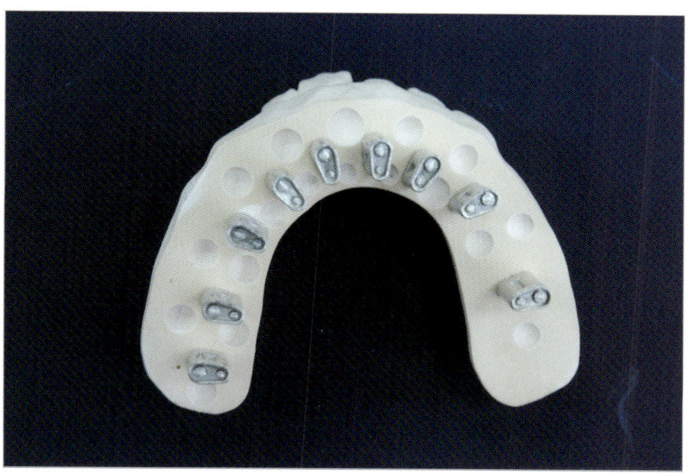

그림 1-40. dowel pin에 pin sleeve(핀집)를 끼운다.

5) 지대치가 회전되는 것을 방지하기 위한 회전방지구는 denture bur를 이용하여 pin과 pin 사이에 형성한다. 이때 원형의 회전방지구가 pin에 닿지 않도록 주의해서 한다(그림 1-41).

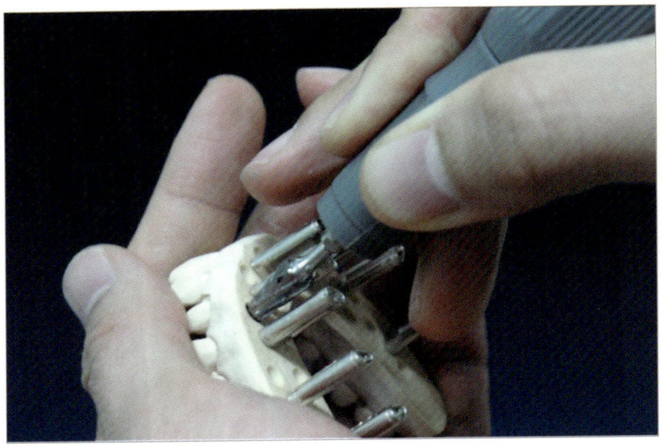

그림 1-41. pin과 pin 사이에 denture bur를 이용하여 원형의 회전방지구를 형성한다.

6) dowel pin 끝부분에 rubber cap(고무캡)을 씌워 모형의 base를 만든 후 pin의 위치를 알 수 있도록 한다(그림 1-42).

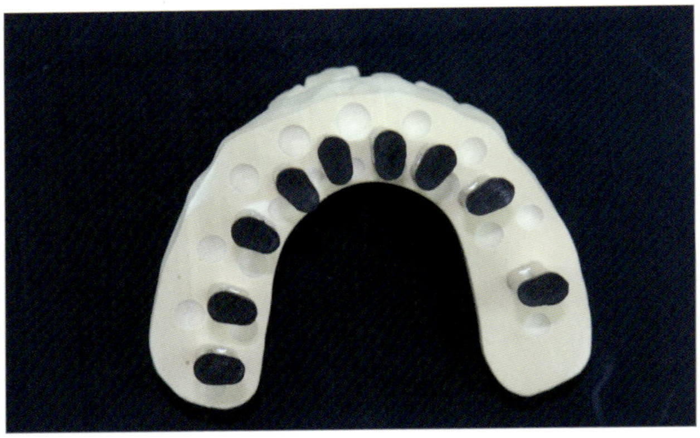

그림 1-42. dowel pin의 끝부분에 고무캡을 씌운 상태

7) 상 · 하 모형의 크기에 맞는 base mold를 선택하여 모형을 안착시켜 본다(그림 1-43~44).

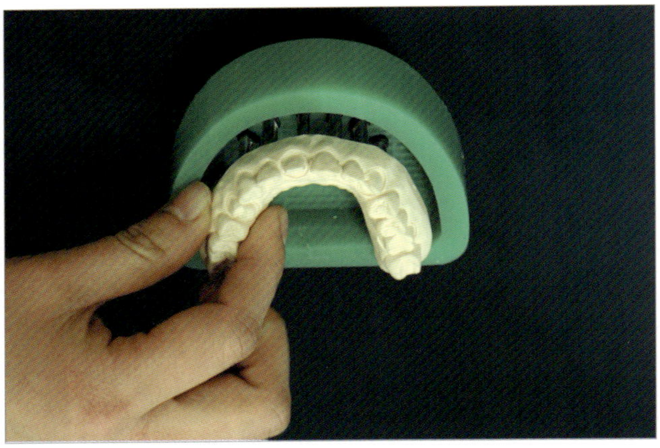

그림 1-43. 모형을 크기에 맞는 base mold에 안착시켜본다.

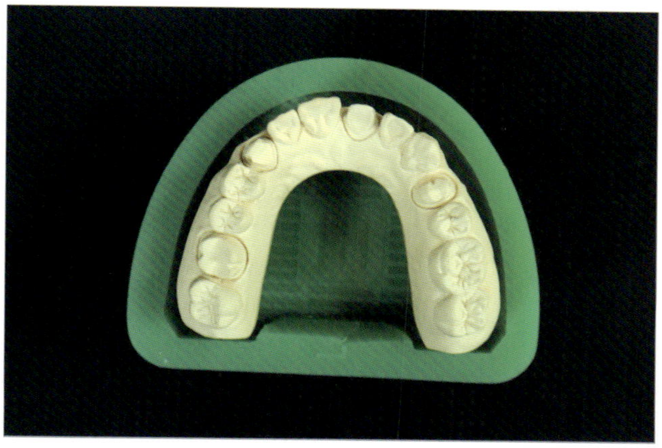

그림 1-44. 모형을 크기에 맞는 base mold에 안착시킨 상태

8) 지대치 부위에 석고 분리제를 도포한 후 과잉의 석고 분리제는 air gun으로 살짝 불어낸다. 제조회사의 w/p ratio에 맞추어 stone을 mixing하여 먼저 dowel pin 주위를 감싼 후 base mold에 stone을 채운 다음 모형을 안착시킨다. 살짝 경화되기 시작한 후 resin spatular 또는 석고조각도를 이용하여 1차와 2차 경계 부위를 명확하게 정리하기 위해 과잉된 석고를 깨끗이 긁어낸다(그림 1-45~54).

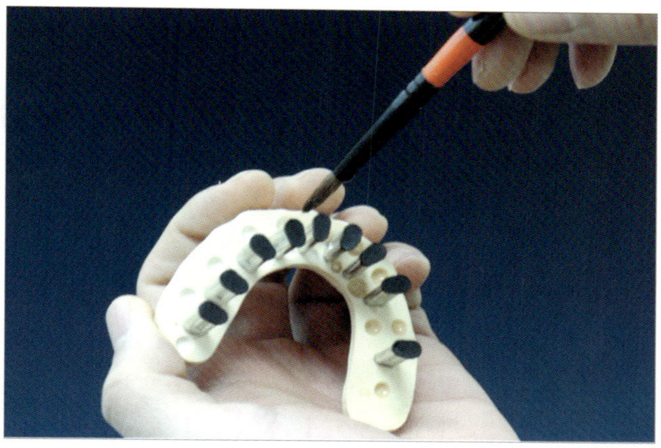

그림 1-45. 분리시킬 지대치 부위에 석고 분리제를 도포한다.

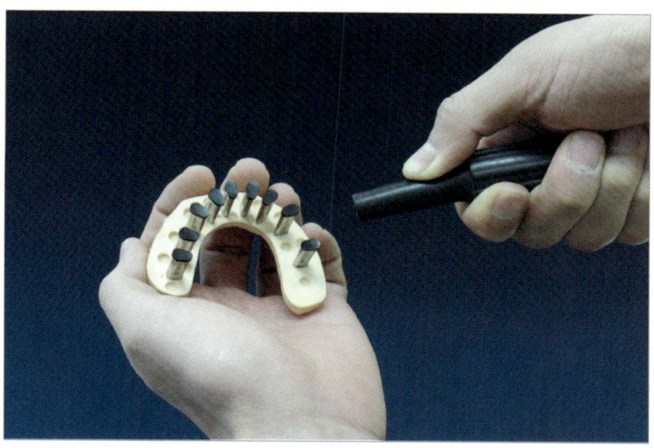

그림 1-46. 과잉의 석고 분리제는 air gun으로 살짝 불어낸다.

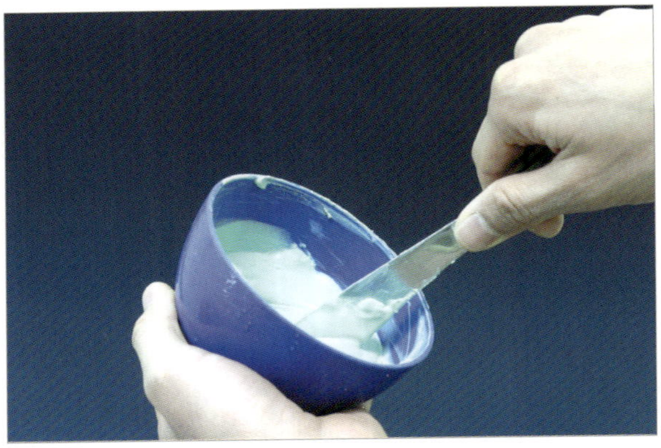

그림 1-47. 제조회사의 w/p ratio에 맞추어 stone을 mixing한다.

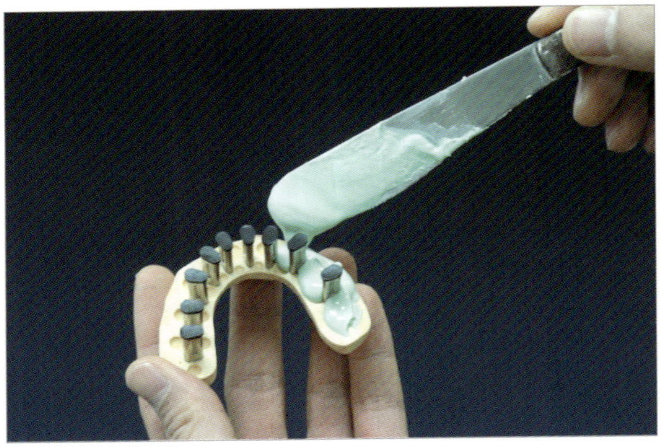

그림 1-48. 먼저 dowel pin 주위를 경석고로 감싸주는데 이때 stone이 치형에 묻지 않도록 주의한다.

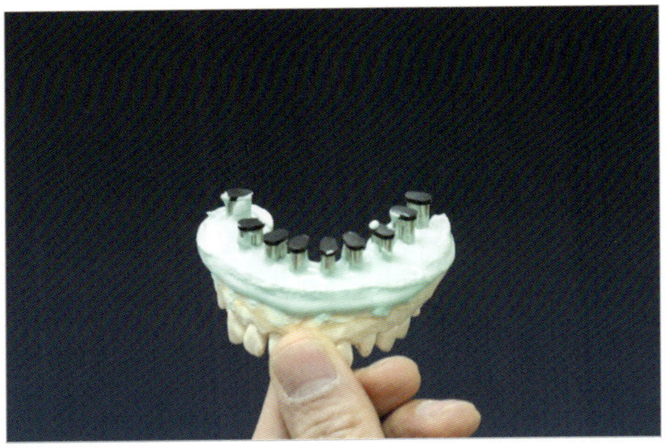

그림 1-49. dowel pin 주의를 경석고로 감싼다.

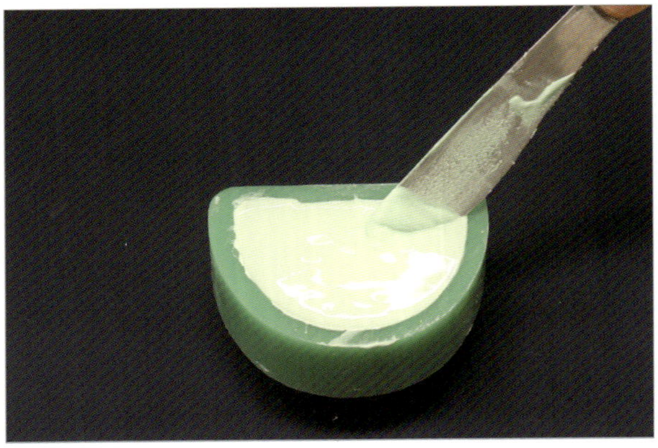

그림 1-50. base mold에 stone을 채운다.

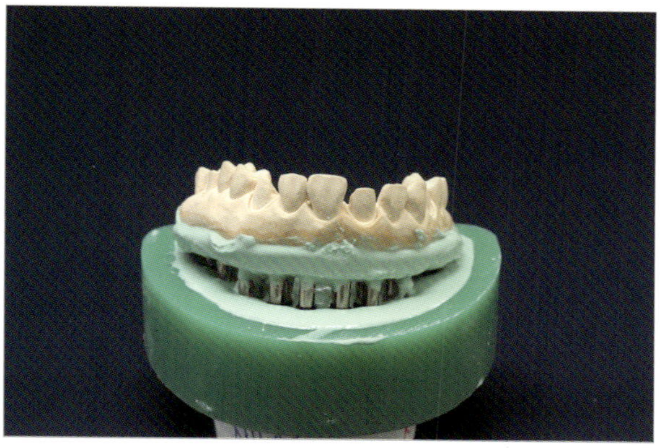

그림 1-51. 경석고로 dowel pin주위를 감싼 지대치 모형을 base mold에 안착시켜본다.

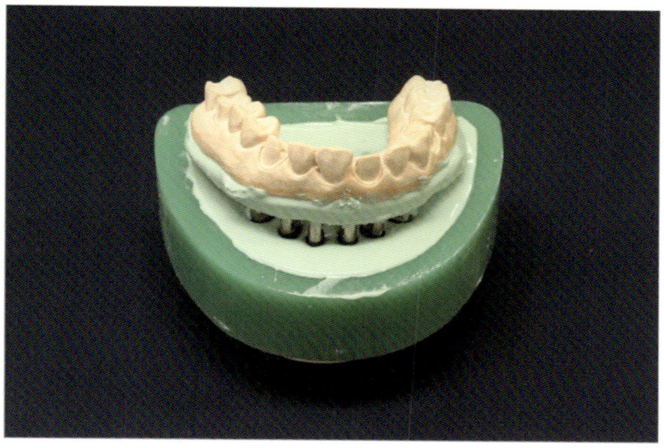

그림 1-52. 경석고로 dowel pin주위를 감싼 지대치 모형을 base mold에 안착시킨다.

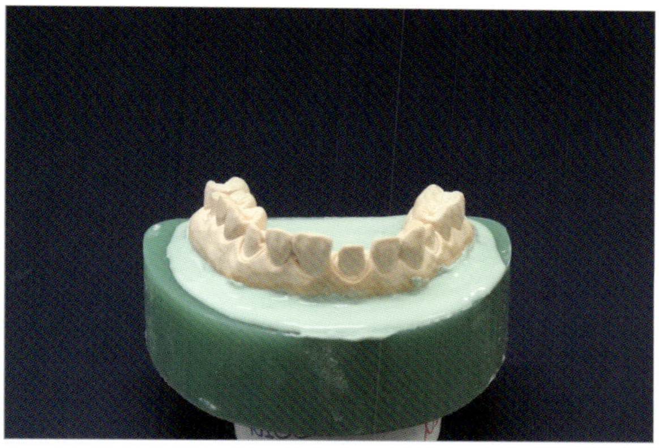

그림 1-53. 경석고로 dowel pin주위를 감싼 지대치 모형을 base mold에 안착시킨 상태

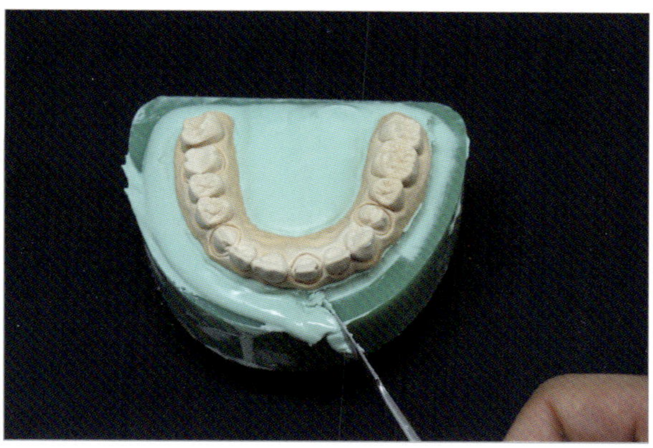

그림 1-54. 살짝 경화되기 시작할 때 즉, 초기경화가 이루어지기 바로 전에 resin spatular를 이용하여 과잉된 석고는 깨끗이 긁어낸다.

9) base mold에 주입 후 20분정도 경화하면 모형을 분리하고 dowel pin 끝의 rubber cap(고무캡)도 제거하여 dowel pin 끝을 노출시킨다(그림 1-55~56).

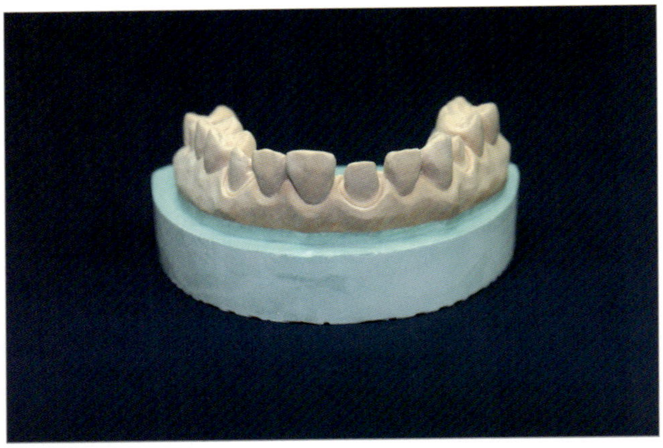

그림 1-55. base mold에서 분리해 낸 상악모형

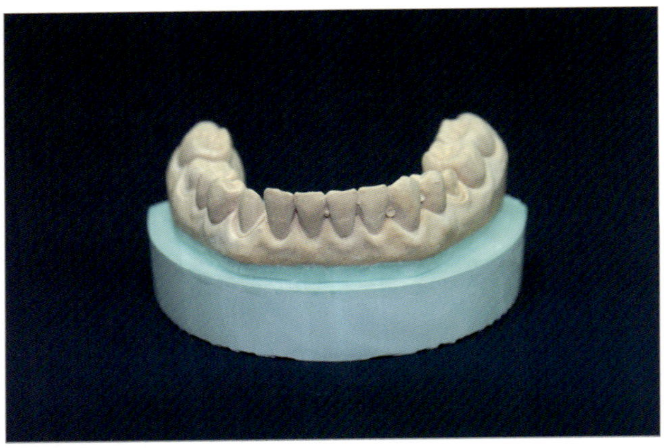

그림 1-56. base mold에서 분리해 낸 하악모형

3. 치형분할(sawing)

1) 모형이 완전히 경화된 후 상 · 하악 모형을 sawing하는데 먼저 상 · 하악 모형 지대치의 pin 위치를 확인한 후 sawing할 부위에 연필로 선을 긋는다. 치형 하나만을 분리할 때에는 분할선이 서로 평행하거나 치경측으로 가면서 약간 좁아져도 좋으나 여러개의 치형을 동시에 분할 할 경우에는 반드시 분할선이 평행하도록 한다.

※ sawing 요령 : 처음에는 지대치 한쪽 면의 margin이 손상되지 않도록 주의하면서 먼저 sawing 위치에 대한 자국을 낸다. 그리고 힘을 빼고 처음에는 천천히 시작하여 점점 속도를 빠르게하여 sawing한 후 분리한다. 힘을 주어 sawing하게 되면 부과되는 힘에 의해 톱이 삐뚤어져 비스듬히 sawing되는 경우가 많지만 힘을 빼고 sawing하게 되면 톱의 부담이 적고 바르게 sawing되며 또한 톱의 수명도 길어진다(그림 1-57~62).

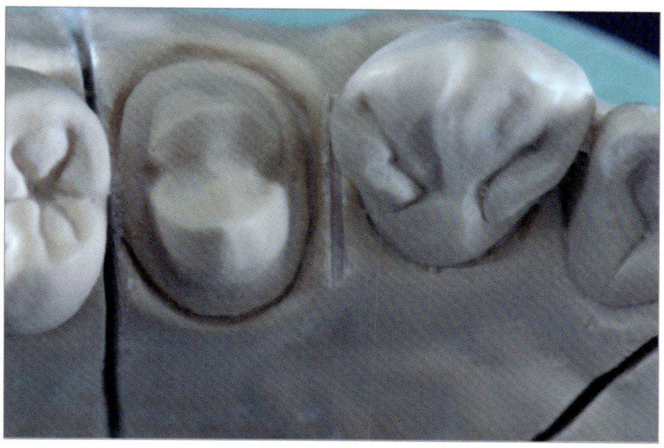

그림 1-57. 지대치의 margin과 인접치의 인접면이 손상되지 않도록 주의하면서 sawing 위치에 먼저 자국을 낸다.

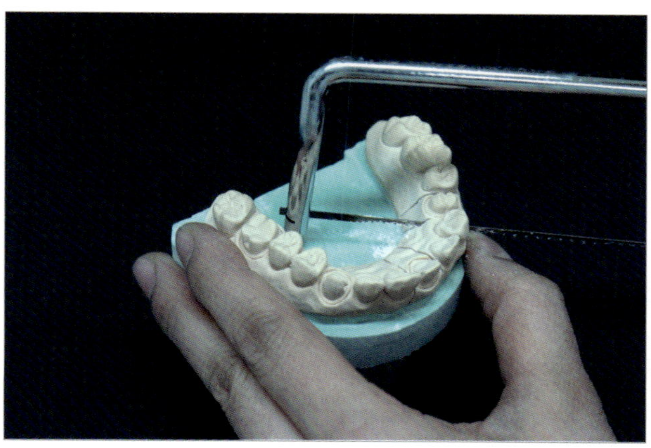

그림 1-58. 연필로 그은 선을 기준으로 한쪽 면씩 sawing 해 나간다.

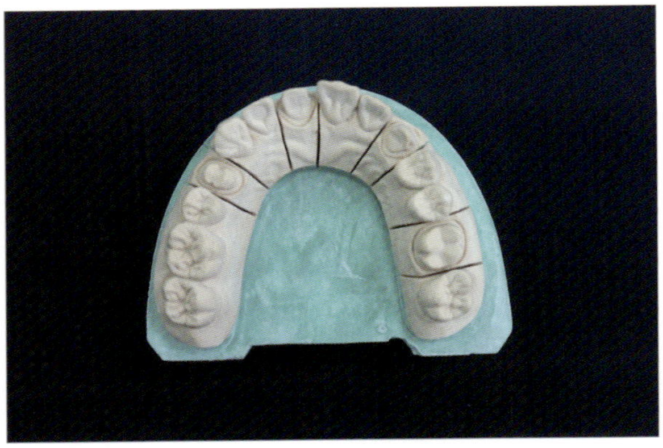

그림 1-59. sawing이 완성된 상악모형

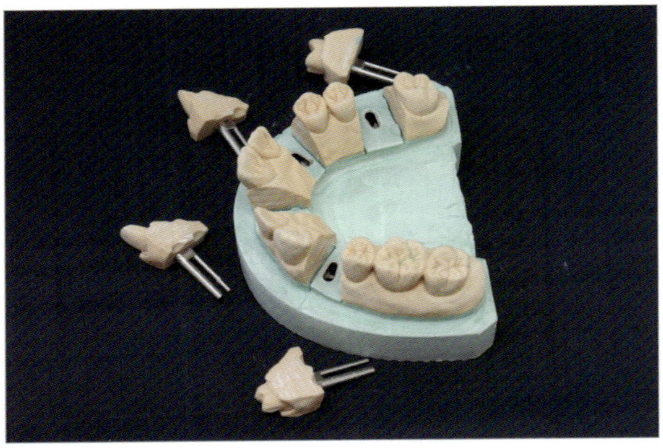

그림 1-60. sawing 완성 후 지대치를 분리한 상악모형

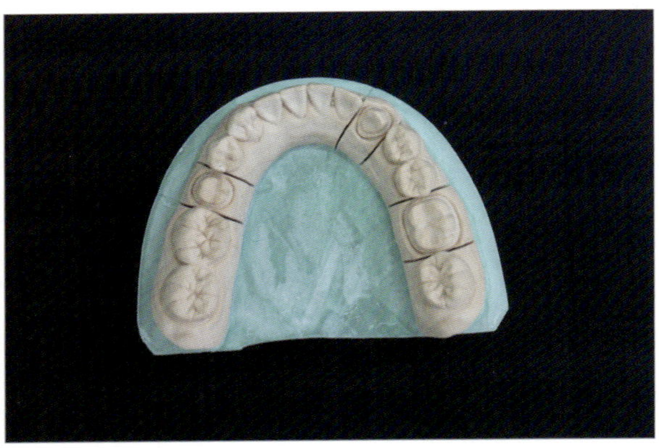

그림 1-61. sawing이 완성된 하악모형

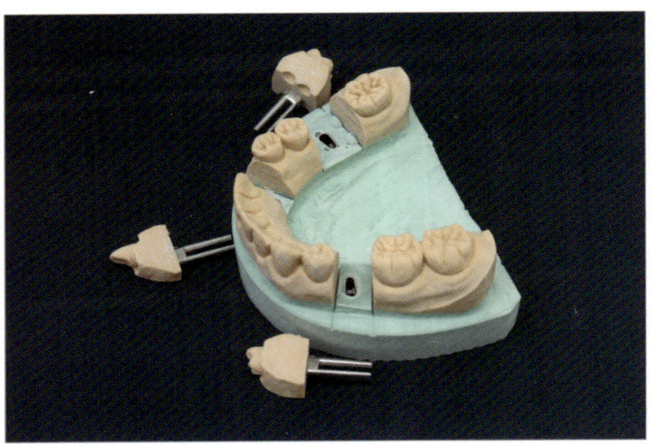

그림 1-62. sawing 완성 후 지대치를 분리한 하악모형

4. 치형 다듬기(die margin trimming)

1) margin용 trimming bur를 이용하여 margin이 손상되지 않게 조심하면서 margin 하방 0.5 mm 부위에서 깊이 0.5 mm 폭 3~4 mm정도로 삭제한다. 깊이 삭제하여 undercut이 생기면 납형 조각 시 치경부 쪽이 과 풍융해 보이므로 margin보다 약간만 (0.5 mm정도) 들어가게 해주어 margin만 명확하도록 한다 (그림 63~69).

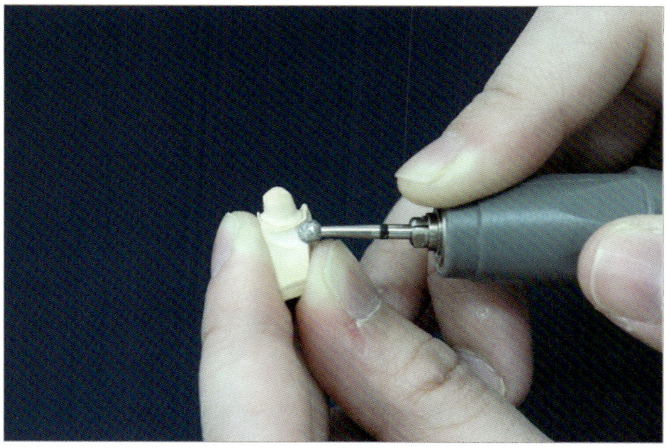

그림 1-63. margin 용 tirming bur를 이용하여 margin이 손상되지 않도록 조심하면서 margin 하방 0.5 mm 부위에서 0.5 mm 정도의 깊이로 삭제한다.

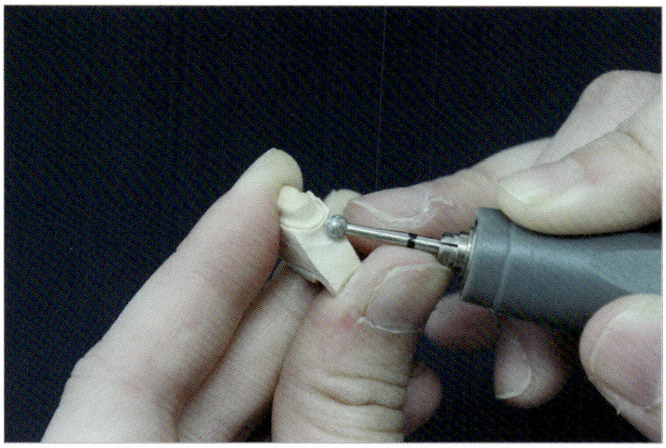

그림 1-64. margin 용 tirming bur를 이용하여 margin이 손상되지 않도록 조심하면서 margin 하방 0.5 mm 정도에서 0.5 mm 정도의 깊이로 삭제해 나간다.

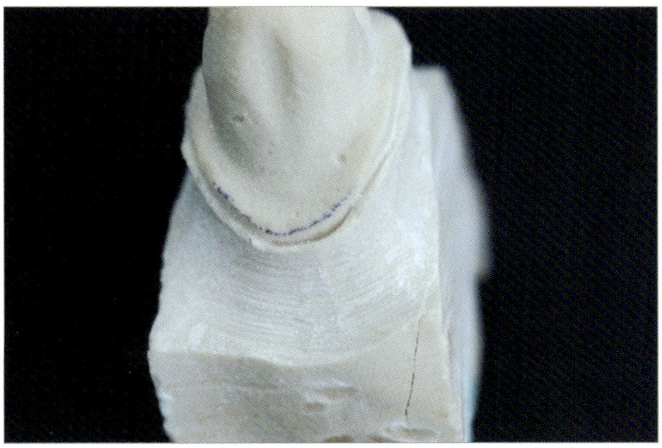

그림 1-65. 0.5 mm 정도의 깊이와 3~4 mm 정도의 폭으로 삭제된 치형(순측)

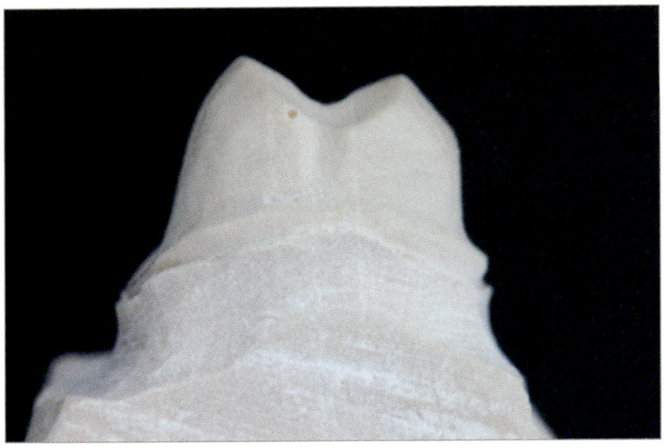

그림 1-66. 0.5 mm 정도의 깊이와 3~4 mm 정도의 폭으로 삭제된 치형(인접면)

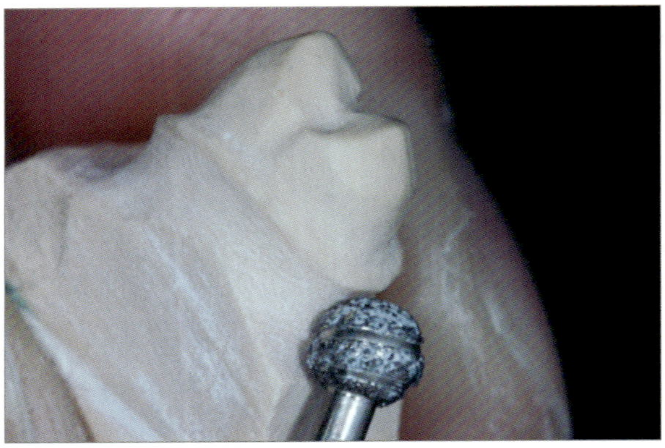

그림 1-67. 좀더 세밀하게 다듬는 상태

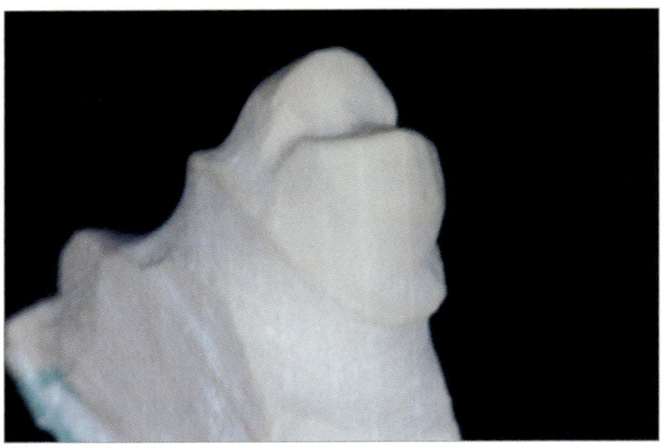

그림 1-68. 0.5 mm 정도의 깊이와 3~4 mm 정도의 폭으로 삭제되어 다듬어진 협측 상태

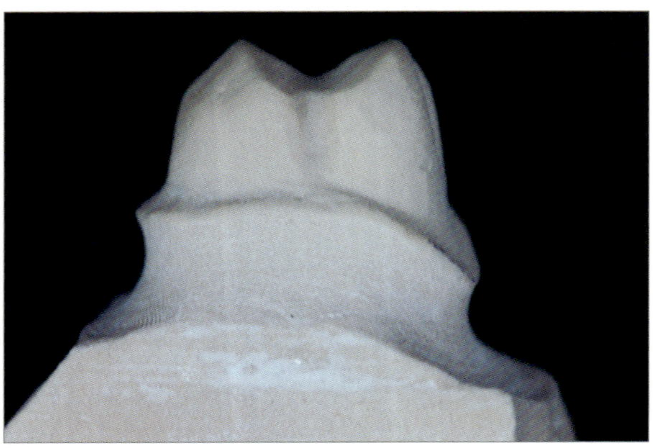

그림 1-69. 0.5 mm 정도의 깊이와 3~4 mm 정도의 폭으로 삭제되어 다듬어진 인접면 상태

2) knife(기공용 칼)를 이용하여 margin 부위가 손상되지 않도록 주의하면서 세밀하게 다듬는다(그림 1-70).

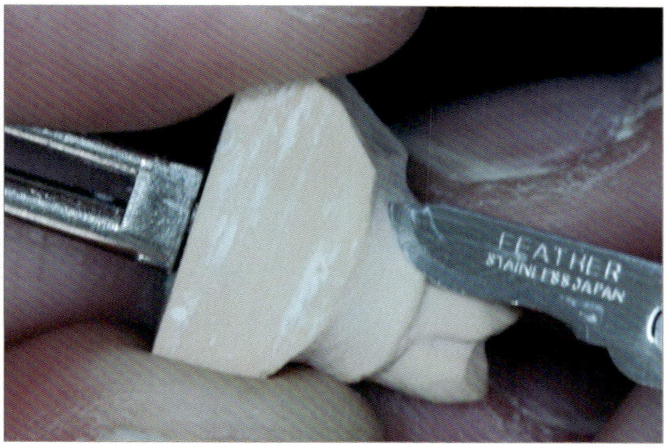

그림 1-70. margin trimming의 마지막 단계로 knife를 이용하여 margin이 손상되지 않도록 주의하면서 세밀하게 다듬는다.

3) margin trimming 후 margin pencil을 이용하여 수직으로 접촉시켜 한 연으로 되어지도록 그린다 (그림 1-71~72).

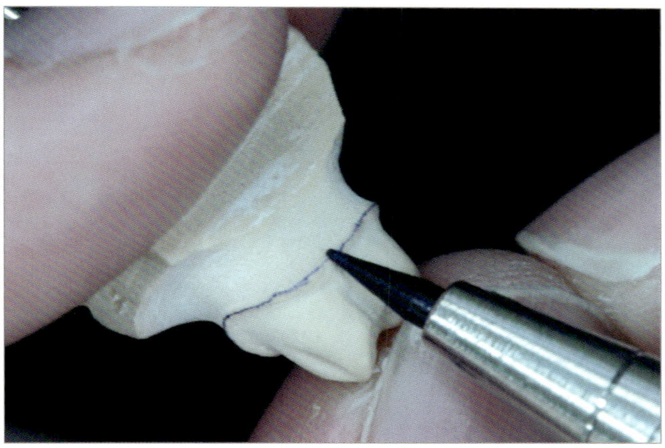

그림 1-71. margin pencil을 지대치 변연에 수직으로 접촉시킨 후 margin을 표시한다.

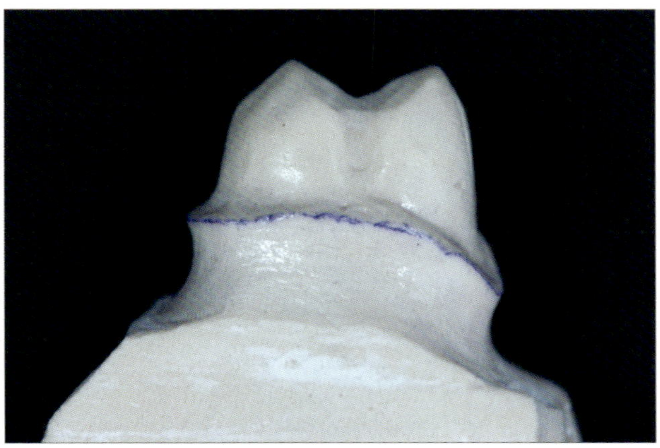

그림 1-72. margin line이 한 연으로 marking된 상태

5. Die hardener & spacer 도포

1) margin line 부위에 경도를 부여하기 위해 die hardener를 도포한다(그림 1-73).

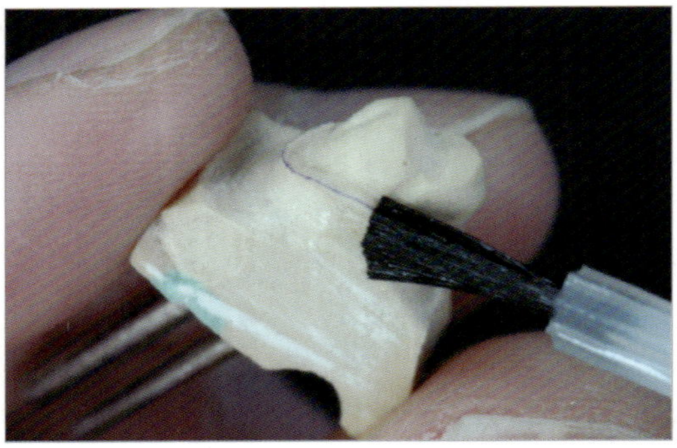

그림 1-73. margin line 부위에 die hardener를 도포

2) margin line 상방 0.5~1.0 mm까지만 die spacer를 도포한다. 이것은 치과용 접착제(cement)가 들어갈 공간을 부여하며 또한 치형 표면을 매끈하게 하고 주조 시 주조 금속의 수축을 보상해주는 역할을 한다(그림 1-74~76).

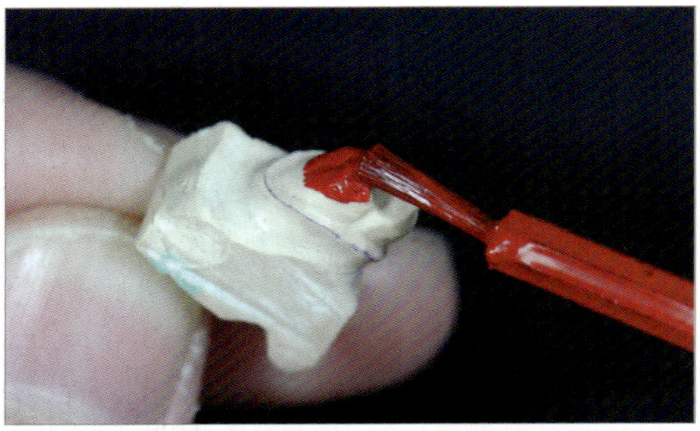

그림 1-74. margin line 상방 0.5~1.0 mm까지만 die spacer를 도포한다.

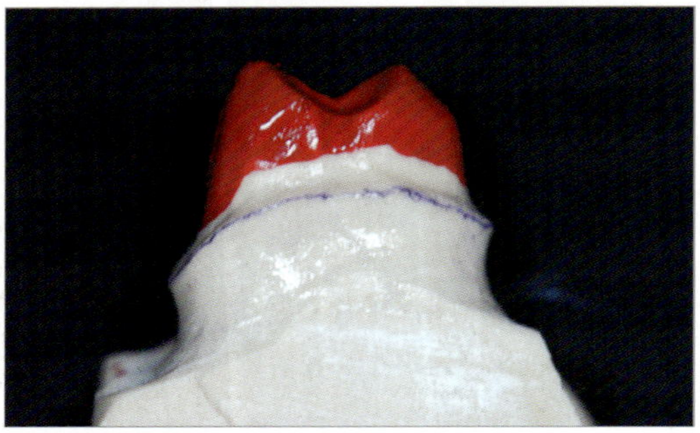

그림 1-75. die spacer 도포가 완성된 상태

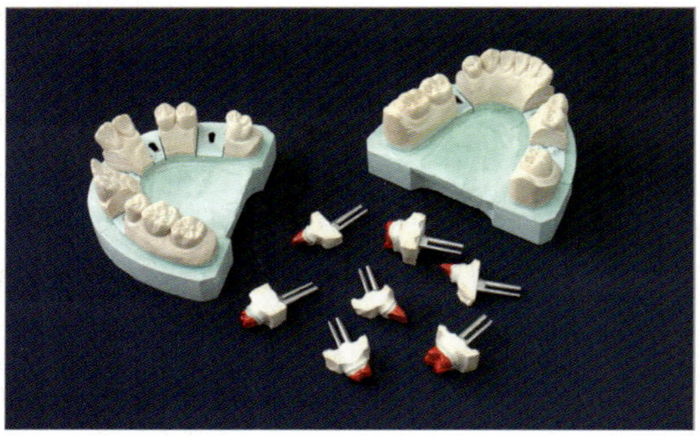

그림 1-76. 작업모형과 지대치 치형이 완성된 상태

02
교합기에 작업모형 부착

1. Arbitrary mounting (Hinge type 교합기 이용)
2. Average mounting
   1) mounting zig를 이용한 방법 (MK 교합기 이용)
   2) occlusal table을 이용한 방법 (Hobby 교합기 이용)
3. Face bow Transfer mounting (Cavo 교합기 이용)

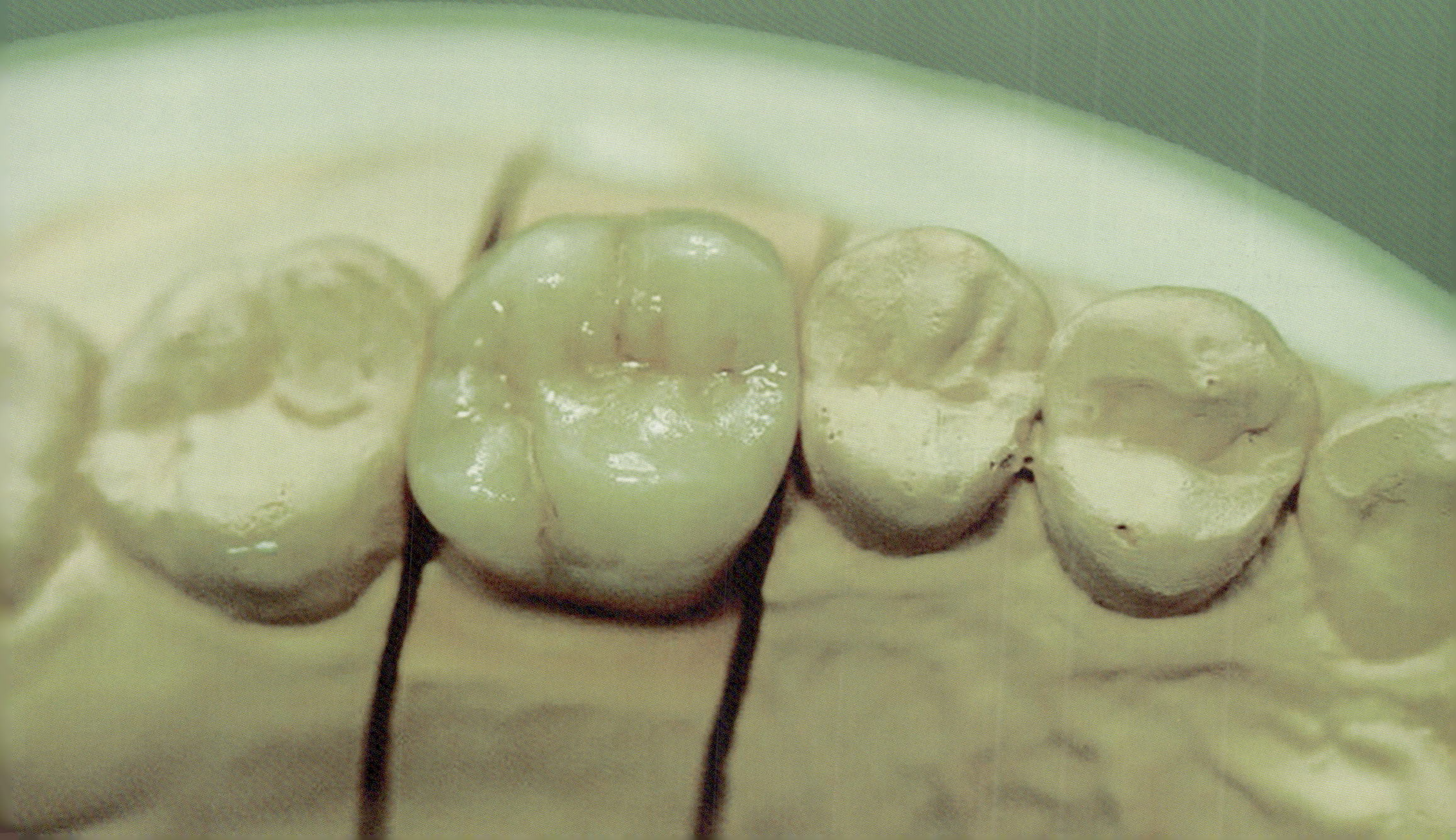

02 교합기에 작업모형 부착
(Mounting the working cast on articulator)

실습내용요약

완성된 작업 모형에 wax pattern을 제작하기 위해 하악의 기능운동을 재현시킬 수 있는 교합기에 상·하악 모형을 부착한다.

※ 작업모형의 해부학적 중요 부위들이 명확하게 재현되어 있어야 그 해부학적 부위들을 참고로 mid line(정중선)을 정확히 평가하여 교합기의 정중선에 인체의 정중선을 그대로 옮긴 상태로 작업 모형을 부착할 수 있다. 따라서 이것은 생체내에서 이루어지는 하악의 기능운동인 전·후방 운동과 좌·우측방운동을 정확하게 재현하여 wax pattern을 제작함으로써 구강내에서 잘맞는 치과보철물을 만들 수 있는 중요한 과정이다. 그러므로 교합기에 작업모형을 부착하기 전에 상·하악 모형의 해부학적 중요부위들이 모두 재현되었는지 확인한다(그림 2-1~2).

■ 상악모형

① teeth
② labial frenum
③ incisive papilla
④ rughae
⑤ buccal vestibule
⑥ hamular notch
⑦ mid palatal suture
⑧ palatina fovea

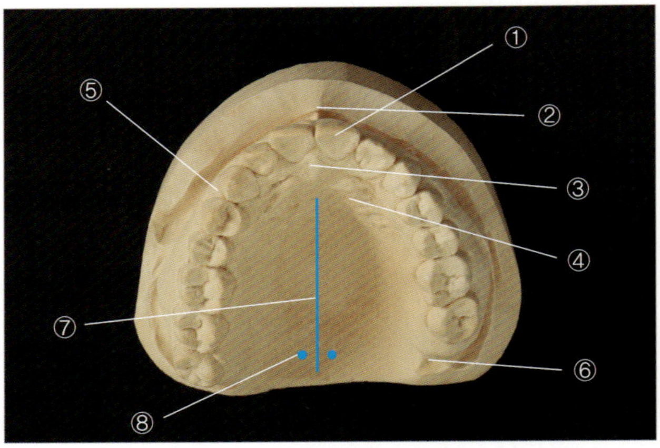

그림 2-1. 상악모형의 부위별 명칭

• 상악 모형의 mid line 형성 시 참고가 되는 부분들은 teeth, labial frenum, incisive papilla, mid palatal suture, palatina fovea 등이다.

■ 하악모형

① teeth
② labial frenum
③ lingual frenum
④ buccal vestibule
⑤ retromolar pad

• 하악 모형의 mid line 형성 시 참고가 되는 부분들은 teeth, labial frenum, lingual frenum 등이다.

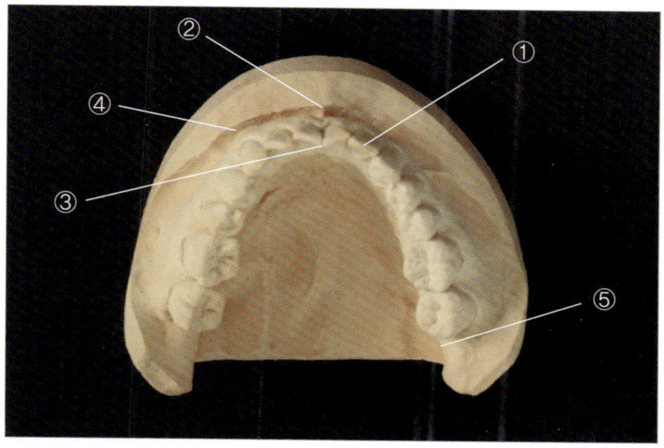

그림 2-2. 하악모형의 부위별 명칭

1. Arbitrary mounting (Hinge type 교합기 이용)

1) 상 · 하악 모형의 mid line(정중선)을 각 모형의 base 부분까지 긋는다.

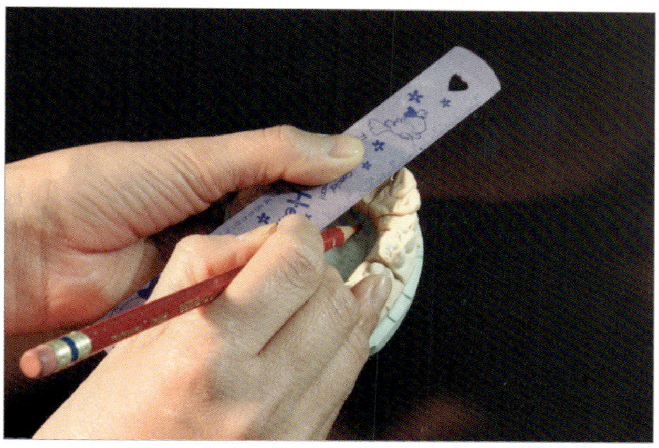

그림 2-3. 자를 이용하여 mid line을 정확히 긋는다.

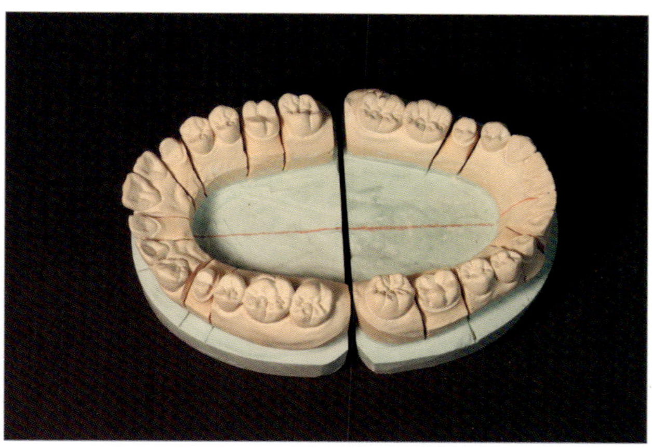

그림 2-4. 상 · 하악 모형의 mid line 형성이 완성된 상태

2) 모형 base의 dowel pin 끝부분을 종이나 tape를 이용하여 막음으로 mounting 석고와 닿지 않게 해준다. 상 · 하악 모형을 교합관계에 맞춘 후 silicone을 이용하여 고정시킨다(그림 2-5~6).

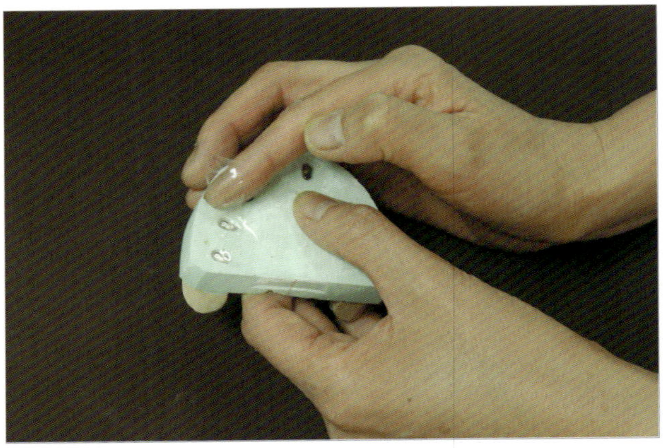

그림 2-5. dowel pin 끝부분을 tape를 이용하여 막음으로 mounting 석고와 닿지 않게해준다.

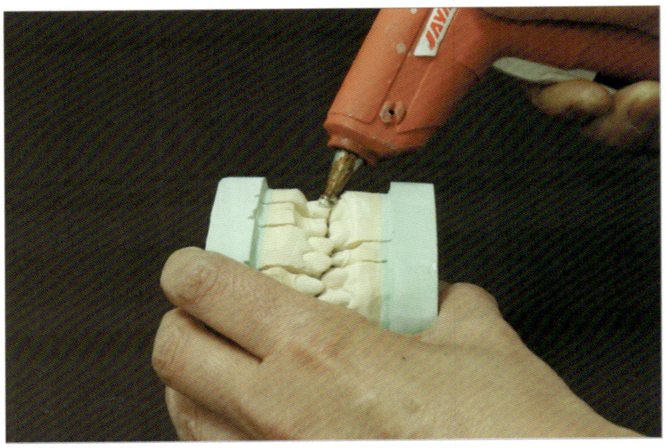

그림 2-6. 상 · 하악 모형의 교합관계를 맞춘 후 silicone을 이용하여 고정시킨다.

3) 준비된 hinge type 교합기에 상 · 하악 모형을 맞추어본다. 상 · 하악 모형의 교합평면이 평행하고 상 · 하악 mounting plate의 중간에 위치하는지 확인한다(그림 2-7).

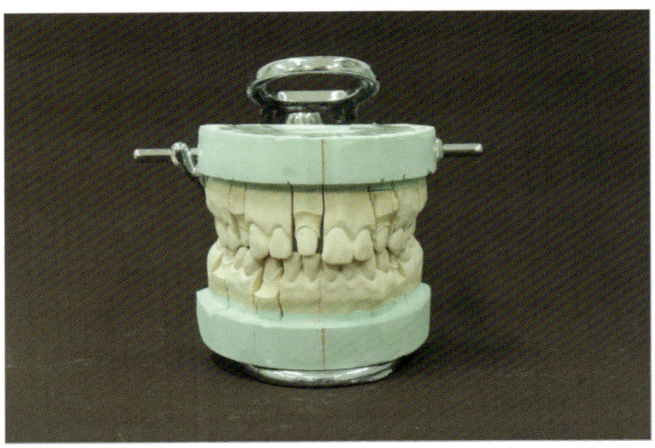

그림 2-7. 상 · 하악 모형의 높이 정도가 적당한지 맞춰 본다.

4) plaster(석고)를 w/p ratio에 맞춰 혼합하고 유리판 위에 떠 놓는다. 교합기의 lower part(하대)를 올려놓고 교합기의 중심축에 상 · 하악 모형의 중심선이 오도록 맞춘다(그림 2–8~11).

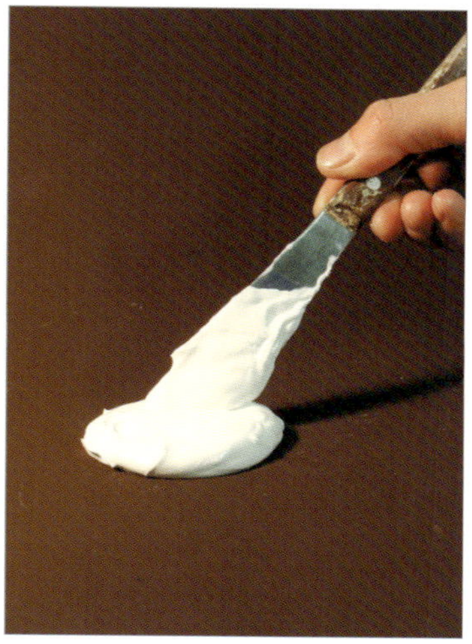

그림 2–8. 유리판위에 하악 모형을 부착하기 위해 석고를 떠 놓는다.

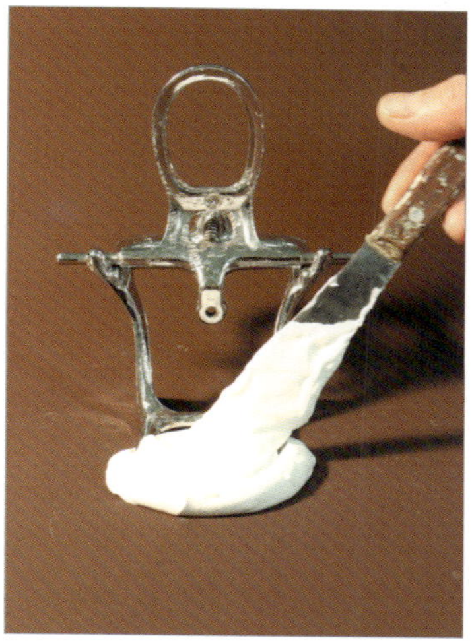

그림 2–9. 교합기의 lower part(하대)를 올려 놓는다.

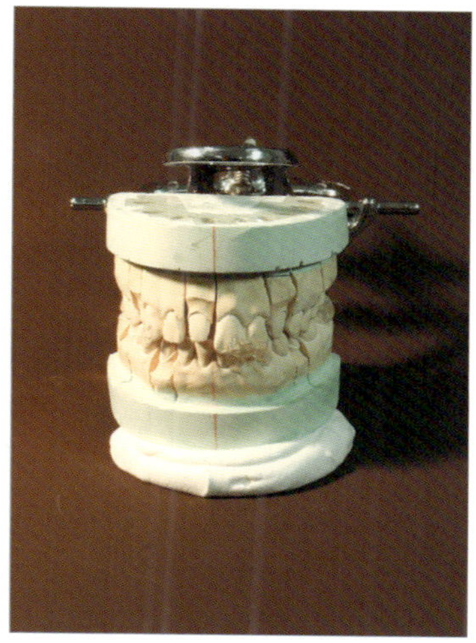

그림 2–10. 교합기의 중심축에 상 · 하악 모형의 mid line이 오도록 맞춘다.

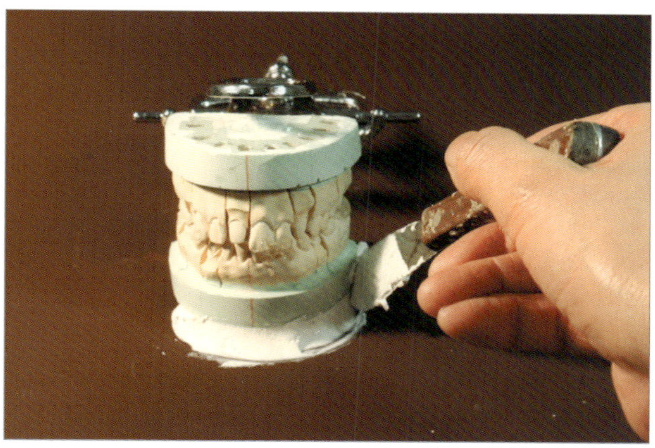

그림 2–11. 하악모형을 부착시키며 여분의 plaster(석고)를 다듬는다.

5) 하대(lower part)부분의 석고가 경화되면 교합기의 상대(upper part)를 위로 젖힌 후 석고(plaster)를 mixing하여 상악모형 위에 올리고 상대를 누른 후 석고(plaster)를 다듬어서 매끈하게 완성한다. 석고(plaster)가 완전히 경화되면 상 · 하악 모형을 고정한 silicone을 물을 묻혀서 제거한다(그림 2-12~15).

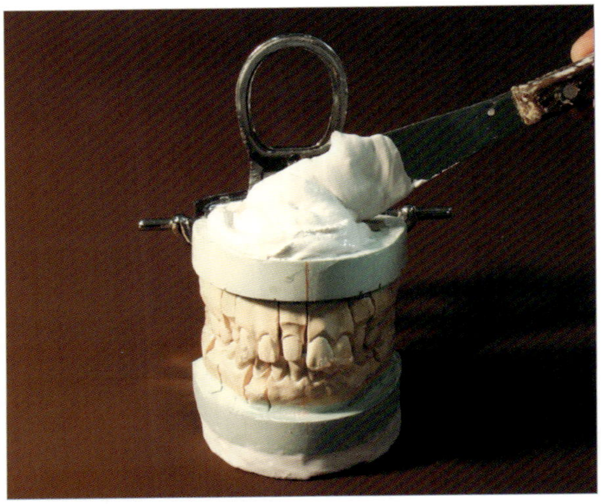

그림 2-12. 교합기의 상대(upper part)를 위로 젖힌후 석고(plaster)를 mixing하여 상악모형 위에 올린다.

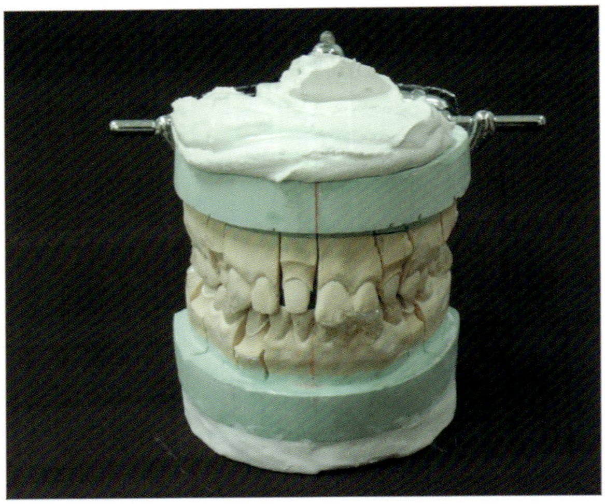

그림 2-13. 석고를 올린 후 상대(upper part)를 누른 상태

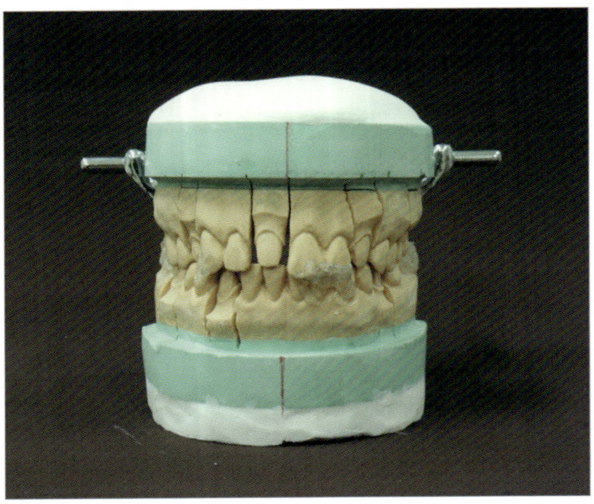

그림 2-14. 상악의 석고를 다듬어서 완성한다.

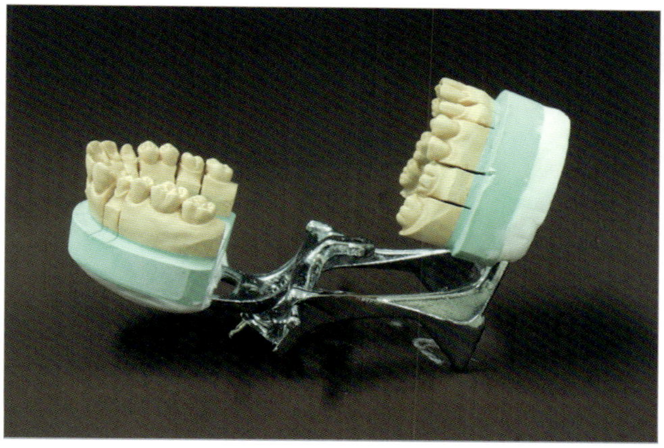

그림 2-15. mounting이 완성된 상태

2. Average mounting

1) mounting zig를 이용한 방법 (MK 교합기 이용)
2) occlusal table을 이용한 방법 (Hobby 교합기 이용)

1) mounting zig를 이용한 방법 (MK 교합기 이용)

교합기의 mounting zig를 이용한 부착 방법은 불변인 정중시상면(mid sagittal plane)을 기준으로 하여 교합기의 정중선에 인체의 정중선을 위치 또는 일치시키는 방법이다. mounting zig를 이용하여 하악 양 중절치의 contact point와 제2대구치의 disto buccal cusp의 정점을 연결한 교합 평면을 mounting zig의 평면과 고정시켜 교합기에 부착시킨다(그림 2-16).

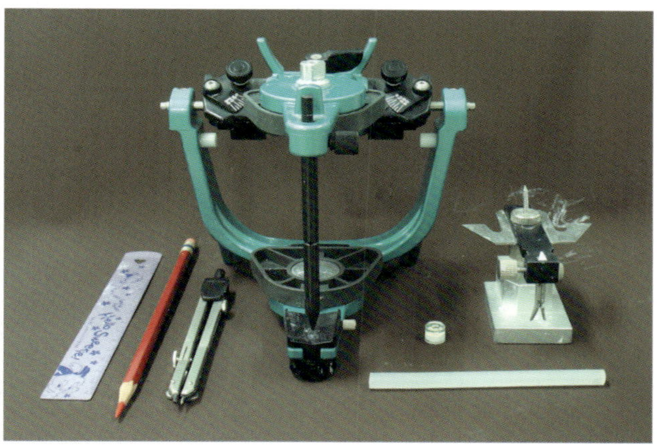

그림 2-16. MK 교합기 mounting zig, compass work에 필요한 도구들

※ 평균치의 과로경사각이 부여된 평균치식 교합기를 이용할 때는 각도 조절없이 교합기를 사용하면 된다. 그러나 반조절성 교합기를 사용할 때에는 아래와 같이 각도를 평균치에 맞추어 조절한 후, mounting zig를 이용하여 모형을 부착한다(그림 2-17~18).

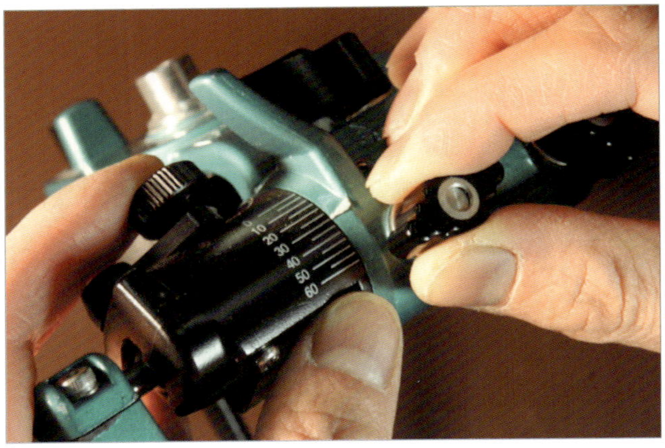

그림 2-17. condylar guidance angle 30°

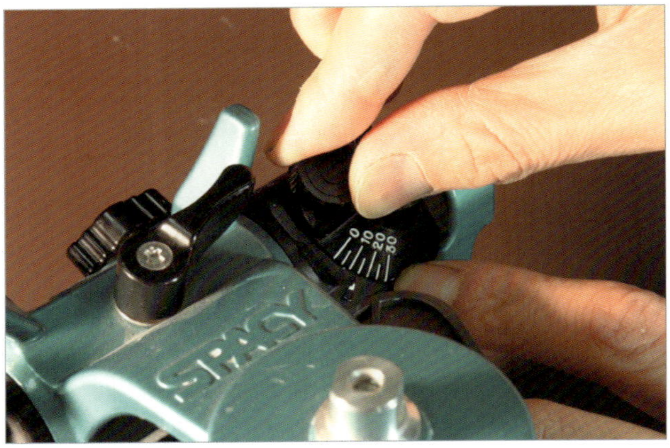

그림 2-18. bennett angle 15°
ISS(Immediate Side Shift) 0㎜

(1) 먼저 모형상에서 해부학적으로 중요한 부위들이 모두 재현되었는지 확인한 후 모형의 교합 평면과 base가 평행한지 확인한다. 평행 관계 확인은 수평기를 모형의 중앙부위에 놓고 조정해 가면서 맞춘다(그림 2-19).

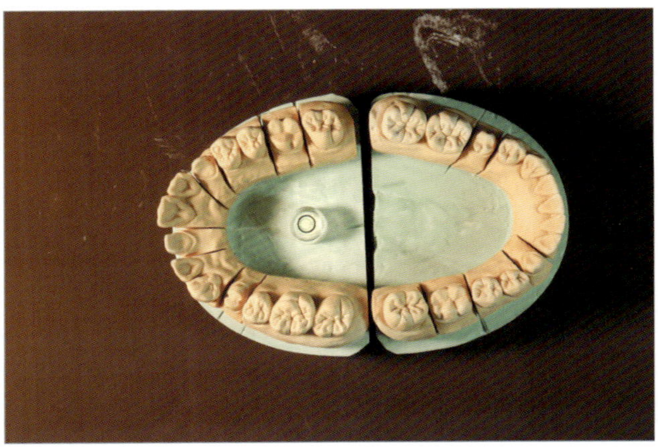

그림 2-19. 상 · 하악 모형의 평행 관계를 수평기를 이용하여 조정한 상태

(2) 교합기의 상 · 하악간 거리를 측정한다. 상 · 하악 모형의 높이는 각 mounting plate에 석고(plaster)가 1 cm 정도로 들어갈 수 있도록 조정한다. 이것은 석고(plaster) 경화 시 팽창량을 줄여 모형이 정확하게 교합기에 부착되도록 하기 위함이다(MK 교합기의 상 · 하악간 거리가 8 cm이므로 상 · 하악 모형의 높이는 6 cm 정도로 조정한다.)(그림 2-20~22).

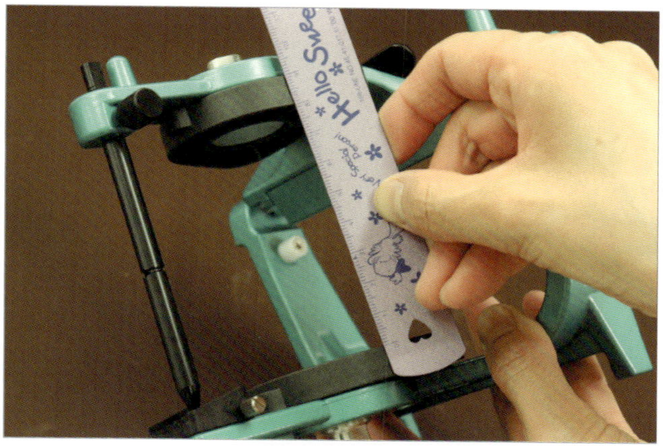

그림 2-20. MK 교합기의 상 · 하악간 거리 측정(8 cm)

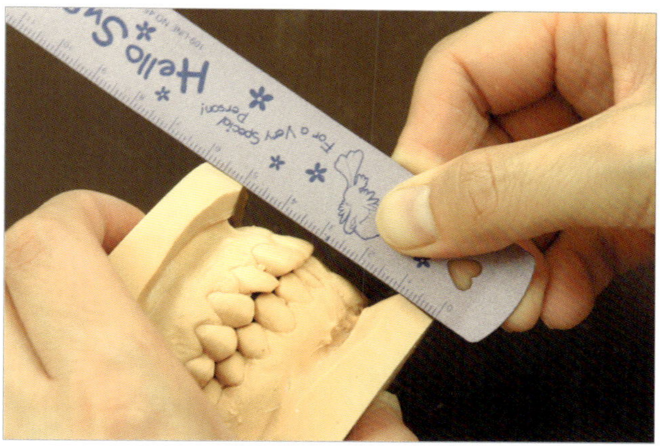

그림 2-21. 상 · 하악 모형의 높이를 6 cm로 조정한 상태

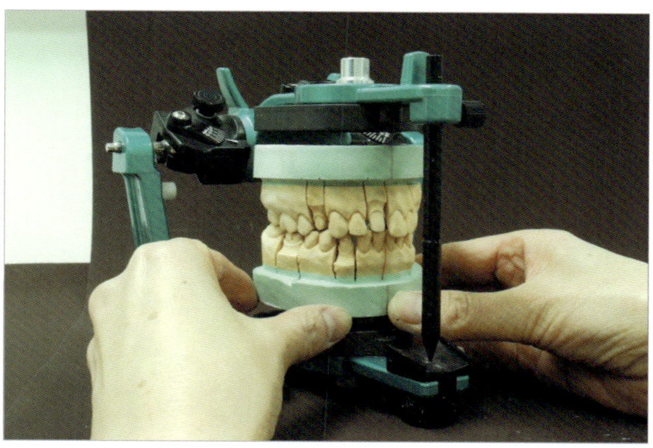

그림 2-22. 교합기의 상 · 하악간 거리에 6 cm로 조정된 모형을 맞춰본다.

(3) 교합기의 정중선과 모형의 정중선을 일치시킨 상태로 부착시키기 위해 상 · 하악 모형의 mid line을 정확하게 표시한다(그림 2-23~24).

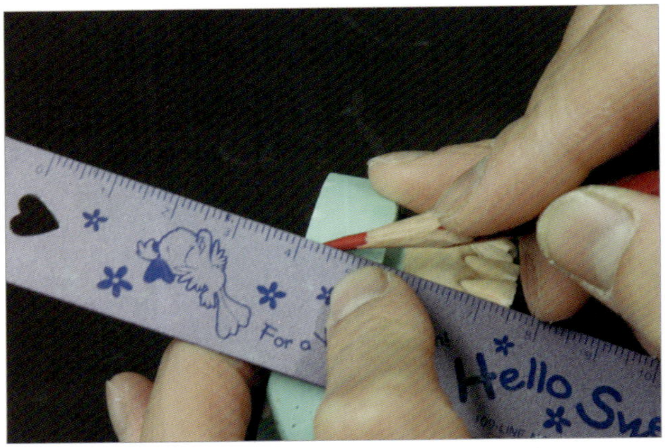

그림 2-23. 모형의 정중선을 자를 이용하여 그리고 있는 상태

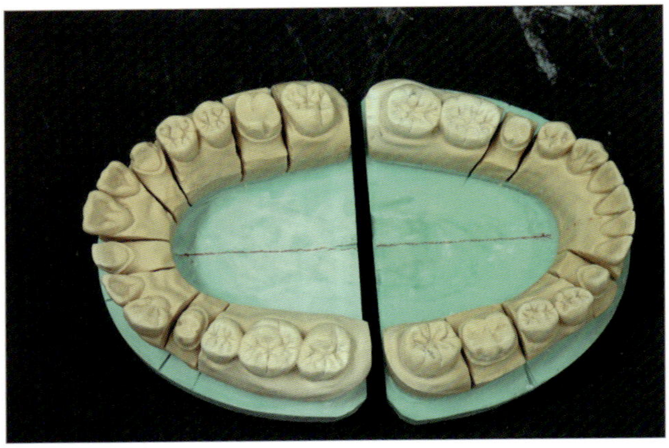

그림 2-24. 정확하게 상 · 하악 모형의 정중선을 표시 한 상태

(4) compass와 자를 이용하여 교합평면을 이루는 전방기준점(하악 양 중절치의 contact point)과 후방기준점(하악 최후방구치, 즉 제2대구치의 disto buccal cusp의 정점)을 하악모형에 표시(marking)한다. marking된 3점 즉, 교합평면을 mounting zig의 평면과 일치시켜 고정한 후 교합기에 부착시킨다. 이때 compass work을 하는 이유는 전방기준점에서 똑같은 거리에 있는 양측 후방기준점을 정확히 marking하여 교합기에 부착시키기 위함이다(그림 2-25~29).

■ 교합평면의 기준점

전방기준점 : 하악 양 중절치의 contact point

후방기준점 : 양측 하악 최후방구치(제2대구치)의 disto buccal cusp의 정점
(후방에 치아가 없는 경우에는 retromolar pad의 1/2 ~ 2/3선을 기준으로 한다.)

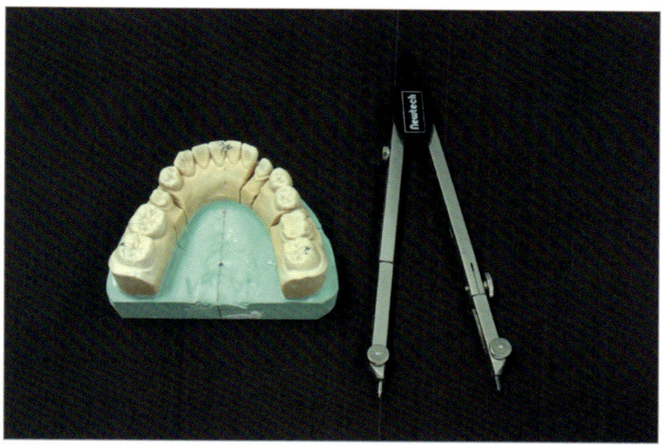

그림 2-25. 하악모형과 compass

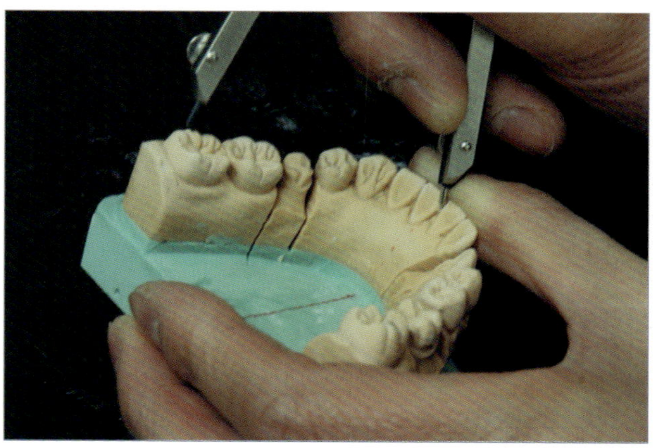

그림 2-26. 하악 양 중절치의 contact point에서부터 좌측 제2대구치의 disto buccal cusp의 정점을 표시(marking)한다.

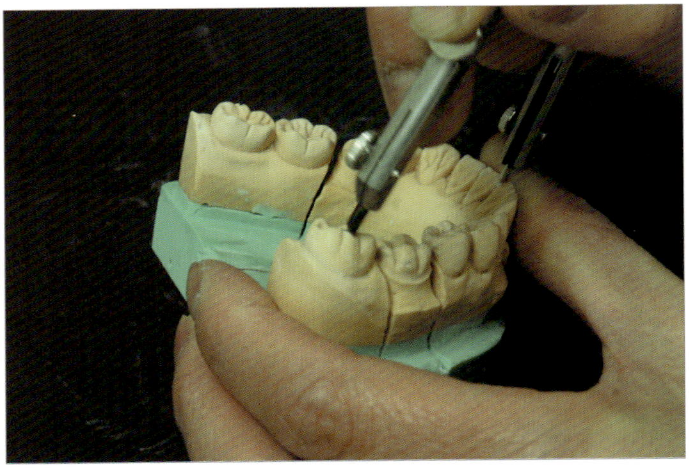

그림 2-27. 하악 양 중절치의 contact point에서부터 우측 제2대구치의 disto buccal cusp의 정점을 marking하면서 좌 · 우측이 같은 거리에 있는지 확인해 본다.

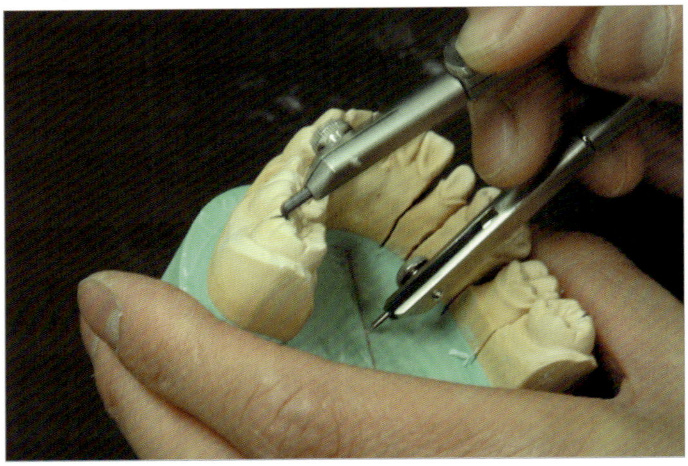

그림 2-28. mid line에서 하악좌측 제2대구치 disto buccal cusp의 정점과 교차점을 marking하여 좌측의 후방기준점을 정한다.

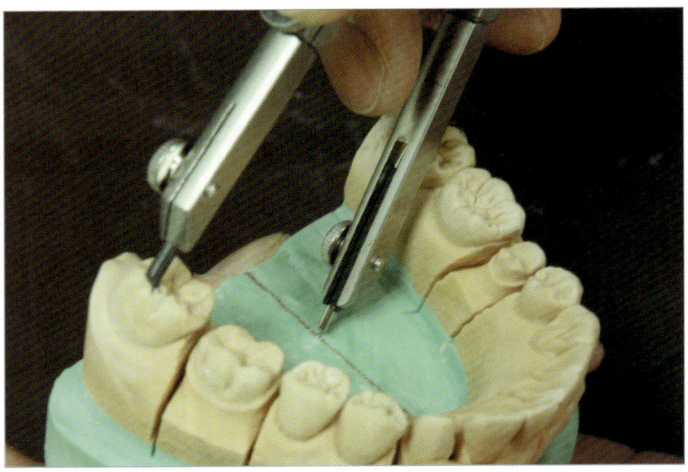

그림 2-29. mid line에서 하악우측 제2대구치 disto buccal cusp의 정점과 교차점을 marking하여 우측의 후방기준점을 정한다.

(5) 하악 모형에서 교합평면의 기준이 정해졌으면 mounting zig를 교합평면을 이루는 세 기준점과 일치시켜 silicone을 이용하여 고정시킨 후 고무밴드로 묶어서 더 견고하게 고정시킨다(그림 2-30~33).

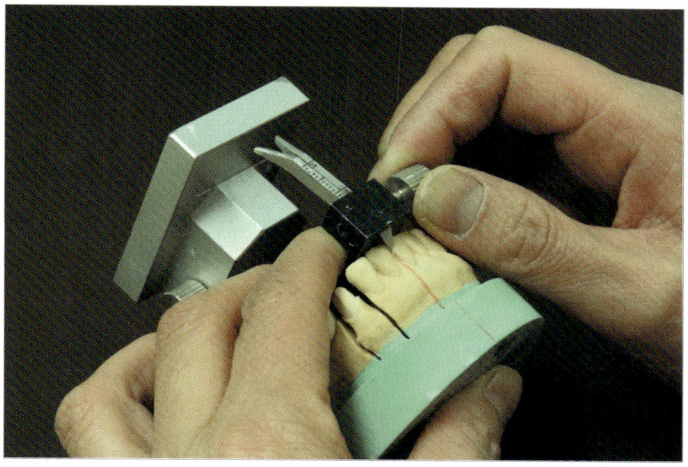

그림 2-30. mounting zig의 앞 pin부분과 전방기준점인 하악 양 중절치의 contact point와 일치시킨다.

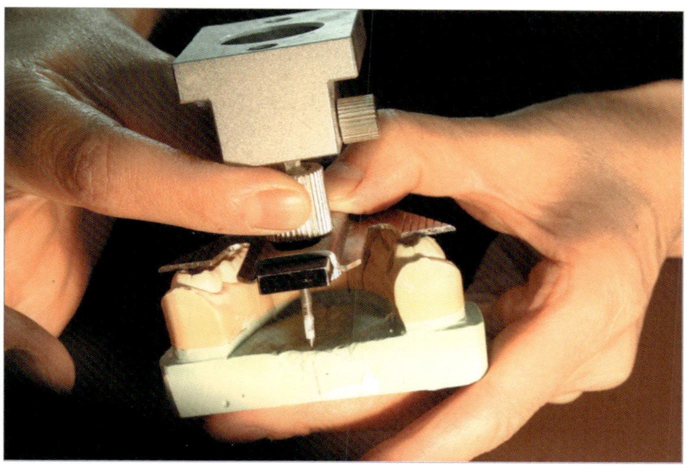

그림 2-31. mounting zig 후방부분의 중심 pin은 모형의 정중선과 일치시켜 높이를 고정시킨다.

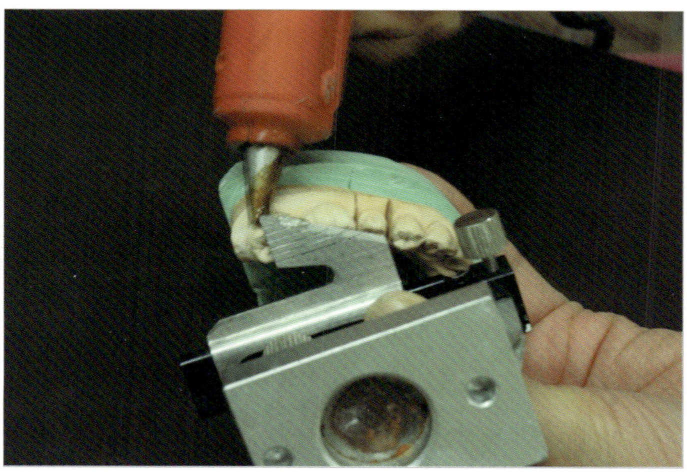

그림 2-32. mounting zig의 좌·우측 양 날개부분을 후방기준점인 하악 제2대구치 disco buccal cusp 정점에 맞춘 후 silicone을 이용하여 고정시킨다.

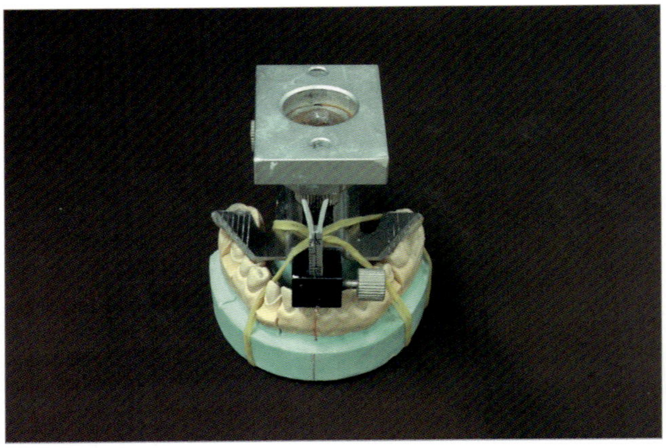

그림 2-33. silcone을 이용하여 고정시킨 후 고무밴드로 묶어서 더 견고하게 고정시킨다.

(6) mounting zig가 부착된 하악모형을 교합기의 upper part(상대)에 고정한 후 plaster(석고)를 이용하여 부착시킨다.

- 교합기에 모형을 부착하기전 반드시 확인해야 하는 것은 incisal guide pin이 "0"상태인지, 상 · 하악 모형간의 교합평면이 교합기의 1/2선에 오는지를 확인한다.

교합기 하대의 mounting plate에 분리제를 충분히 도포한 후 plaster(석고)를 mixing하여 하악의 mounting plate위에 올려 하악모형을 부착한 후 spatular를 이용하여 여분의 plaster(석고)를 다듬는다. plaster(석고)가 완전히 경화되면 mounting zig는 제거한다(그림 2-34~40).
(mounting zig는 하악모형을 부착시킬 때 까지만 사용된다).

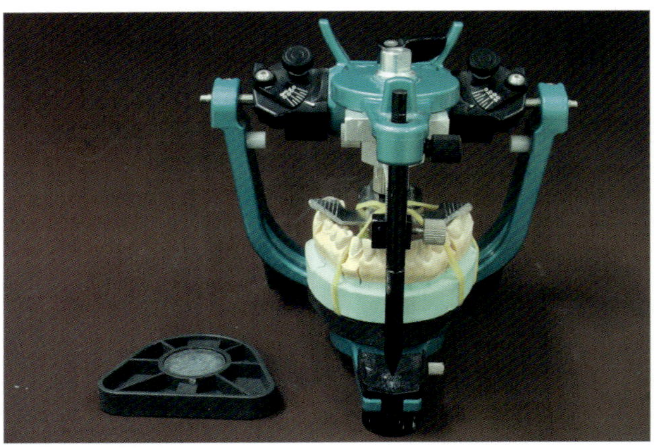

그림 2-34. mounting zig가 부착된 하악모형을 교합기의 upper part에 고정시킨 상태

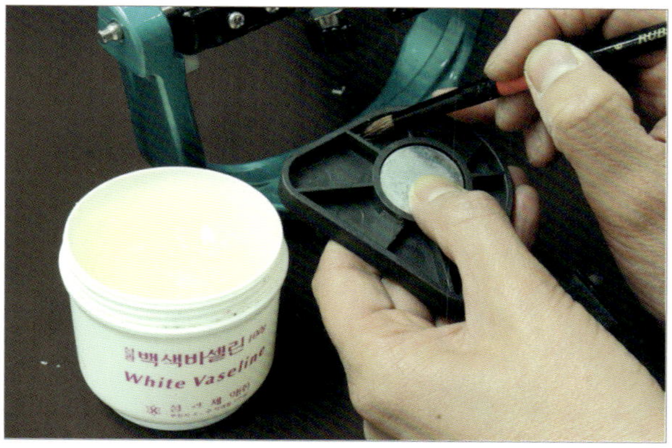

그림 2-35. 하악 mounting plate에 분리제를 도포한다.

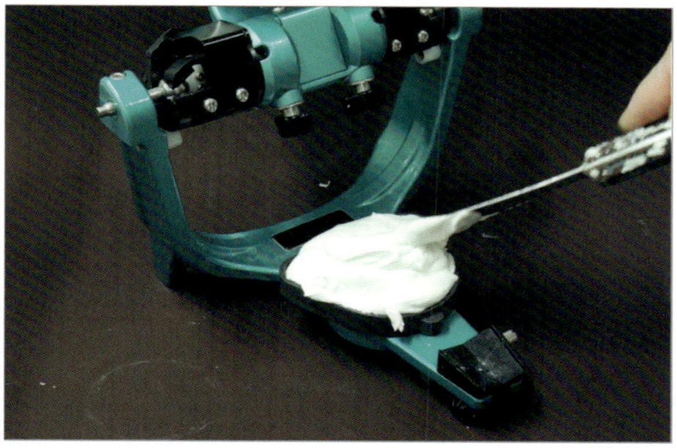

그림 2-36. plaster(석고)를 mixing 하여 mounting plate 위에 올린 상태

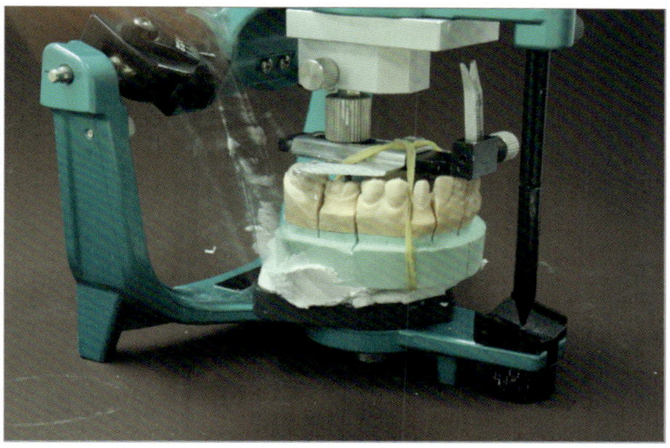

그림 2-37. mounting zig가 부착된 하악모형을 눌러서 부착시킨다.

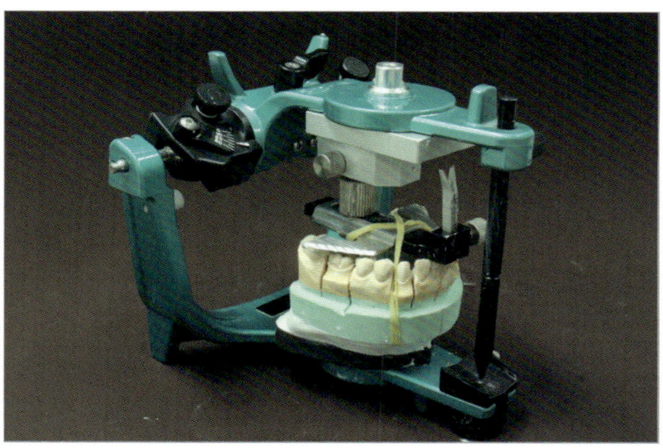

그림 2-38. spatu'ar를 이용하여 여분의 plaster(석고)를 다듬은 상태

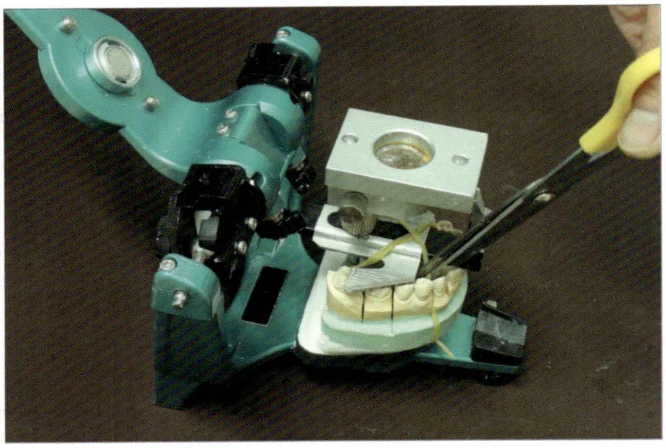

그림 2-39. plaster(석고)가 경화되면 하악모형을 부착시킬 때까지만 사용되는 mounting zig를 제거하기 위해 가위를 이용하여 고무밴드를 자른다.

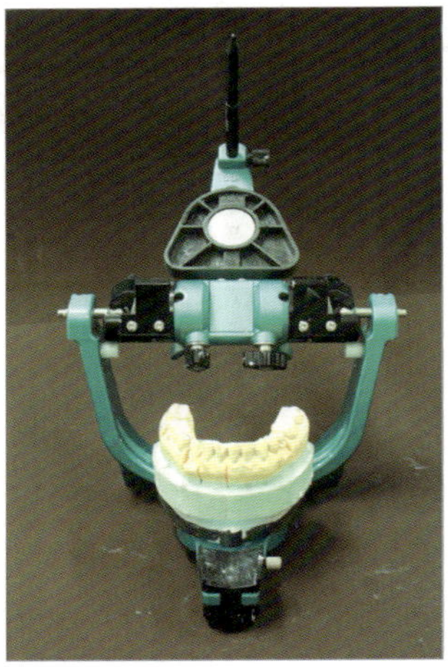

그림 2-40. mounting zig가 제거되고 하악모형 부착이 완성된 상태

(7) 부착된 하악모형을 상악모형과 교합관계를 맞춘 후 silicone으로 고정한다(그림 2-41).

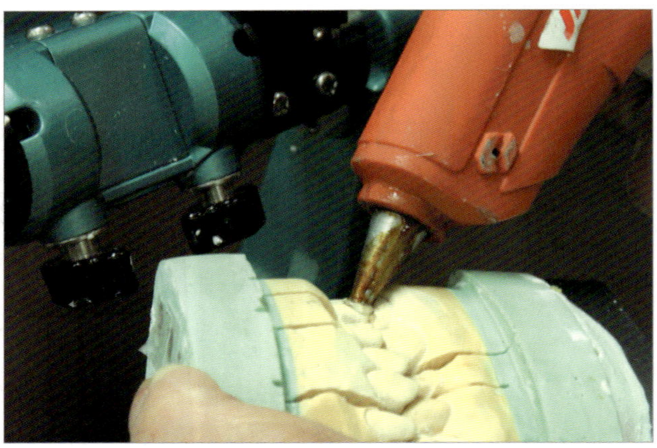

그림 2-41. 부착된 하악모형을 상악모형과 교합관계를 맞춘 후 silicone으로 고정시킨다.

(8) 이제 통법에 따라 상악 모형을 부착한다.

상악 mounting plate에 분리제를 도포한 후 상악 모형의 base와 mounting plate에 plaster(석고)를 올리고 교합기의 상대를 눌러 상악모형을 부착시킨다. 이때 여분의 석고는 spatular를 이용하여 다듬은 후 plaster(석고)가 경화하면서 팽창하는 것을 방지하기 위해 6~7개 정도의 고무 밴드를 이용하여 교합기의 상대와 하대를 고정시킨다(그림 2-42~47).

plaster(석고)가 완전히 경화하면 고무 밴드를 제거하고 silicone을 제거한다. 이때 silcone이 잘 제거되지 않을 경우 물을 묻혀서 제거하면 쉽게할 수 있다.

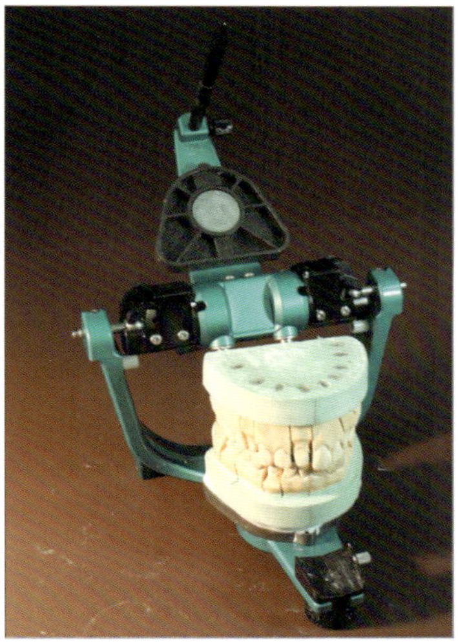

그림 2-42. 상악 모형을 부착하기위해 상악의 mounting plate에 분리제가 도포된 상태

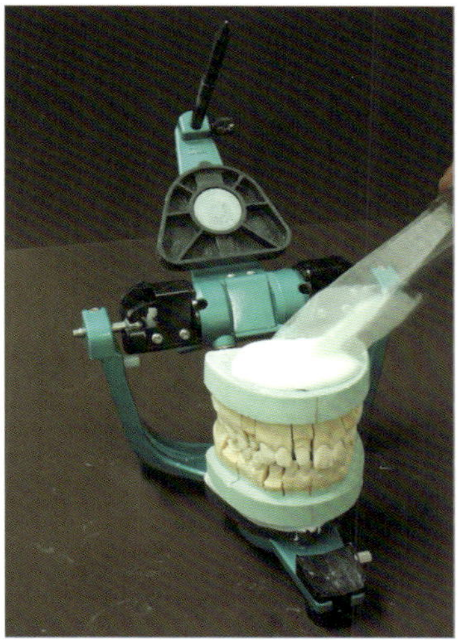

그림 2-43. plaster(석고)를 상악모형에 올린다.

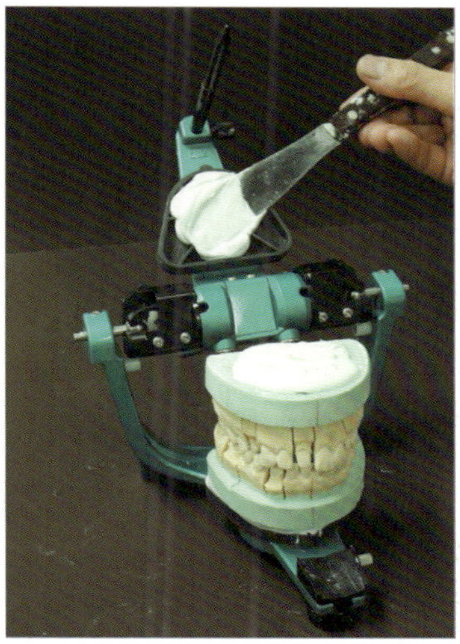

그림 2-44. plaster(석고)를 mounting plate에 올린다.

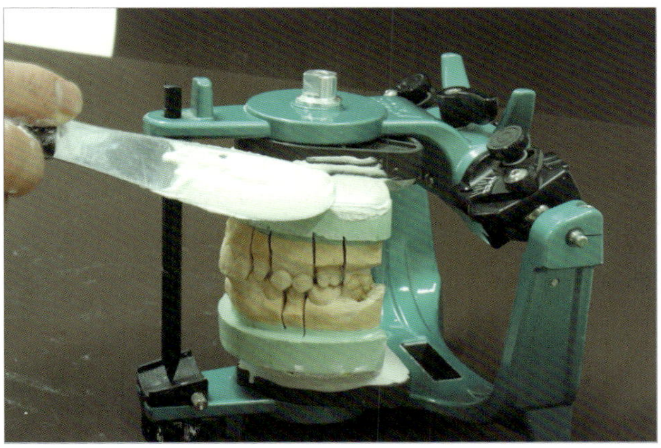

그림 2-45. 교합기의 상대를 지그시 누른 후 spatular를 이용하여 여분의 석고를 다듬는다.

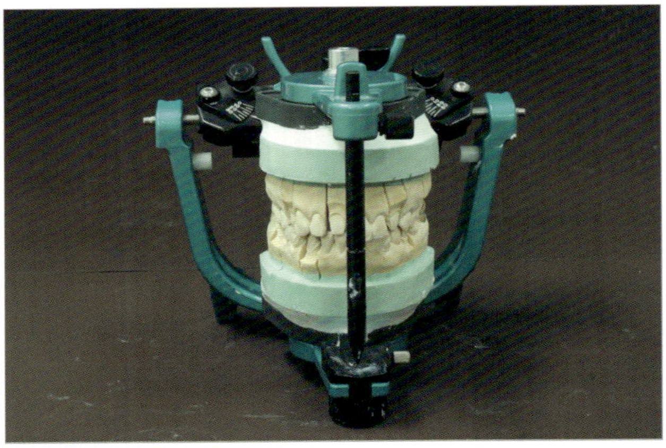

그림 2-46. 상악모형 부착이 다듬어진 상태

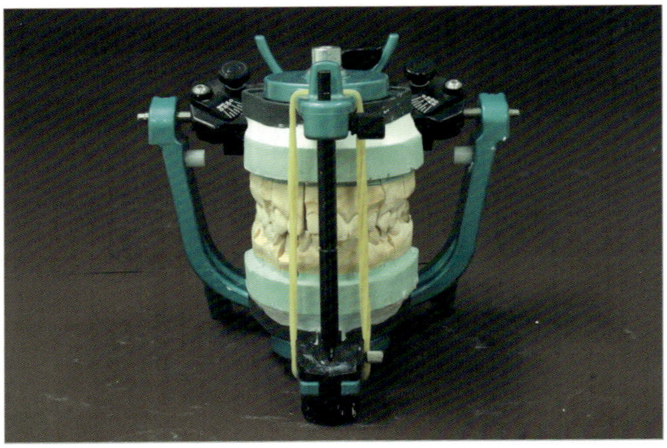

그림 2-47. mounting stone이 경화 시 팽창하는 것을 방지하기 위해 고무 밴드를 이용하여 교합기의 상대와 하대를 고정시킨다.

2) occlusal table을 이용한 방법 (Hobby 교합기 이용)

(1) 상 · 하 모형의 mid line(중심선)을 정확하게 긋는다(그림 2-48).

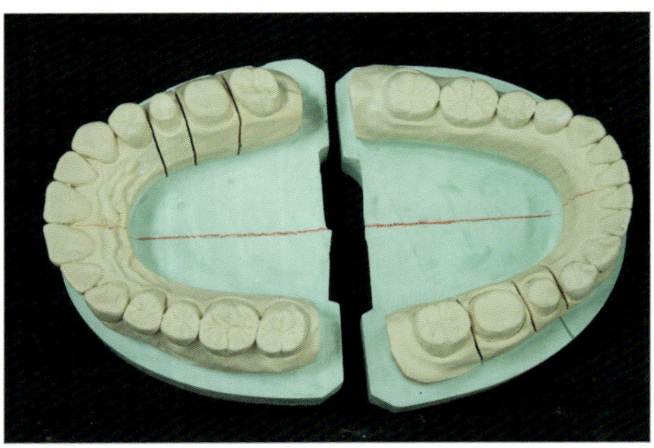

그림 2-48. 상 · 하 모형의 mid line(중심선)을 표시한 상태.

(2) occlusal table의 전방 중심선에 상악 모형의 중심선이 오도록 맞추고 후방 대구치 부위의 교합평면에서 뜨는 부위는 utility wax를 이용하여 고정시킨다(그림 2-49).

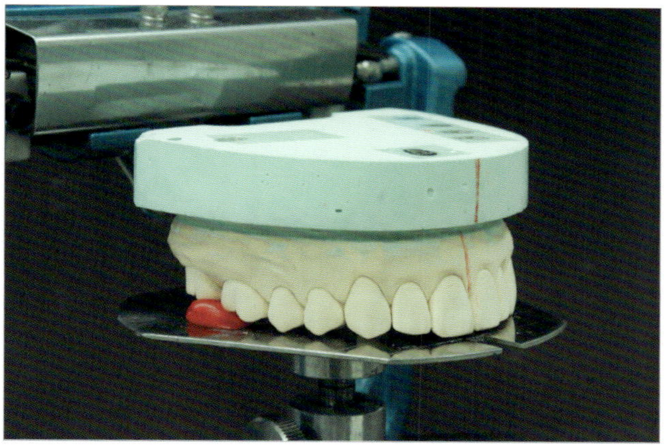

그림 2-49. occlusal table의 전방 중심선에 상악모형의 중심선이 오도록 맞추고 후방 부분의 대구치 부위는 교합평면에서 뜨는 부위에 utility wax를 이용하여 고정시킨다.

(3) 교합기의 상대를 뒤로 젖힌 후 상악 mounting plate에 분리제를 도포하고 mixing된 plaster(석고)를 상악 모형의 Base와 상대의 mounting plate에 올린다. 이때 교합기의 상대를 지그시 누르고 여분의 석고는 다듬는다. plaster(석고)가 경화되면 occlusal table을 제거한다(그림 2-50~53).

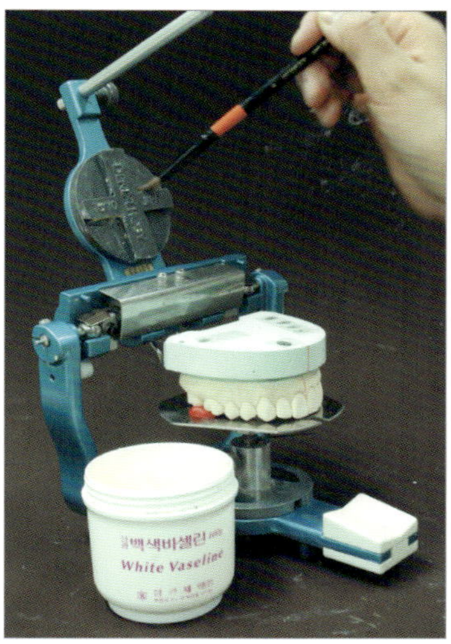

그림 2-50. 교합기의 상대를 뒤로 젖힌 후 상악 mounting plate에 분리제를 도포한다.

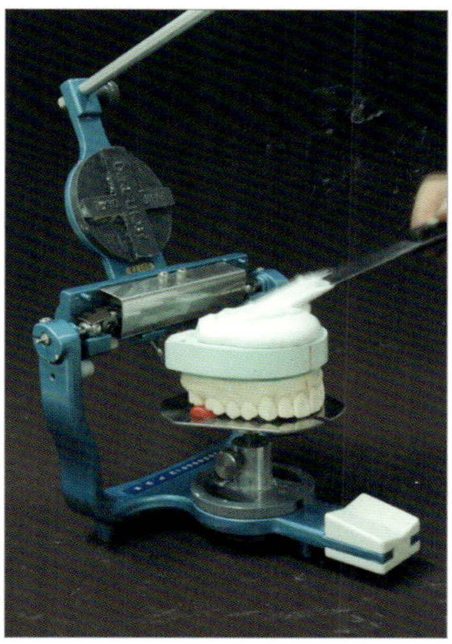

그림 2-51. mixing된 plaster(석고)를 상악 모형의 base에 올린다.

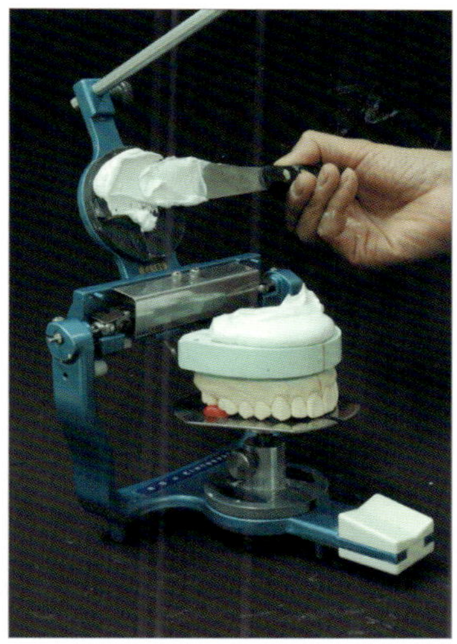

그림 2-52. mixing된 plaster(석고)를 상대의 mounting plate에 올린다.

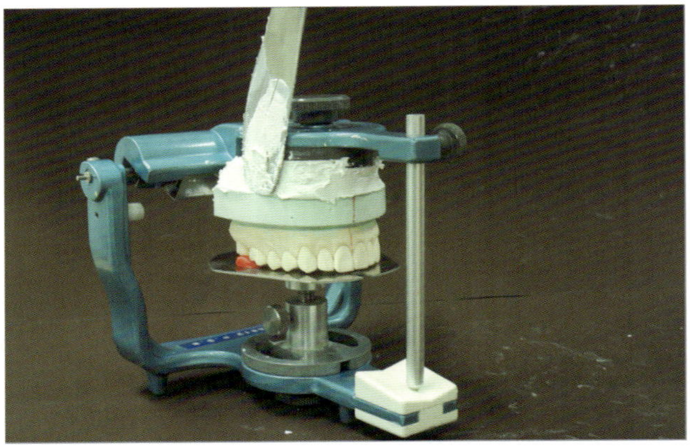

그림 2-53. 교합기의 상대를 지그시 누르고 여분의 석고는 다듬는다.

(4) 석고가 경화되면 occlusal table을 제거하고 하악모형과 교합관계를 맞춘 후 silicone으로 고정한다(그림 2-54).

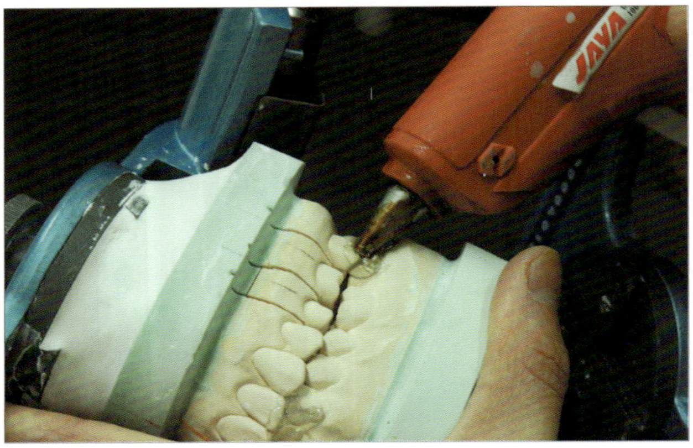

그림 2-54. 하악모형을 교합관계에 맞춘 후 silicone으로 고정시킨다.

(5) 하악 mounting plate에 분리제를 도포한 후 plaster(석고)를 mixing하여 하악의 mounting plate에 올려서 부착시킨다. 이때 incisal guide pin이 incial guide table에 닿는지 확인한다. plaster(석고)가 경화 시 팽창하는 것을 방지하기 위해 6~7개 정도의 고무밴드를 이용하여 상대와 하대를 고정시키고 완전히 경화하면 고무밴드를 제거하여 완성한다(그림 2-55~58).

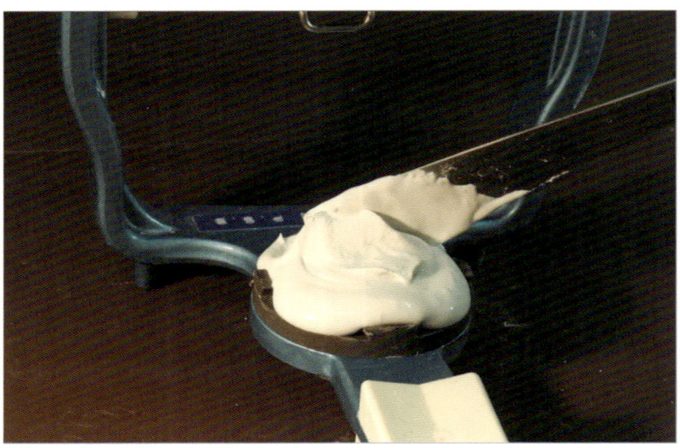

그림 2-55. 하악 mounting plate에 분리제를 도포한 후 plaster(석고)를 하악의 mounting plate에 올린다.

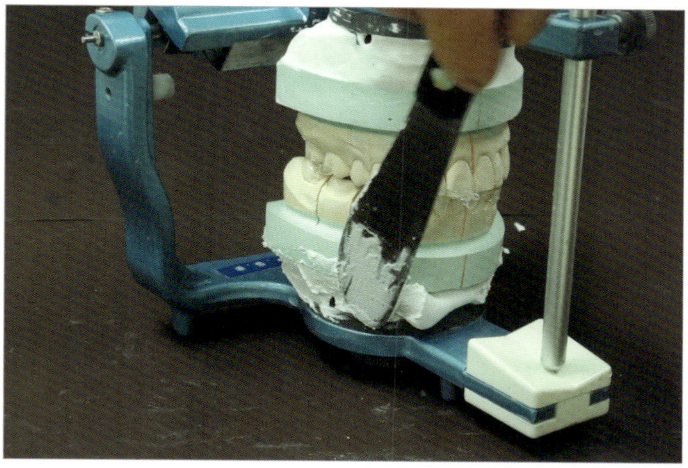

그림 2-56. incisal guide pin이 incial guide table에 닿는지 확인한 후 여분의 석고는 다듬는다.

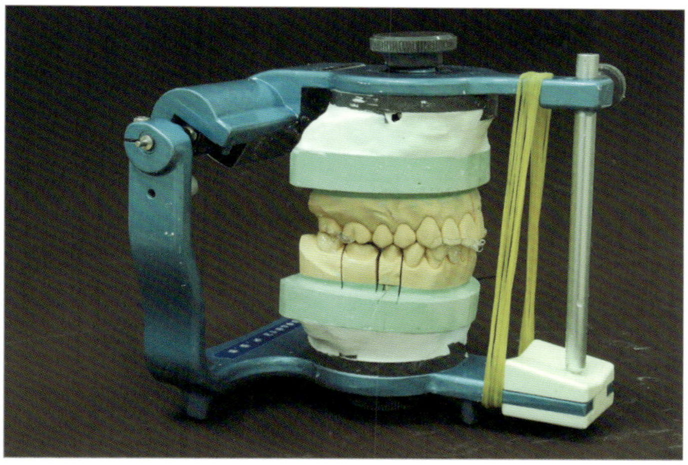

그림 2-57. plaster(석고) 경화 시 팽창하는 것을 방지하기 위해 6-7개 정도의 고무밴드를 이용하여 상대와 하대를 고정시킨다.

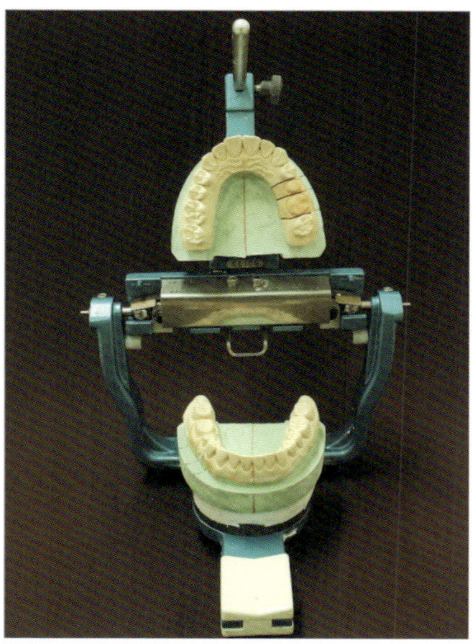

그림 2-58. occlusal table을 이용한 mounting이 완성된 상태

3. Face-bow transfer mounting (Cavo 교합기 이용)

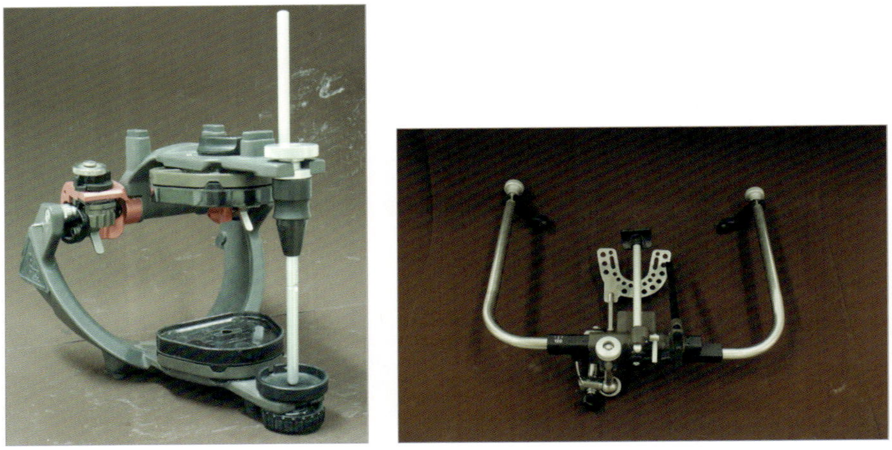

그림 2-59. Cavo 교합기와 face bow

(1) 사용하고자 하는 교합기의 상 · 하악간의 거리를 측정한다.
cavo 교합기의 상 · 하악간 거리가 8 cm이므로 상 · 하악 모형의 높이는 6 cm로 조정해가며 모형의 base를 trimming한다(모형의 적정한 높이는 교합기의 상 · 하악 mounting plate에 plaster(석고)가 1 cm씩 들어가 부착됨으로써 plaster(석고) 경화 시 팽창량을 줄여 모형을 정확히 부착할 수 있다)(그림 2-60~61).

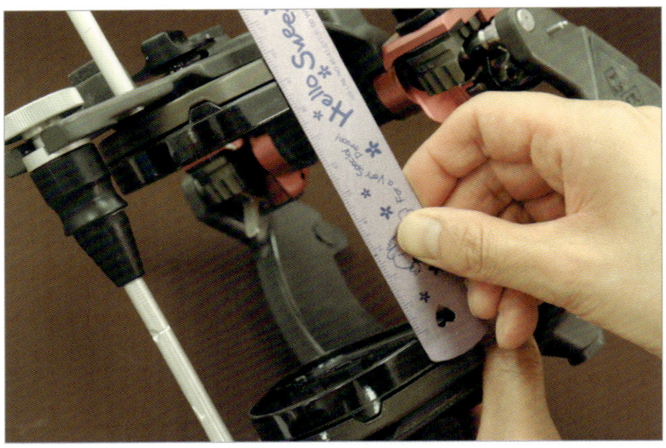

그림 2-60. Cavo 교합기의 상 · 하악간의 거리 8cm임을 측정

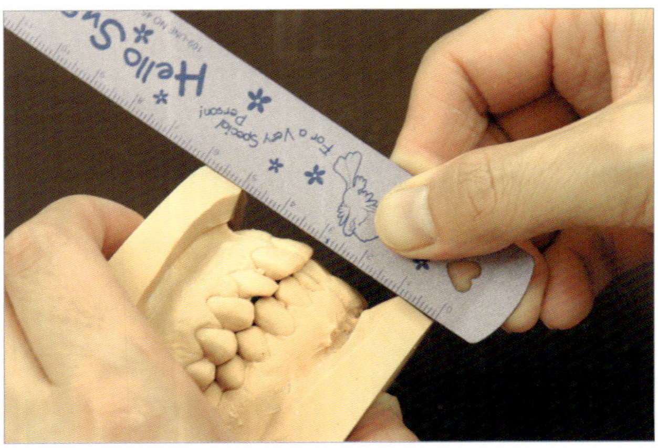

그림 2-61. 상 · 하악 모형의 높이를 6cm로 조정함

(2) FH(frankfort horizontal)plane을 기준으로 face bow transfer의 편의를 위하여 face bow의 ear piece를 양측 외이공에 삽입하여 후방기준점으로 사용하며 infra orbital indicator는 안와최하연에 위치시켜 전방 기준점으로 사용한다.

face bow의 bite fork에 bite용 wax를 연화시켜서 부착시킨 후 구강내에서 중절치와 양 대구치 부위의 압흔을 채득 해낸다. 이때 bite fork의 정중선과 구강내의 정중선을 정확히 일치시킨다(그림 2-62~66).

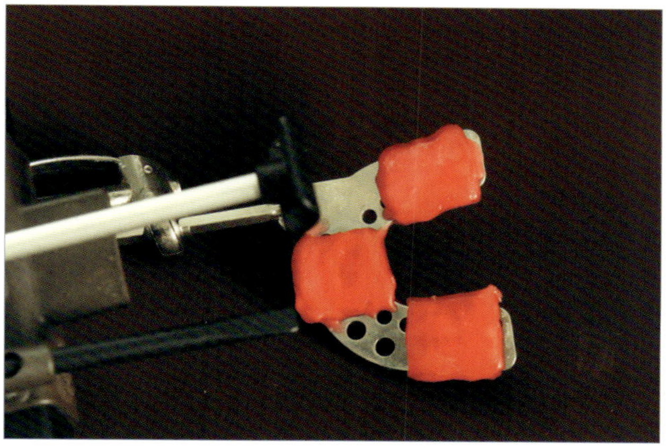

그림 2-62. face bow의 bite fork에 bite용 wax를 연화시켜 부착시킨 상태

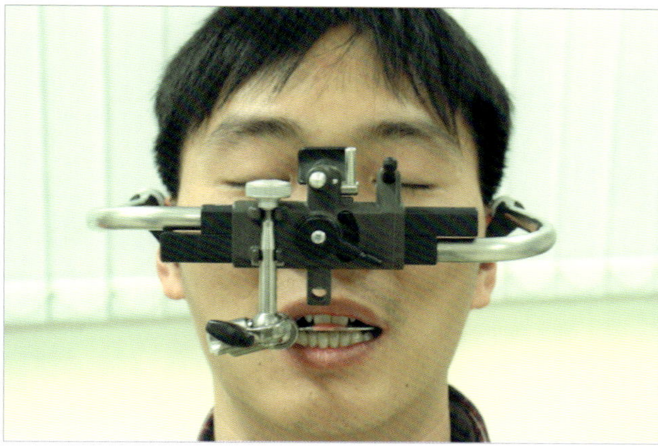

그림 2-63. FH plane을 기준으로 구강내에서 중절치와 양대구치 부위의 압흔을 채득 해낸다. 이때 bite fork의 정중선과 구강내의 정중선을 정확히 일치 시킨다.

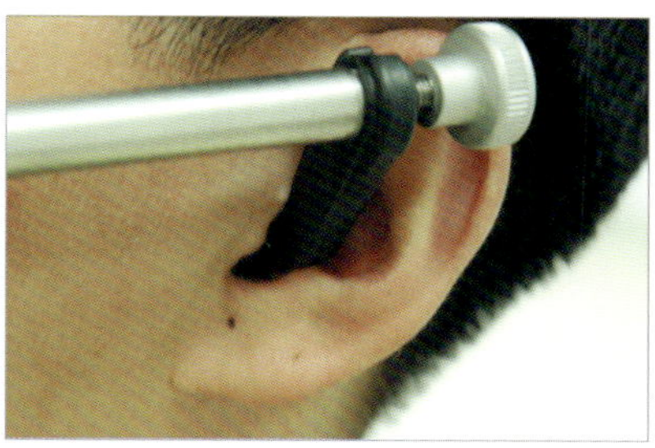

그림 2-64. face bow의 terminal(ear piece) 부분이 외이도 상연(외이공)에 닿게 한다.

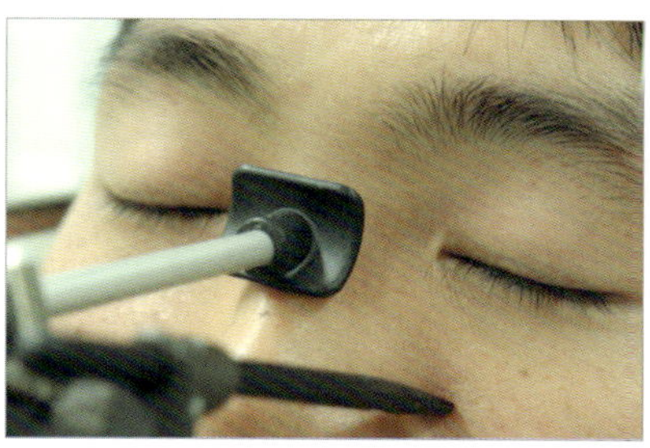

그림 2-65. Infra orbital indicator는 안와 최하연에 오도록 조정한다.

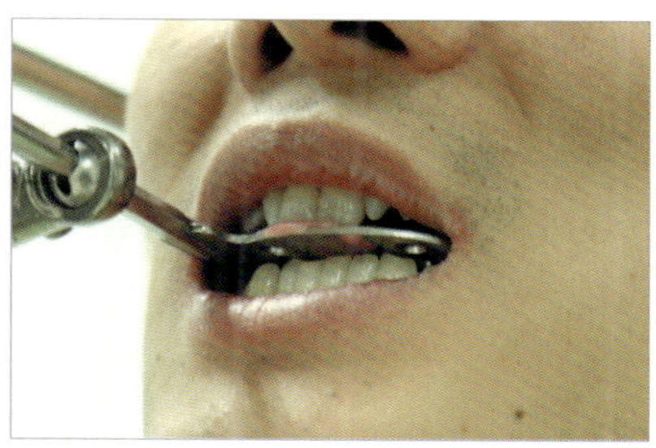

그림 2-66. 구강내의 정중선과 bite fork의 정중선을 정확히 일치시킨 상태에서 압흔을 채득해낸다.

(3) 생체에서 변형되지 않게 제거해 낸 face bow를 교합기에 장착시킨다.
이때 조절이 가능한 교합기의 각도는 평균치에 고정시킨 상태에서 시작한다(그림 2-67~70).

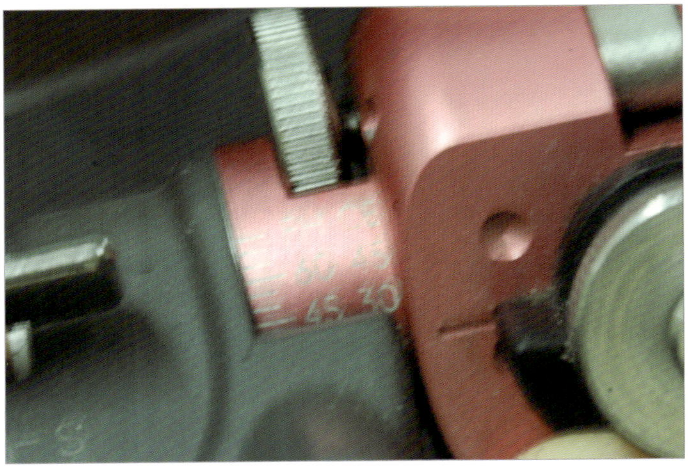

그림 2-67. condylar guidance angle 30°

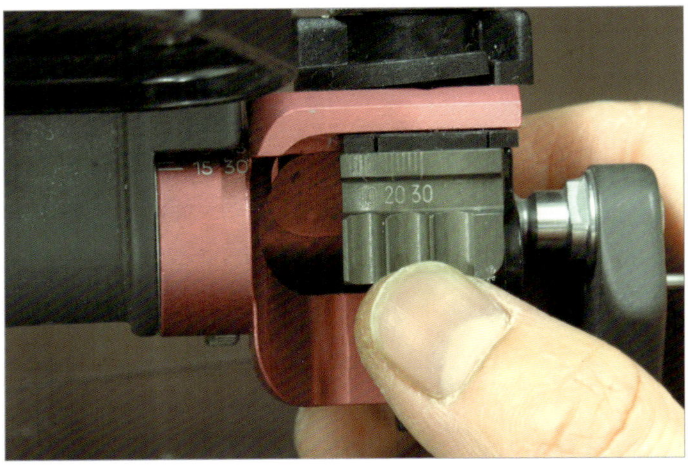

그림 2-68. bennett angle 15°

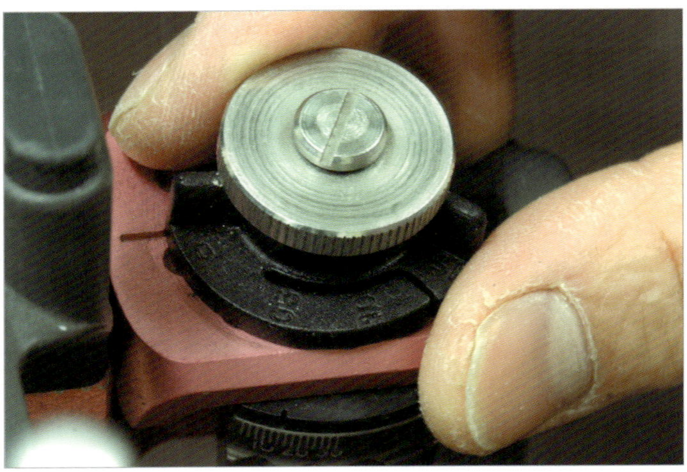

그림 2-69. ISS 0 mm
(immediate side shift)

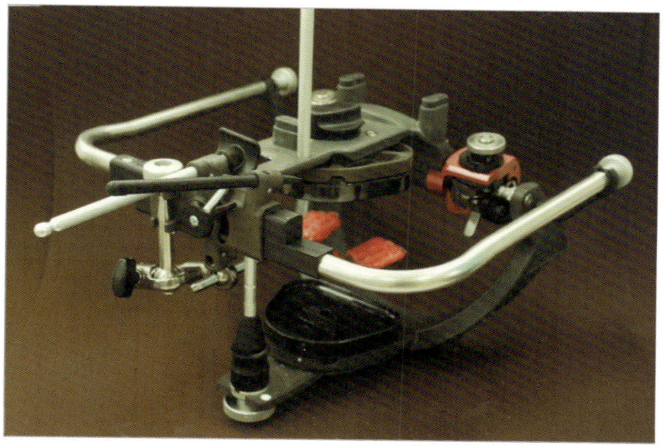

그림 2-70. 교합기의 각도를 평균치에 고정시킨 상태에서 구강 내에서 제거한 face bow를 장착시켜 놓은 상태

(4) face bow를 교합기에 장착한 후 bite fork가 움직이지 않도록 주의하면서 제작해 놓은 상악모형을 bite fork의 압흔(중절치와 양 대구치부위) 위치에 맞추고 mounting plate의 중심에 뚫려있는 hole은 tape로 막는다. 교합기의 상대를 뒤로 젖히고 상악 mounting plate에 분리제를 도포한 후 plaster(석고)를 mixing 하여 상악모형의 bace 부분과 mounting plate에 올려 상악 모형을 부착시킨다(그림 2-71~75).

이때 bite fork의 밑부분에 cast support를 이용하여 움직이지 않도록 유지시키면 하면 더욱 안전하다. 또한 transfer stand를 이용하여 bite fork를 transfer stand의 중심부분에 장착한 후 상악모형을 부착시킬 수도 있다.

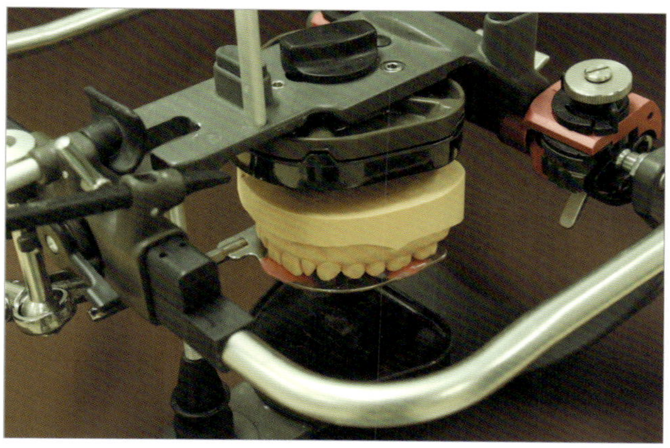

그림 2-71. face bow를 교합기에 장착한 후 bite fork가 움직이지 않도록 고정시킨 후 제작해 놓은 상악모형을 bite fork상의 압흔 (중절치와 양대구치부위) 위치에 맞추어 놓는다.

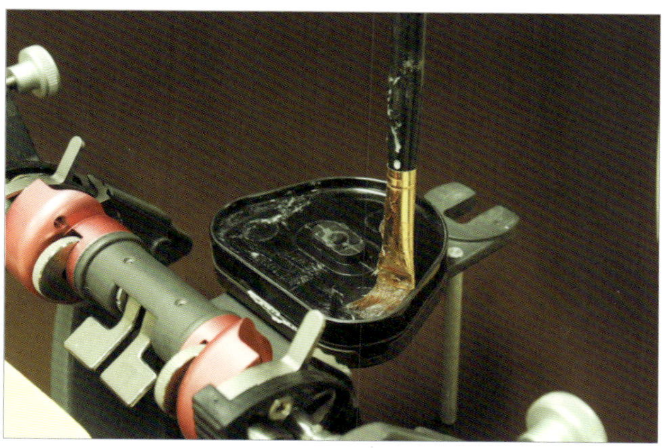

그림 2-72. mounting plate의 중심에 뚫려있는 hole은 tape로 막고 교합기의 상대를 뒤로 젖힌 후 상악 mounting plate에 분리제를 도포한다.

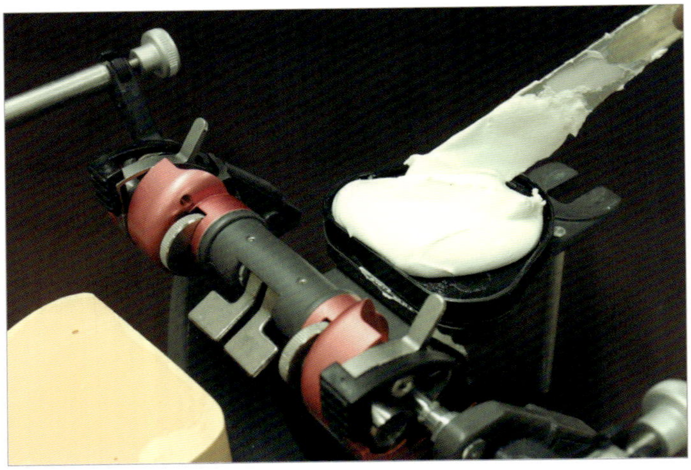

그림 2-73. 교합기의 상대를 뒤로 젖힌 후 plaster(석고)를 올린다.

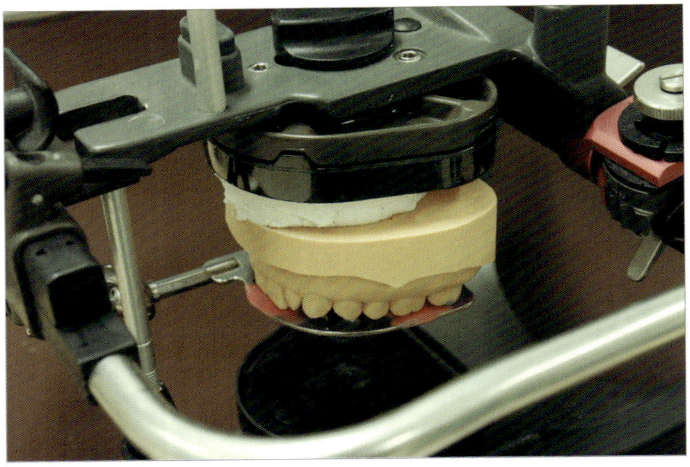

그림 2-74. 교합기의 상대를 지그시 누른다.

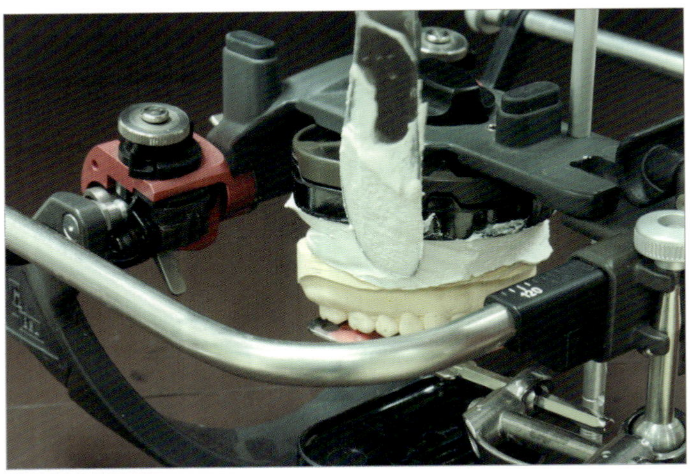

그림 2-75. spatular를 이용하여 여분의 석고를 다듬는다.

(5) 상악모형 부착이 완료되면 인체의 두개와 상악과의 관계를 옮겨놓은 기구인 face bow는 제거하고 상 · 하악 모형의 교합관계를 맞춘 후 silicone을 이용하여 고정시킨다(그림 2-76~78).

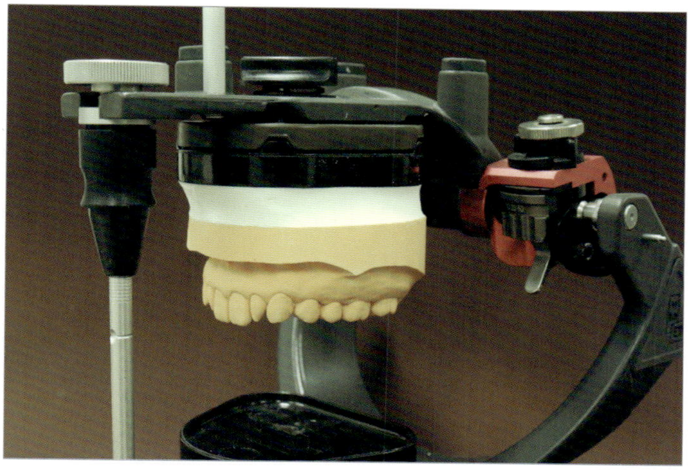

그림 2-76. 상악모형 부착이 완성되어 face bow가 제거된 상태

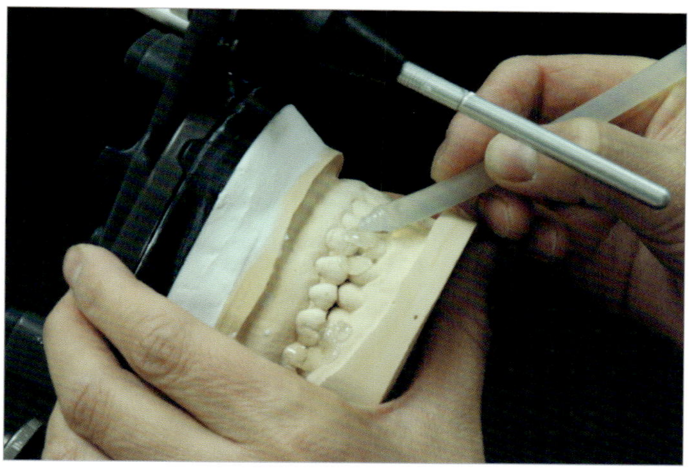

그림 2-77. 상 · 하 모형의 교합관계를 맞춘 후 silicone으로 고정한다.

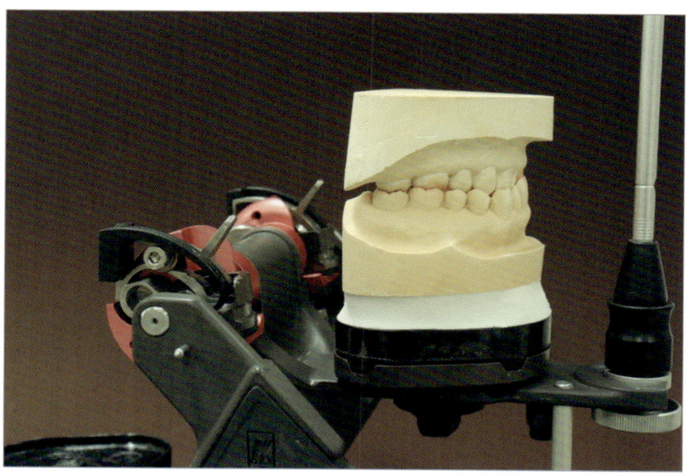

그림 2-78. 상 · 하악 모형이 고정된 상태

(6) 하악모형을 부착하기 전에 하악용 moungting plate에 분리제를 도포한 후 plaster(석고)를 mixing하여 mounting plate에 올린 후 통법에 의해 부착하여 완성한다(그림 2-79~82).

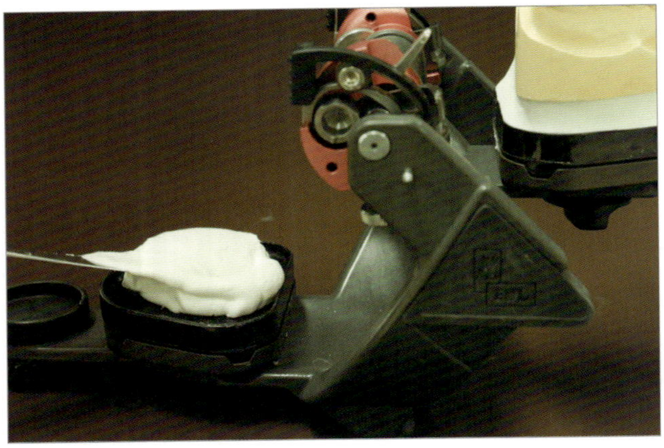

그림 2-79. 하악 mounting plate의 hole에도 tape를 이용하여 막은 후 분리제를 도포하고 plaster(석고)를 mixing하여 mounting plate에 올린다.

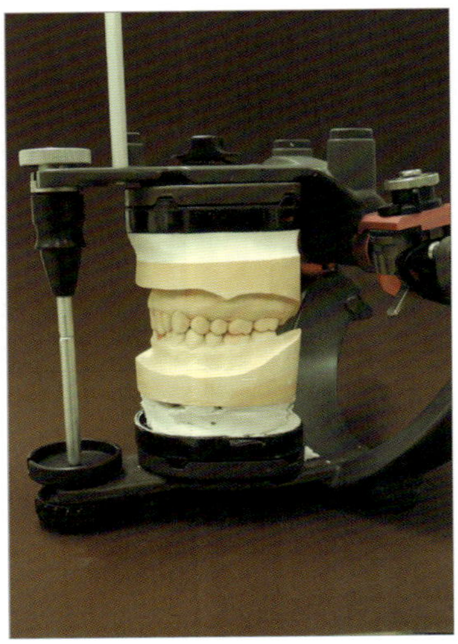

그림 2-80. 교합기의 상대를 지그시 누른 후 여분의 plaster(석고)를 다듬는다.

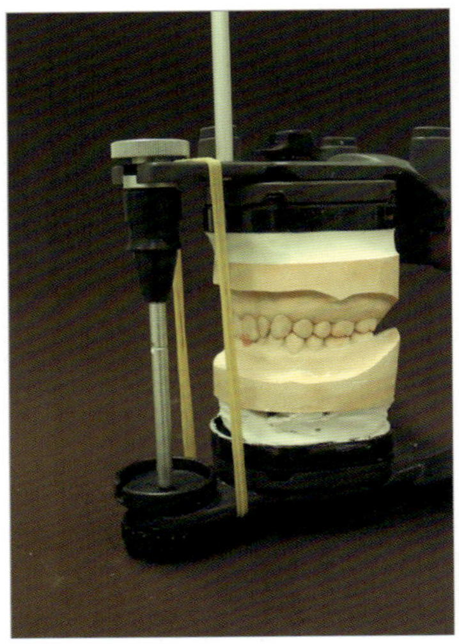

그림 2-81. plaster(석고)가 경화할 때 팽창하는 것을 방지하기 위해 6-7개 고무밴드를 이용하여 상대와 하대를 고정시킨다.

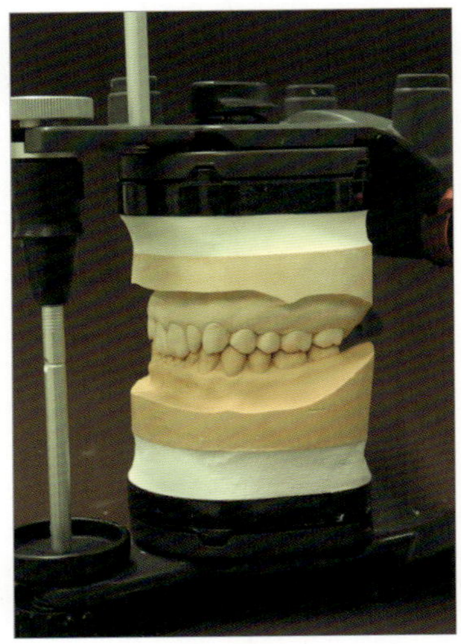

그림 2-82. plaster(석고)가 경화된 후 고무밴드가 제거되고 mounting 이 완성된 상태

(7) 이제 개인 환자의 과로경사각을 부여하기 위한 check bite를 채득해 낸다.
Check bite는 전방 운동시와 좌.우 측방운동시를 채득해 낸다(그림 2-83~89).

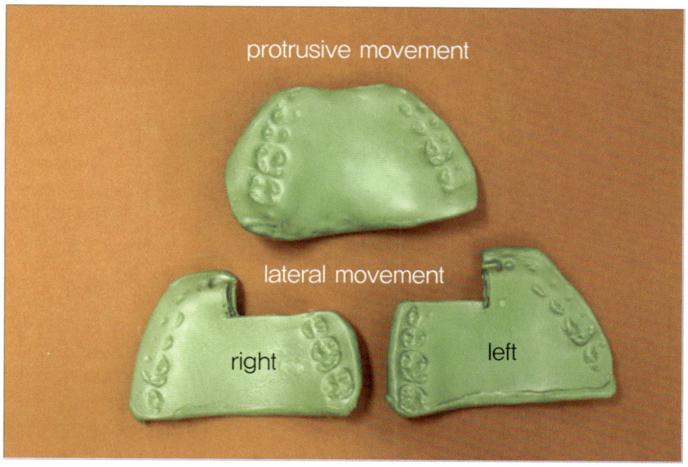

※ check bite 채득
① protrusive movement
② lateral movement : ① right
② left

그림 2-83. check bite용 aluwax를 따뜻한 물에 연화시킨 후 전방운동 시와 좌 · 우 측방운동 시를 채득해 낼수 있는 상태로 모양을 조정한다.

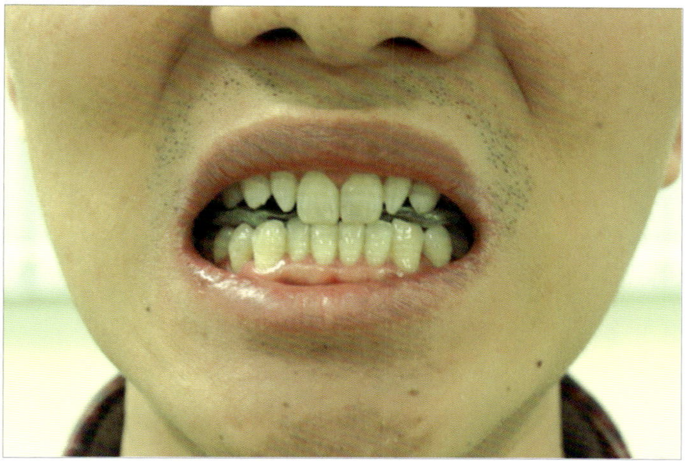

그림 2-84. protrusive movement(전방운동)시의 check bite 채득상태

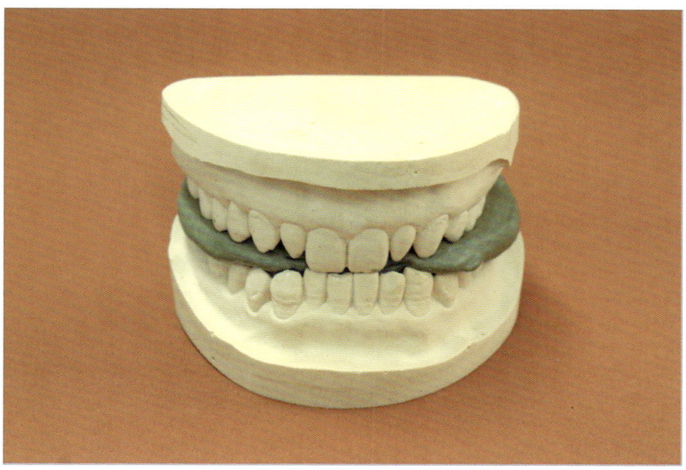

그림 2-85. 전방 운동 시의 check bite를 모형에 장착한 상태

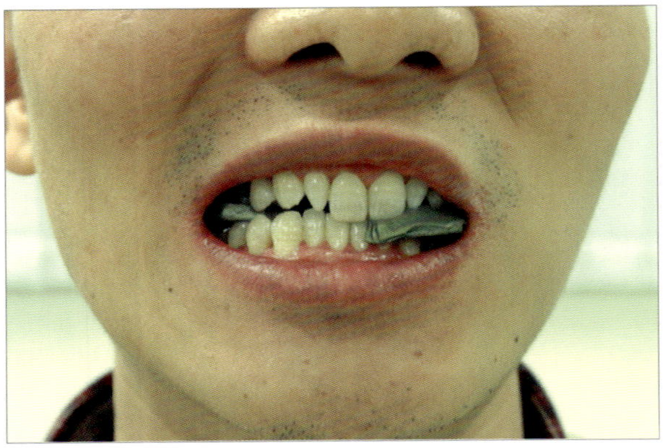

그림 2-86. right lateral movement(우측 측방운동) 시의 check bite 채득상태

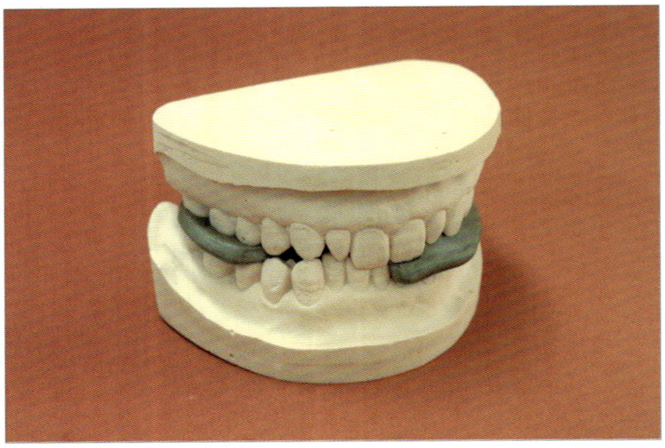

그림 2-87. 우측 측방운동 시의 check bite를 모형에 장착한 상태

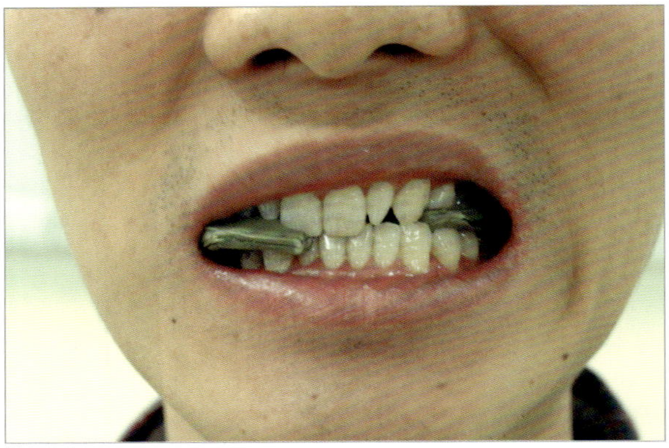

그림 2-88. left lateral movement(좌측 측방운동) 시의 check bite 채득상태

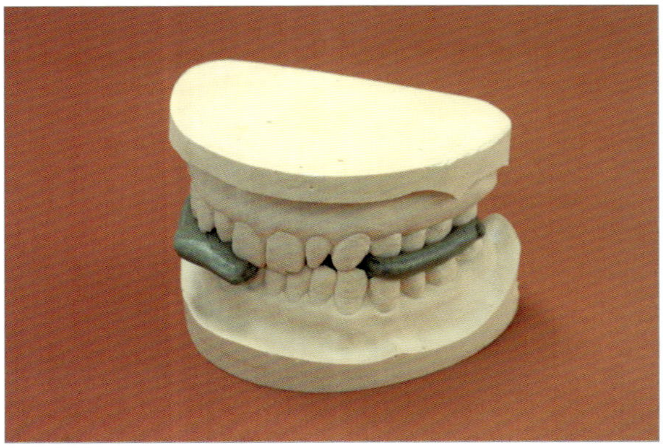

그림 2-89. 좌측 측방운동 시의 check bite를 모형에 장착한 상태

(8) 채득한 전방운동(protrusive movement)시의 check bite를 이용하여 개인환자의 protrusive condylar guidance angle을 조절한다(그림 2-90~92).

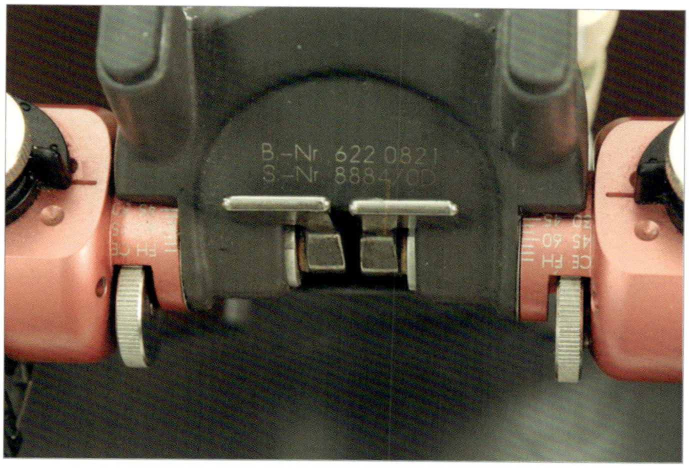

그림 2-90. condylar guidance angle을 조절하는 centric lock을 풀어놓은 상태

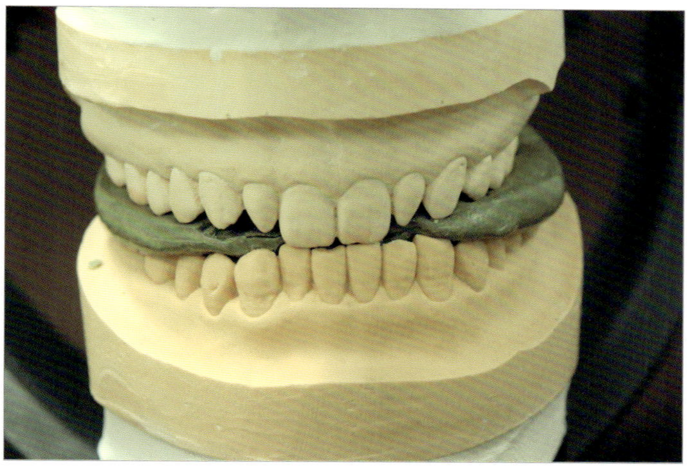

그림 2-91. 상 · 하악 모형 사이에 구강내에서 채득한 전방운동 시의 check bite를 고정시킨 상태

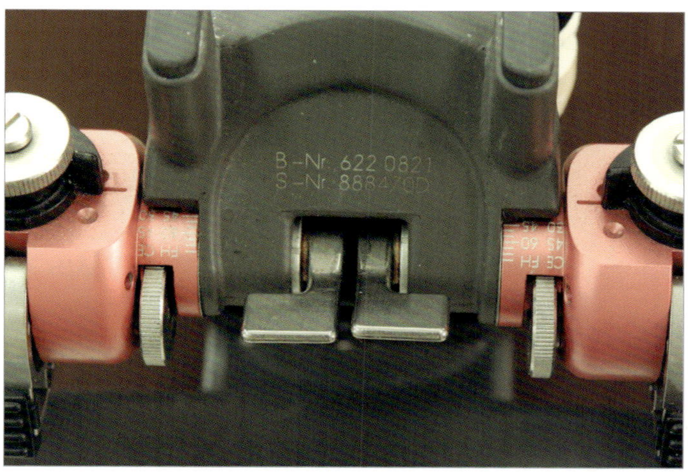

그림 2-92. centric lock을 풀은 상태에서 condylar guidance angle을 조심스럽게 움직여서 상 · 하악 모형 사이의 check bite가 살짝 닿는 순간의 각도가 몇도인지 읽어주면 그 각도가 이 환자의 protrusive 시의 condylar guidance angle의 각도가 되며 centric lock을 잠근다.

(9) 채득한 좌 · 우측방운동(lateral movement)시의 check bite를 이용하여 non working side에서 좌측과 우측의 lateral condylar guidance angle과 BA(bennectt angle)을 조절한다(그림 2-93~102).

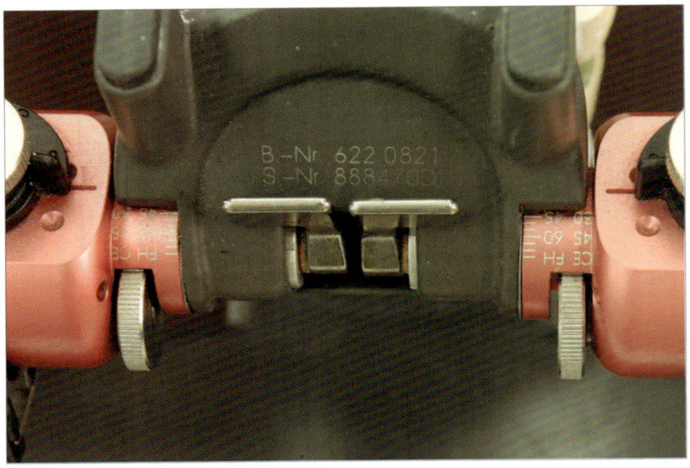

그림 2-93. 우측 측방 운동 시의 condylar guidance angle을 조정하기위해 centric lock을 풀어놓은 상태

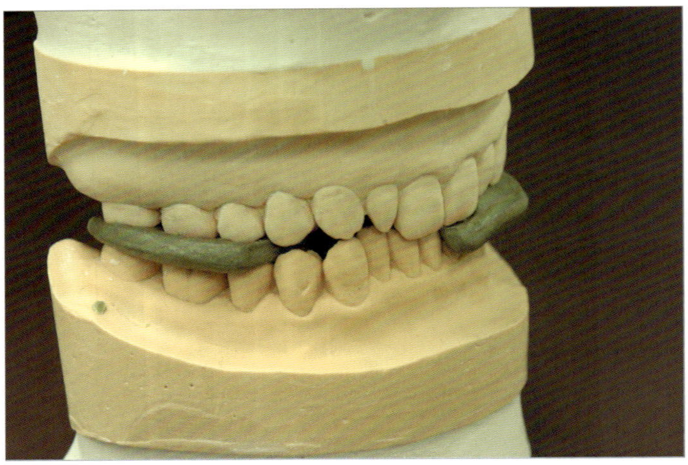

그림 2-94. 상 · 하악 모형 사이에 구강내에서 채득한 right lateral movement시의 check bite를 고정시킨 상태

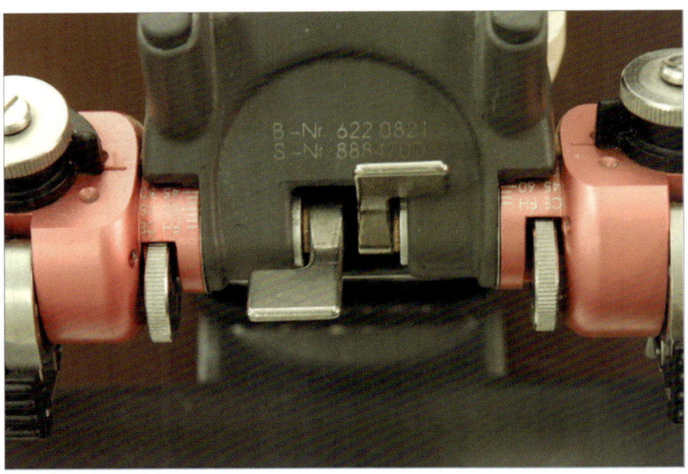

그림 2-95. non working side에서 condylar guidance angle을 조심스럽게 움직여서 상 · 하악 모형 사이의 check bite가 살짝 닿는 순간의 각도가 몇도인지 읽어주면 그 각도가 이 환자의 lateral condylar guidance angle의 각도가 되며 좌측의 centric lock을 잠근다.

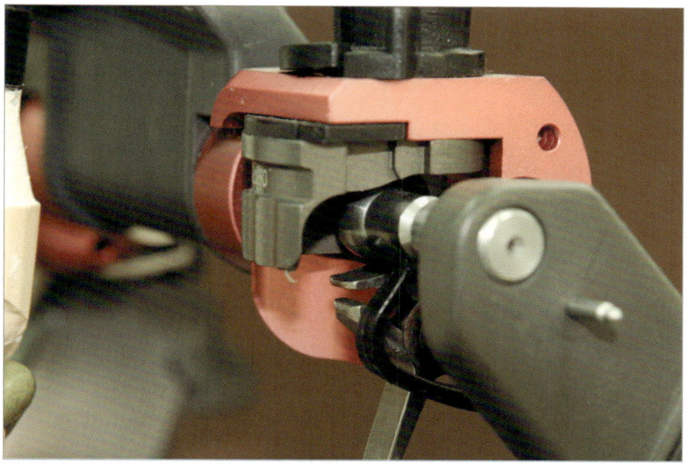

그림 2-96. bennett angle을 조절하기 위해 condylar ball(head)이mechanical fossa의 내벽에 닿은 상태

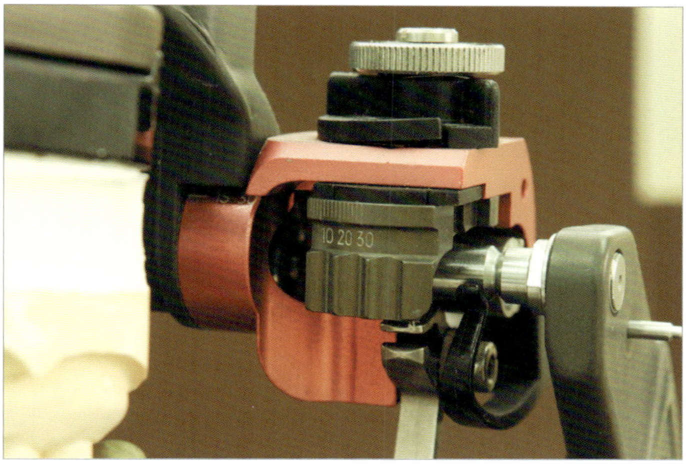

그림 2-97. bennett angle은 condylar ball(head)이 mechanical fossa의 내벽에 닿는 상태의 수치를 읽어주면 이 환자의 bennett angle의 각도가 되며 좌측 bennett angle을 조절하는 screw를 잠근다.

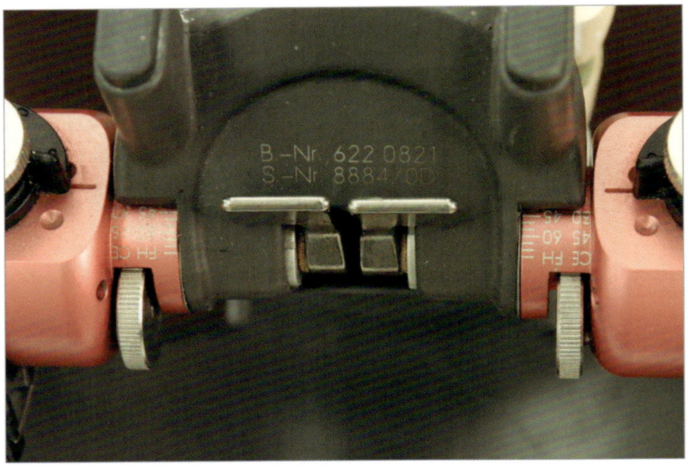

그림 2-98. 좌측 측방 운동 시의 condylar guidance angle을 조정하기위해 centric lock을 풀어놓은 상태

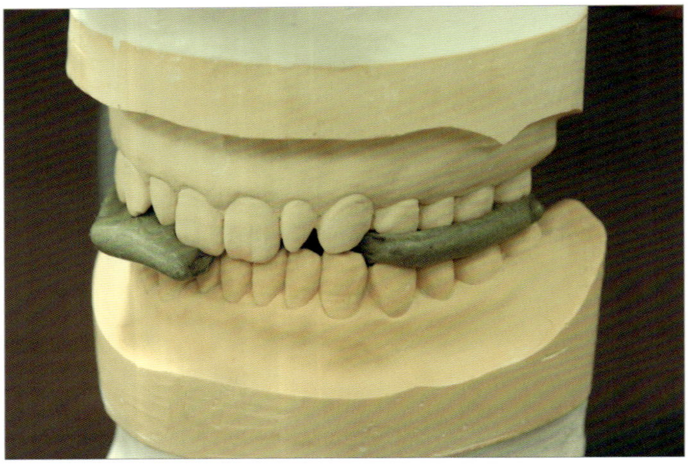

그림 2-99. 상 · 하악 모형 사이에 구강내에서 채득한 left lateral movement 시의 check bite를 고정시킨 상태

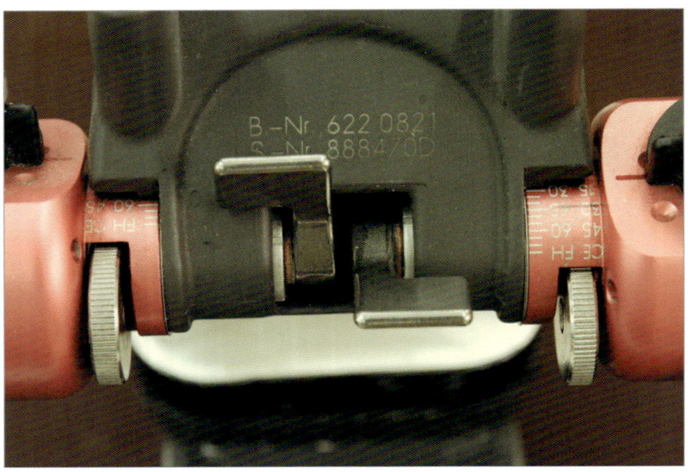

그림 2-100. non working side에서 condylar guidance angle을 조심스럽게 움직여서 상 · 하악 모형 사이의 check bite가 살짝 닿는 순간의 각도가 몇도인지 읽어주면 그 각도가 이 환자의 lateral condylar guidance angle의 각도가 되며 우측의 centric lock을 잠근다.

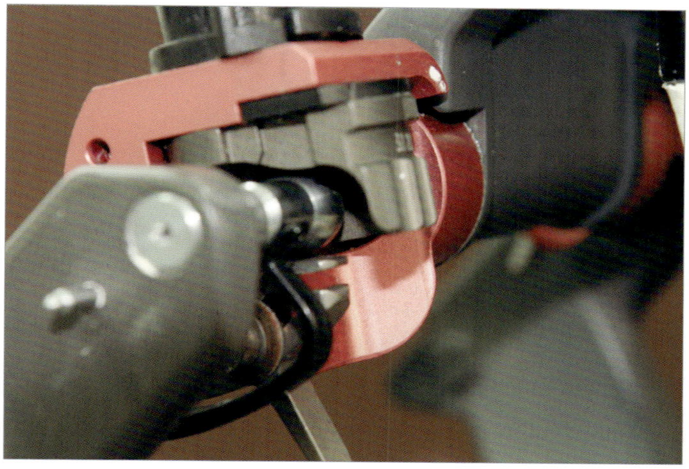

그림 2-101. bennett angle을 조절하기 위해서 condylar ball(head)이 mechanical fossa의 내벽에 닿은 상태

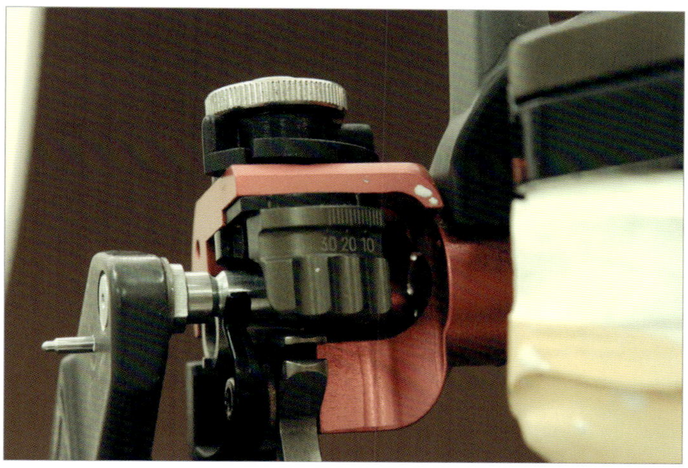

그림 2-102. bennet angle은 condylar ball(head)이 mechanical fossa의 내벽에 닿는상태의 수치를 읽어주면 이 환자의 bennett angle의 각도가 되며 우측 bennett angle을 조절하는 screw를 잠근다.

03
납형제작

1. 상악우측 중절치
2. 상악좌측 견치
3. 하악우측 견치
4. 상악우측 제1소구치
5. 하악좌측 제2소구치
6. 상악좌측 제1대구치
7. 하악우측 제1대구치

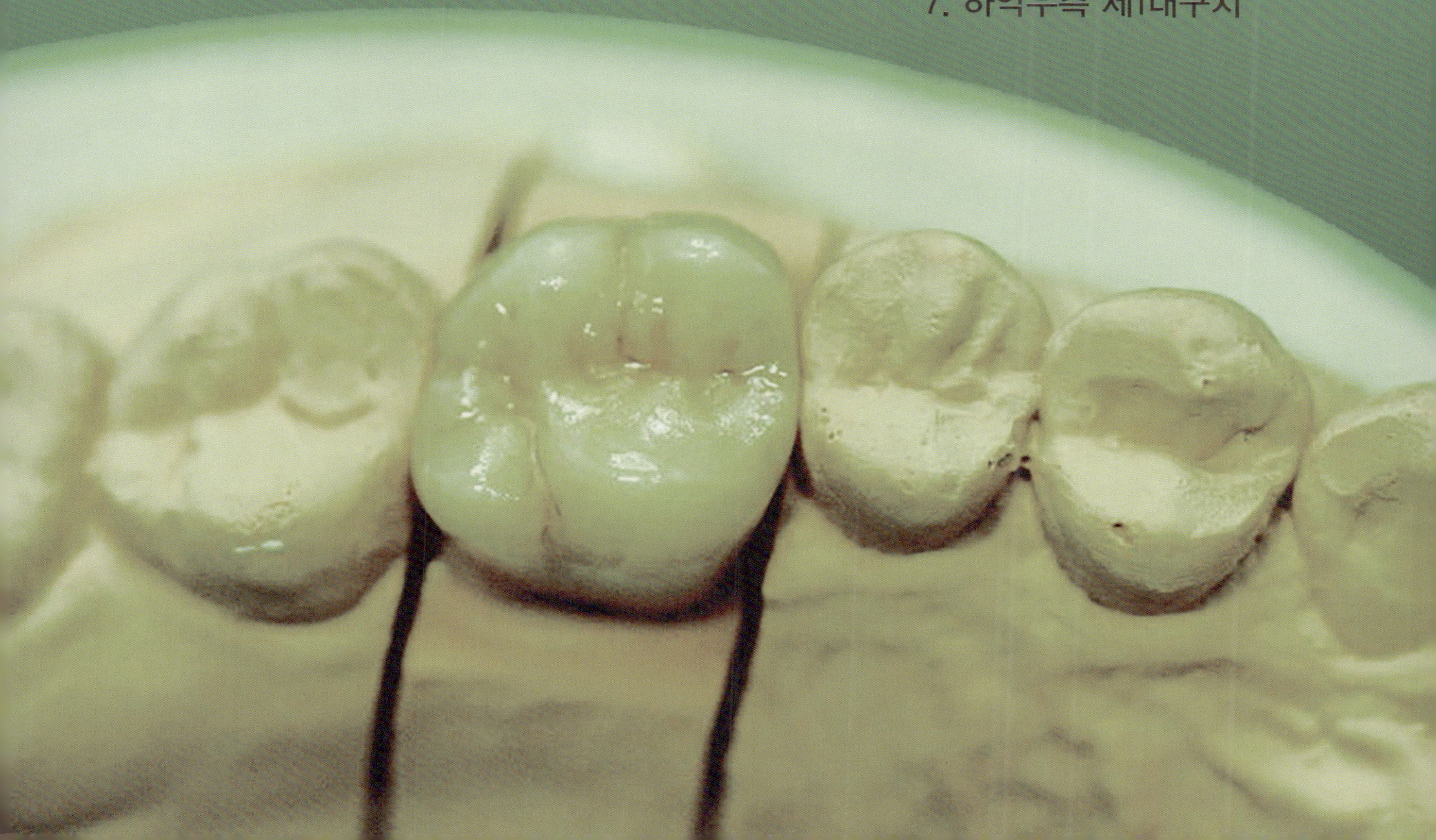

03 납형제작
(Making the wax pattern)

실습내용요약

상 · 하악 7개의 치아(상악우측 중절치, 상악좌측 견치, 하악우측 견치, 상악우측 제1소구치, 하악좌측 제2소구치, 상악좌측 제1대구치, 하악우측 제1대구치)를 개개치아의 형태적, 해부학적 이론적 지식을 바탕으로 점과 점 사이를 이어서 선이 되고 그러한 선이 이어져서 면(점 → 선 → 면)이 이루어지는, 모든 입체 구조의 구성을 이루어내는 하나의 법칙이자 원칙을 따라 자연치와 조화되는 형태로 각 치아들을 완성해 나간다.

1. 상악우측 중절치

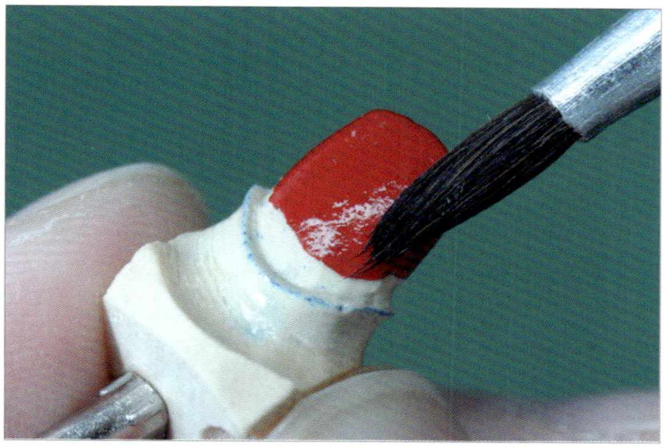

그림 3-1. 핀작업이 끝난 지대치 치형을 모형(model)에서 분리하여 분리제(separator)를 도포한다. 분리제는 최대한 얇게, 골고루 도포하여 분리가 쉽게 이루어지도록 한다.

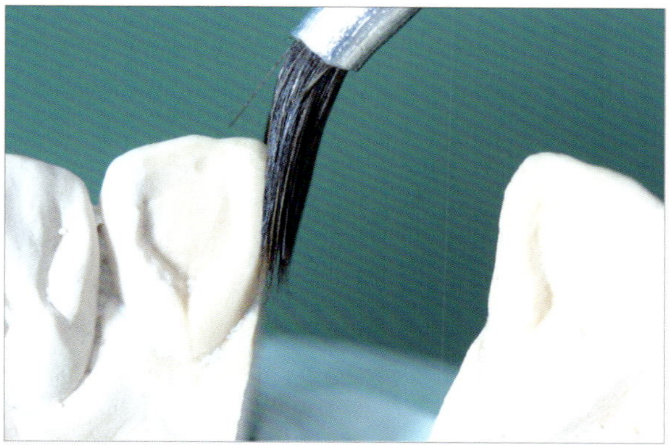

그림 3-2. 인접치와 contact이 되는 부위에도 분리제를 도포한다.

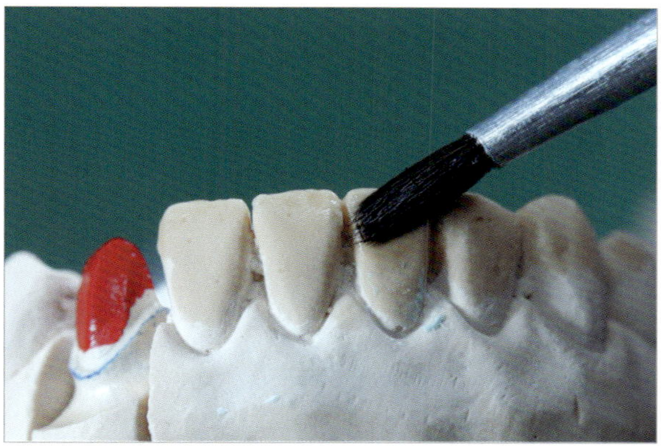

그림 3-3. 대합치 부위에도 분리제를 도포하여, 교합 check 시 wax가 붙지 않도록 한다.

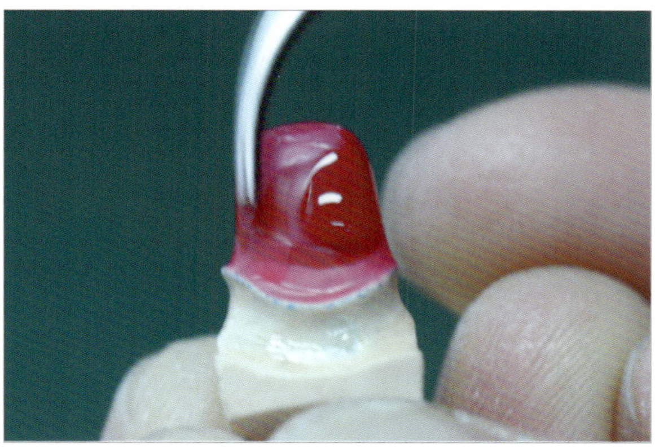

그림 3-4. 분리제가 도포된 지대치 모형에 soft한 base wax(inner wax)를 한겹 올린다. 온도를 뜨겁게 하여 지대치면의 세밀한 부분까지 채워지도록한다.

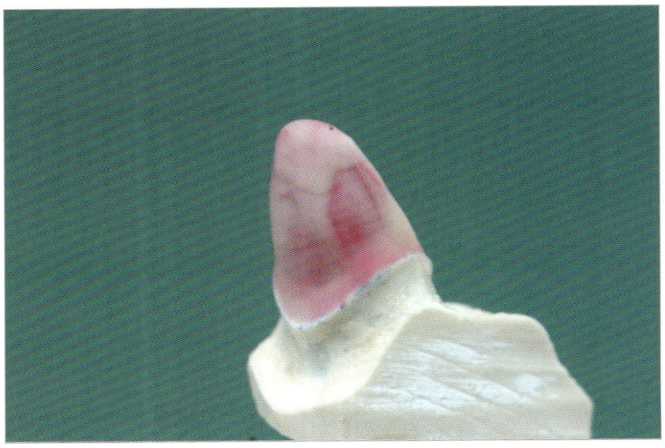

그림 3-5. base wax(inner wax)가 입혀진 지대치면에 modeling wax(ivory)를 이용하여 한겹 더 입힌다. 이 작업은 soft한 base wax(inner wax)의 변형을 방지하기 위해 반드시 필요한 작업으로 계속적으로 가해지는 열과 압력에 대해 저항성을 갖게 된다.

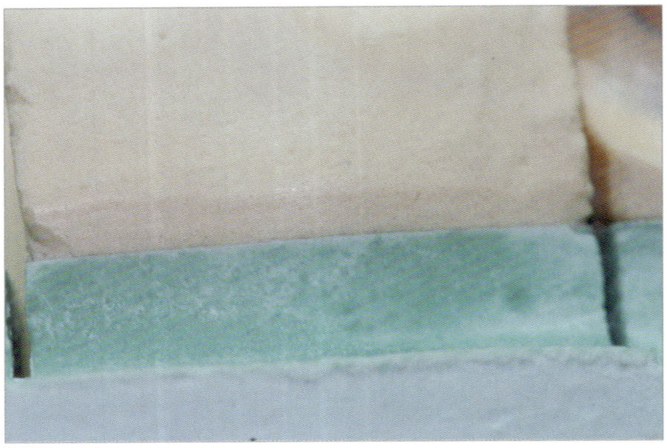

그림 3-6. 지대치(die)를 모형에 재 위치시킨다. 지대치와 model base의 적합상태를 확인하여 이행부위가 정확히 맞아 들어갔는지 확인한다. 정확히 맞지 않을 경우 이물질 여부를 확인하여 제거하도록 하는데 이 확인 작업은 자주해서 최대한 정확하게 작업이 이루어지도록 한다.

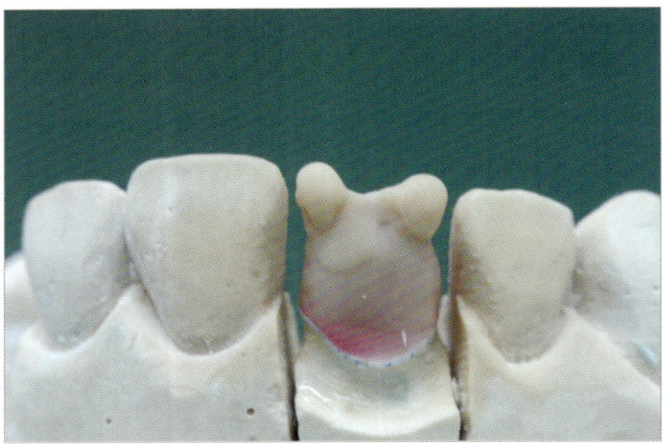

그림 3-7. 첨각(point angle)부위에 wax point를 형성한다. 인접치와 대합치와의 관계를 고려하여 적절한 위치와 높이로 올린다.

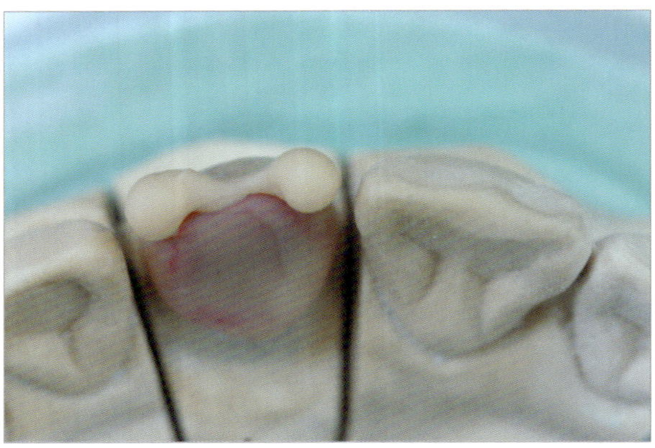

그림 3-8. Incisal 부위에서도 확인하여 labial면으로의 위치도 고려하면서 적절한 높이만큼 올린다.

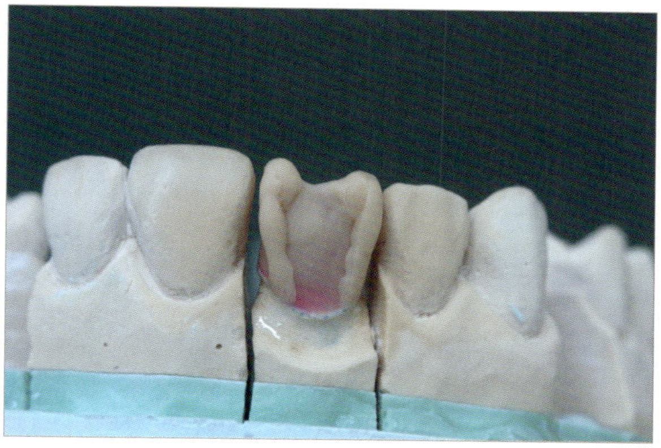

그림 3-9. 첨각 부위에 올린 wax point를 기준으로 labial면의 풍융도를 생각하며, 우각(line ang e)부위에 wax line을 형성한다.
이와 같이 형성되어진 우각에 의해 중절치의 외형 구도가 잡히게 된다.

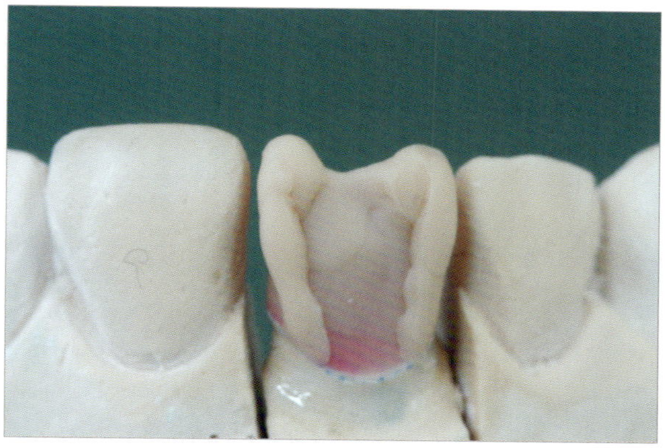

그림 3-10. 우각부위는 엽(lobe)의 형성에 의한 발생학적인 형태를 재형성하여 보다 해부학적인(anatomical) waxing up을 할 수 있게 해준다.

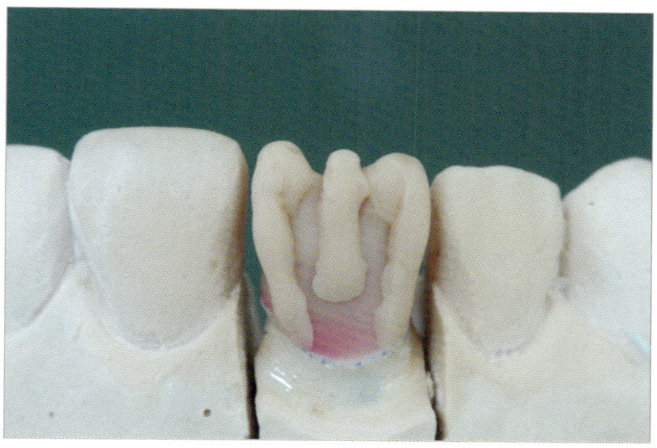

그림 3-11. 중앙 부위에 있는 엽의 상태를 형성하여 중절치의 길이를 설정한다. 중앙부의 정확한 재현을 위하여 labial과 incisal면의 높이를 생각하며 wax line을 형성한다.

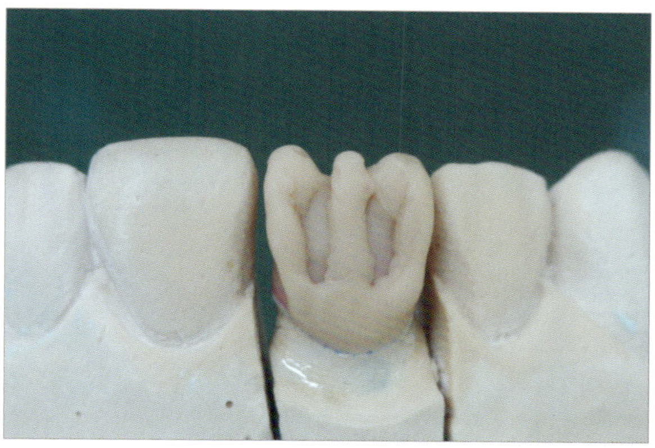

그림 3-12. 중절치 형태의 특징인 치경 1/3부위가 가장 풍융한 점을 살리기 위하여 치경 1/3부위에 waxing up 하여 세 가닥의 융선부위가 자연스럽게 연결 되어지도록 한다.

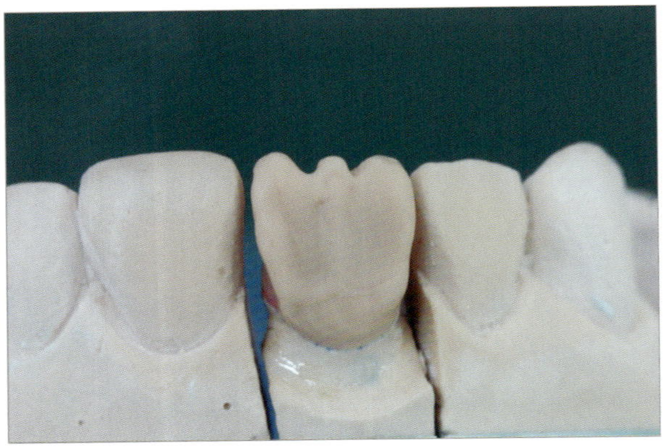

그림 3-13. 각 융선부위 사이를 wax로 채워서 자연스러운 곡면이 형성되도록 한다. 이것은 자연치에서도 볼 수 있는 것으로 엽과 엽이 형성되어지면서 생기는 형태적 특징이다.

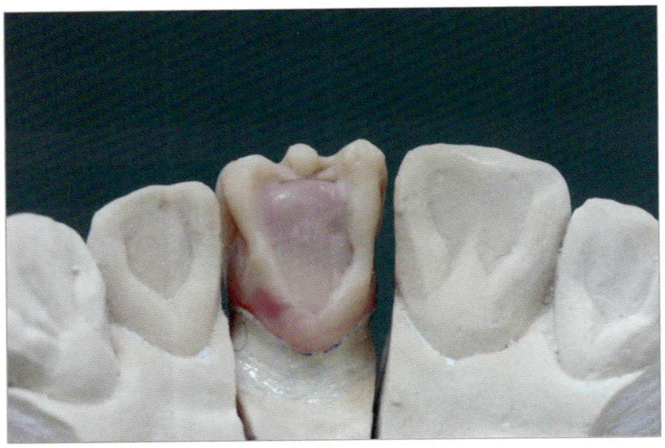

그림 3-14. lingual면 쪽에서도 양쪽에 외형을 형성하여 lingual면의 크기를 정한다. 이러한 작업은 각 면을 정확한 크기로 나누어 작업하므로서 보다 섬세한 조각이 되어지도록 하여 조화로운 형태를 만들어 낼 수 있다.

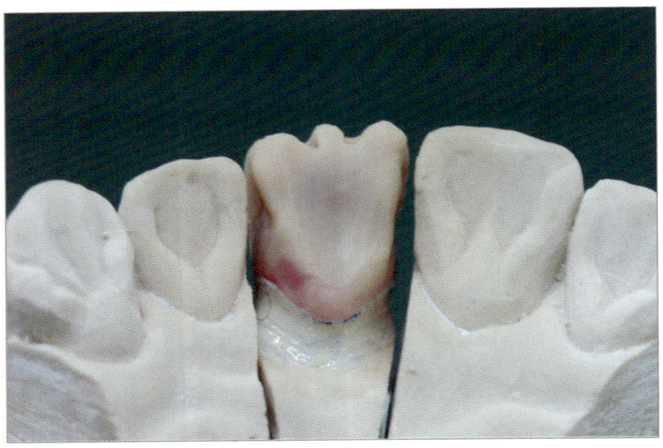

그림 3-15. 근원심 변연을 따라 형성되어진 융선을 이용하여 lingual면을 형성하는데 lingual면의 특징인 오목한 면을 형성한다.

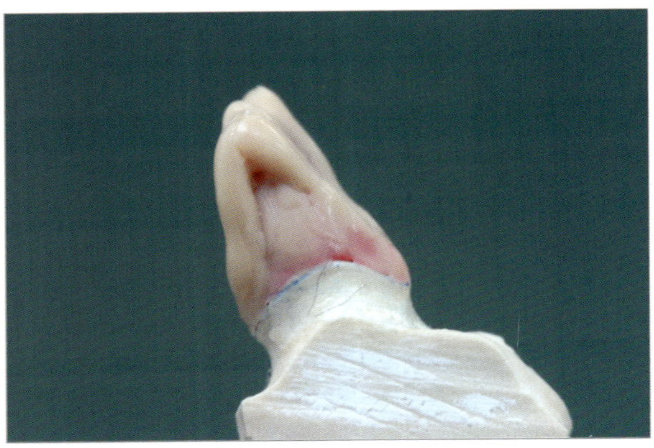

그림 3-16. 현재까지 진행되어진 상태에서의 인접면의 형태 labial면과 lingual면에 의해서 자연스럽게 인접면의 외형이 형성되어진 상태이다.

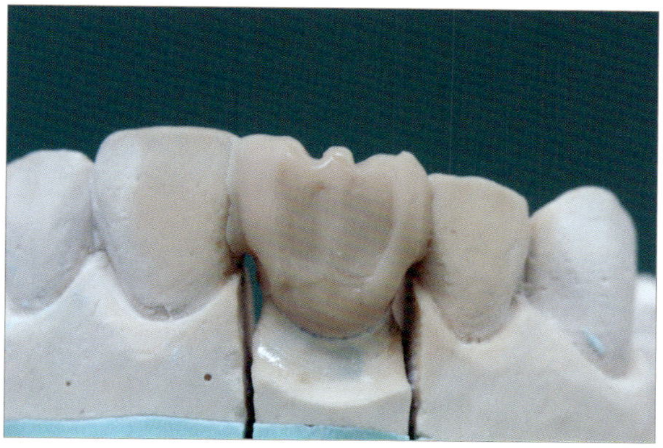

그림 3-17. 인접면 형성을 위하여 인접치와 납형(wax pattern) 사이에 wax를 채워 넣는다. wax는 비교적 뜨겁게 하여 잘 채워 질 수 있도록 한다.

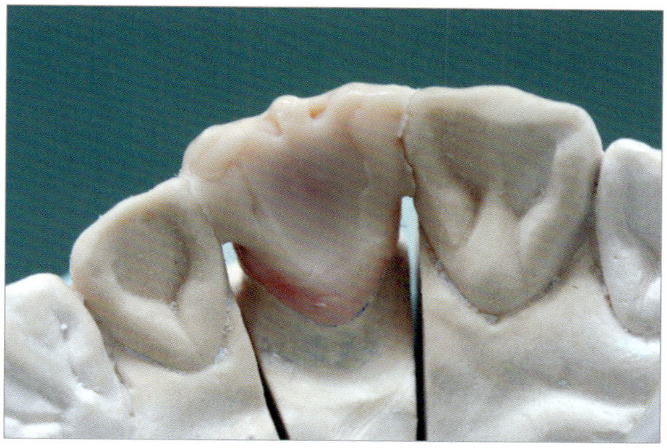

그림 3-18. lingual면에서 본 상태

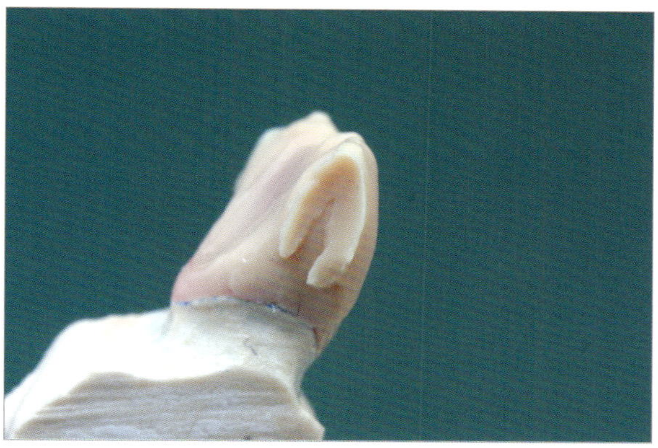

그림 3-19. mesial면에서 본 상태
인접치와 contact되어지는 부위가 인기 되어 있지만 이 상태에서 치경부(cervical)에는 wax가 채워지지 않은 것을 볼 수 있다. 이 부위에 wax를 첨가한다.

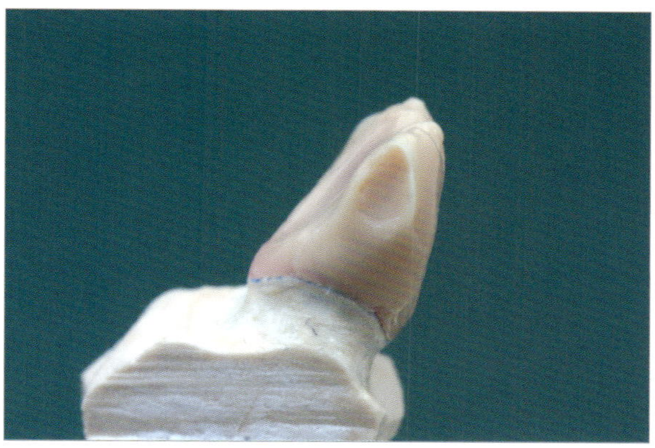

그림 3-20. wax가 첨가되어진 상태
이 상태로 wax가 굳기 전에 모형에 다시 한 번 재 위치시켜 인접치와의 인접 관계를 정확하게 인기한다. 정확하지 않을 경우에는 여러번 반복하여 contact 부위를 인기한다.

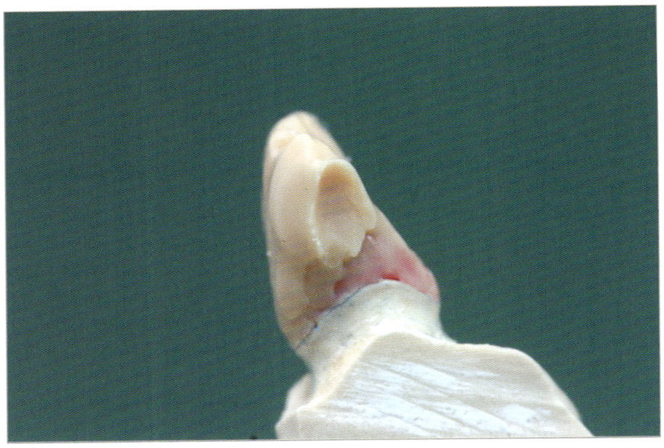

그림 3-21. distal면에서 본 상태

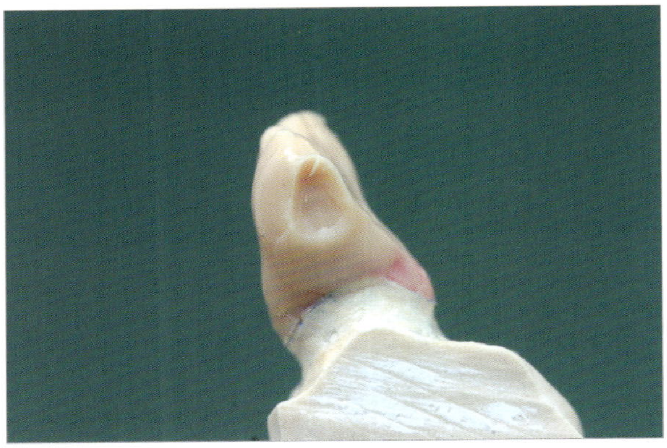

그림 3-22. distal면에서 치경부에 wax를 첨가한 후 contact 부위의 위치가 정확하게 인기된 상태

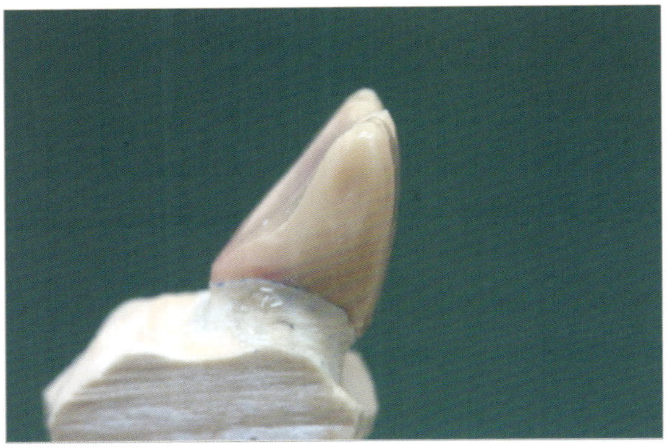

그림 3-23. mesial면에서 필요한 contact 부위만 남기고 과잉된 wax를 제거하여 부드럽게 다듬은 상태

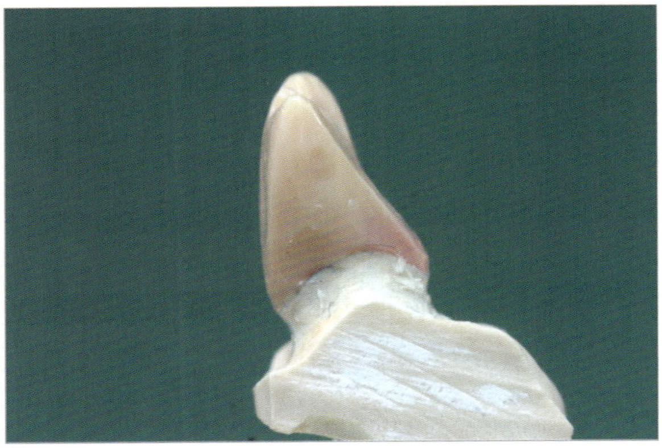

그림 3-24. distal면에서 필요한 contact 부위만 남기고 과잉된 wax를 제거하여 부드럽게 다듬은 상태

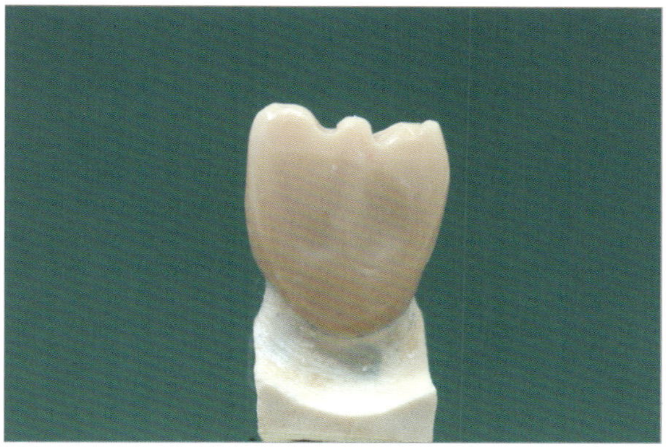

그림 3-25. labial면에서 인접면이 다듬어진 상태

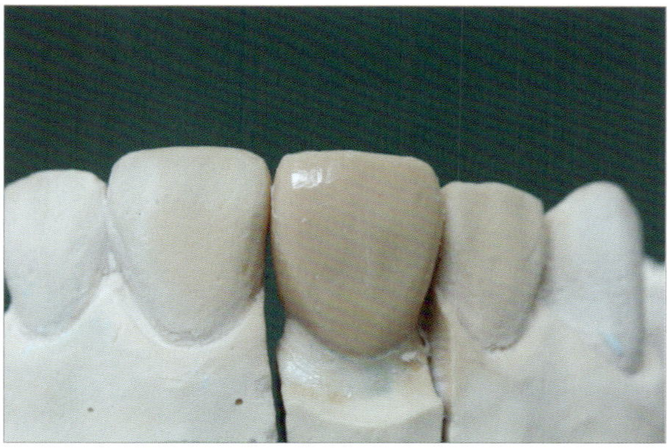

그림 3-26. 모형에 장착한 후 인접치와의 상태를 봐가며, 부족한 부분은 wax를 올리고 과잉된 부분은 삭제하여, 동명치와 최대한 똑같은 느낌으로 labial면의 형태를 완성해 나간다.

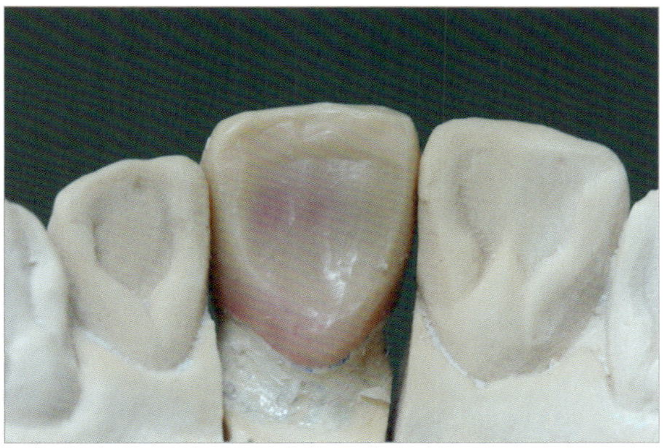

그림 3-27. lingual면에서 본 상태
최대한 많은 면에서 관찰해가며 외형(out line)을 동명치와 최대한 똑같게 형성해 나간다. 대합치와의 대합관계도 check해 가며 다듬는다.

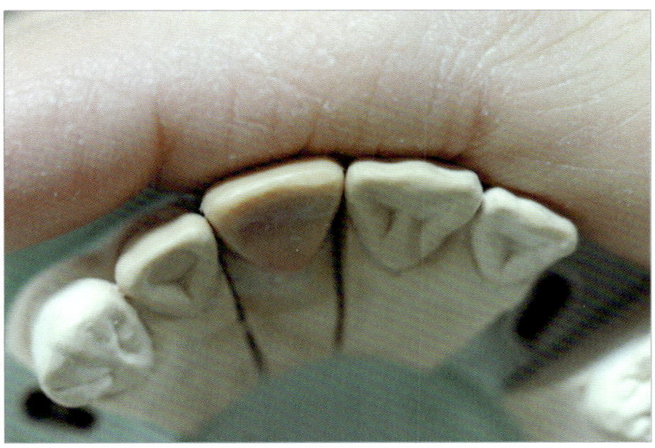

그림 3-28. incisal면에서 본 상태
그림과 같이 손가락을 대 봄으로써 잘 보이지 않는 부분을 좀더 세밀하고 면밀하게 관찰 할 수 있다.

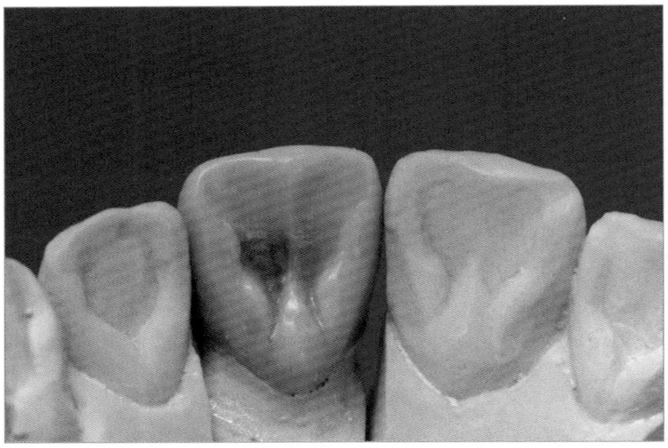

그림 3-29. lingual면에서 본 상태
동명치에서 주어지는 정보를 이용하여 특징을 최대한 표현해 내도록한다.

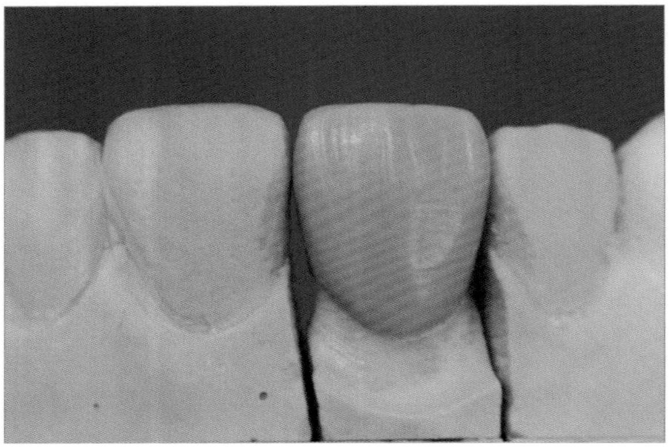

그림 3-30. labial면에서 본 상태
동명치에서 주어지는 정보를 이용하여 표면에 생기는 특징까지 최대한 표현한다.

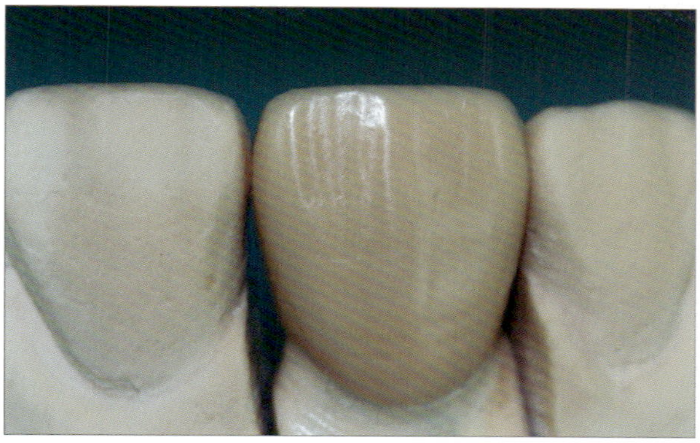
그림 3-31.

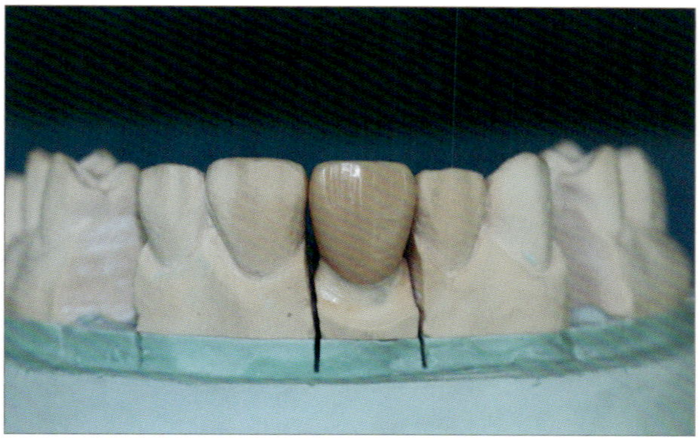
그림 3-32.

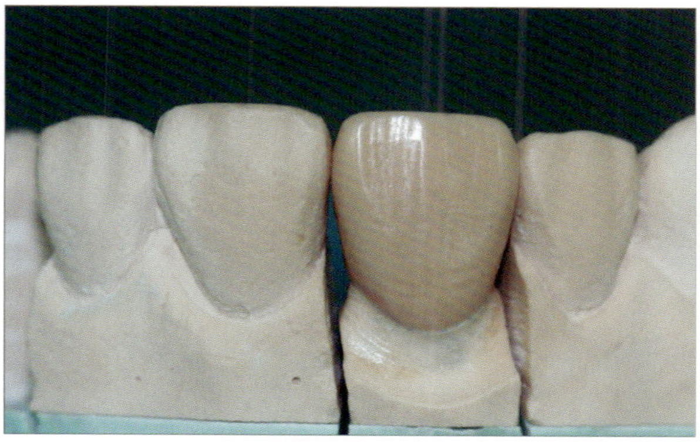
그림 3-33.

자연스러움과 아름다움은 불규칙성에 근간을 두며, 이러한 불규칙성이 규칙성을 띄면서 대칭을 이룰 때 완성되어진다.

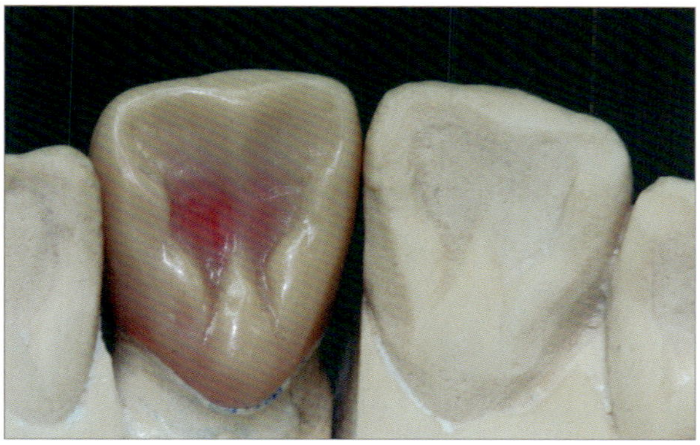
그림 3-34.

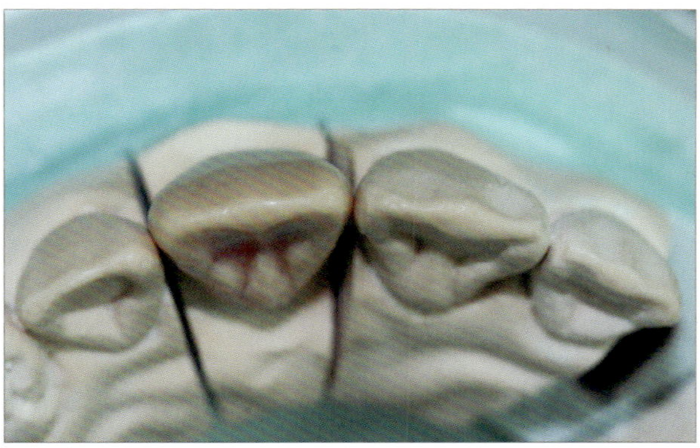
그림 3-35.

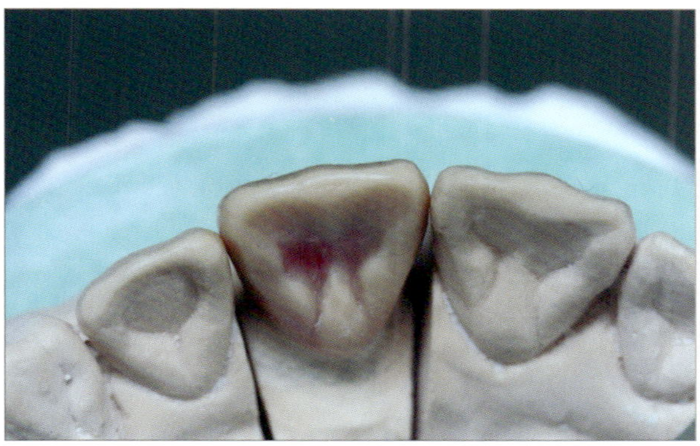
그림 3-36.

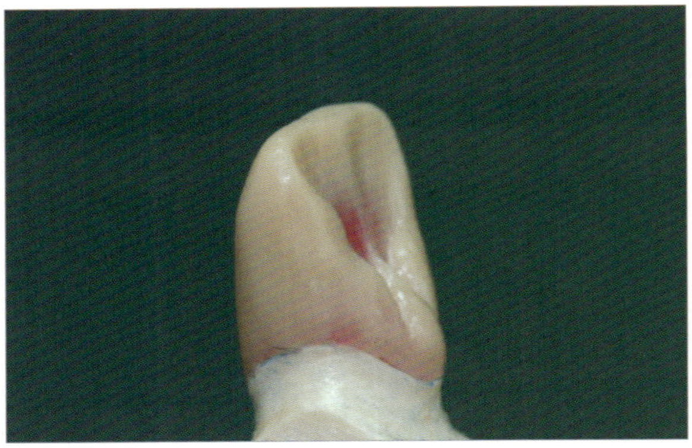

그림 3-37.

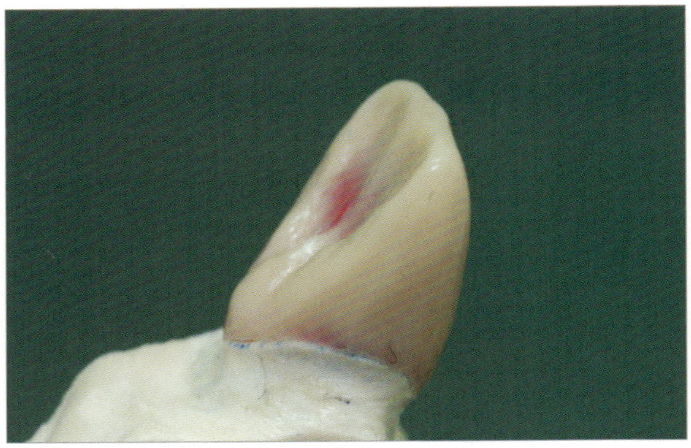

그림 3-38.

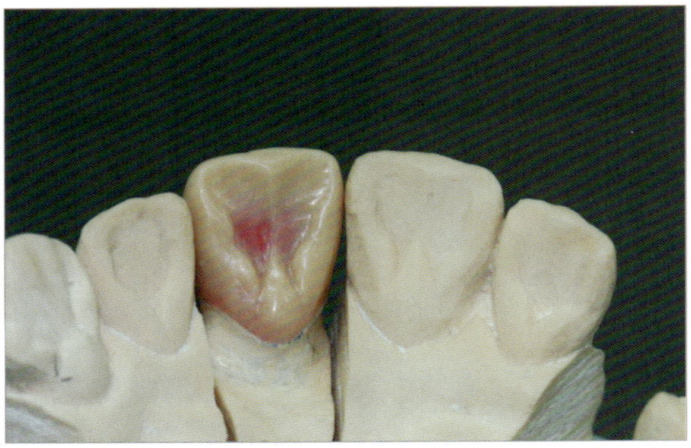

그림 3-39.

보다 자연스러운 형태 재현을 위해서는 되도록 많은 면에서의 관찰이 필요하며, 이렇듯 면밀히 관찰되어진 형태를 기본으로 이상적인 형태의 재현이 가능해진다.

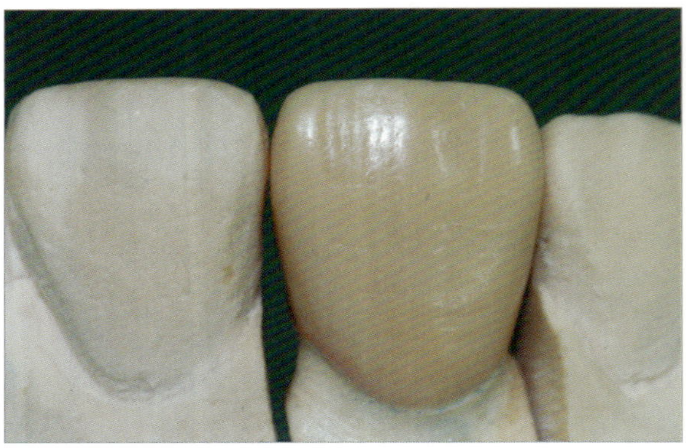

그림 3-40.

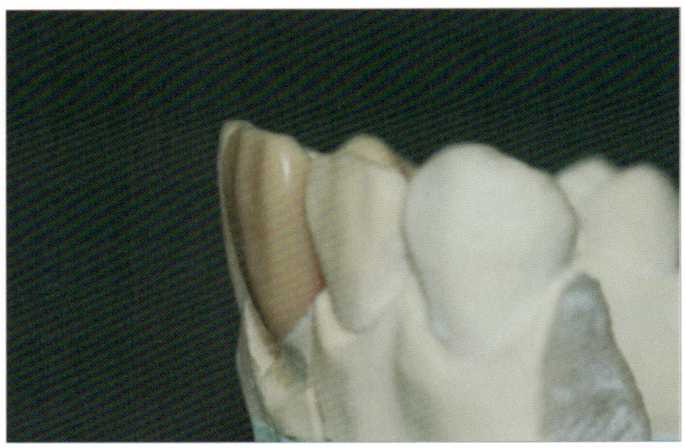

그림 3-41.

2. 상악좌측 견치

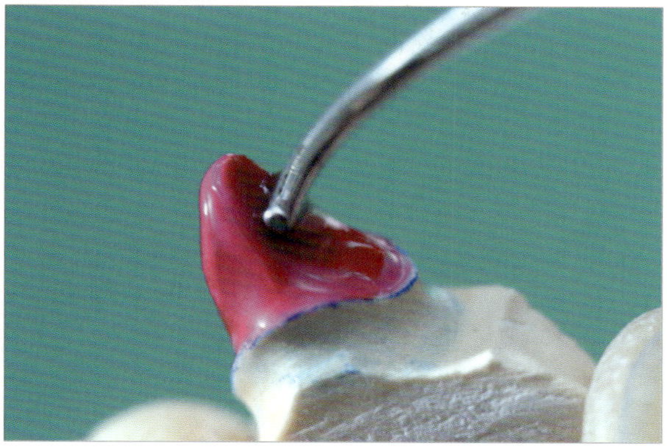

그림 3-42. 지대치(die)와 인접치의 contact 부위, 그리고 대합치의 교합 되어지는 위치에 분리제를 도포한다. 분리제 도포 후 soft한 base wax(inner wax)를 얇게 한 겹 입힌다. 조각도의 온도는 비교적 높게 사용하여 세밀한 부분까지 채워져 흘러 들어가도록 한다.

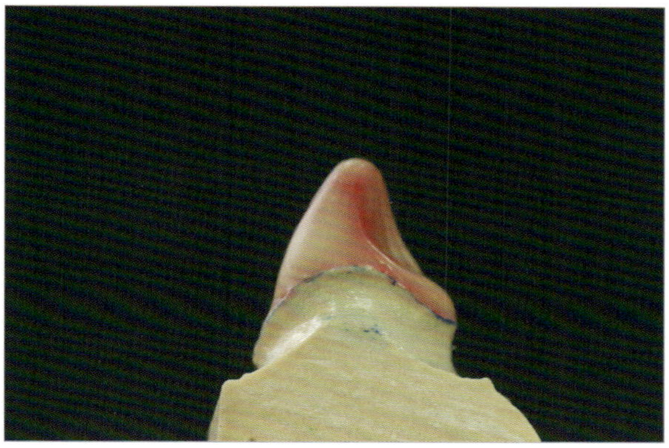

그림 3-43. base wax(inner wax)가 한겹 입혀진 지대치 모형에 modeling wax(ivory)를 이용하여 한 겹 더 입힌다. 이 작업은 soft한 base wax(inner wax)의 변형을 방지하기 위해 반드시 필요한 작업으로 계속적으로 가해지는 열과 압력에 대해 저항성을 갖추게 된다.

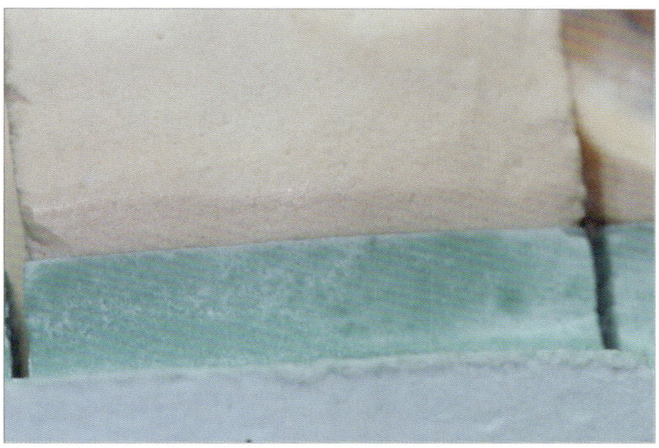

그림 3-44. 지대치 치형을 모형에 재 위치시킨다. 지대치와 model base 의 적합상태를 확인하여 이행부위가 정확히 맞아 들어갔는지를 확인한다. 정확히 맞지 않을 때에는 이물질의 여부를 확인하여 제거하도록 한다.

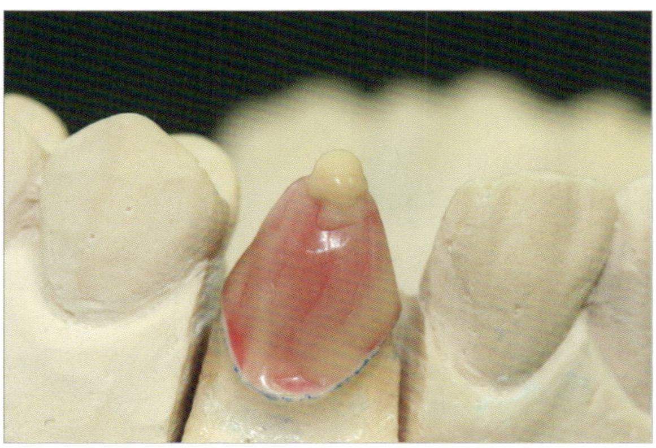

그림 3-45. 상악 견치는 특성상 중앙부의 엽이 강하게 발달되어 있고 lingual면과 cusp는 측방운동 시 중요한 guide가 되며, labial면에서의 중앙 융기부는 전치부와 구치부를 나누어주는 중요한 기점이 된다(turning point). 또한 labial면의 풍융도는 안모의 형태에 영향을 준다. 그러므로 견치의 중앙 융선의 위치와 높이를 정확히 인식하고 재현해야 한다.

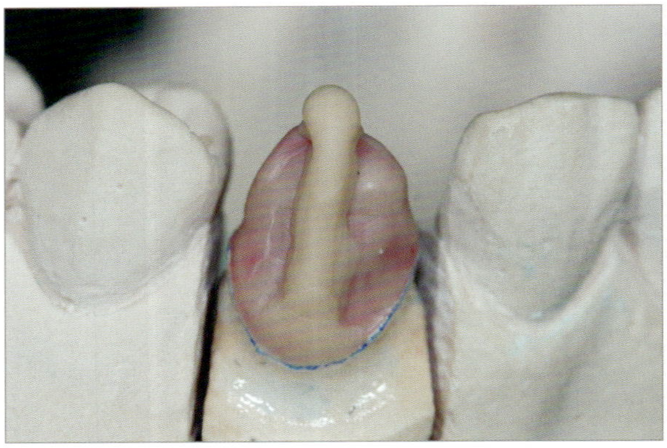

그림 3-46. 중앙부에 세워진 wax point를 기준으로 중앙융선이 되어질 wax line을 형성한다. 이 부위는 labial면의 형성에 중요한 역할을 하게되는 중심이 되는 부위이다.

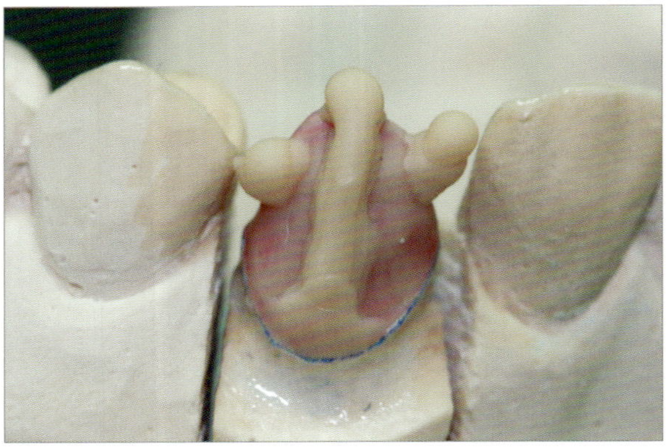

그림 3-47. 인접치와의 관계를 생각하며 첨각 부위에 wax point를 형성한다. mesial쪽으로는 측절치의 distal 첨각부와 distal쪽으로는 소구치의 근심 변연융선과 자연스럽게 연결되는 적절한 높이를 형성한다.

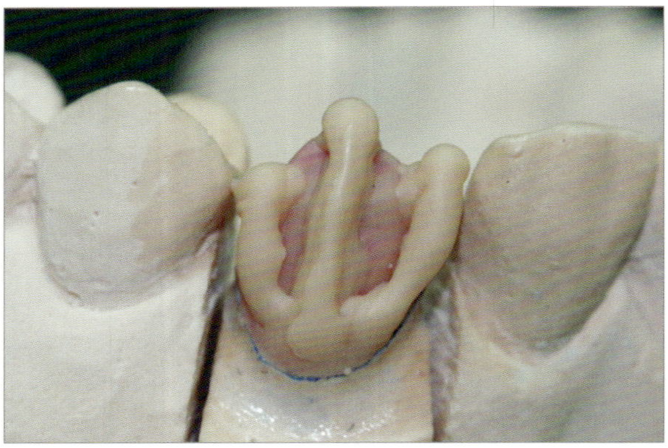

그림 3-48. 첨각부에 형성한 wax point를 기준으로 우각 부위에 wax line을 형성한다. 이러한 형태는 발생학적 과정을 응용한 것으로 해부학적 형태 재현에 효과적이다.

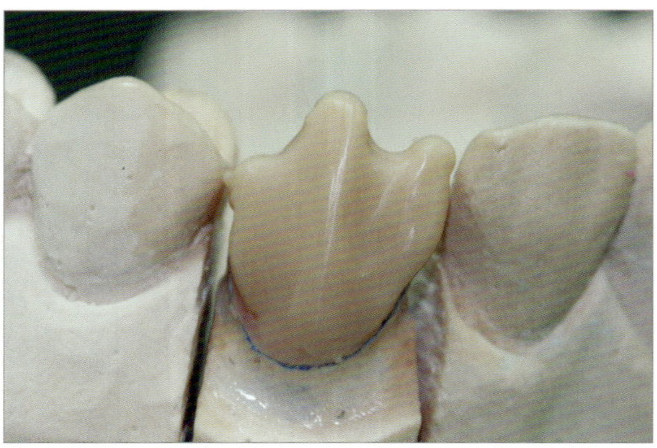

그림 3-49. 세 가닥으로 형성되어진 line의 사이 사이를 wax로 채워 근심사면과 원심사면을 이루도록 한다. 이러한 일련의 과정은 점→선→면으로 이어지는 입체구조와 매우 흡사한데 점이 이어져서 선이 되고 그러한 선이 이어져서 면이 되어지는, 모든 입체구조의 구성을 이루어내는 하나의 법칙이기도 하다.

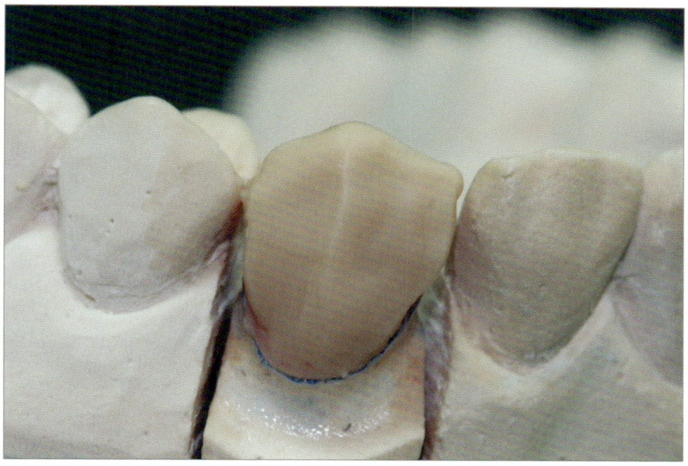

그림 3-50. edge 부위의 형태 형성을 위하여 각 point 사이에 부족한 부분을 채워 넣는다. 이러한 과정을 통한 작업은 불필요한 wax up 및 carving의 최소화를 기대할 수 있게되어 작업시간을 단축시키며, 자연스러운 외형을 재현해 내는데 좋은 방법이다.

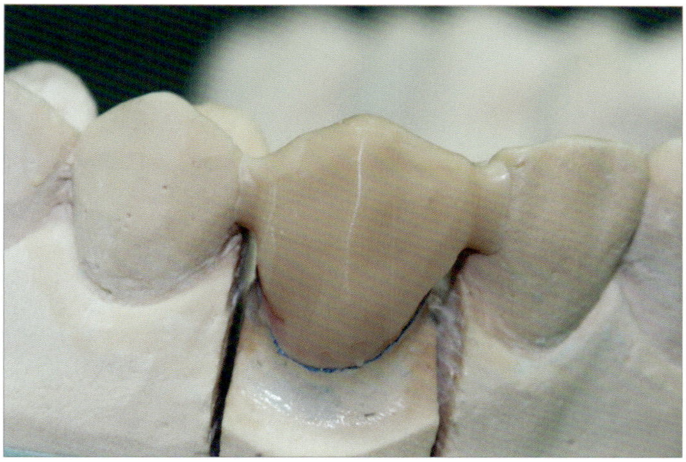

그림 3-51. 인접면 형성을 위하여 인접치와 납형 사이에 wax를 채워 넣는다. wax는 비교적 뜨겁게 하여 채워 넣는데 이것은 세밀한 부분까지 wax가 잘 채워 들어 갈 수 있게 하기 위해서이다.

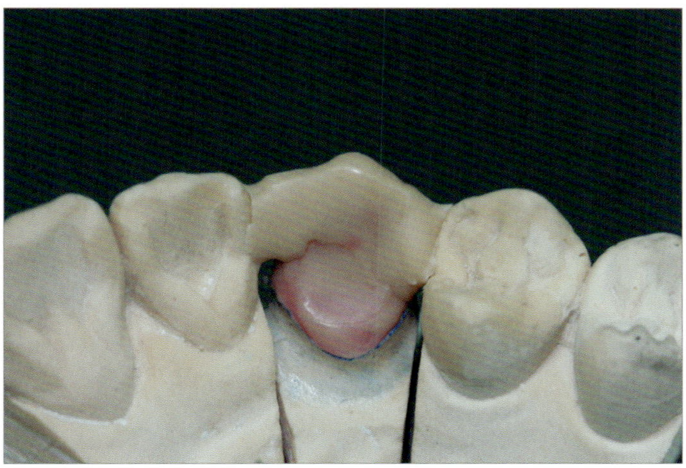

그림 3-52. lingual면에서의 wax가 채워진 상태

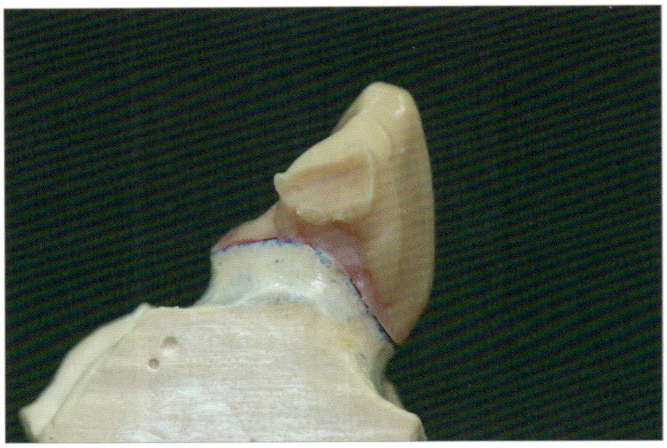

그림 3-53. 인접면에서 본 상태
contact 부위의 형태가 잘 인기 되어져 있지만 cervical 쪽은 wax가 채워지지 않은 것을 볼 수 있다.

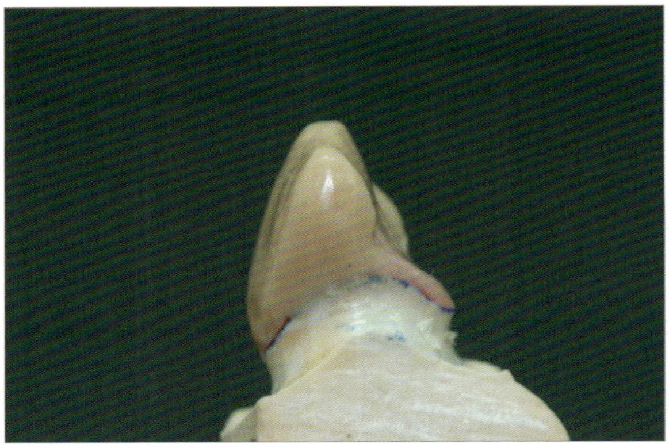

그림 3-54. mesial면에서 본 상태
미비한 cervical부위에 wax를 첨가하고 contact point가 되어질 부위만 남겨두고 과잉된 wax는 제거한다.

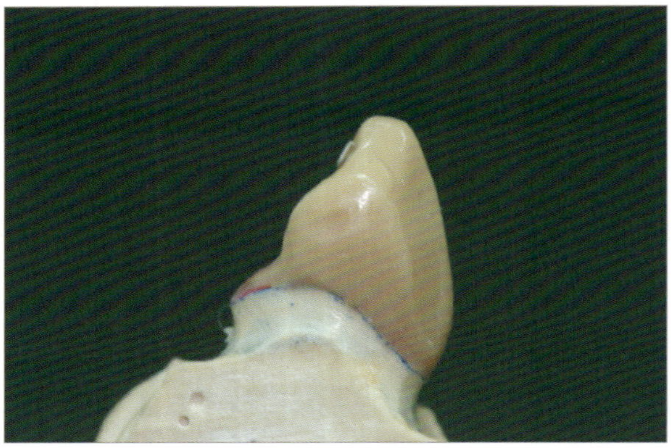

그림 3-55. distal면에서 본 상태
미비한 cervical부위에 wax를 첨가하고, contact point가 되어질 부위만 남겨두고 과잉된 wax를 제거한다.

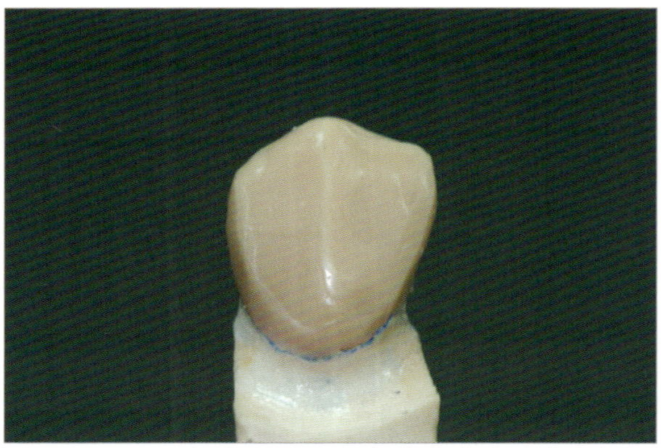

그림 3-56. labial면에서 본 상태
mesial면과 distal면의 정리가 된것을 확인할 수 있다.

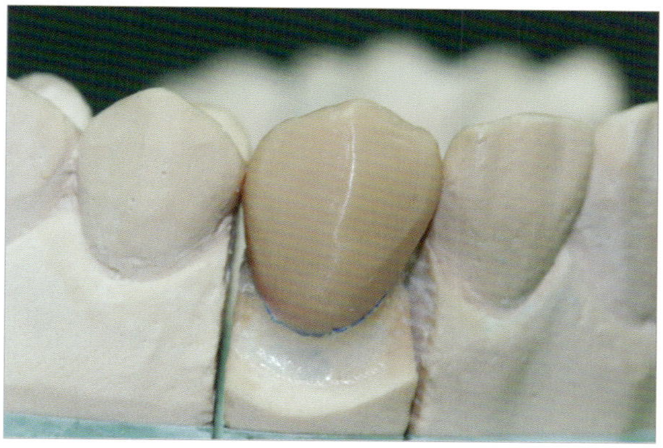

그림 3-57. model base에 치형을 재위치 시킨 후 model base와 die의 경계부위가 정확히 맞았는지를 확인한다. 작업을 하는동안 되도록이면 자주 확인하는 습관을 갖도록 하여야 한다. 재 위치시킨 wax pattern은 양옆의 인접치에 조화되도록 다듬으면서 세부적인 외형의 윤곽을 완성해 나간다.

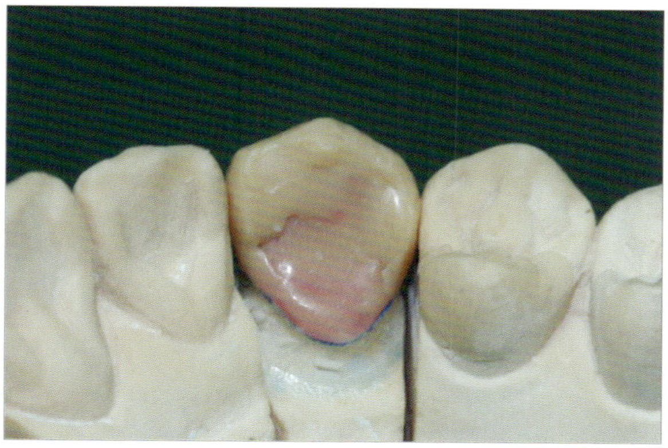

그림 3-58. lingual면에서 본 상태

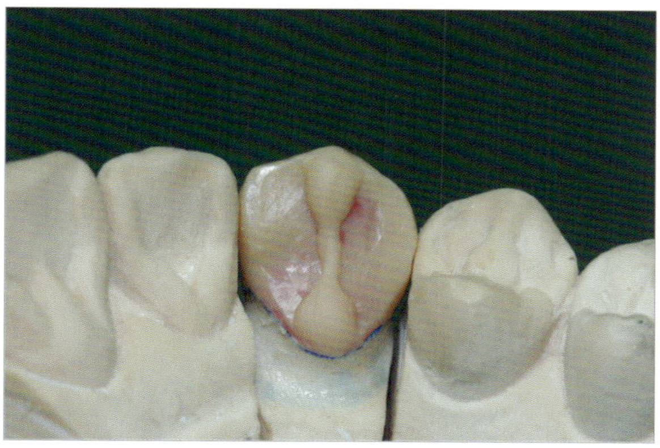

그림 3-59. 상악 견치의 특징인 중앙을 가로 지르는 융선의 wax line을 형성한다. 이 융선은 측방운동 시 guide 역할을 하는 부위로 방향과 위치가 매우 중요하므로 대합치와의 관계를 고려해가며 신중하게 형성하도록 한다.

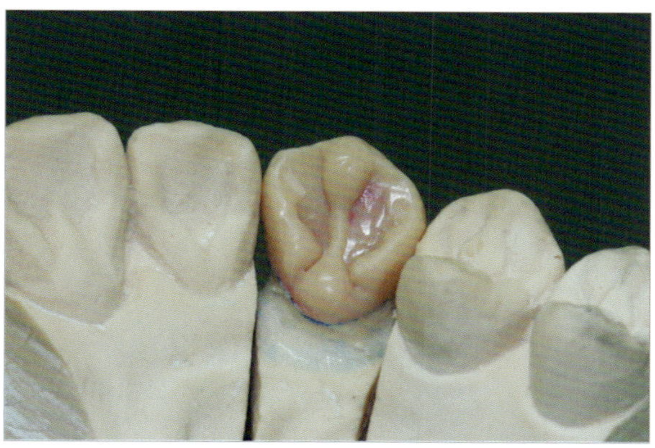

그림 3-60. marginal ridge를 형성한다.

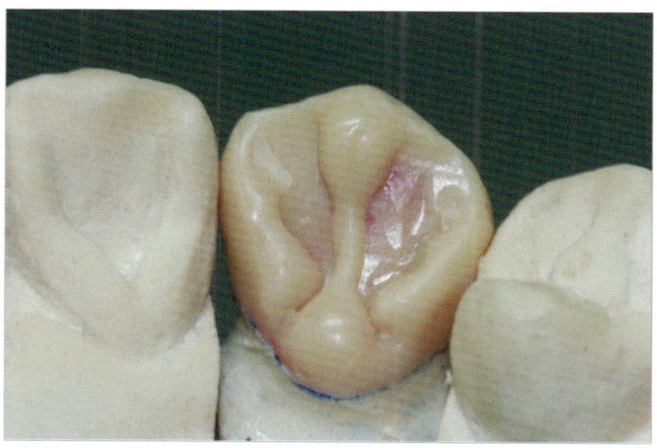

그림 3-61. mesial부위는 측절치에, distal부위는 제1 소구치에 맞추어서 형성한다.

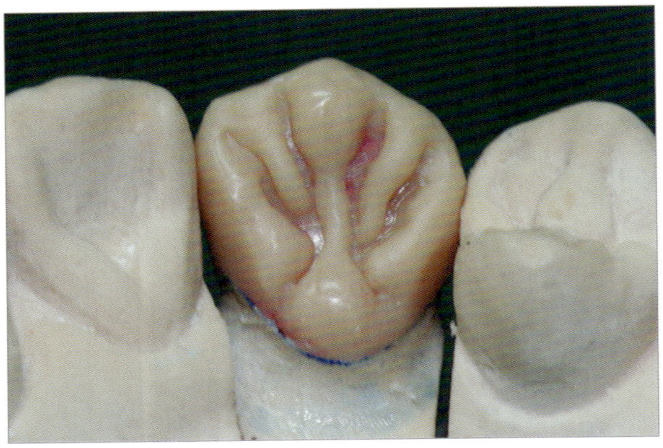

그림 3-62. 반대측의 동명치를 관찰하면서, 세부적인 특징을 세밀하게 표현하도록 한다.

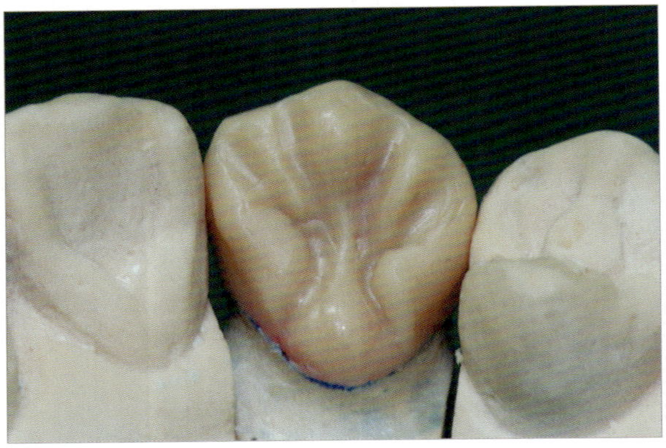

그림 3-63. 융선과 융선 사이의 흐름을 자연스럽게 하기 위하여 달궈진 조각도를 이용하여 융선 사이를 자연스럽게 연결해 준다.

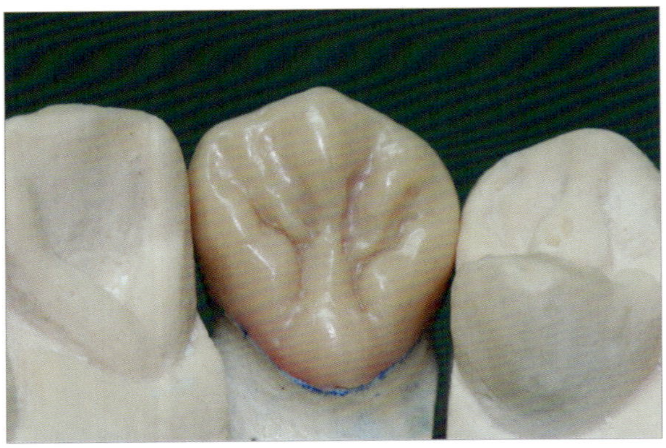

그림 3-64. groove부위는 날카로운 조각도를 이용하여 깊이를 더해주고, ridge 부위는 volume감을 더 살려주며 다듬는다. groove 깊이의 차이, ridge의 높낮이, 곡선적인 흐름, 이러한 요소들이 자연스러움을 완성시켜주는 key가 된다.

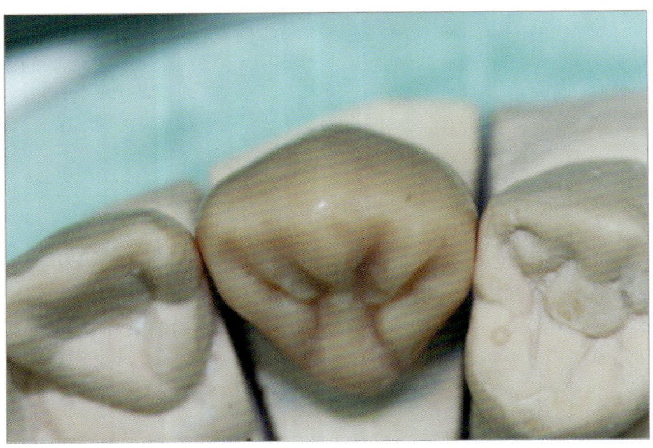

그림 3-65. edge면에서 본 상태
labial면의 중앙 융선에 의하여 전치부와 구치부의 경계가 되어지는 turnning point 로서의 형태가 조화롭게 재현되어진 것을 볼 수 있다.

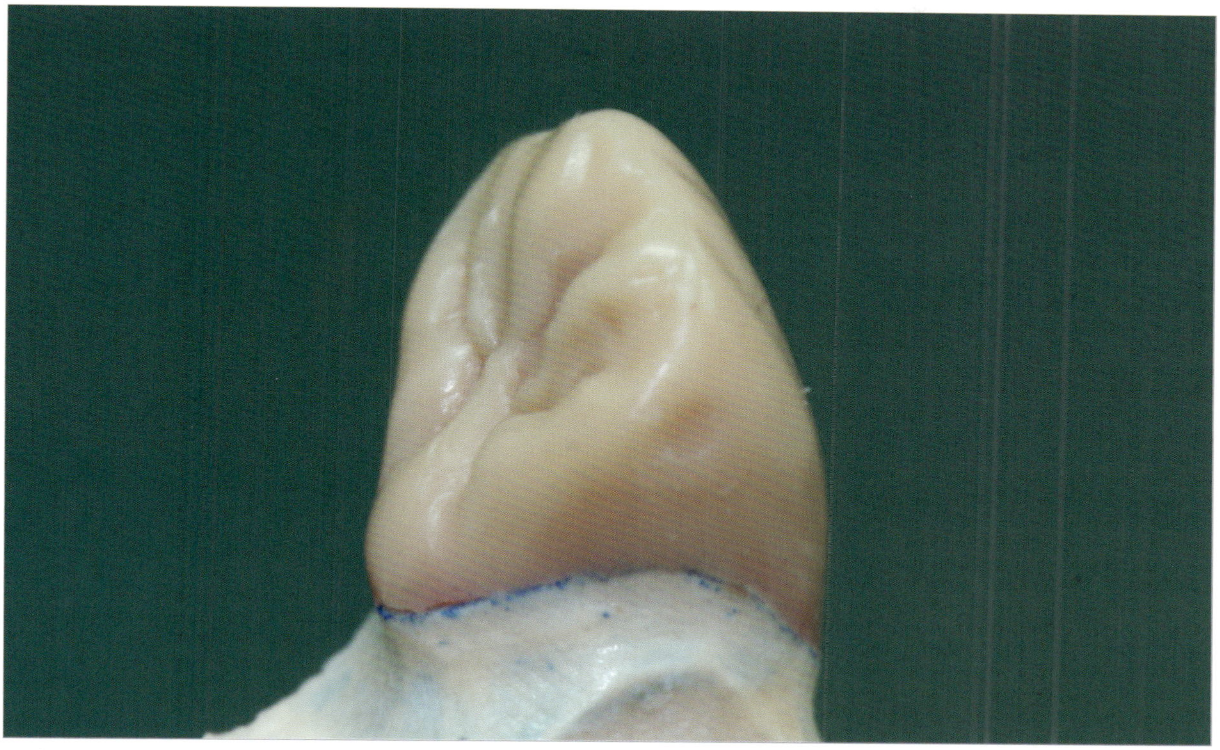

그림 3-66.

아무리 아름다운 조각이라도 각각의 치아가 가지고 있는 특징을 제대로 표현 해내지 못한다면 그것은 치아로서의 가치를 나타낼 수 없는 것이다.

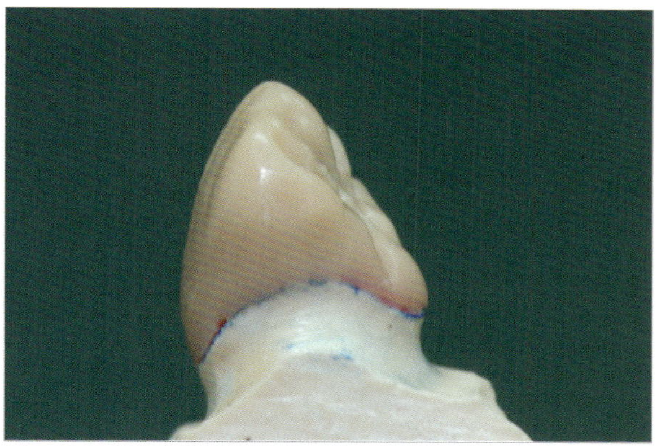

그림 3-67.

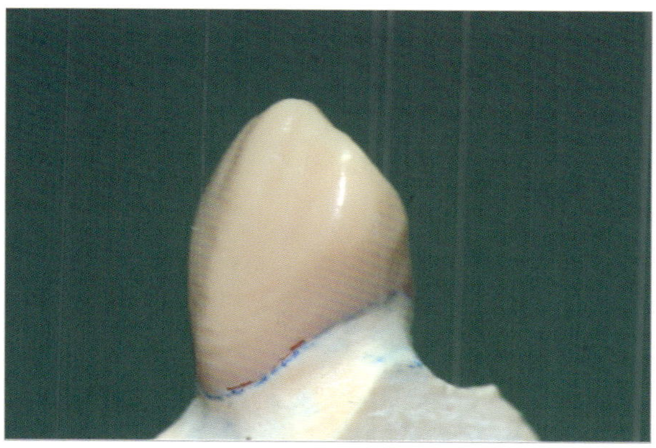

그림 3-68.

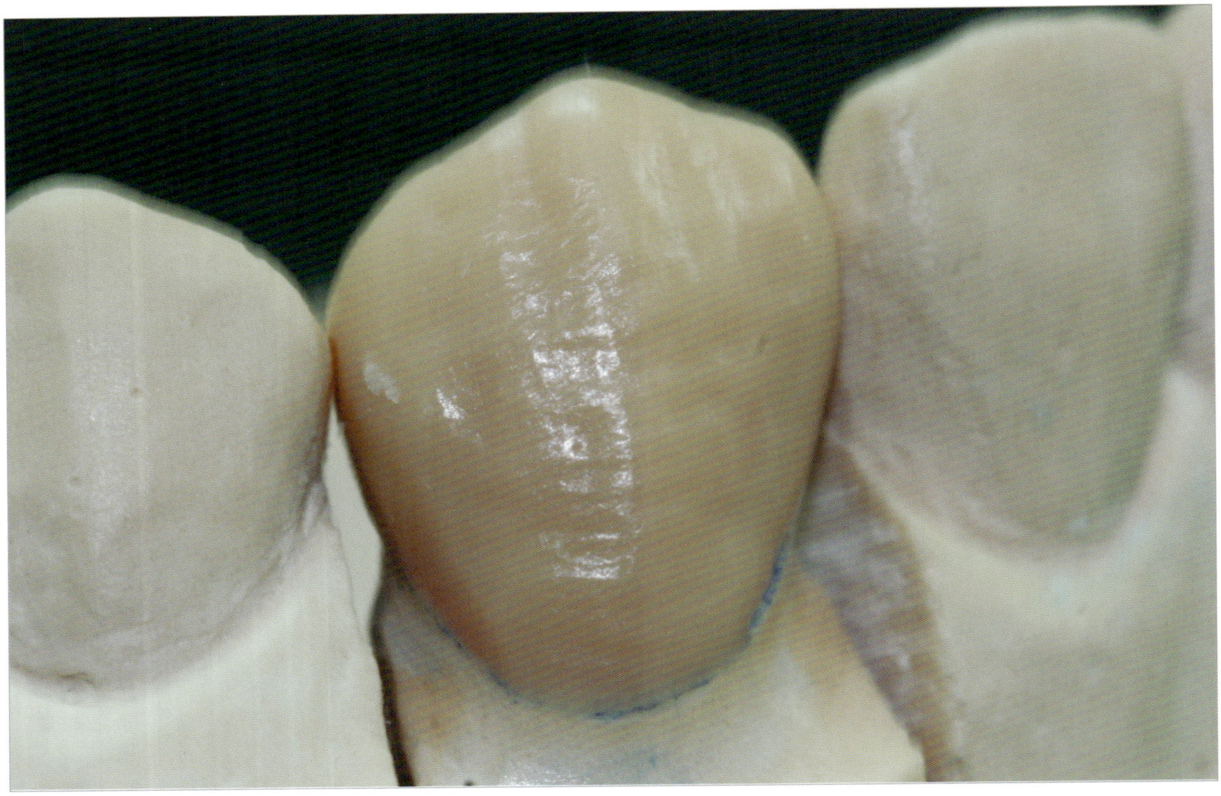

그림 3-69.

자연스러움에서 느껴지는 미는 부드러운 곡선과 균형잡힌 형태에서 찾아 볼 수 있다.

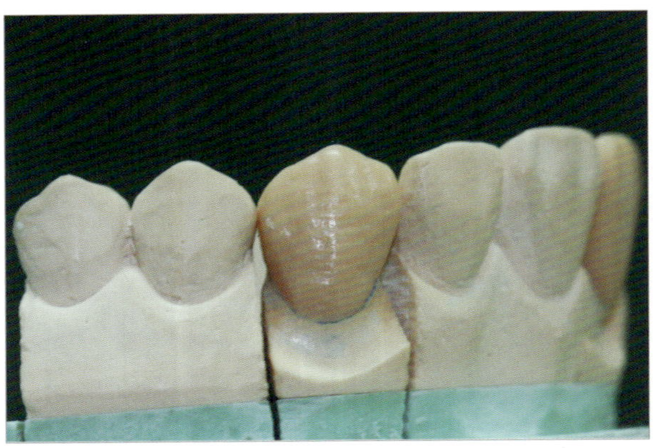

그림 3-70.

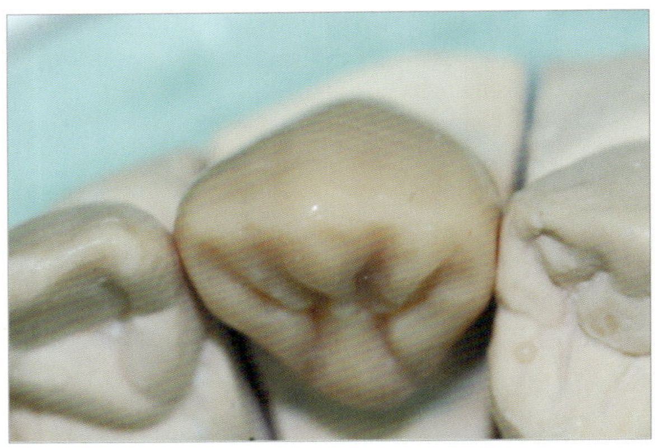

그림 3-71.

3. 하악우측 견치

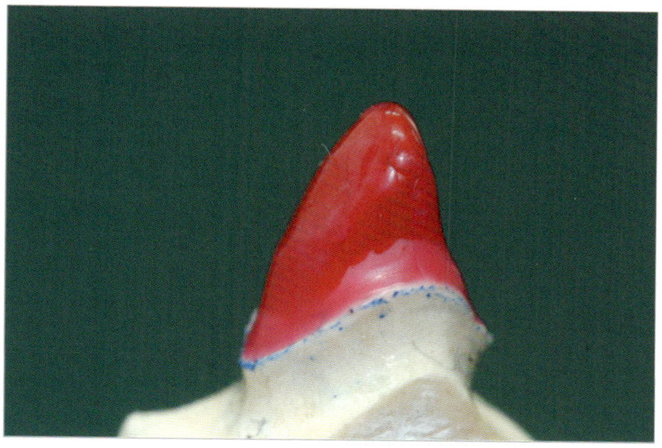

그림 3-72. 지대치(die)와 인접치의 contact 부위, 그리고 대합치의 교합 되어지는 위치에 분리제를 도포한다. 분리제 도포 후 soft한 base wax(inner wax)를 이용하여 얇게 한 겹 입힌다. 조각도의 온도는 비교적 높게 사용하여 세밀한 부분까지 채워져 흘러 들어가도록 한다.

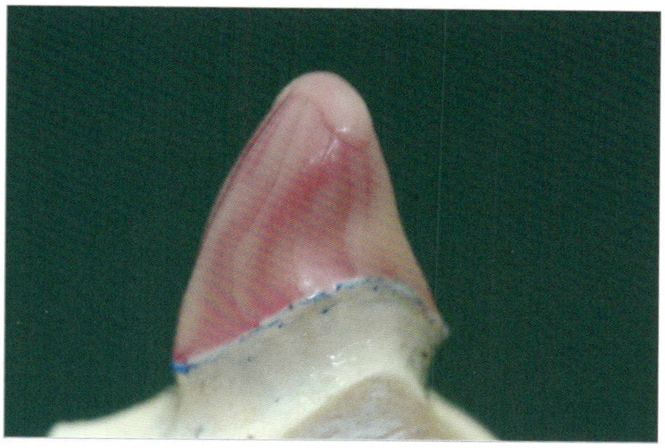

그림 3-73. base wax(inner wax)가 한겹 입혀진 지대치 모형에 modeling wax(ivory)를 이용하여 한 겹 더 입힌다. 이 작업은 soft한 base wax(inner wax)의 변형을 방지하기 위해 필요한 작업으로 계속적으로 가해지는 열과 압력에 대하여 저항성을 갖추게 된다.

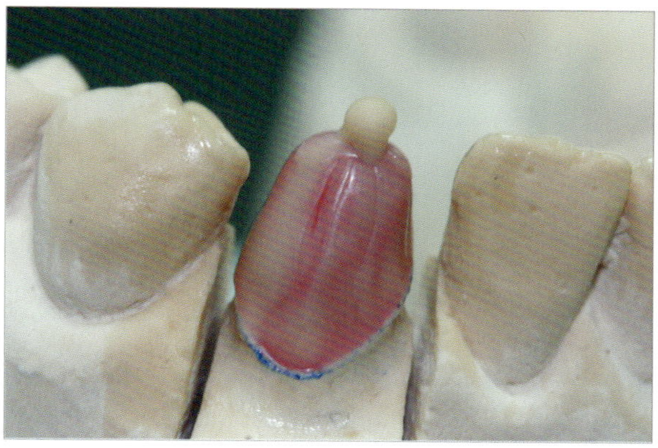

그림 3-74. 하악 견치는 중앙부의 염이 비교적 강하게 발달되어 있는데 하악 견치의 labial면과 cusp tip부위는 측방 운동시 상악견치와 함께 canine guidance를 형성한다.

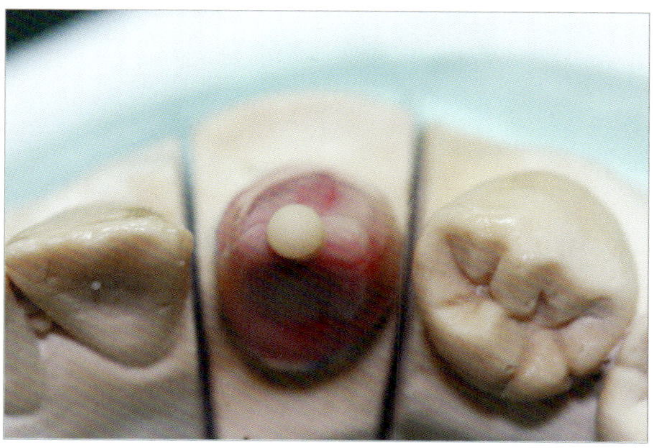

그림 3-75. edge면에서 본 상태
전치부의 절단과 구치부의 교합면 cusp line에 가상의 선을 긋고 그 line의 선상에 위치를 잡아서 wax up한다.

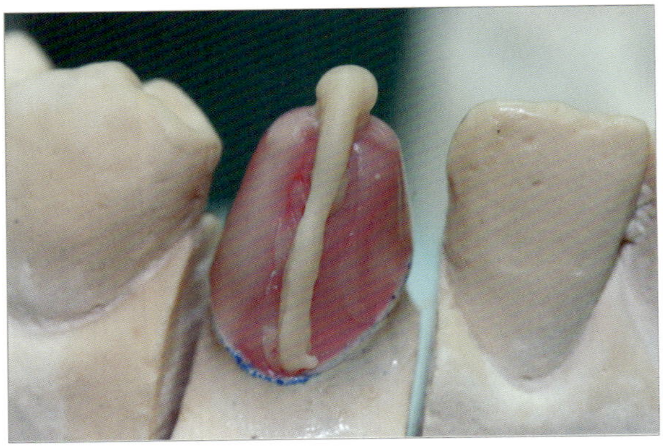

그림 3-76. 중앙부에 세워진 wax point를 기준으로 중앙융선을 형성한다. 이 부위는 labial면의 형성에 중요한 역할을 하게되는 부위로 mesial 사면과 distal사면 형성의 기준이 된다.

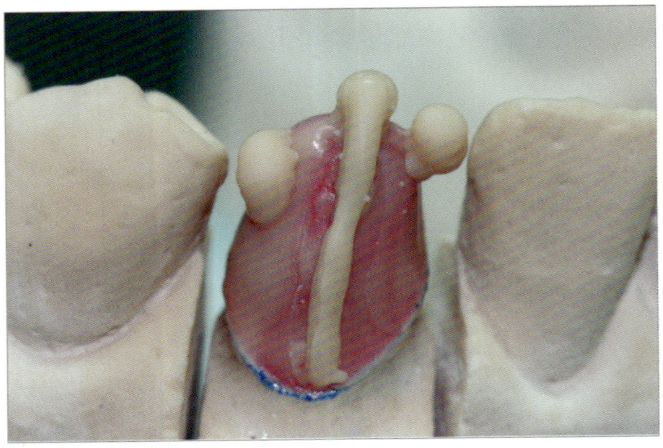

그림 3-77. 인접치와의 관계를 고려하며 첨각 부위에 wax point를 형성한다. mesial부위는 측절치의 distal 첨각부와 Distal 부위는 소구치의 근심 변연융선과 자연스럽게 연결되는 적절한 높이를 형성한다.

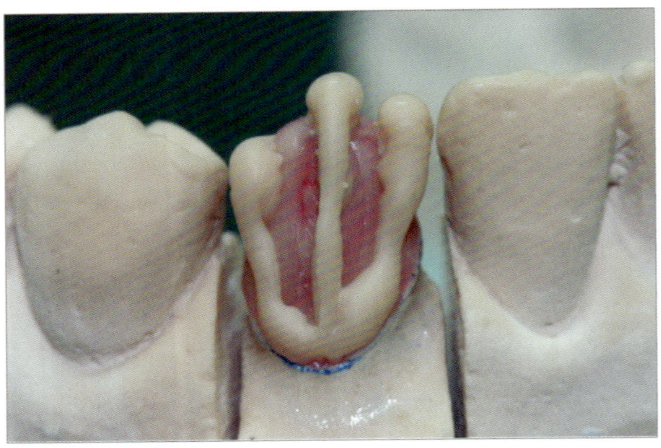

그림 3-78. 첨각부에 형성한 wax point를 기준으로 우각 부위의 wax line을 형성한다. 이러한 형태는 치아가 발생하는 과정을 응용하여 표현하는 것으로 해부학적 형태 재현에 효과적이다.

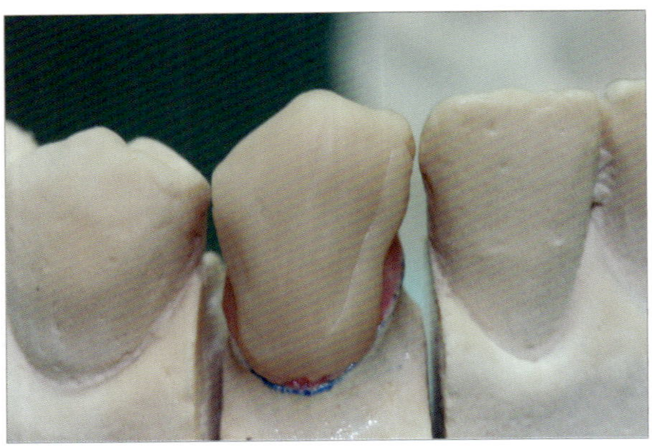

그림 3-79. 세 가닥으로 형성되어진 line의 사이사이를 wax로 채워 근심 사면과 원심사면을 이룬다.

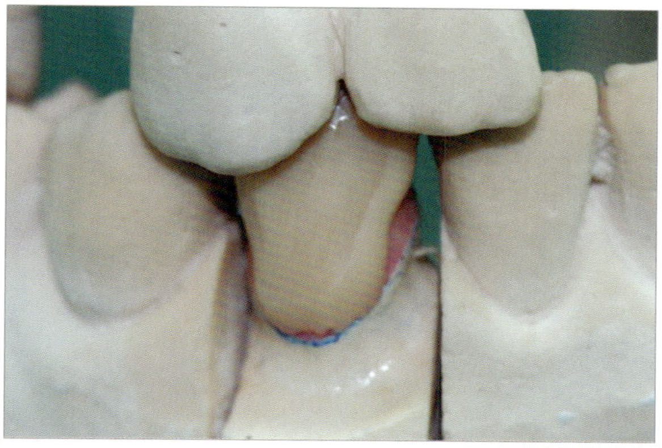

그림 3-80. 첨두 부위의 wax를 연화시켜서 bite를 check해 본다. 하악 견치 labial면의 point angle 부위가 상악의 견치와 이루는 관계를 확인하기 위함으로 여기서 첨두 부위의 상한선이 결정된다.

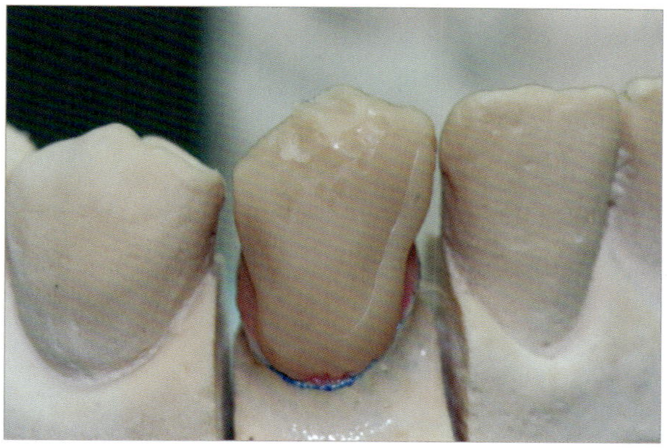

그림 3-81. 상악 견치와의 교합 관계가 인기 된 상태를 확인한다. 중심 교합에서의 이 교합점은 측방운동 시의 기준점이 된다.

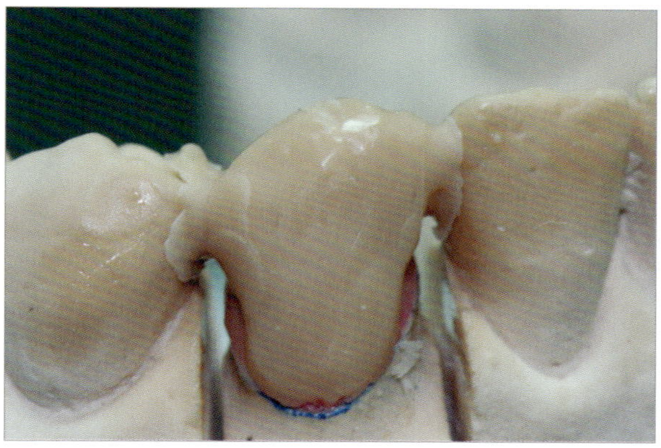

그림 3-82. 인접면 형성을 위하여 인접치와 납형사이에 wax를 채워 넣는다. wax는 비교적 뜨겁게 하여 채워 넣는데 이것은 세밀한 부분까지 wax가 잘 채워 들어 갈 수 있게 해주기 위해서이다.
labial면에서의 상태

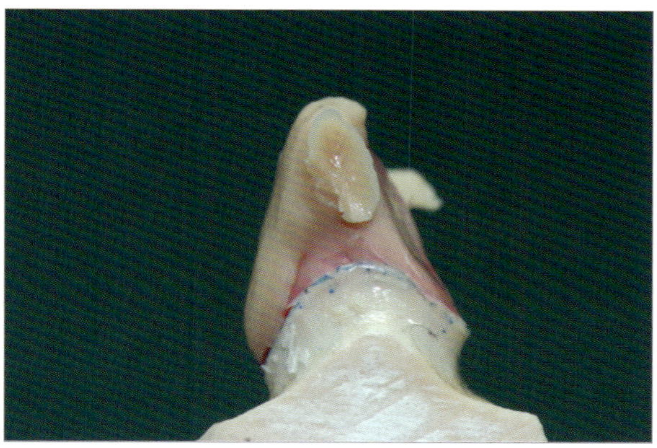

그림 3-83. 인접면에서 본 상태

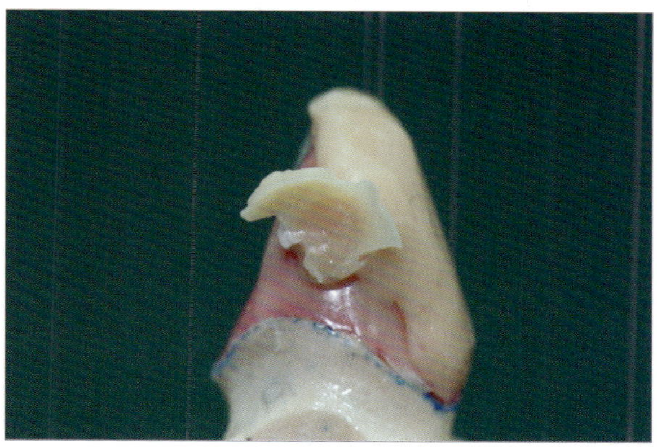

그림 3-84. contact 부위의 형태가 잘 인기 되어져 있다. cervical 쪽은 wax가 채워지지 않은 것을 확인 할 수 있다.

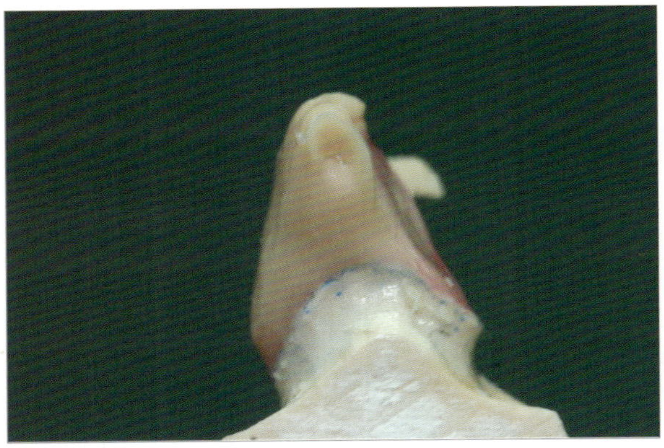

그림 3-85. cervical쪽의 미비한 부위에 wax를 첨가한다.

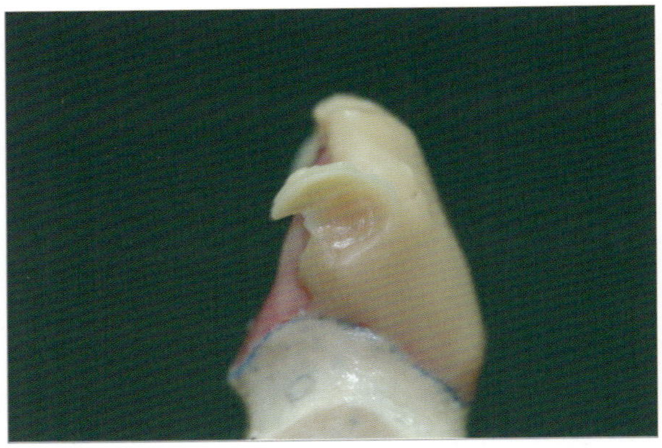

그림 3-86. 만일 contact부위가 명확히 인기 되지 않았을 때에는 die를 model base에 재 장착시켜 contact 부위가 명확하게 인기 되어지도록 반복 작업을 한다.

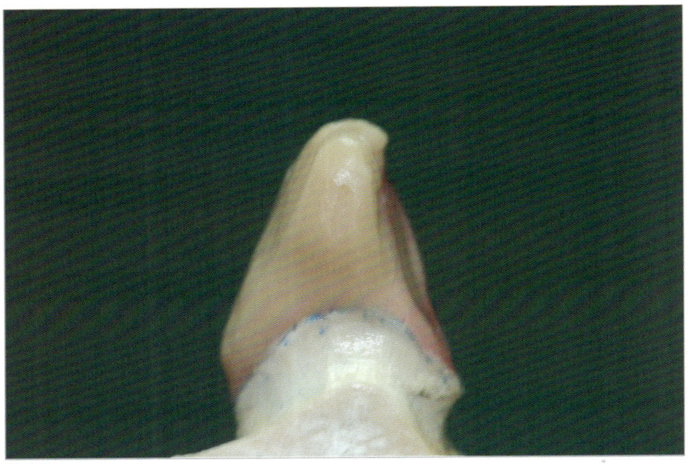

그림 3-87. contact point가 되어질 부위만 남겨두고 과잉된 wax를 제거한 상태로 여기서 인접면의 형태가 완성된다.

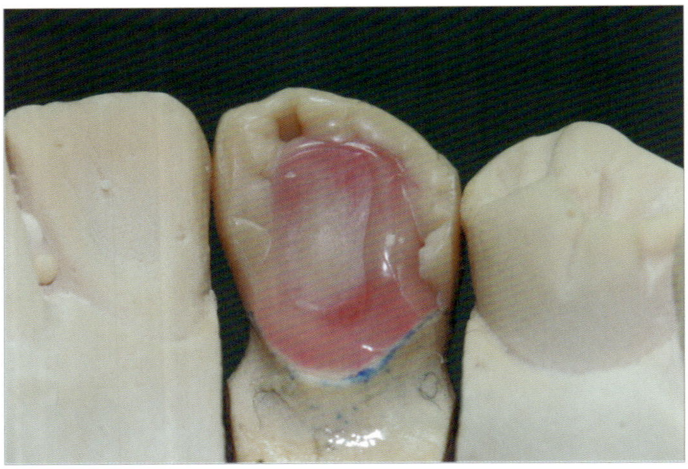

그림 3-88. 치형을 model base에 장착시킨 후 lingual면에서 본 상태

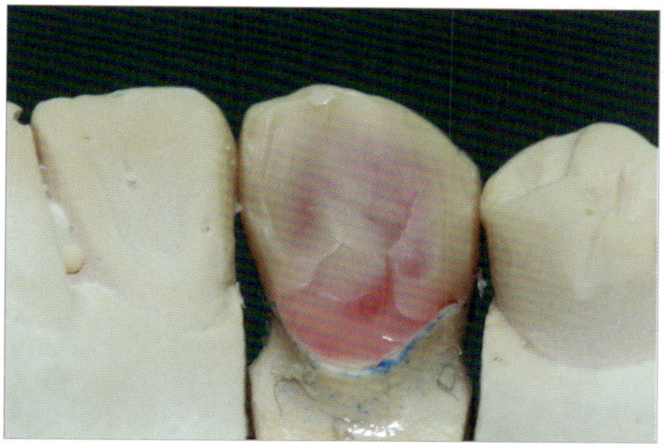

그림 3-89. 미비한 부위에 wax를 첨가하여 lingual부의 기본적인 면을 형성해 준다.

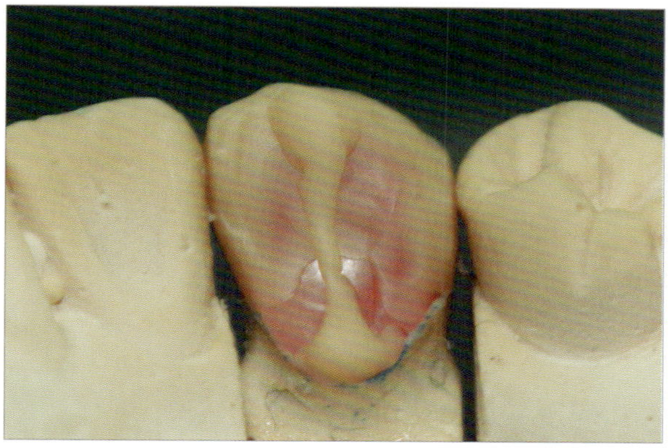

그림 3-90. lingual면에 central ridge를 형성한다.

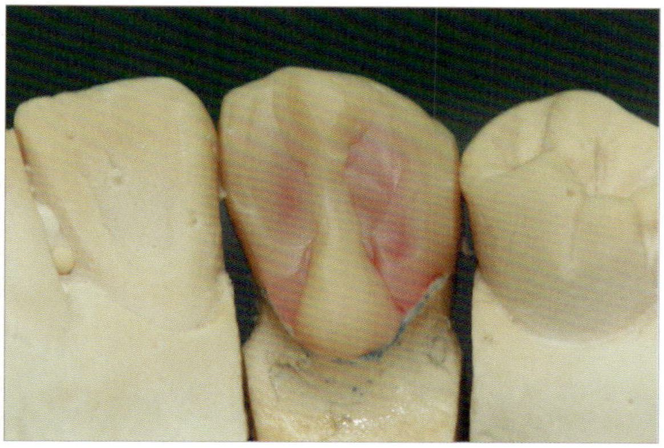

그림 3-91. 치경 1/3부위의 풍융도를 살리기 위해 이 부위에 wax를 더 첨가하여 하악 견치의 특징을 살려준다.

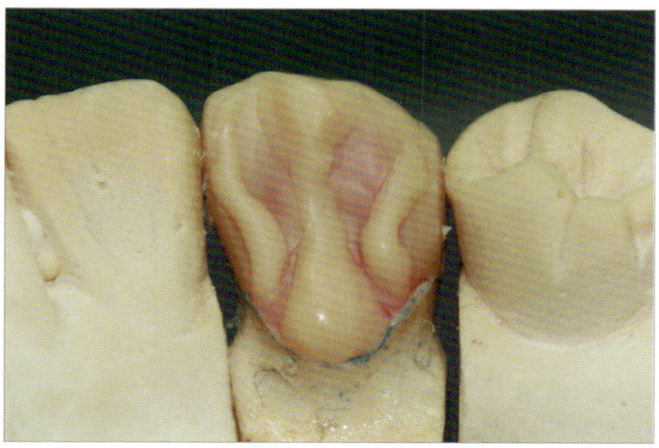

그림 3-92. 변연융선을 형성하는데 여기서 각각의 융선의 경계선 부위는 goove를 형성한다.

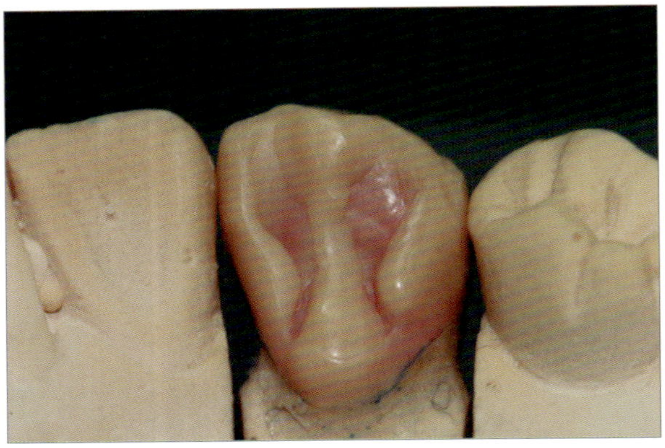

그림 3-93. 변연융선부에 올린 wax의 미비한 부위에 wax를 첨가한다.

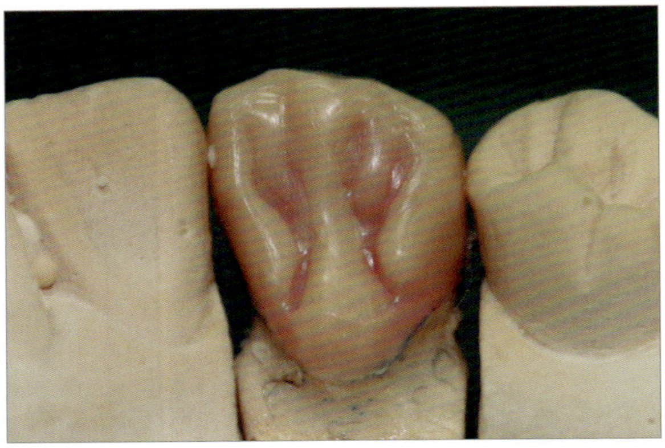

그림 3-94. 반대측 동명치를 관찰하며 특징을 재현해 주도록 하고 이때 부융선을 형성한다.

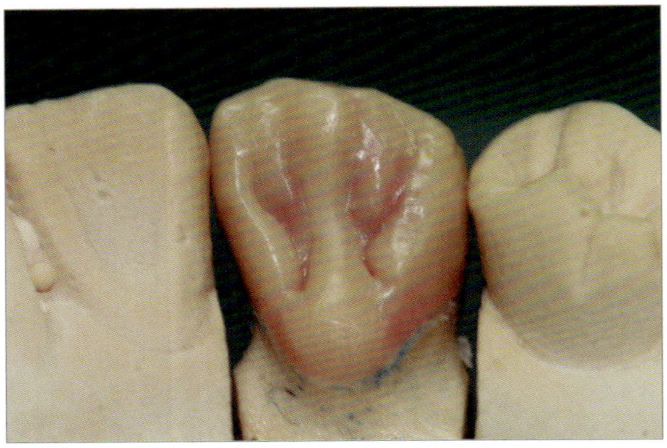

그림 3-95. groove의 양 옆으로 wax up해가며 심도 있는 groove를 형성해 주며 세부적으로 다듬어 준다.

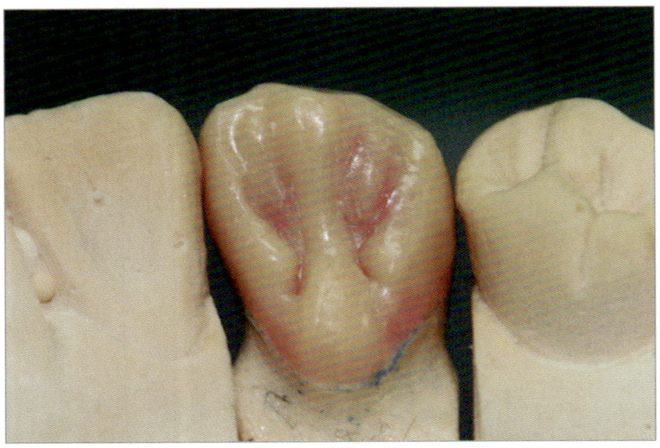

그림 3-96. 모든 면이 부드러운 곡선이 되도록 다듬어주어 자연스러운 느낌이 살아나도록 마무리 한다.

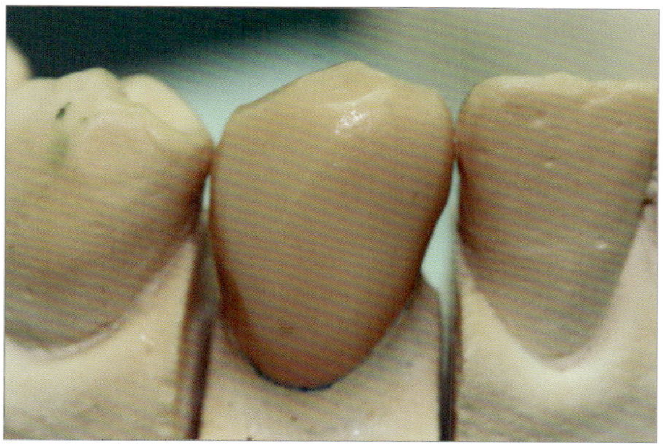

그림 3-97.

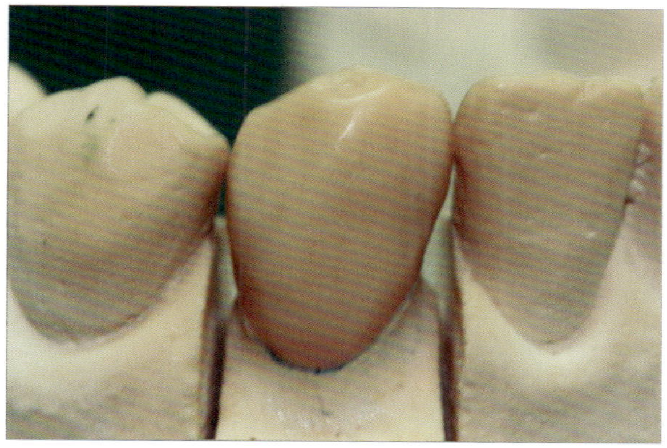

그림 3-98.

그림 3-97~98. 인접치와의 관계, 형태, 첨각의 높이 등 자세히 관찰하며 다듬질하여 마무리 한다.

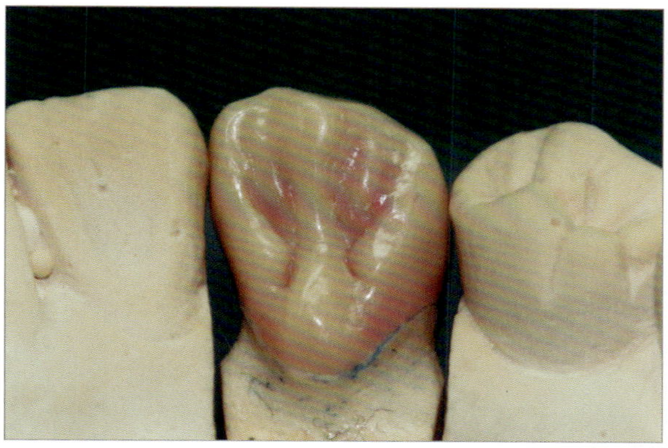

그림 3-99. lingual면에서 본 상태

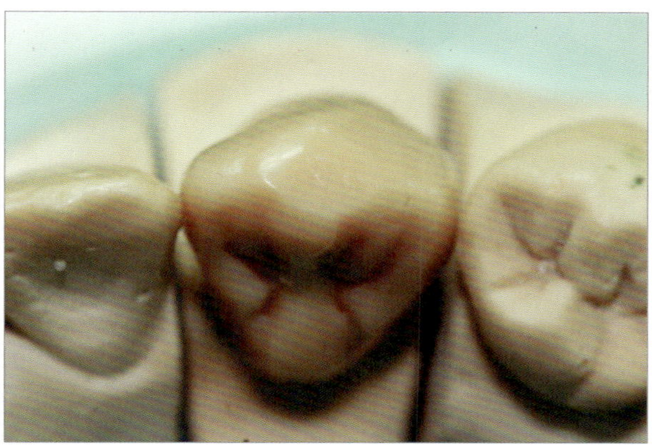

그림 3-100. incisal edge면에서 본 상태

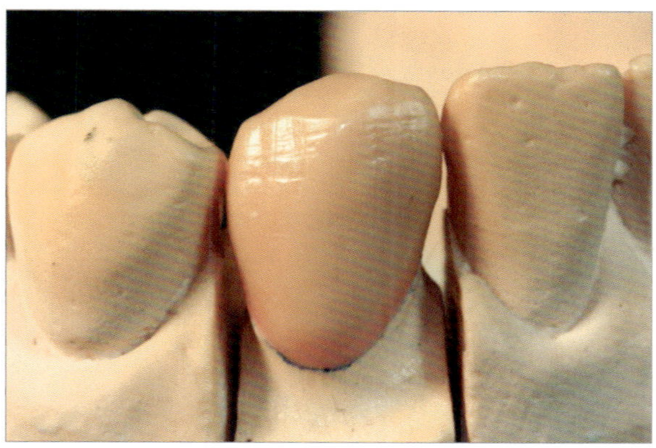

그림 3-101. labial면에서 본 상태

4. 상악우측 제1소구치

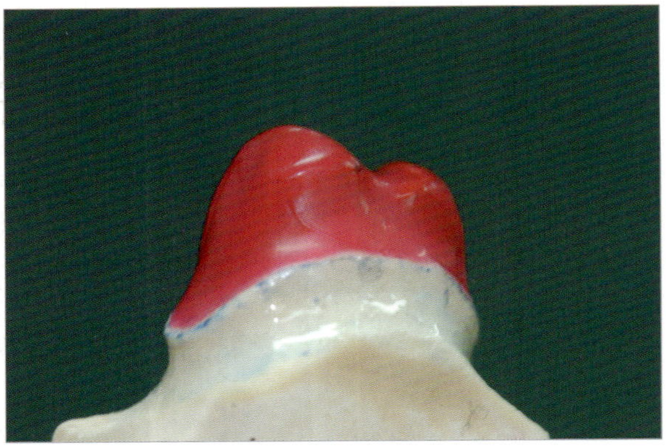

그림 3-102. 지대치(die) 인접치의 contact 부위, 대합치 부위에 분리제를 도포한다. 분리제 도포 후 soft한 base wax(inner wax)를 이용하여 한 겹 얇게 입힌다. 조각도의 온도는 비교적 높게 사용하여 세밀한 부분까지 채워져 흘러 들어가도록 한다.

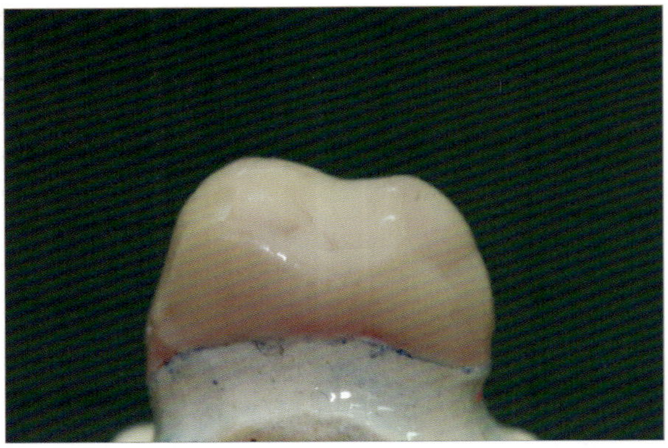

그림 3-103. base wax(inner wax)가 한겹 입혀진 지대치 모형에 modeling wax(ivory)를 이용하여 한겹 더 입힌다.

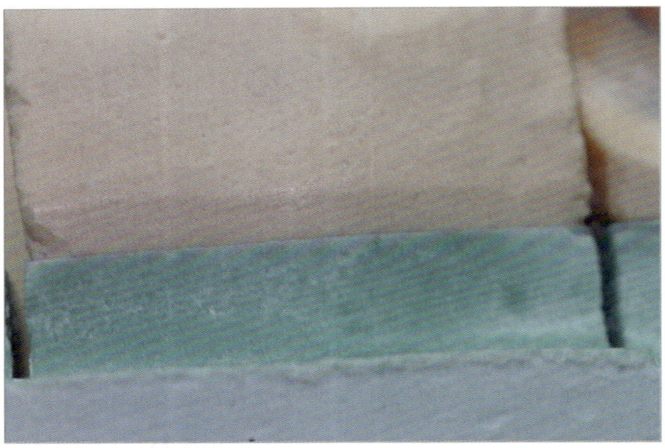

그림 3-104. 지대치를 모형에 재 위치시킨다. 지대치와 model base의 적합상태를 확인하여 이행부위가 정확이 맞아 들어갔는지를 확인한다. 정확히 맞지 않을 때에는 이물질의 여부를 확인하여 제거하도록 한다.

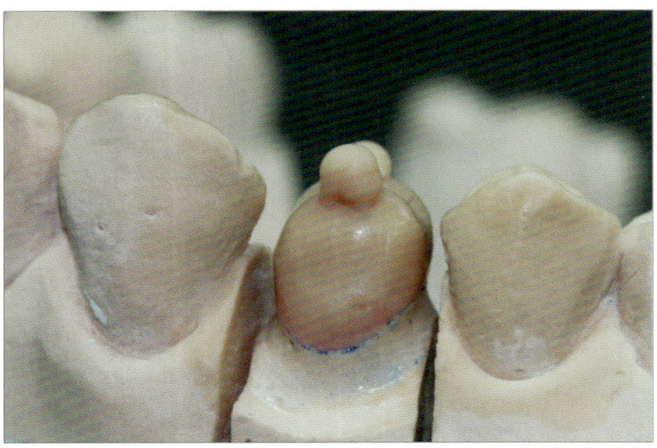

그림 3-105. 소구치의 특징인 2교두형의 재현을 위해 buccal부와 lingual부의 교합면 방향으로 한 point씩 wax up한다. 이 기준점은 전체 외형의 기본이 되는 부위이므로 mesial쪽으로는 견치와 distal쪽으로는 구치부와의 조화를 생각하며 정확한 위치와 높이를 재현한다.

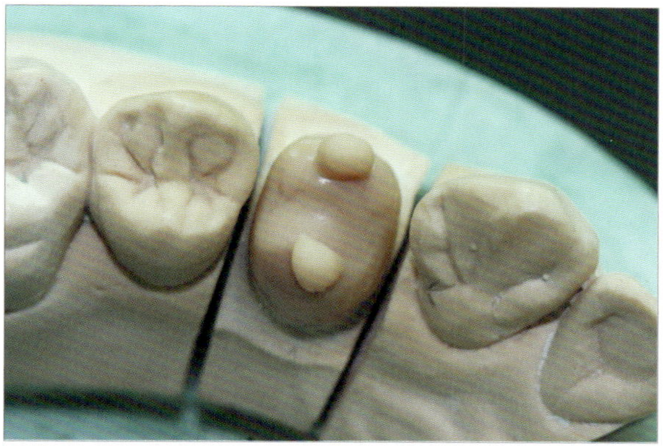

그림 3-106. cclusial면에서 본 상태
occlusal line의 위치와 buccal lobe, lingual lobe의 첨두 부위를 고려하며 주의깊게 형성한다.

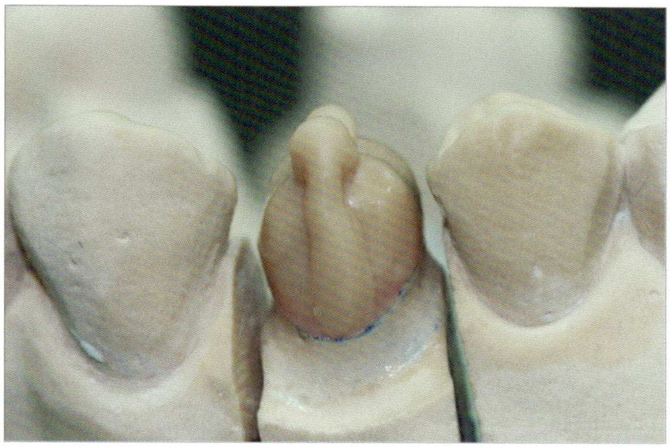

그림 3-107. buccal면에서 본 상태
buccal면 쪽에서 올린 wax point를 기점으로 buccal면에 가장 발달되어있는 풍융 부위를 재현하는 wax line을 형성한다. 이 부위는 buccal surface의 풍융도와 out line을 재현하는 기준이 된다.

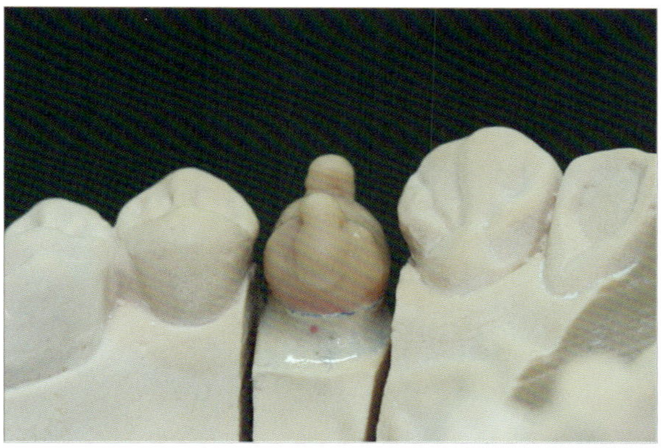

그림 3-108. lingual면에서 본 상태
lingual면 쪽에 올린 point를 기점으로 lingual면의 기준이 되어질 wax line을 형성한다. 이렇게 하므로서 lingual면의 풍융도를 설정하게 된다.

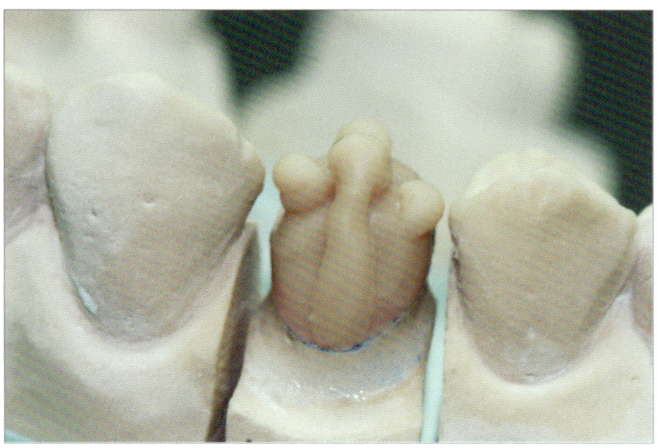

그림 3-109. buccal surface의 양쪽 첨두에 wax point를 형성한다.

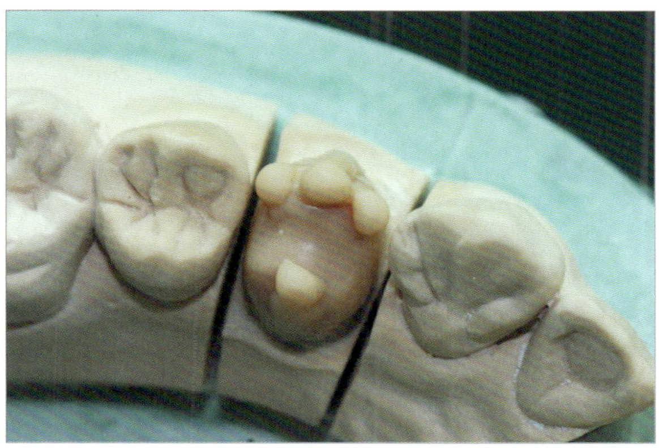

그림 3-110. 이렇게 하므로서 변연융선의 높이와 buccal면과 occlusal면의 외형(out line)이 결정되어진다.

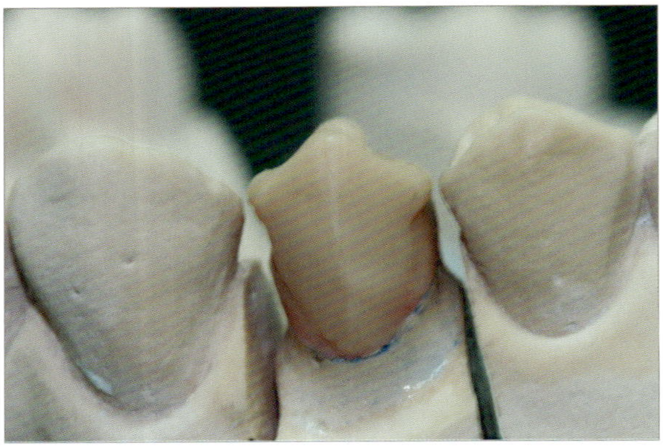

그림 3-111. buccal면의 양 사면을 형성하여 buccal면의 특징인 경사면을 갖게 한다.

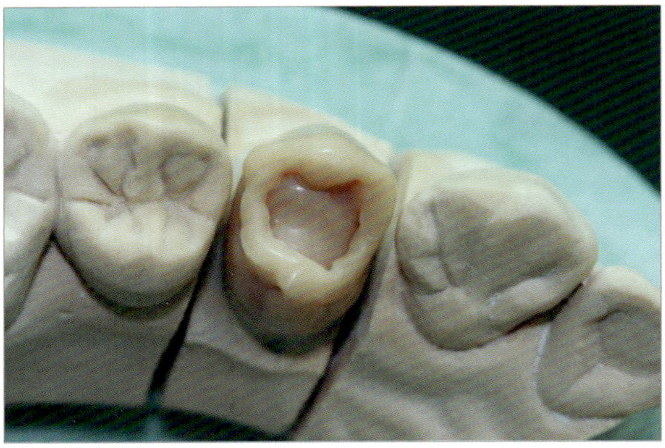

그림 3-112. 교합면에서의 외형을 결정짓는 out line을 형성한다. 이것은 교합면의 크기와 높이를 결정짓는 중요한 과정이 되므로 반드시 양 인접치의 변연융선 높이와 같은 높이로 형성한다.

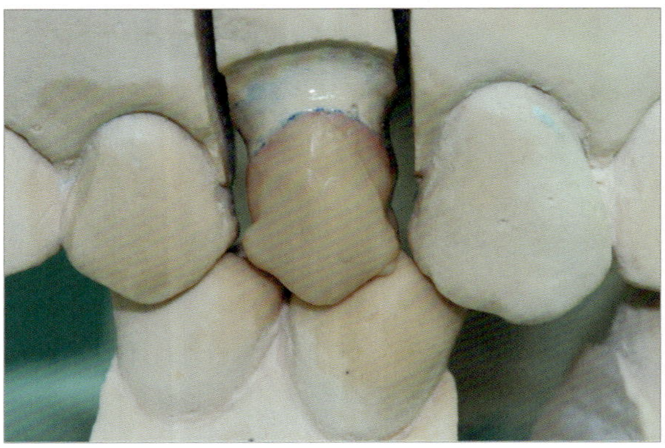

그림 3-113. 교합면의 외형을 형성한 후 wax가 굳기 전에 교합을 check 한다.

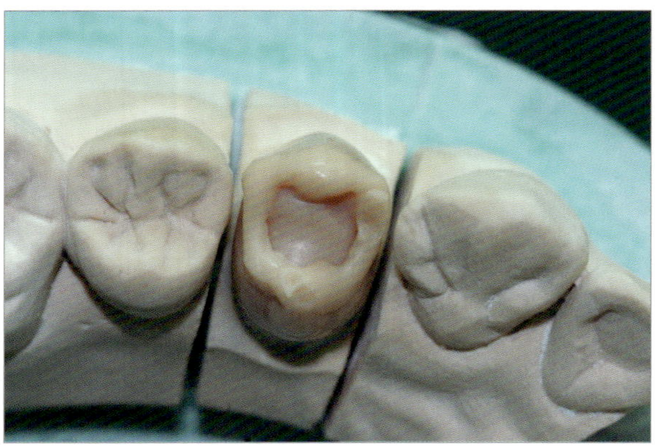

그림 3-114. 교합 check 후 bite가 찍혀진 변연융선과 lingual교두를 볼 수 있는데 이 찍혀진 부위가 변연융선의 높이와 교두 높이를 결정한다.

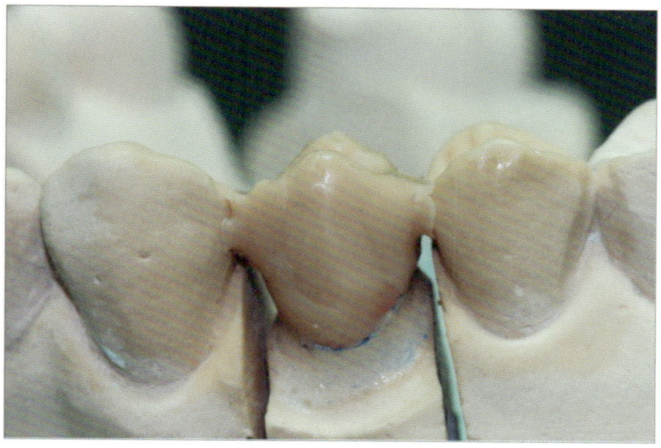

그림 3-115. contact point가 되어질 부위에 wax를 채워 넣는데 조각도는 비교적 온도를 높게하여 빈 공간없이 wax가 채워지도록 한다.

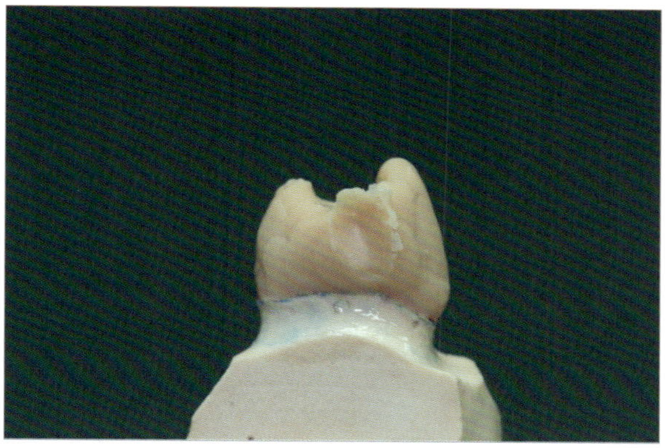

그림 3-116. mesial면에서 본 상태
모형에서 치형을 분리해 보아 부족한 부위는 wax를 더 채우고 모형에 장착한다.

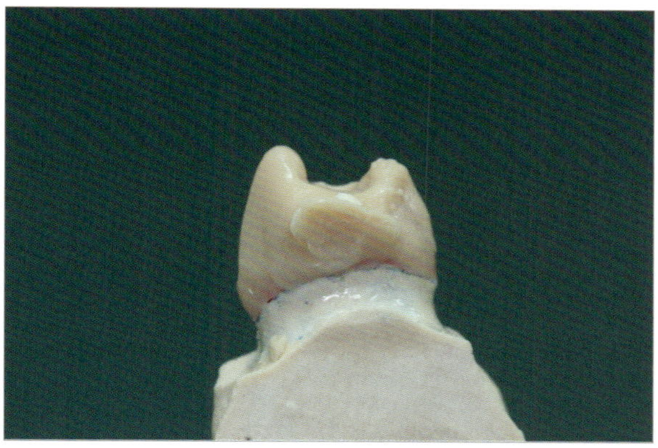

그림 3-117. distal면에서 본 상태
미비한 부위는 wax로 채워 넣어서 base model에 장착시켜 contact 부위가 잘 인기 되어지도록 한다.

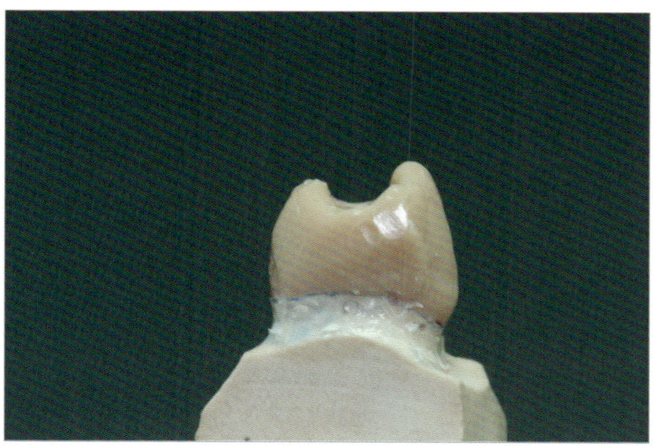

그림 3-118.

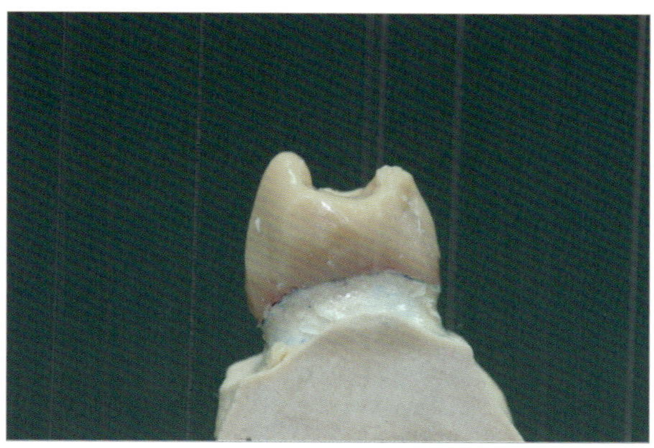

그림 3-119.

그림 3-118~119. 과잉된 wax를 제거하고 다듬는다.

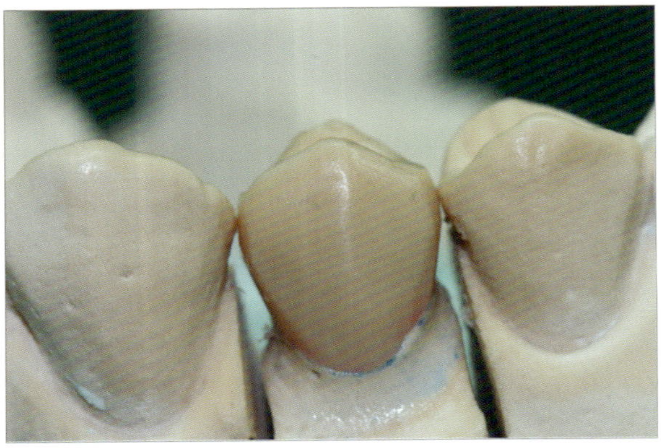

그림 3-120. 모형에 재 위치시킨 지대치의 buccal면을 다듬는다. 이 과정을 통해 buccal부위는 완성 단계에 들어가는데 교합면에서 보았을 때 buccal부위의 out line이 되어지는 면이기 때문이다.

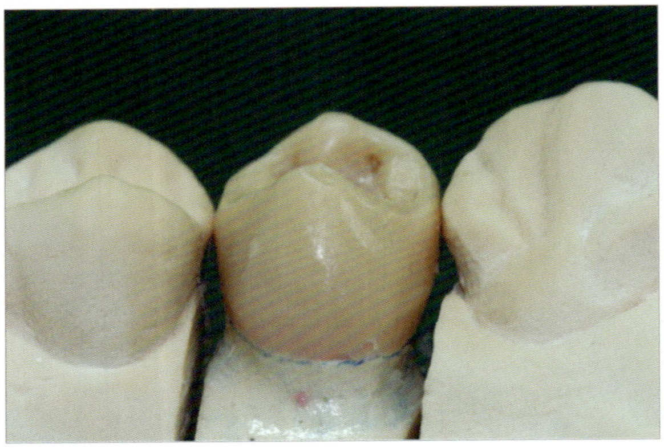

그림 3-121. lingual면을 다듬는다.

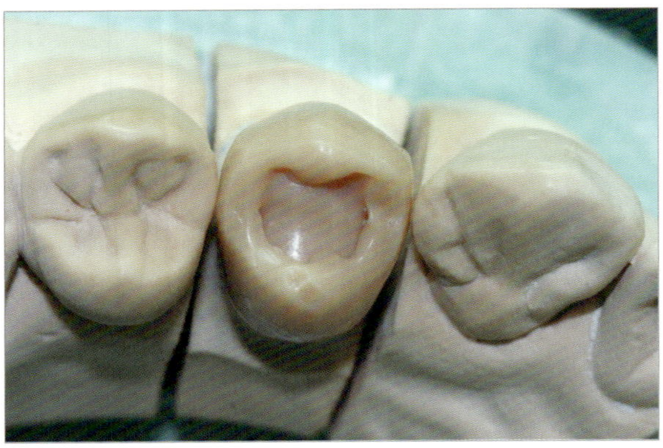

그림 3-122. occlusal면에서 본 상태
양 인접면과 buccal면 lingual면을 다듬어 교합면의 외형을 완성한다.

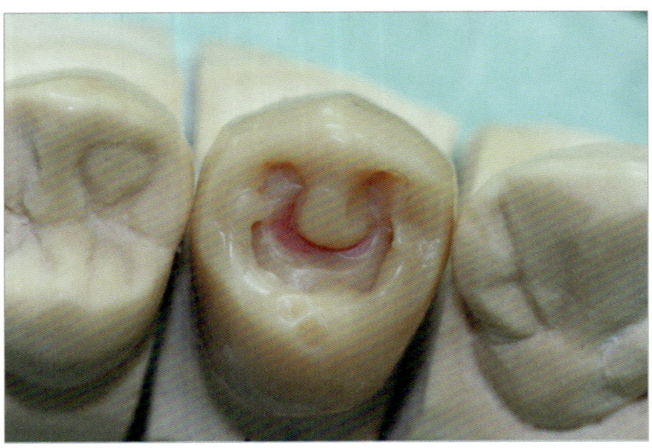

그림 3-123. buccal부위에 trianglar ridge를 형성한다.

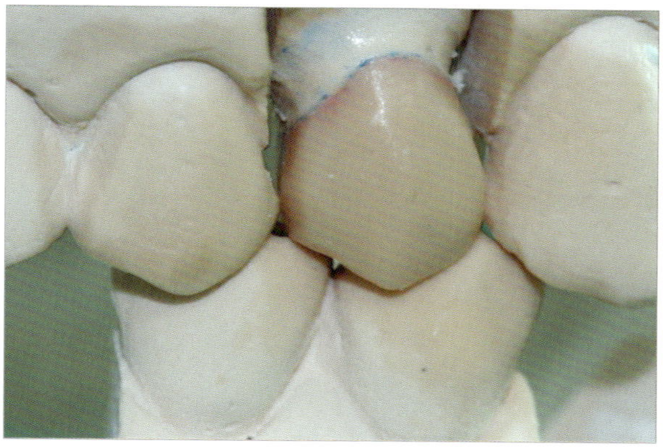

그림 3-124. occluso-buccal 융선의 높이를 측정하기 위해 교합을 check 한다.

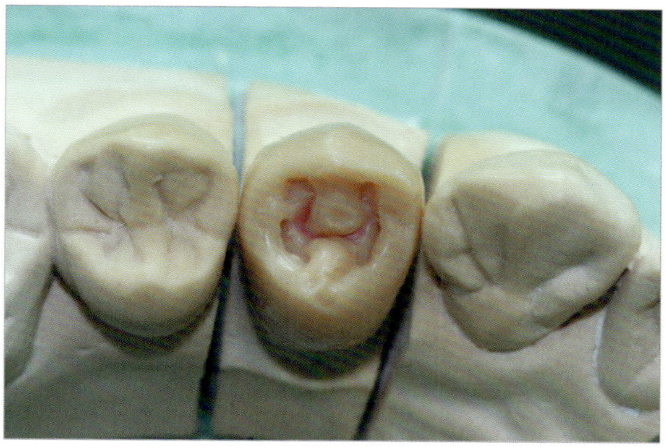

그림 3-125. occluso-buccal 융선에 교합점이 찍힌 것을 확인 할 수 있는데 이것은 occluso-buccal융선 높이를 결정한다. 교합점 확인 후 occluso-lingual융선 부위에 wax를 올리고 교합 check를 한다. 이 작업으로 주요 교합 point를 모두 찾아 낼 수 있다.

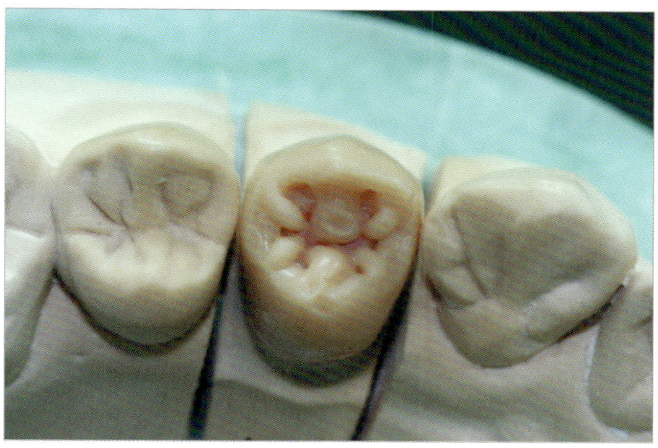

그림 3-126. 변연융선을 wax up한다. 변연융선을 재현하며 삼각구의 위치를 설정하는데 occluso-buccal융선과 변연융선, occluso-lingual 융선과 변연융선의 접선 부위는 삼각구의 위치가 된다.

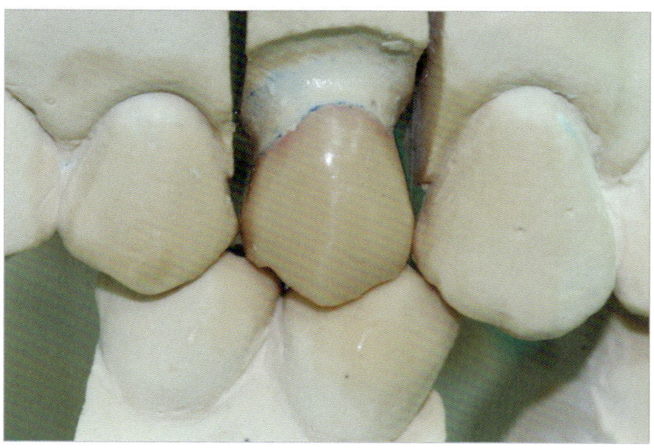

그림 3-127. 교합을 check하여 삼각융선의 높이를 측정한다. wax up의 양을 조절해 가며 이때 교합을 자주 check해 보도록 한다.

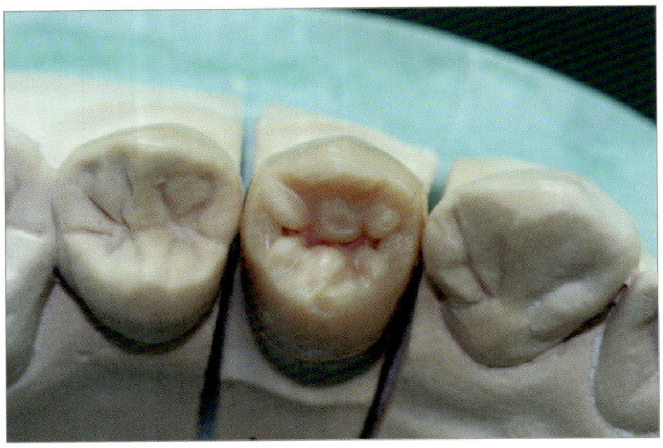

그림 3-128. 각 융선 사이가 자연스럽게 연결되도록 조각도를 이용하여 조심스럽게 연결한다.

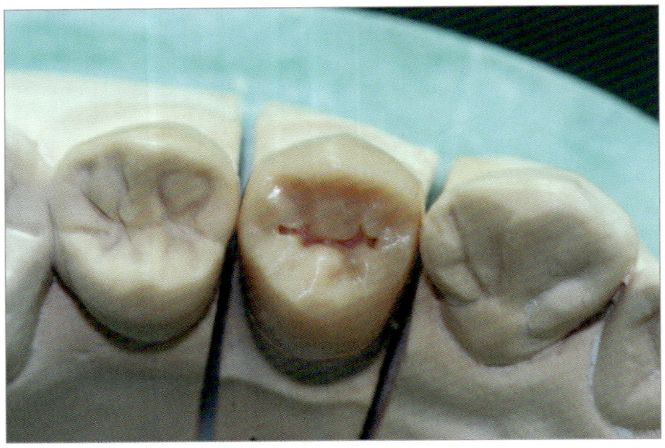

그림 3-129. 과잉된 부분은 열이 없는 상태의 조각도를 이용하여 다듬어 준다.

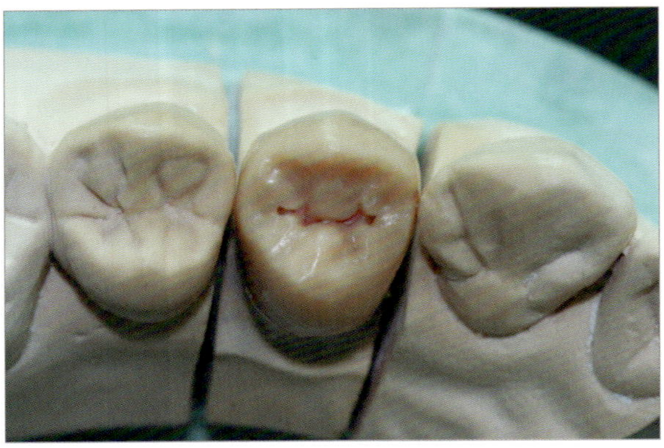

그림 3-130. 넓은 면적으로 남아 있는 교합점은 point 형태가 되어지도록 다듬어 주며 전체적으로 마무리 해간다.

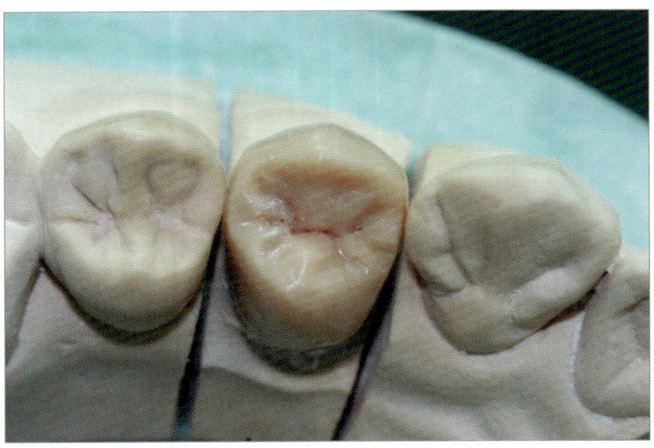

그림 3-131. groove의 윤곽을 명확히하며 동명치의 특징을 표현해 내도록 한다.

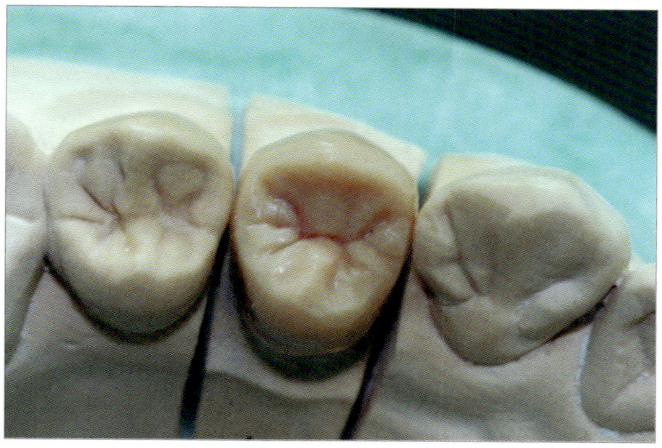

그림 3-132. anatomical한 치아 형태의 재현을 위해 groove를 깊이 있게 표현해 주며 또한 groove의 흐름은 부드러운 곡선을 이루도록 다듬어 준다. pit부위에서 빠져나오는 groove는 서서히 그 깊이를 얕게 하여 자연스러움을 더해 주도록 한다.

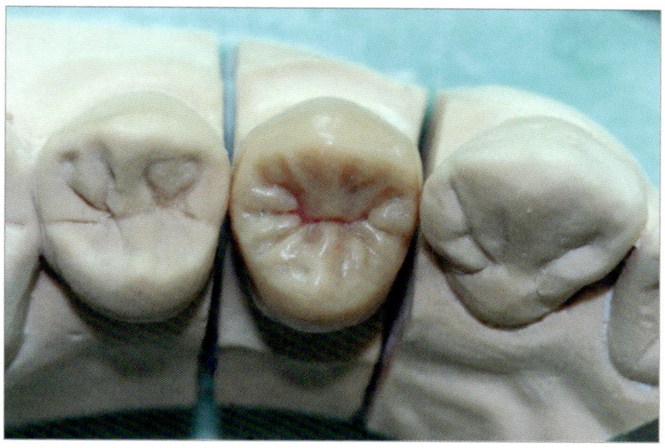

그림 3-133. main groove와 secondary groove는 깊이의 차이를 주어서 입체적인 형태가 되도록 각각의 융선과 구의 높낮이 차이는 치아를 입체적인 구조로 재현하는데 매우 중요하다.

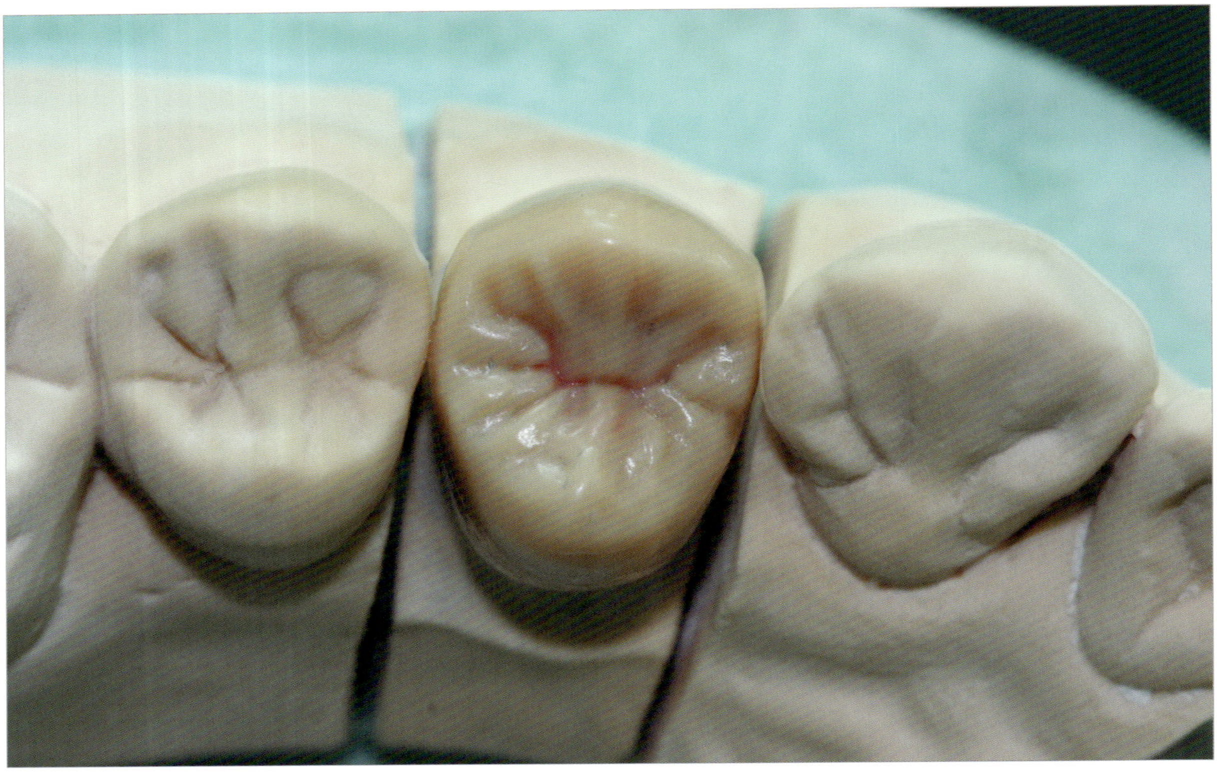

그림 3-134. 완성된 상악 제1소구치 교합면

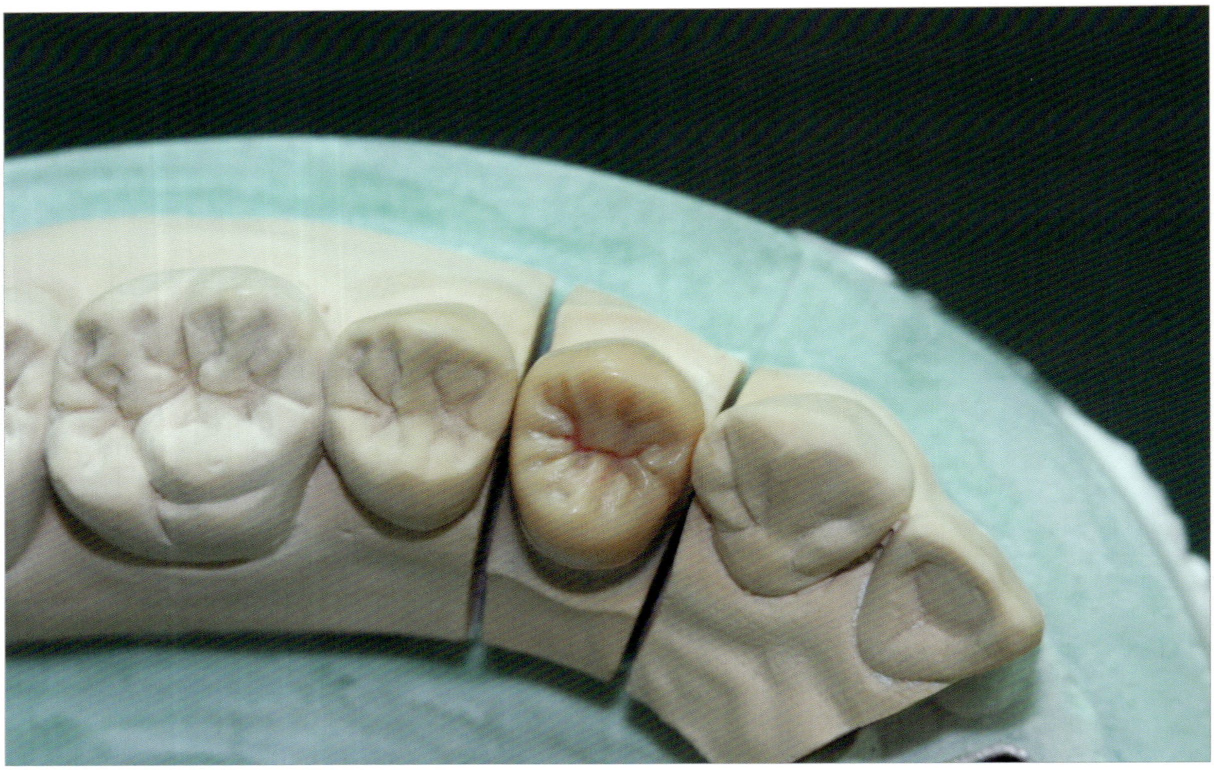

그림 3-135. 완성된 상악 제1소구치 교합면

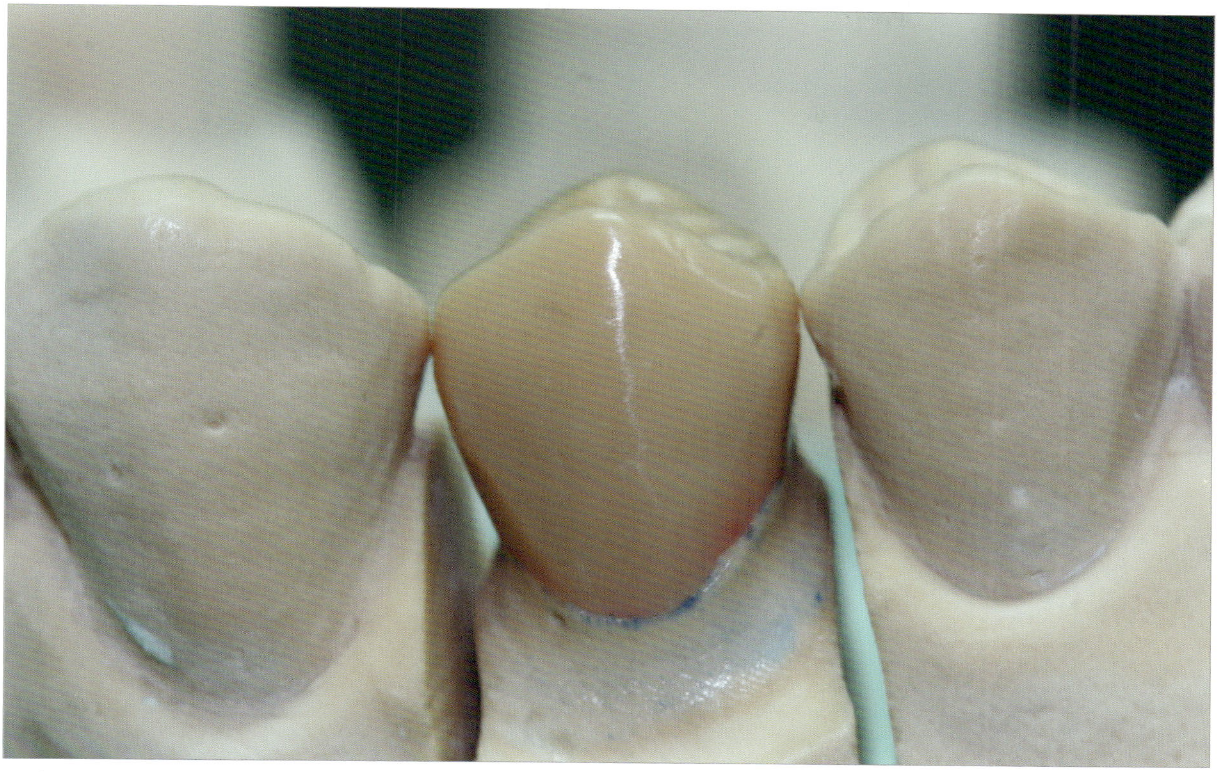

그림 3-136. 완성된 상악 제1소구치 협면

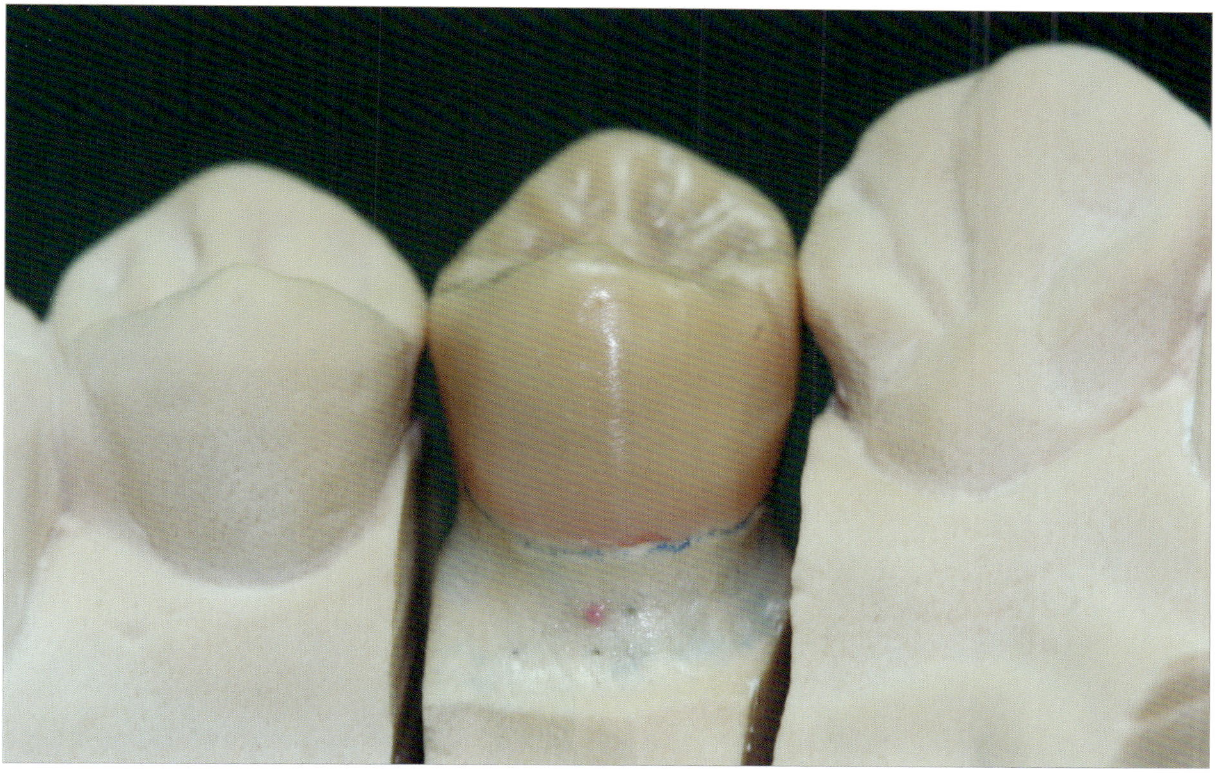

그림 3-137. 완성된 상악 제1소구치 설면

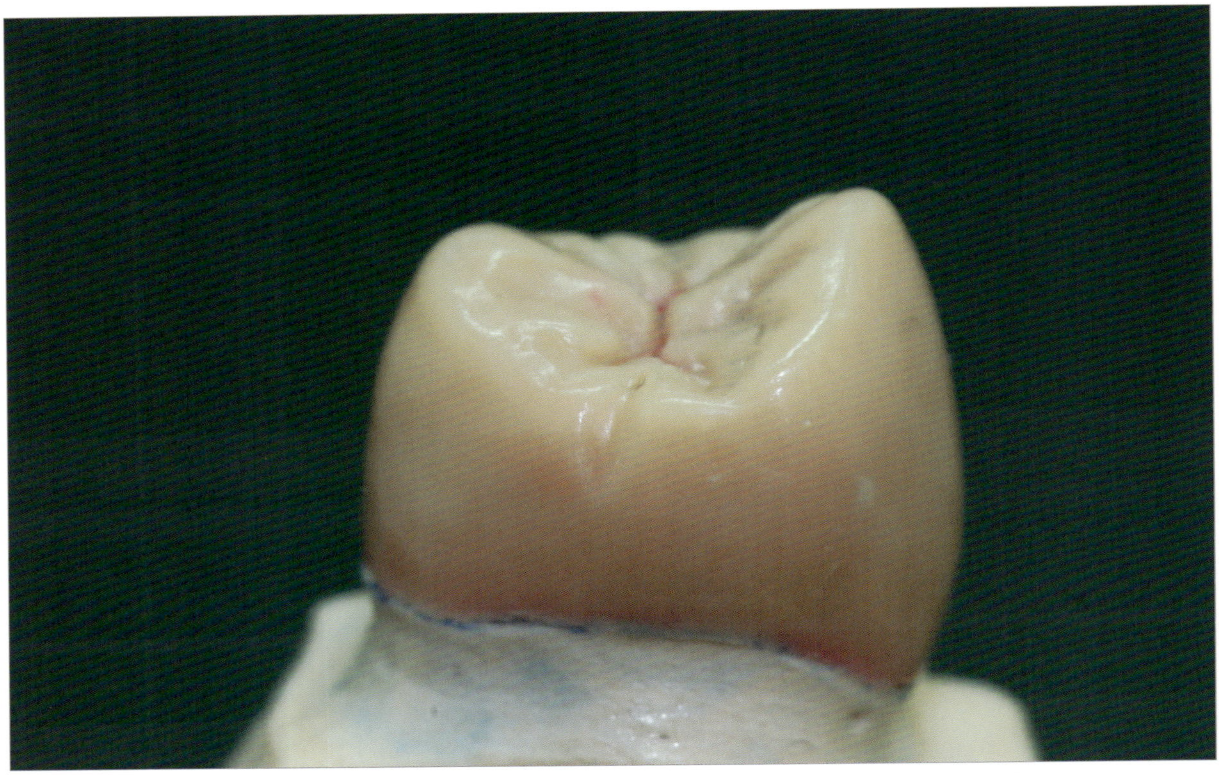

그림 3-138. 완성된 상악 제1소구치의 근심면

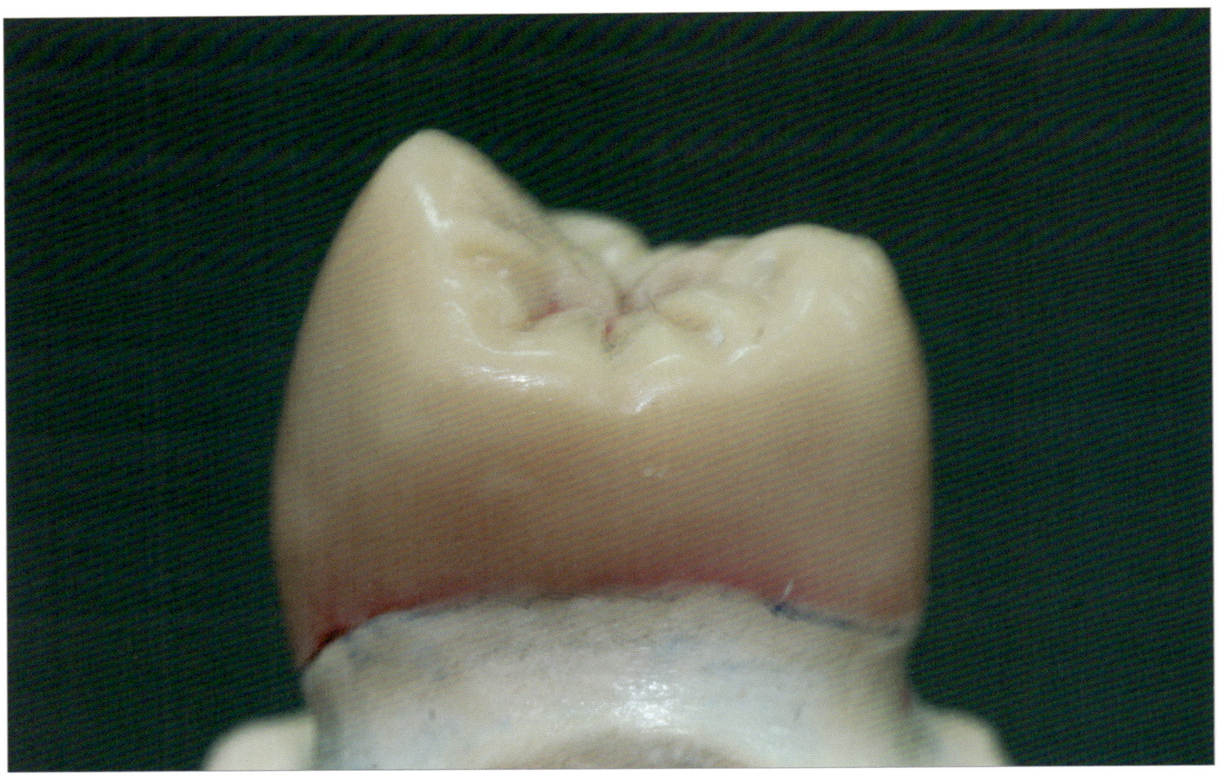

그림 3-139. 완성된 상악 제1소구치의 원심면

5. 하악좌측 제2소구치

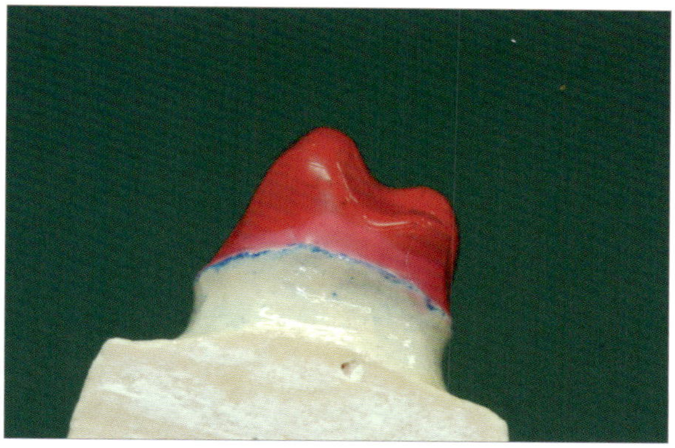

그림 3-140. 지대치, 인접치, 대합치 부위에 분리제를 도포한다. 분리제 도포 후 soft한 base wax(inner wax)를 이용하여 한 겹 얇게 입힌다. 조각도의 온도는 비교적 높게 사용하여 세밀한 부분까지 채워져 흘러 들어 가도록 한다.

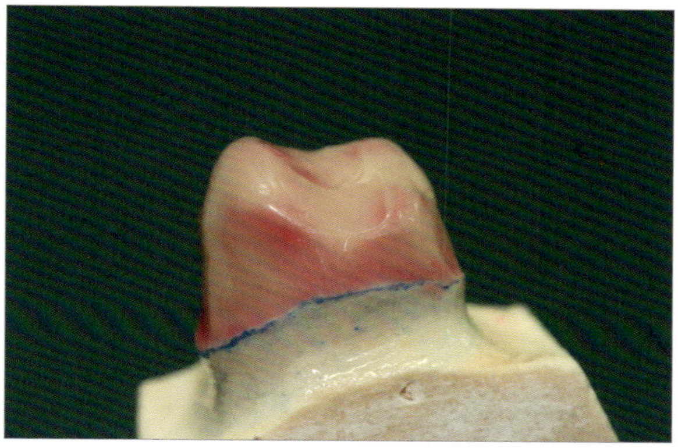

그림 3-141. base wax(inner wax)가 한겹 입혀진 지대치 모형에 modeling wax(ivory)를 이용하여 한 겹 더 입힌다. 이 작업은 soft한 base wax(inner wax)의 변형을 방지하기 위해 필요한 작업으로 계속적으로 가해지는 열과 압력에 대하여 저항성을 갖추게 된다.

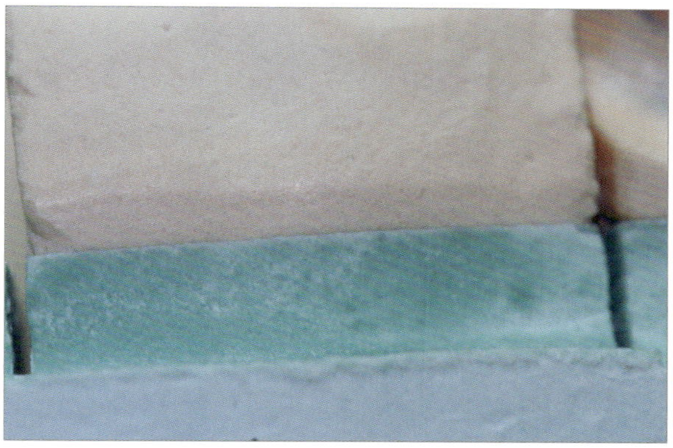

그림 3-142. 지대치를 모형에 재 위치 시킨다. 지대치와 model base 의 적합상태를 확인하여 이형부위가 정확이 맞아 들어갔는지를 확인한다. 정확히 맞지 않을 때에는 이물질의 여부를 확인하여 제거하도록 한다.

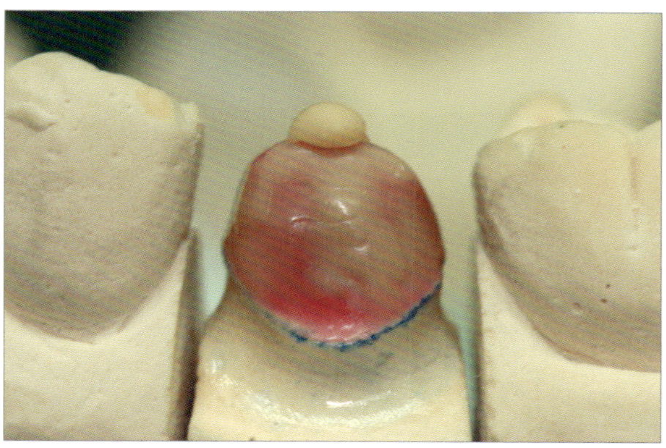

그림 3-143. buccal 교두의 위치를 정한다.
하악 구치부는 buccal 교두가 기능교두이기 때문에 교두정의 위치를 정하는 것이 매우 중요한데 교두정의 위치와 교합관계를 동시에 고려하여 신중하게 wax point를 올린다.

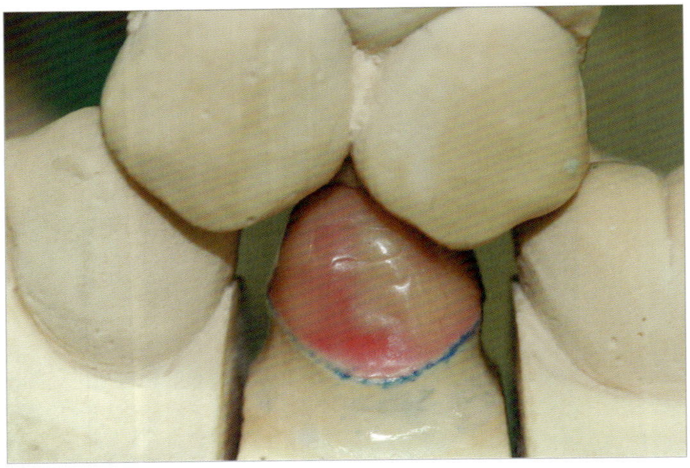

그림 3-144. wax가 연화된 상태에서 교합 check를 하여 교합점의 위치와 교두정의 형태를 결정한다.

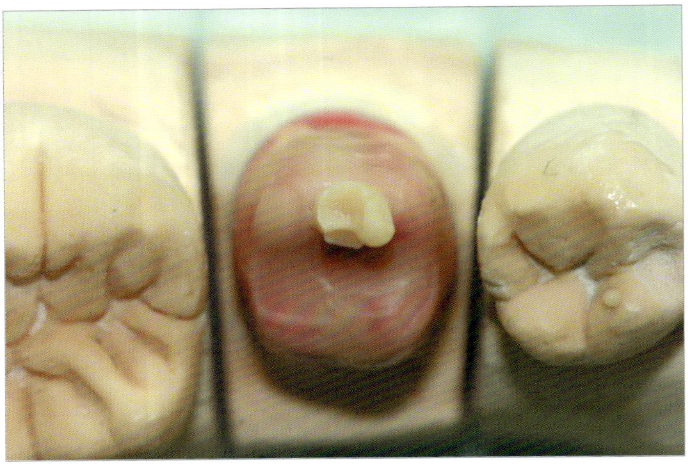

그림 3-145. 교합 상태가 인기되어진 상태
이 교합점(centric stops)에 의해 교두정의 위치와 높이가 결정된다.

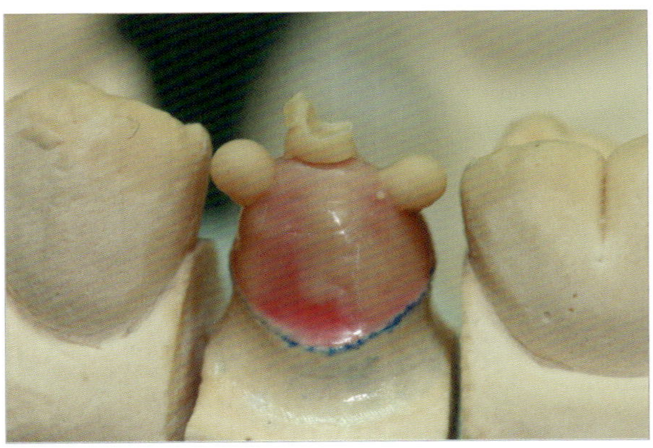

그림 3-146.

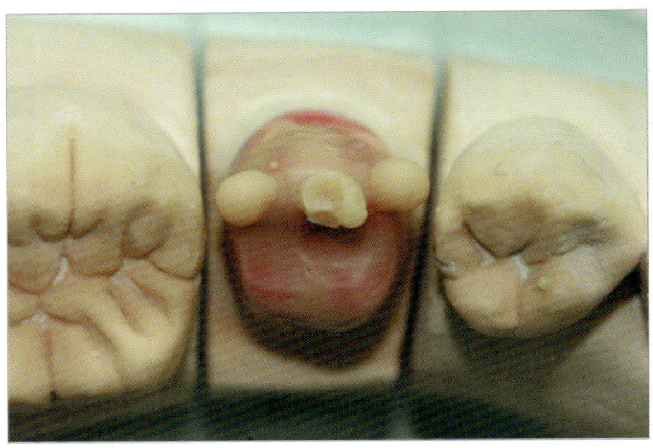

그림 3-147.

그림 3-146~147. buccal surface의 mesial측과 distal측의 첨두 위치에 wax point를 세운다. 양 인접치 변연융선 높이를 기준으로 형성하는데 이렇게 함으로써 변연융선의 높이와 buccal, occlusal면의 외형(out line)이 결정된다.

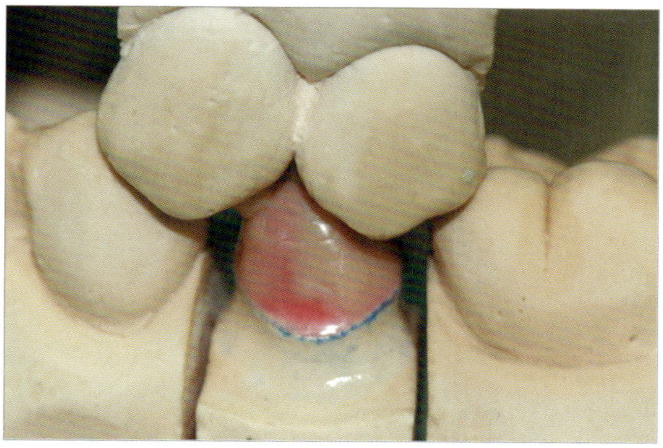

그림 3-148. 양쪽으로 세워진 wax point의 교합관계를 확인하기 위하여 교합 check를 한다. wax가 연화되어진 상태에서 check 한다.

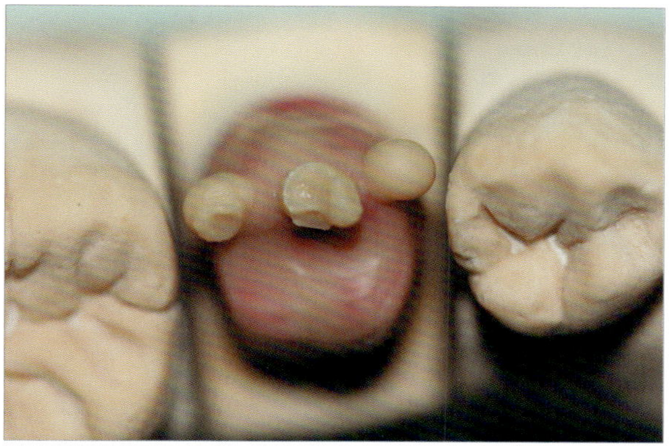

그림 3-149. 교합 check 후 point angle 부위에 교합점이 인기 된 상태

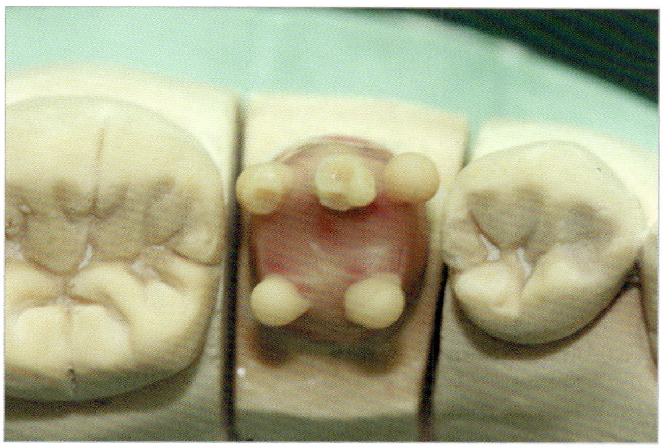

그림 3-150. 하악 제2소구치의 특징인 3교두형의 재현을 위해 lingual부에 두개의 교두정 위치를 정하여 wax point를 올린다.

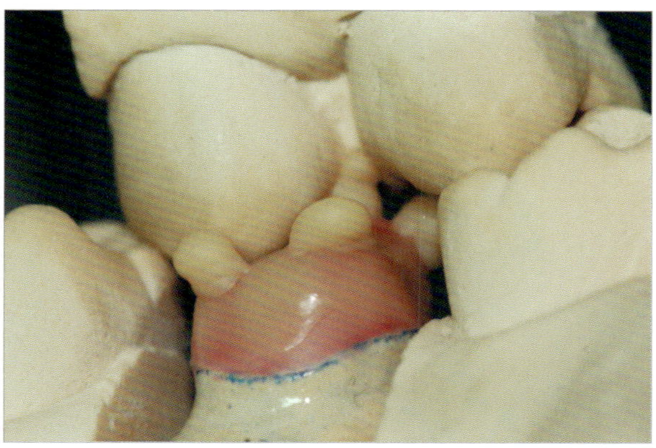

그림 3-151. lingual부에 세워놓은 wax point와 대합치와의 교합관계를 확인한다.

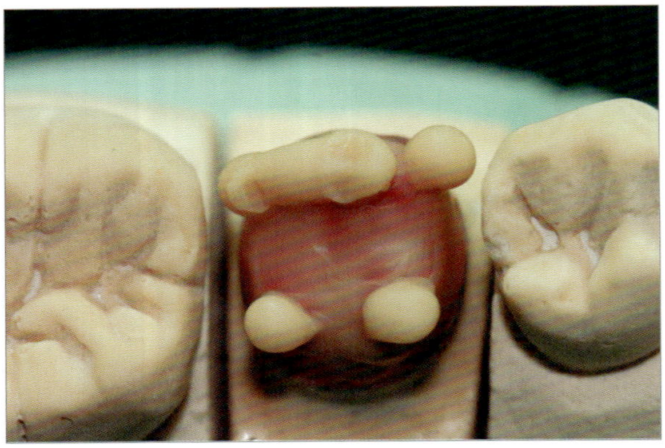

그림 3-152. wax point를 기준으로 buccal교두와 mesio-buccal 첨두를 연결하는 wax line을 형성한다.

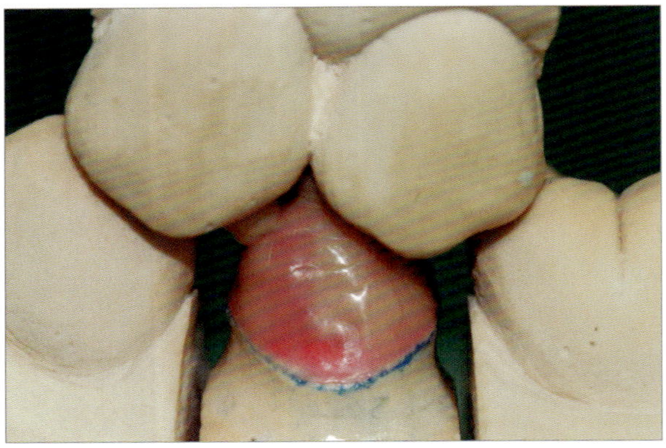

그림 3-153. 교합을 check 한다.

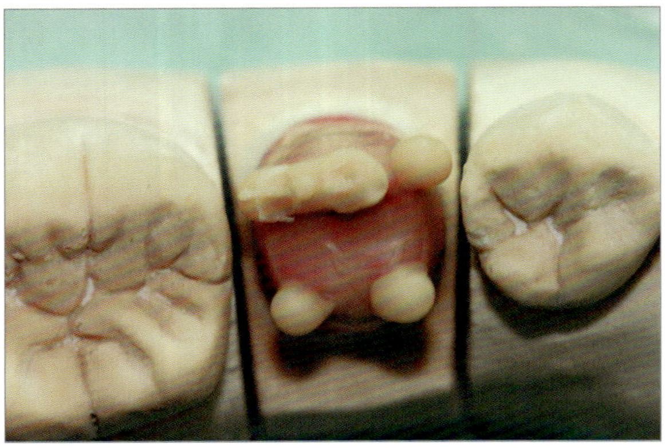

그림 3-154. 대합치와의 교합 관계가 인기 된 상태

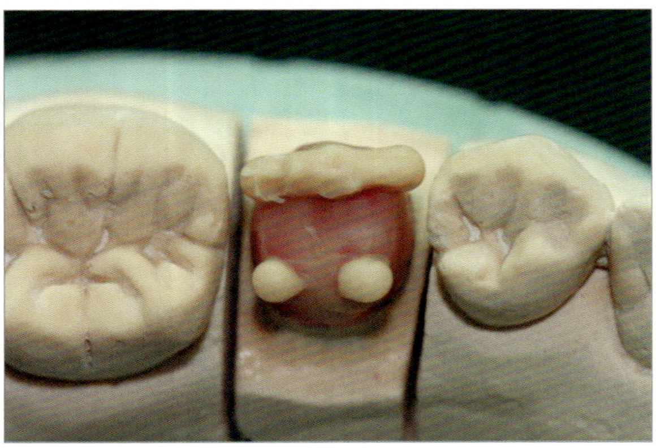

그림 3-155. wax point를 기준으로 buccal교두와 disto- buccal 첨두를 연결하는 wax line을 형성한다.

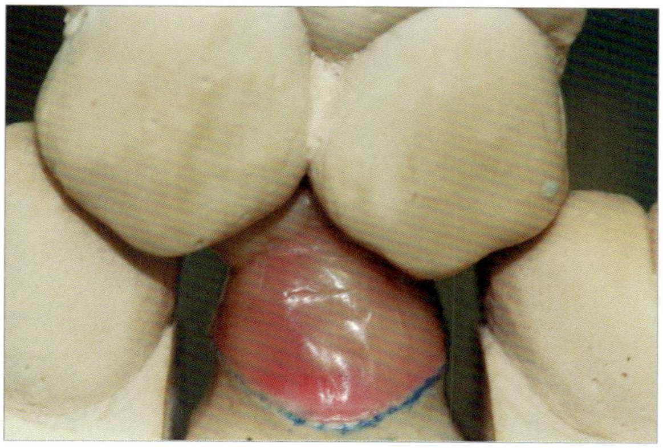

그림 3-156. 교합을 check 한다.

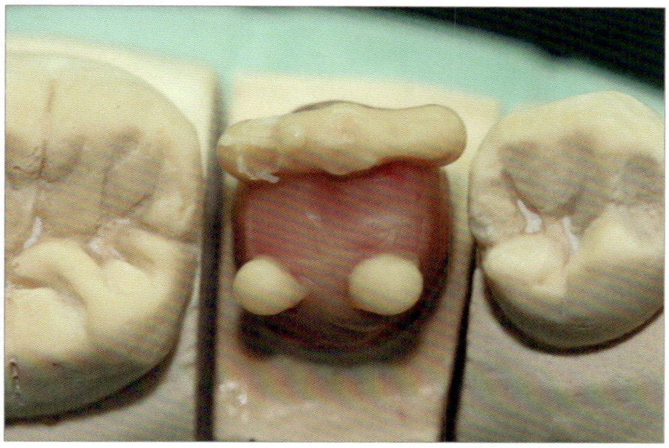

그림 3-157. 대합치와의 고합 관계가 인기된 상태

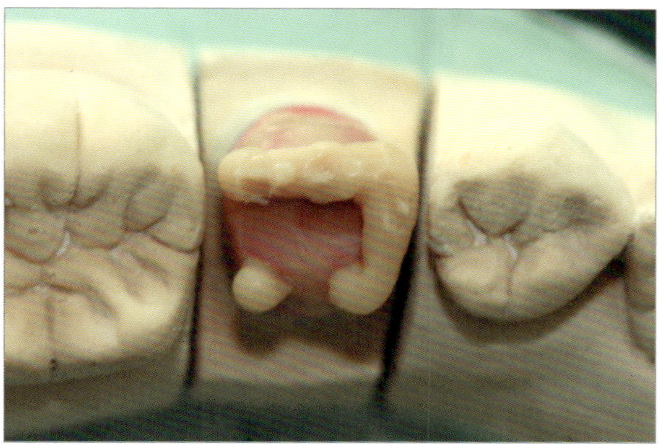

그림 3-158. mesial 변연융선 부위에 wax line을 형성하여 대합치와의 교합관계를 check한다. 대합치와의 교합 관계가 인기되었다.

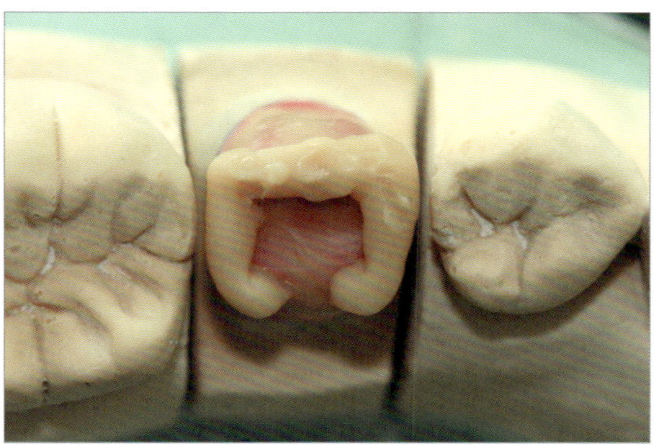

그림 3-159. distal 변연융선 부위에 wax line을 형성한다. 양옆의 인접치 변연융선 line의 높이와 같은 높이로 올린다.

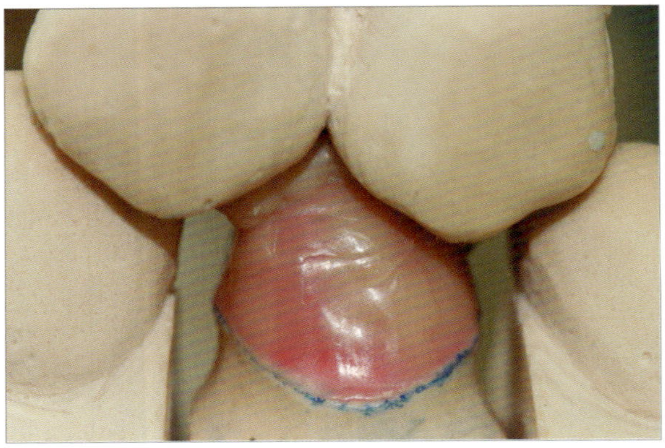

그림 3-160. 교합을 check 한다.

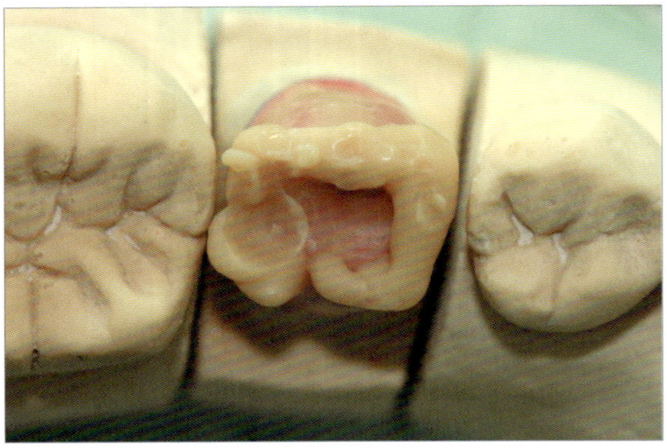

그림 3-161. 대합치와의 교합 관계가 인기된 상태

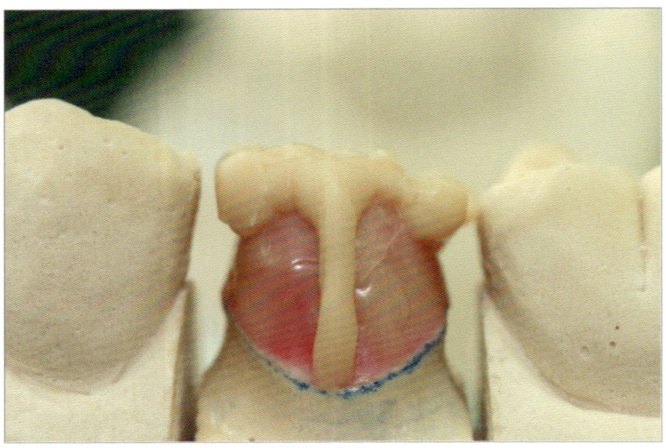

그림 3-162. buccal교두에 세워진 wax point를 기준으로 buccal면에 생기는 융선의 line을 형성한다.

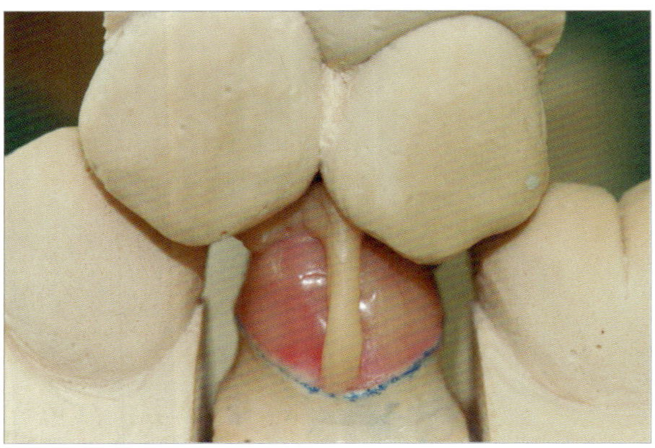

그림 3-163. buccal부 교두 방향에 생겨질 교합점을 찾기 위해 wax가 연화된 상태에서 교합을 check 한다.

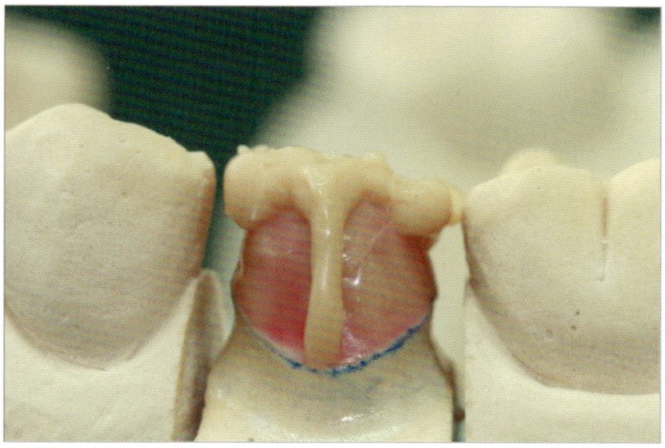

그림 3-164. 교두의 buccal부에 교합점이 찍힌 상태

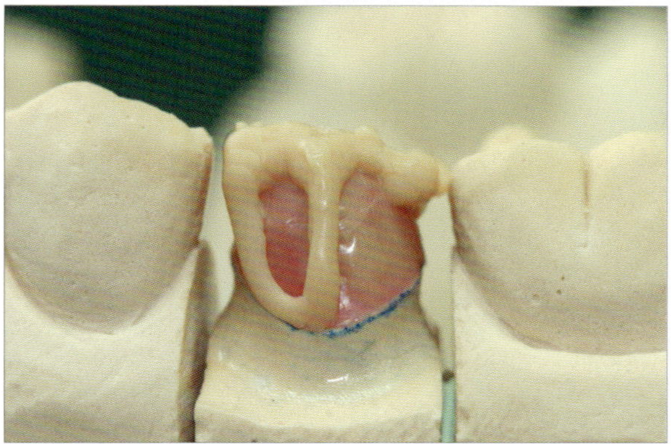

그림 3-165. mesial부의 우각 부위에 wax line을 형성한다. 이 부위는 buccal면의 mesial out line이 된다.

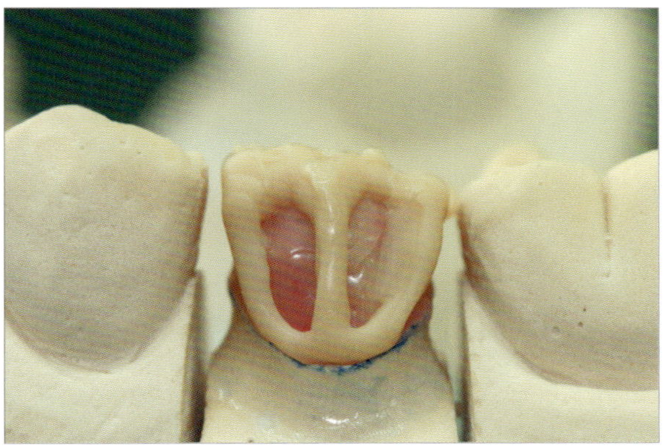

그림 3-166. distal부의 우각 부위에 wax line을 형성한다. 이 부위는 buccal면의 distal out line이 된다.

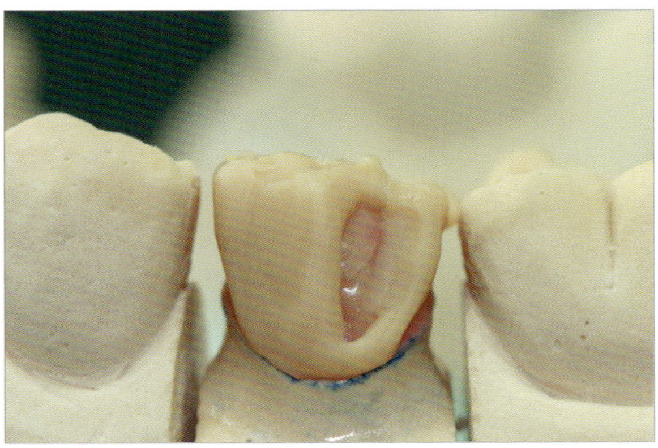

그림 3-167. 중앙의 wax line과 mesial부의 wax line 사이의 공간에 wax를 채워 넣어 mesial 반부의 경사면을 형성한다.

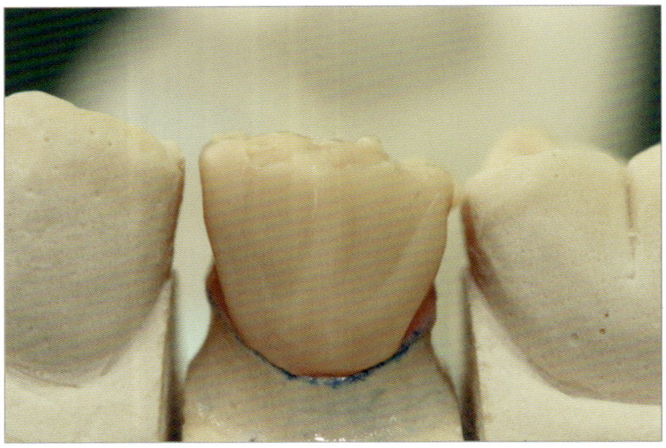

그림 3-168. 중앙의 wax line과 distal부의 wax line 사이의 공간에 wax를 채워넣어 distal 반부의 경사면을 형성한다.

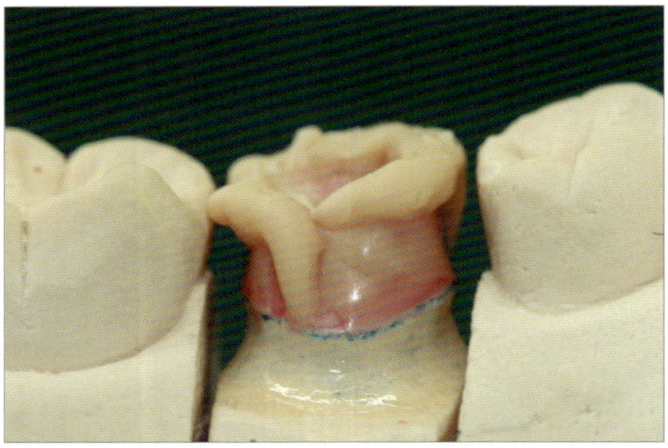

그림 3-169. lingual면을 wax up 한다.
mesio-lingual lobe와 disto-lingual lobe의 경계면이 되어지는 lingual groove를 중심으로 distal lobe의 경계부에 wax line을 형성한다.

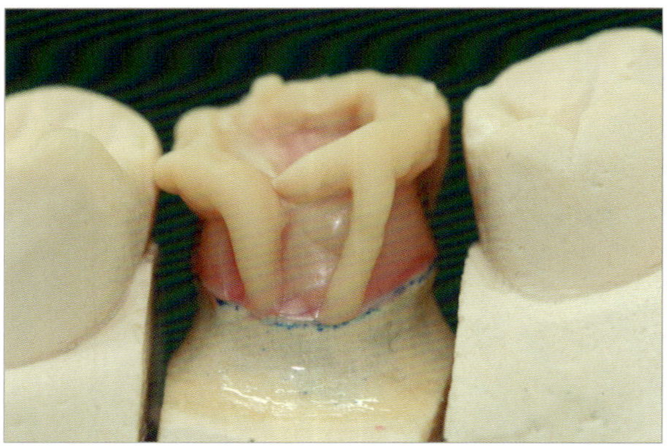

그림 3-170. distal에 비하여 비교적 발육이 좋은 mesial lobe의 풍융부위를 재현하기 위해 mesio-lingual 교두부의 wax point를 기점으로 wax line을 형성한다.

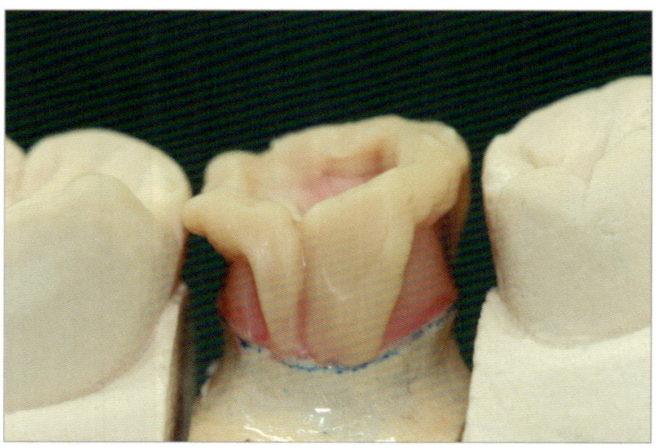

그림 3-171. mesio-lingual 교두부의 wax point를 기준으로 distal부에 형성된 경계선까지 wax up한다.

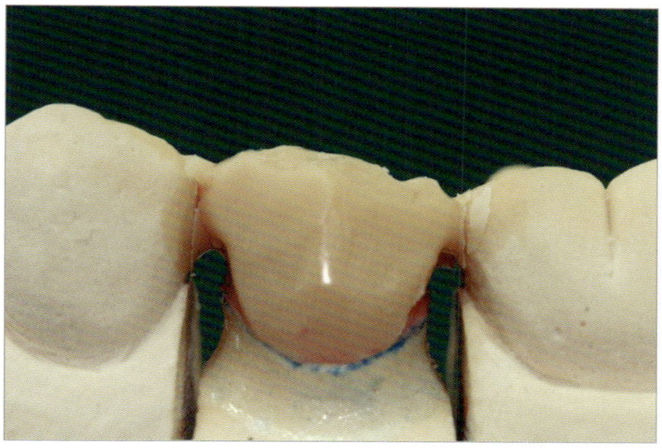

그림 3-172.

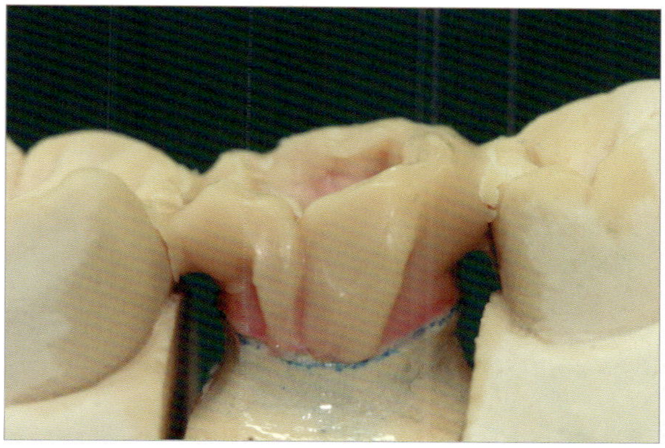

그림 3-173.

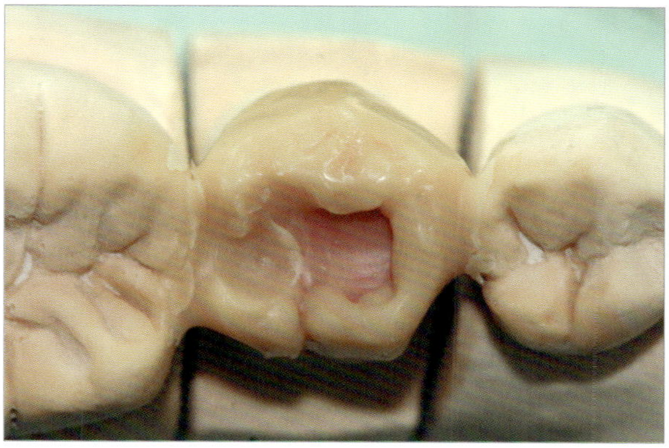

그림 3-174.

그림 3-172~174. contact point가 되어질 부위에 wax를 채워 넣는다. 이때 조각도는 비교적 온도를 높게 사용하여 깊이 채워 질 수 있도록 한다.

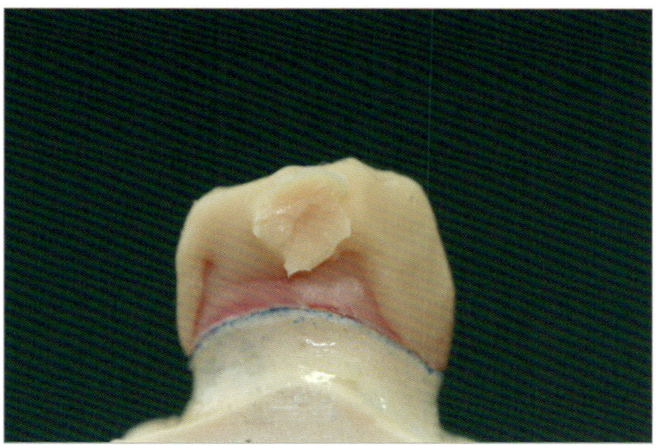

그림 3-175.

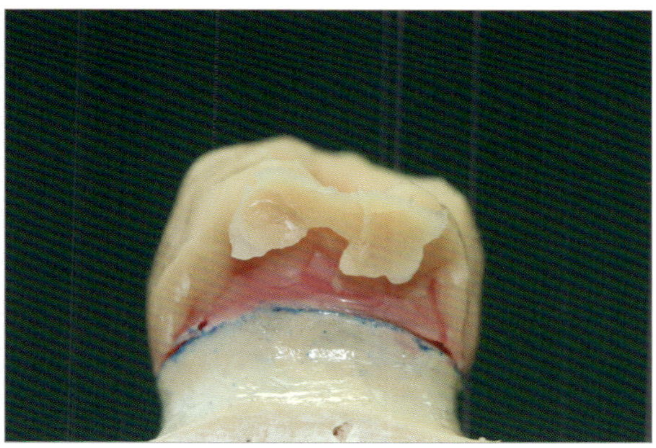

그림 3-176.

그림 3-175~176. model base 에서 빼내서 관찰한 인접면의 모양으로 cervical 부위에는 wax가 채워지지 않은 것을 볼 수 있다.

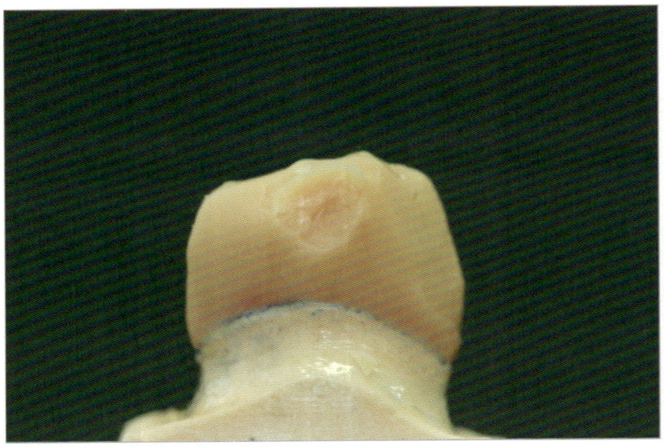
그림 3-177.

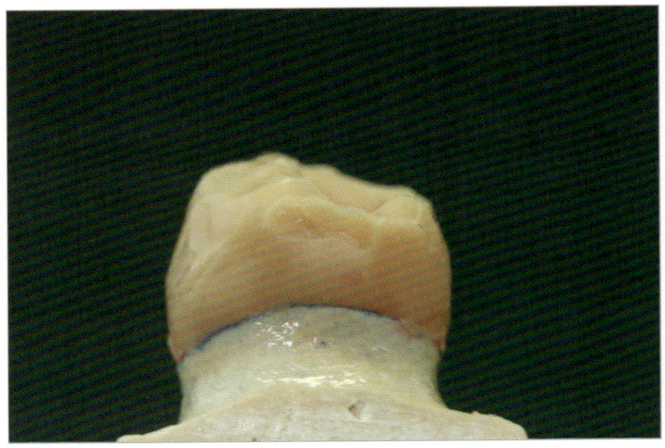
그림 3-178.

그림 3-177~178. cervical쪽의 미비한 부위에 wax를 첨가한다. 이때 contact부위가 명확하게 인기 되지 않았을 때에는 contact부위에 wax를 조금 첨가한 후 die를 model base에 재 장착시켜 contact 부위가 명확하게 인기 되도록 한다.

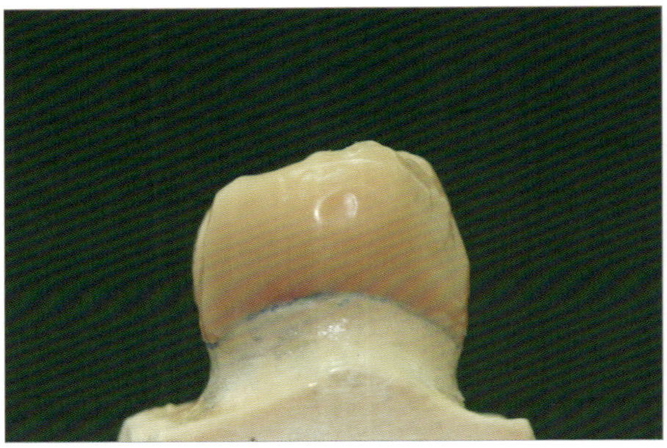
그림 3-179.

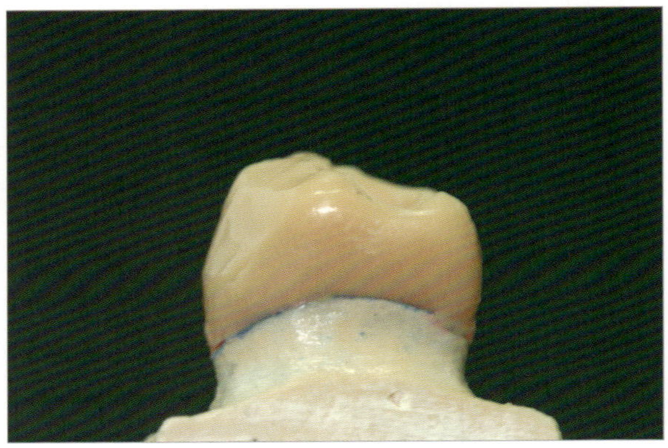
그림 3-180.

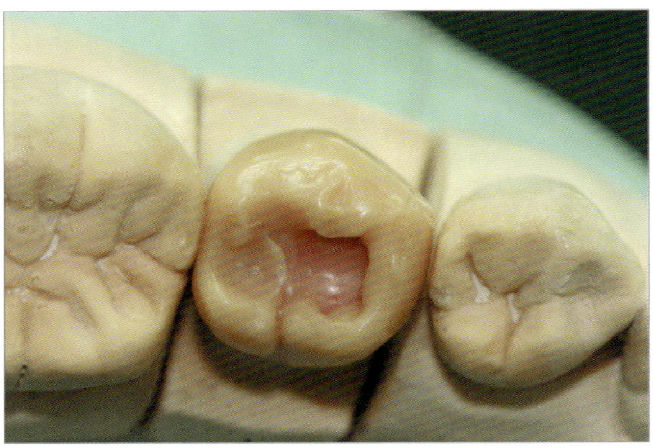
그림 3-181.

그림 3-179~181. contact point가 될 부위만 남겨두고 과잉된 wax를 제거한 상태

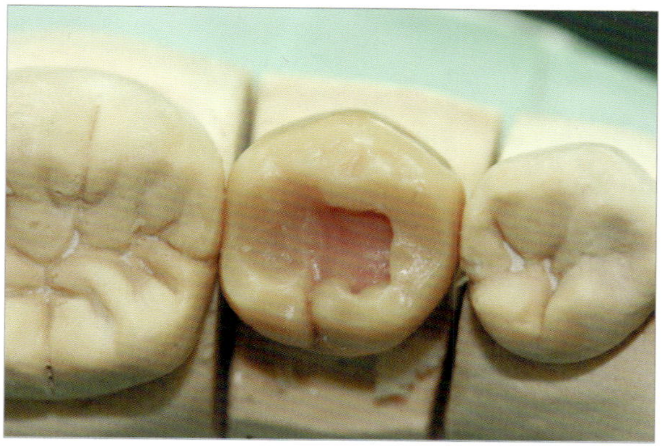

그림 3-182. 교합면측에서 본 buccal surface

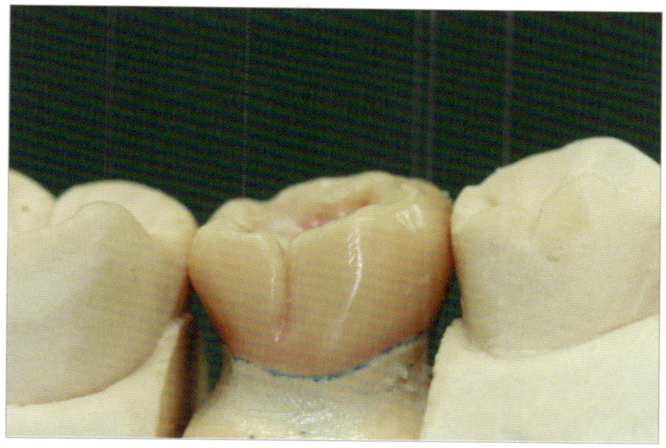

그림 3-183. lingual surface

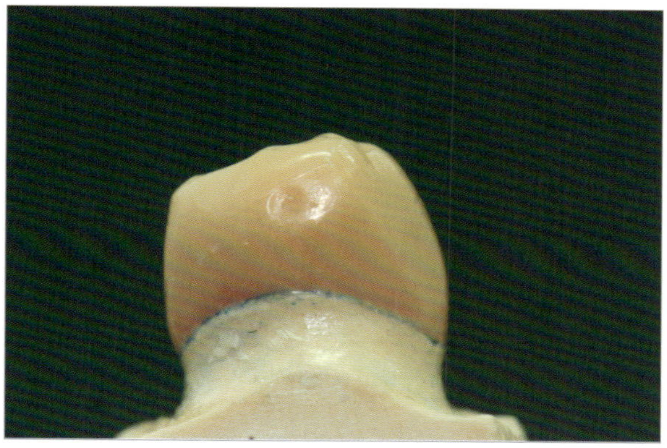

그림 3-184. mesial surface

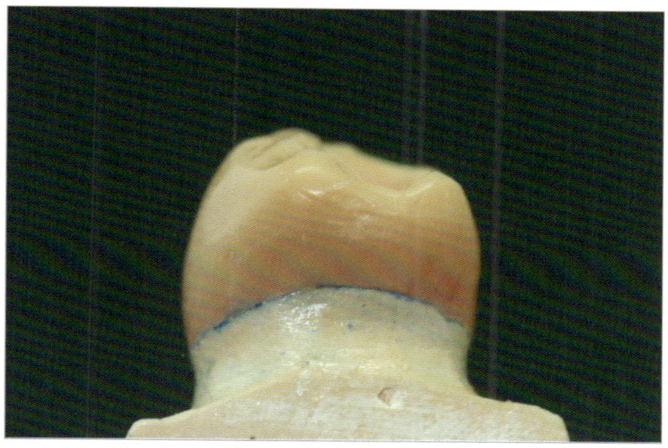

그림 3-185. distal surface

그림 3-184~185. buccal면, lingual면, mesial면, distal면의 4개 면을 섬세하게 다듬어주며 완성해 간다. 이렇게 함으로써 교합면의 외형을 완성 할 수 있다.

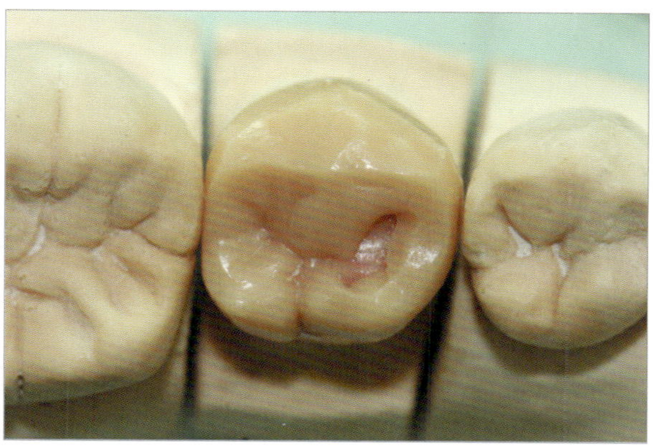

그림 3-186. occlusal부의 buccal융선을 형성한다.

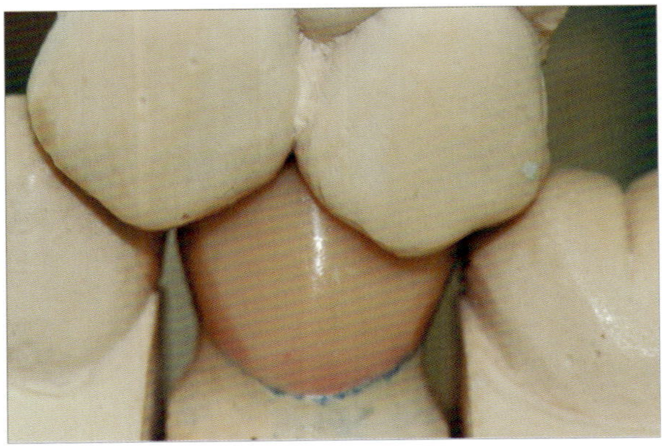

그림 3-187. 교합을 check한다.

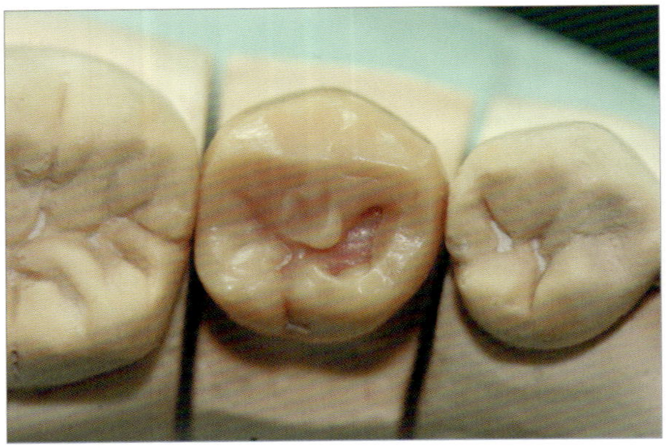

그림 3-188. 대합치와의 교합관계가 인기 된 상태

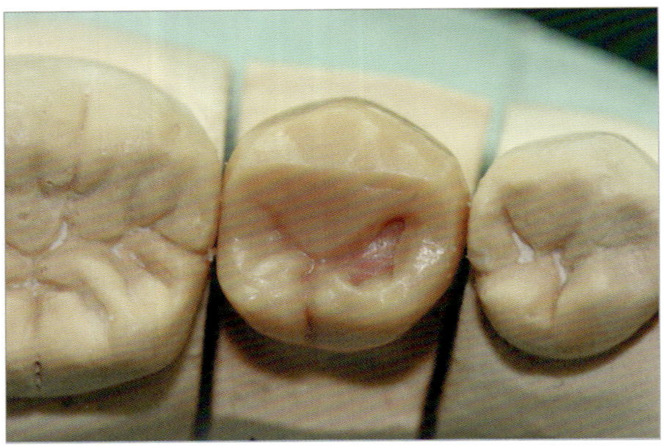

그림 3-189. 대합치와의 관계가 인기 된 교합점을 기준으로 과잉된 wax는 제거하며 다듬는다.

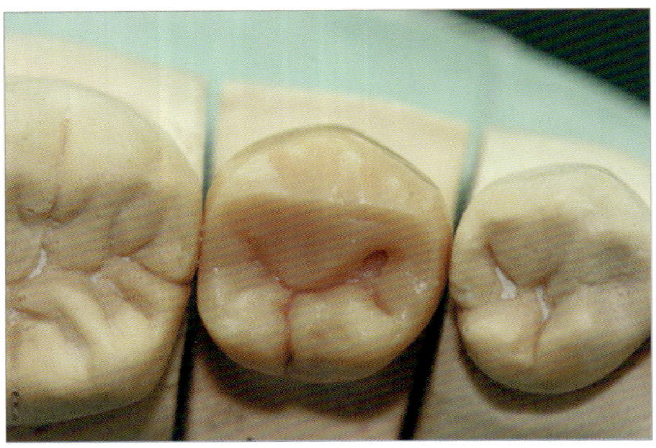

그림 3-190. occlusal부에서 mesio-lingual융선을 형성한다. 교합면에 존재하는 각각의 융선들을 하나씩 재현해 나가며 이 융선의 경계부에 main groove가 생성 되어지도록 주의깊게 wax up해 나간다.

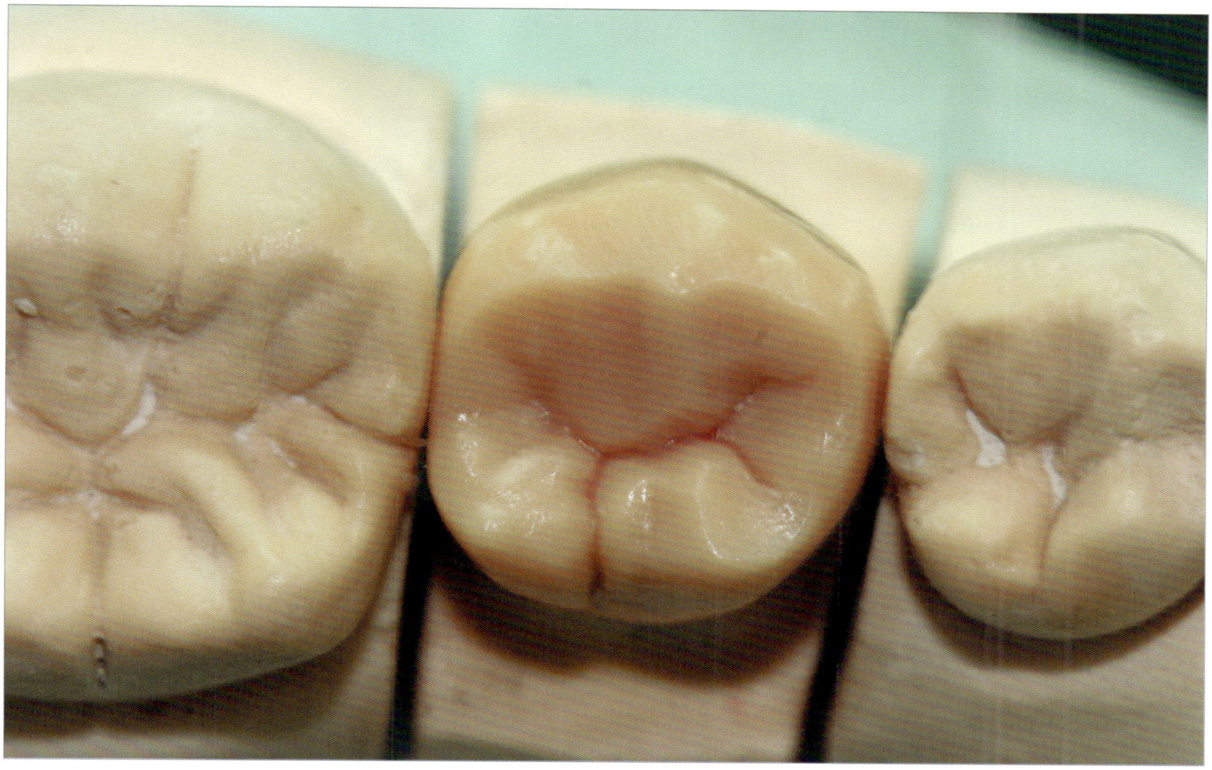

그림 3-191. mesial, distal부에 있는 변연 융선을 형성하는데 모든 면은 부드러운 곡선을 이루도록 다듬어 준다.

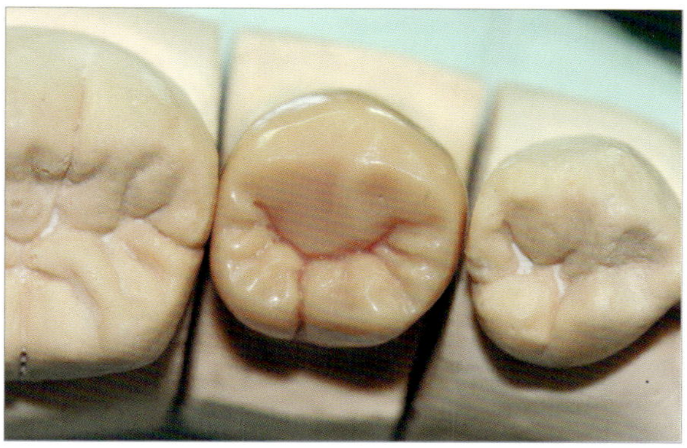

그림 3-192.

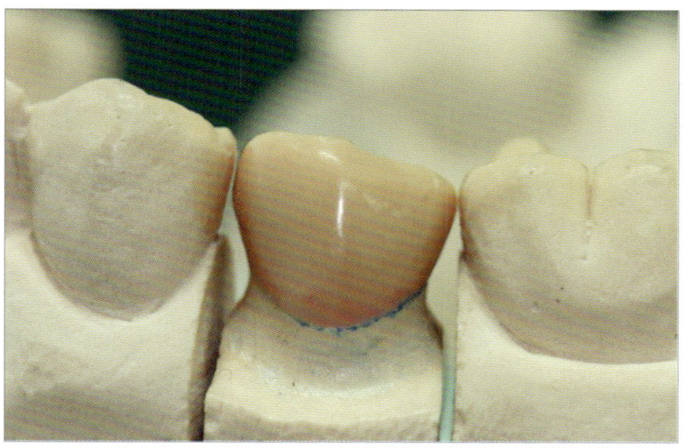

그림 3-193.

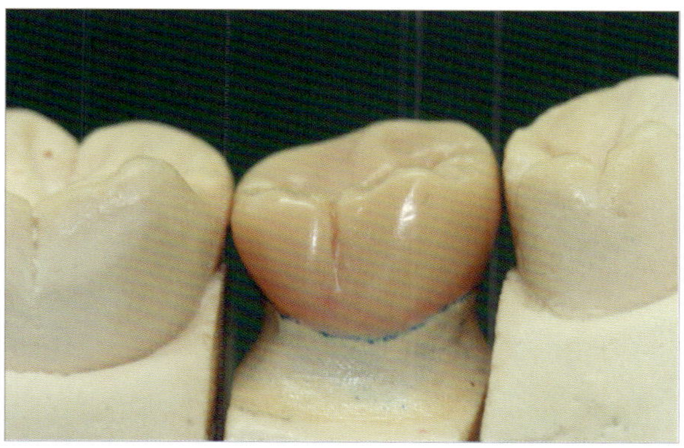

그림 3-194.

그림 3-192~194. main groove에 비하여 비교적 얕은 깊이의 secondary groove를 형성하며 섬세하게 다듬어 완성한다.

6. 상악좌측 제1대구치

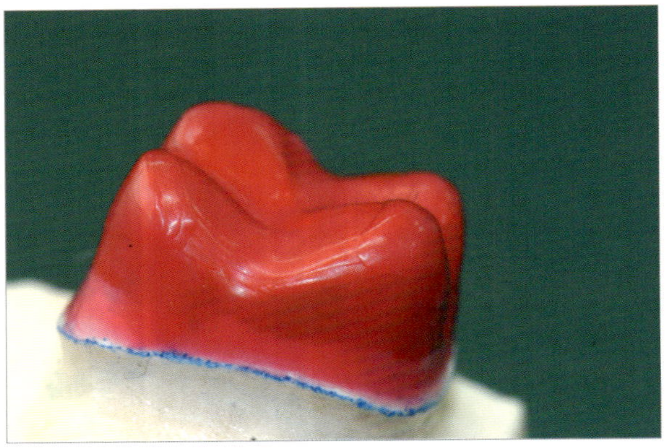

그림 3-195. 지대치(die), 인접치, 대합치에 분리제를 도포한다. 분리제 도포 후 soft한 base wax(inner wax)를 이용하여 한 겹 얇게 입힌다. 조각도의 온도는 비교적 높게 사용하여 세밀한 부분까지 채워져 흘러 들어가도록 한다.

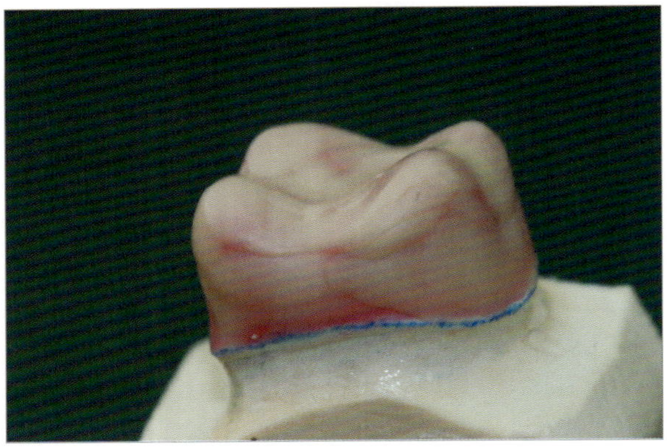

그림 3-196. base wax(inner wax)가 한겹 입혀진 지대치 모형에 modeling wax(ivory)를 이용하여 한 겹 더 입힌다. 이 작업은 soft한 base wax(inner wax)의 변형을 방지하기 위해 필요한 작업으로 계속적으로 가해지는 열과 압력에 대해 저항성을 갖게 된다.

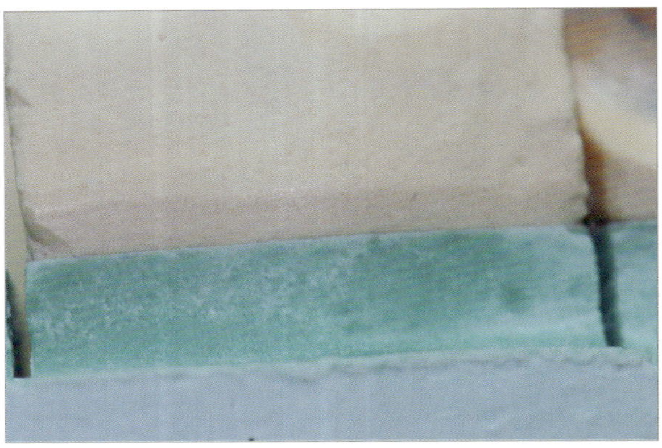

그림 3-197. 지대치를 model base에 재 위치시킨다. 지대치 모형과 model base 의 적합상태를 확인하여 이행부위가 정확이 맞아 들어갔는지를 확인한다. 정확히 맞지 않을 때에는 이물질 여부를 확인하여 제거하도록 한다.

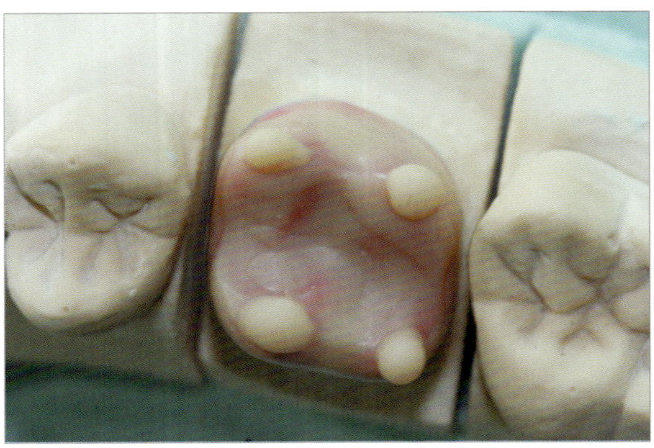

그림 3-198. 상악 제1대구치의 특징인 4교두형을 형성하기 위해 네 개의 교두부에 wax point를 형성하는데 이것은 앞으로 wax up과정에서 기준점이 된다.

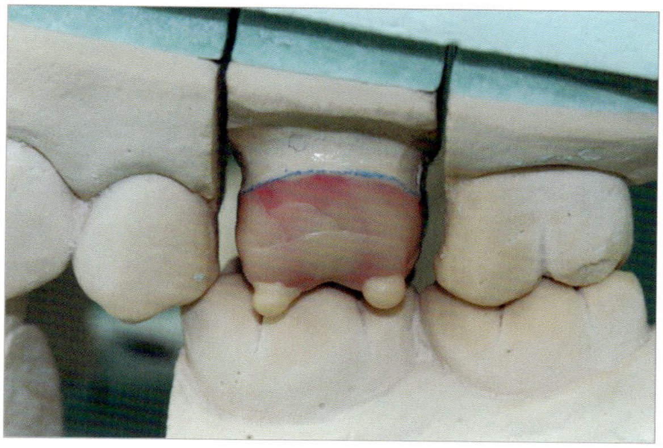

그림 3-199. wax가 연화된 상태에서 교합check를 하여 교합점의 위치와 교두정의 형태를 결정하는 bite를 wax point에 인기 한다.

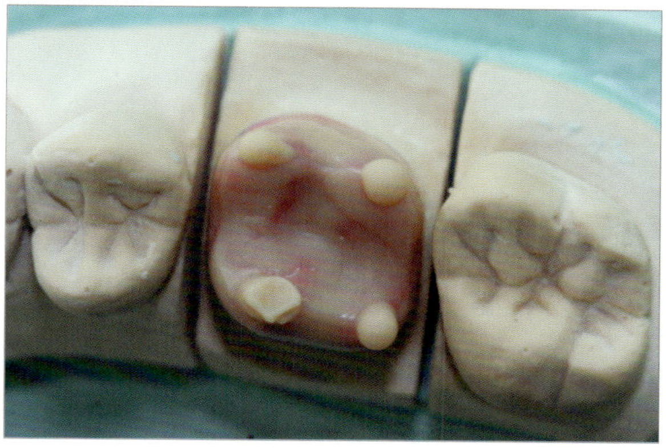

그림 3-200. 기능교두 부위에 교합점이 인기된 것을 볼 수 있다. 교두정의 위치와 높이를 설정할 수 있는 한계선이 결정 된다.

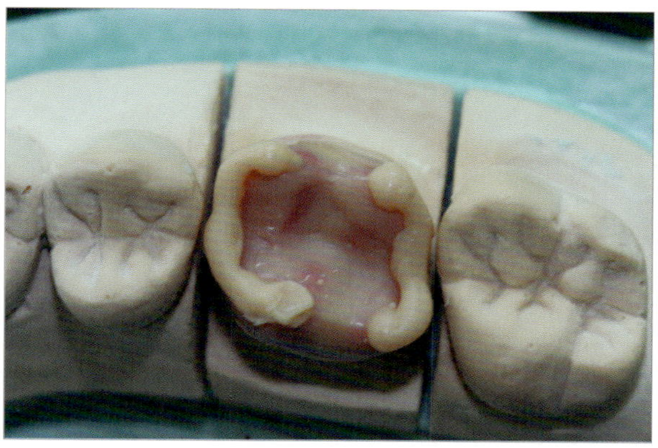

그림 3-201. 두개의 wax point를 이어서 mesial과 distal 양쪽의 변연융선을 형성한다. wax line의 높이는 인접치의 변연융선 높이와 같은 높이로 올린다.

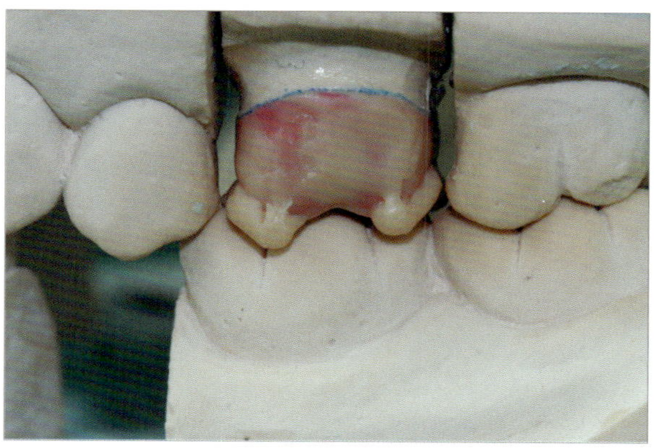

그림 3-202. 변연융선의 높이를 설정하기 위하여 교합관계를 인기한다. bite check 시에는 wax가 연화되어진 상태에서 한다.

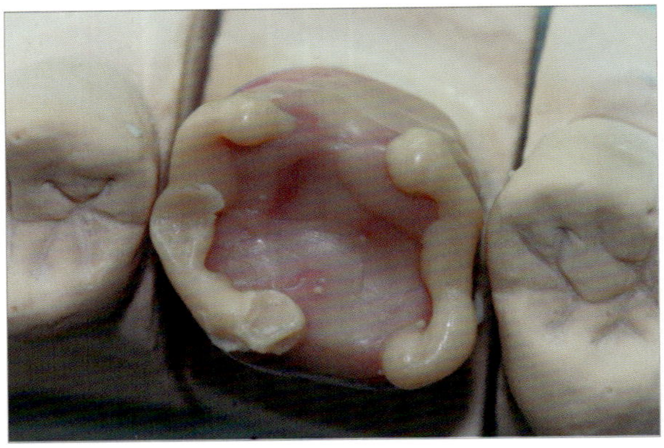

그림 3-203. 교합관계가 인기된 상태

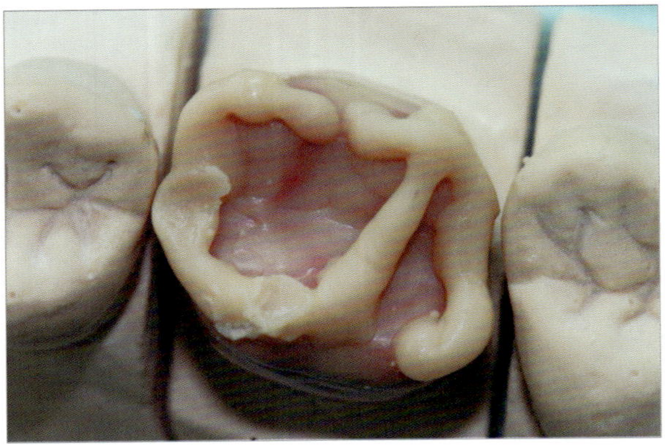

그림 3-204. cusp ridge를 형성해 가며 교합면 out line을 형성한다. 인접치와의 관계를 생각하며, 상악제1대구치의 특징이 살아나도록 형성한다.

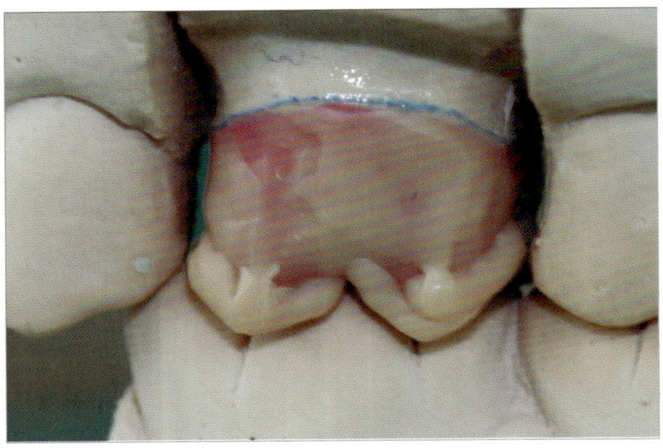

그림 3-205. 교합관계를 확인한다.

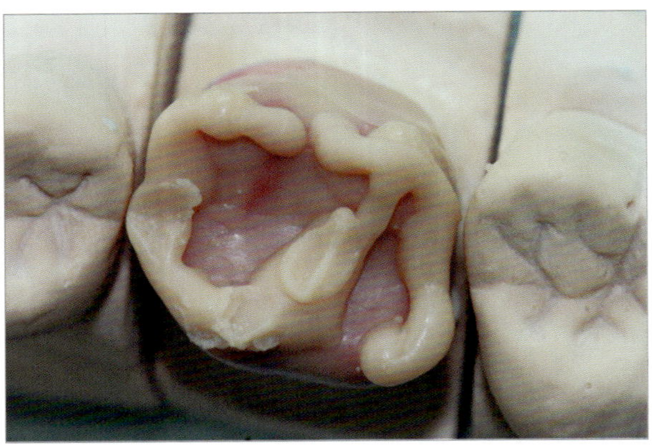

그림 3-206. 교합상태가 인기 된 상태
교두정의 위치와 높이를 설정할 수 있는 한계선이 결정 된다.

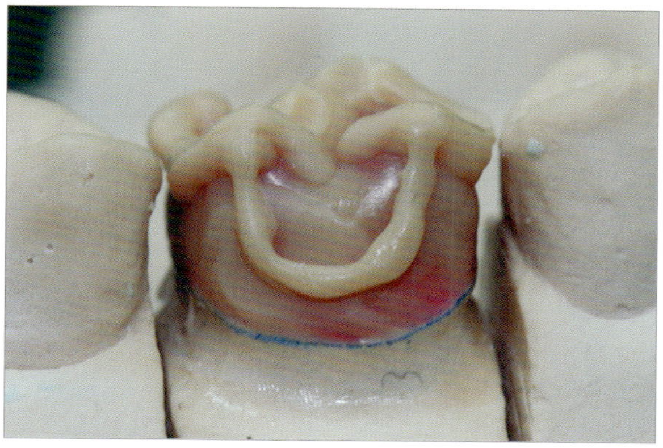

그림 3-207. buccal부의 두 교두를 기점으로 buccal surface의 풍융부인 U형의 wax line을 형성한다.

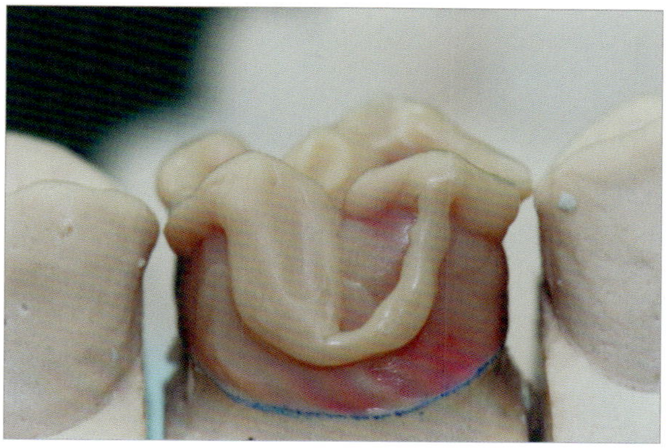

그림 3-208. U자형 wax ine의 distal 반부를 wax up 한다.

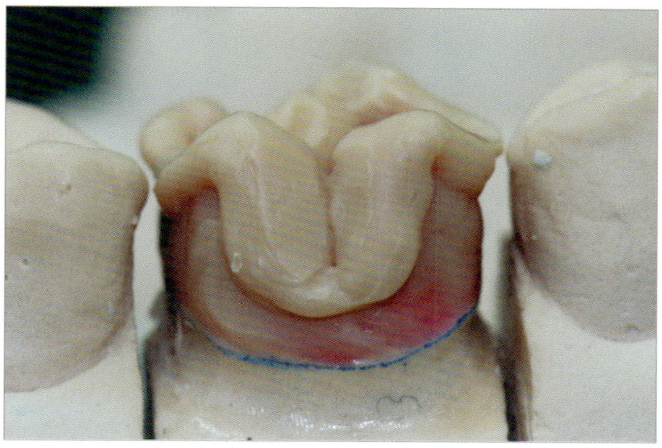

그림 3-209. 나머지 mesial 반부를 wax up을 한다.
두 반부의 경계선부위는 자연스럽게 buccal groove를 형성한다.

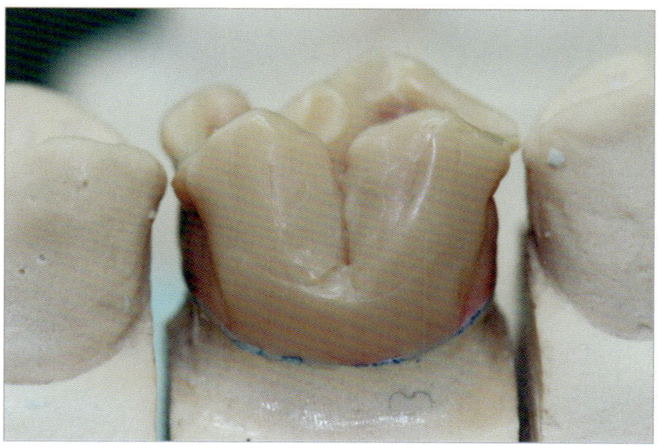

그림 3-210. U형 line의 바깥 사면을 wax up하여 buccal면의 외형을 형성한다.

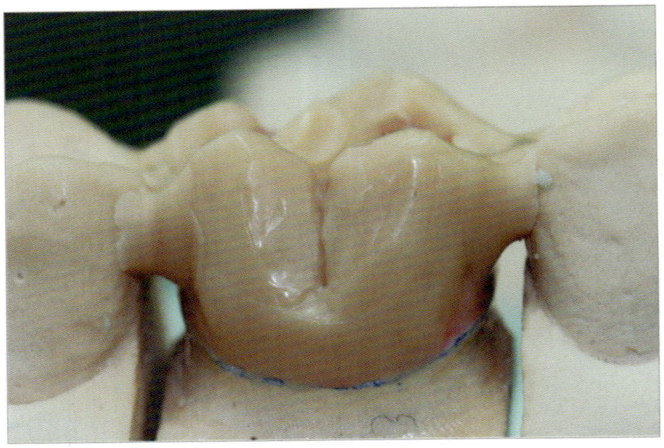

그림 3-211. 양쪽의 인접면에 wax를 채워 넣는다.
조각도의 온도를 비교적 높게 사용하여 깊은 곳까지 wax가 채워질 수 있도록 한다.

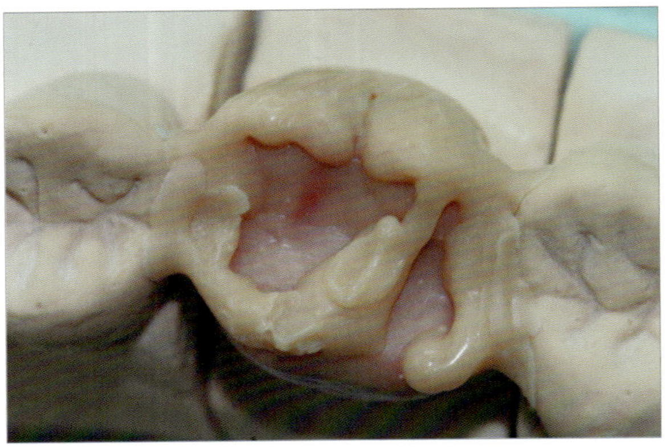

그림 3-212. occlusal면에서 본 상태

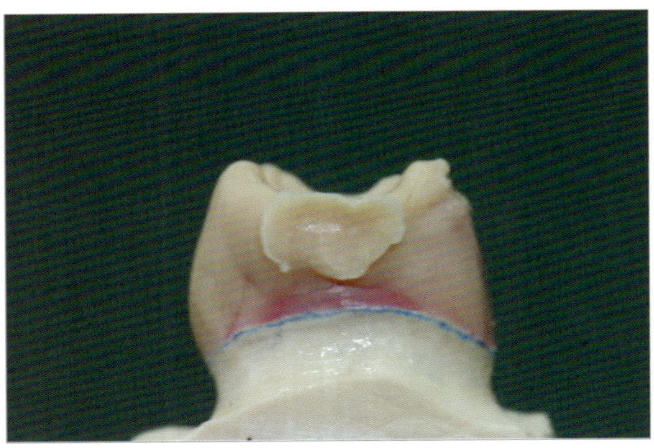

그림 3-213.

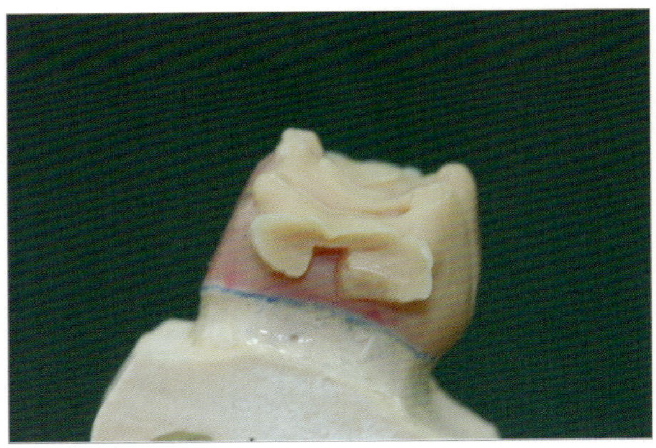

그림 3-214.

그림 3-213~214. 양 인접면의 contact 부위가 인기된 상태

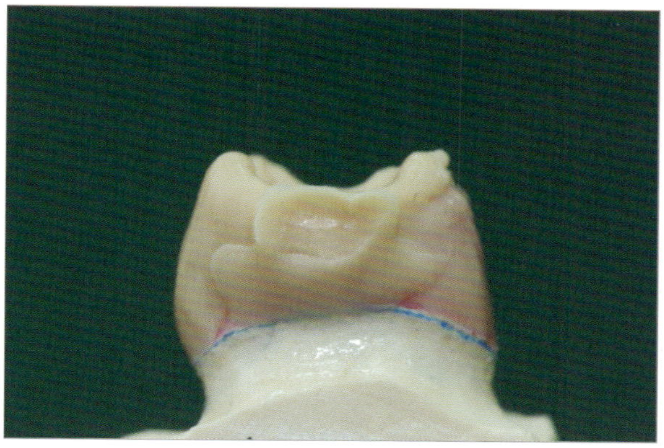

그림 3-215.

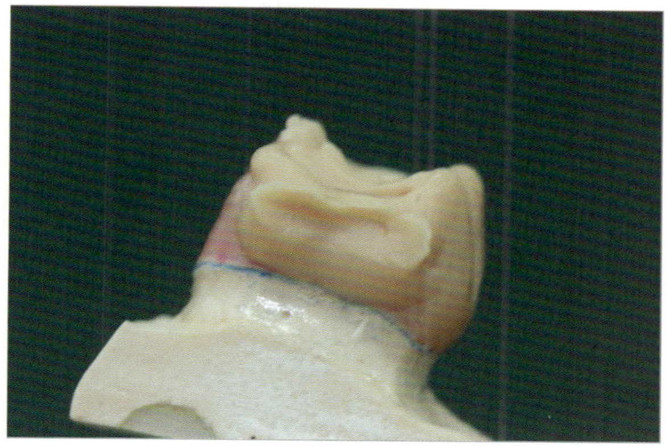

그림 3-216.

그림 3-215~216. wax가 미비하게 채워진 부위에 wax를 첨가한다.

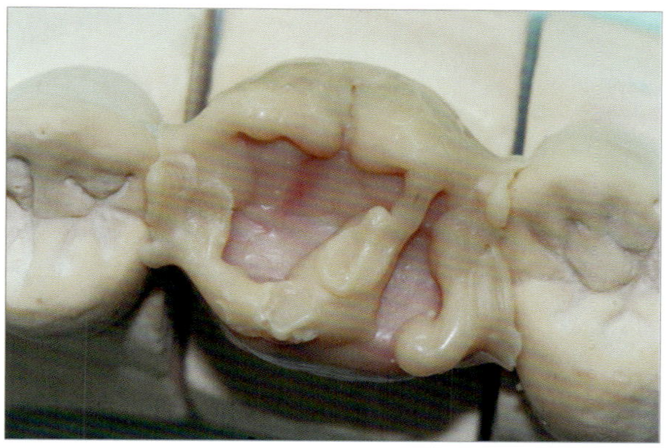

그림 3-217. wax가 연화된 상태에서 지대치를 model base에 재 위치시키는데 이러한 과정은 contact 부위의 정확한 인기를 위해 반드시 필요한 작업이다.

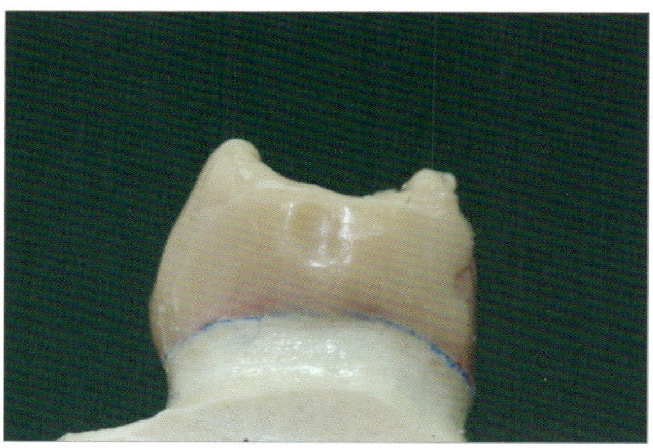

그림 3-218.

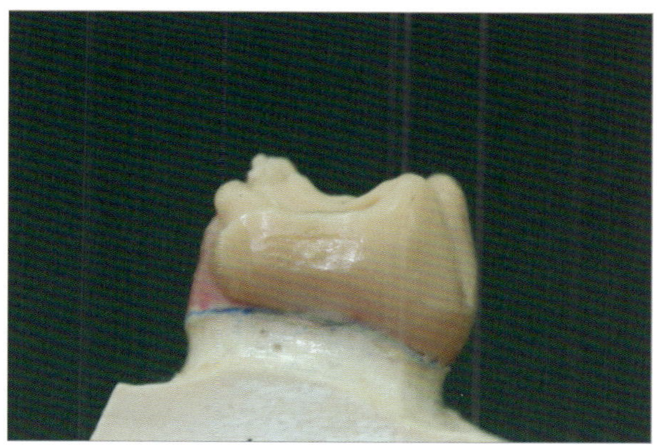

그림 3-219.

그림 3-218~219. 치형을 model base에서 빼어낸 후 과잉된 wax를 제거하는데 오목하게 찍힌 contact point 부위만 남겨 놓고 다듬는다.

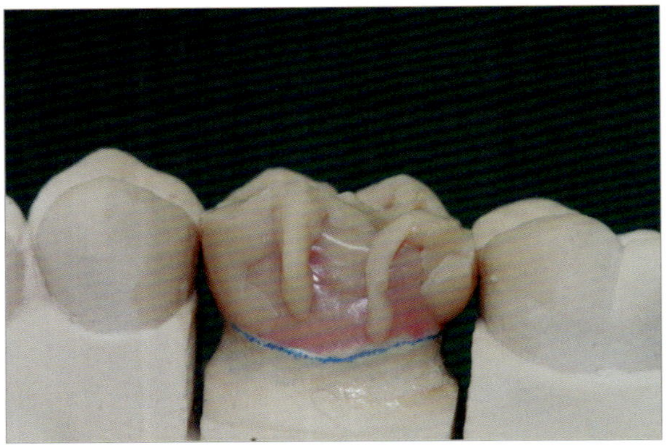

그림 3-220. 지대치를 model base에 재 장착 시킨 후 lingual면을 형성한다. lingual부에 있는 두개의 교두를 기준으로 cervical 방향으로 향하는 두개의 wax line을 형성한다.

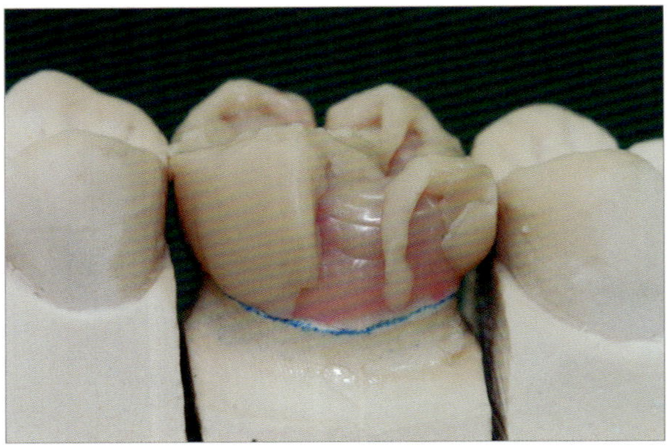

그림 3-221. mesio-lingual교두의 mesial측 wax line을 기준으로 wax up한다.

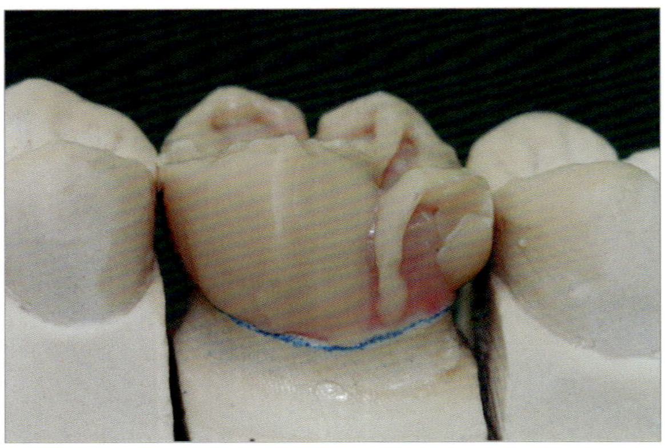

그림 3-222. mesio-lingual교두의 나머지 반부를 mesial측 wax line을 기준으로 wax up하는데 distal측 wax line과 경계를 이루도록 한다. 이 경계부위는 lingual groove가 된다.

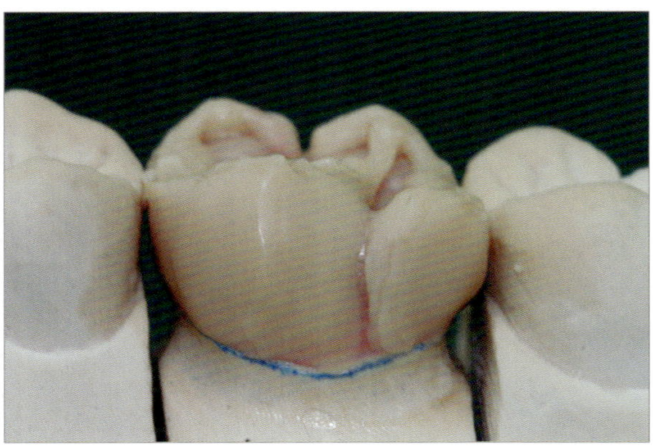

그림 3-223. disto-lingual교두의 lingual면을 wax up 한다.
이렇게 함으로써 lingual면 형태의 윤곽이 드러나게 된다.

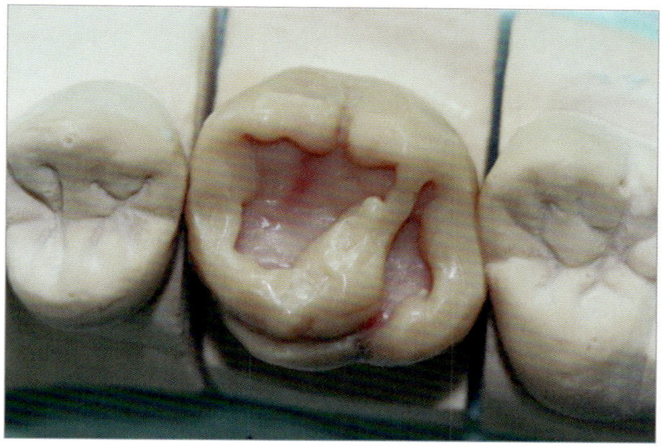

그림 3-224.

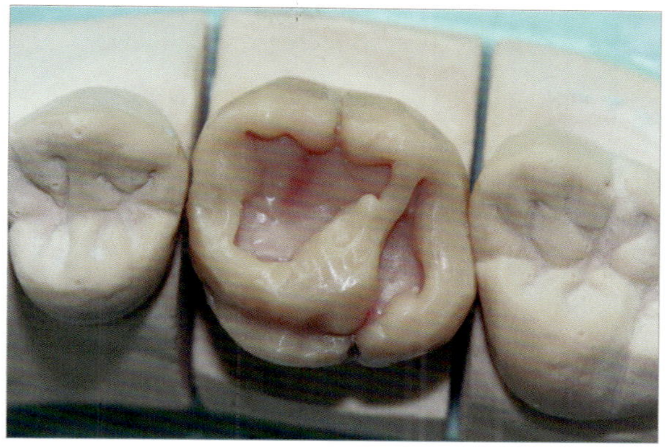

그림 3-225.

그림 3-224~225. 외형을 다듬으며 동명치의 특징을 표현한다.

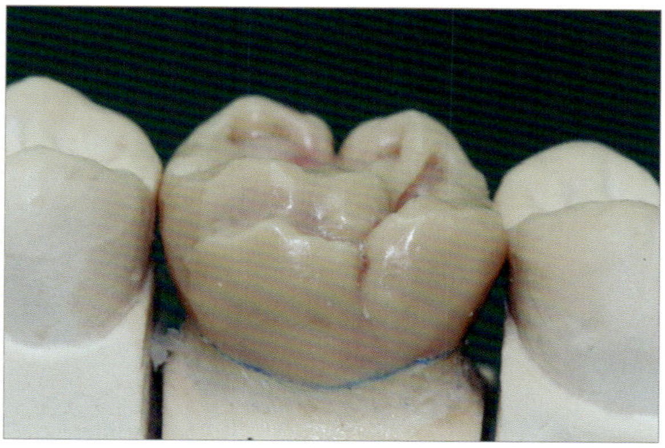

그림 3-226. mesio lingual교두의 lingual면에 carabelli's 교두를 형성한다.

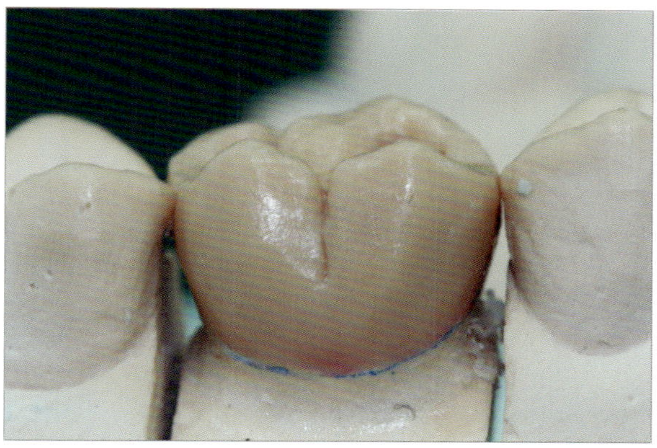

그림 3-227. buccal면도 다듬어서 완성한다.

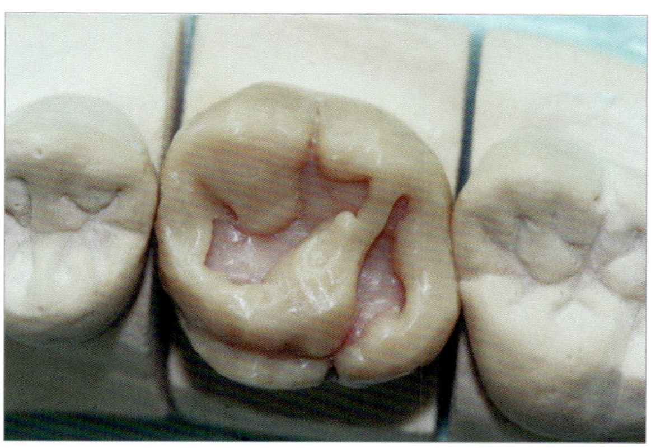

그림 3-228. mesio-buccal cusp를 기점으로 mesio buccal ridge를 형성한다.

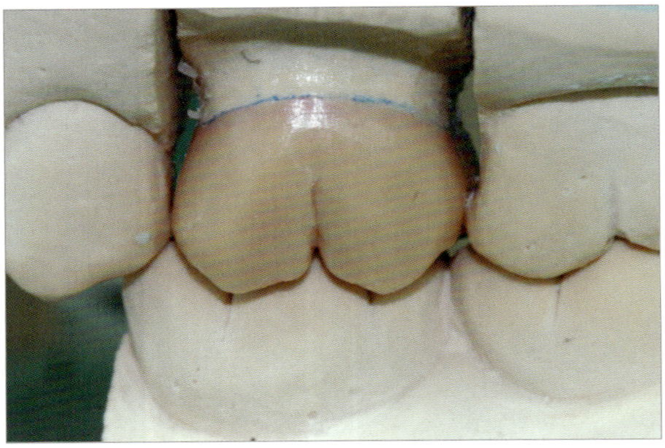

그림 3-229. 교합을 check하여 대합치와의 교합관계를 인기한다.

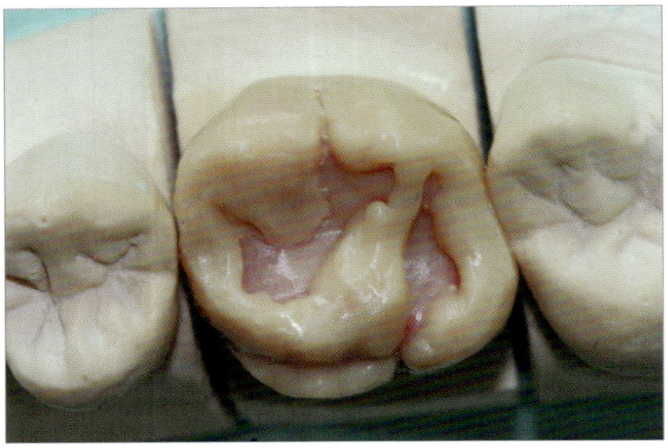

그림 3-230. mesio-buccal ridge에 교합관계가 인기되었다.

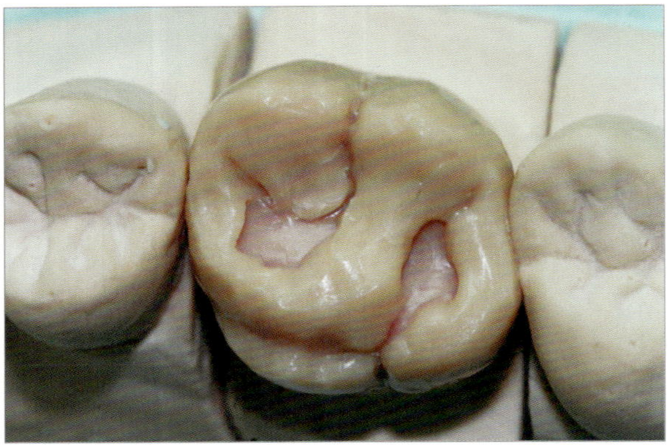

그림 3-231. disto-buccal cusp를 기준으로 mesio lingual cusp까지 이어지는 사주융선을 형성한다. 여기서 생기는 경계 부위는 main groove가 된다.

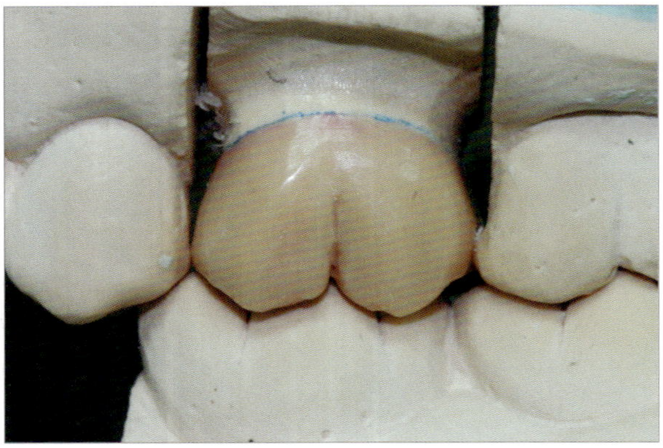

그림 3-232. 교합을 check한다.

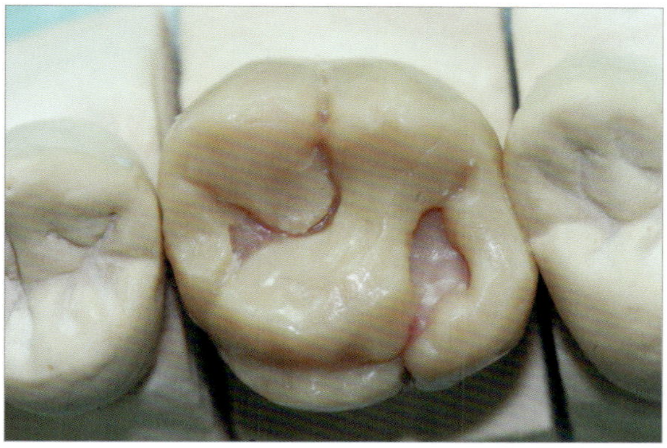

그림 3-233. mesio-lingual부를 wax up 한다.
여기서 생겨지는 경계부위는 main groove가 되므로 섬세하게 wax up 한다.

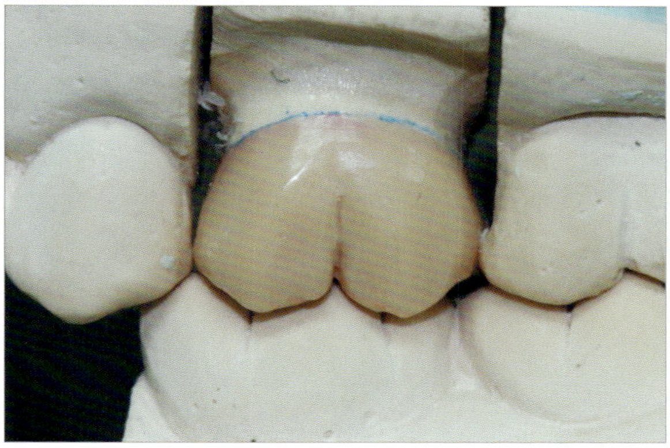

그림 3-234. 교합을 check해 본다.

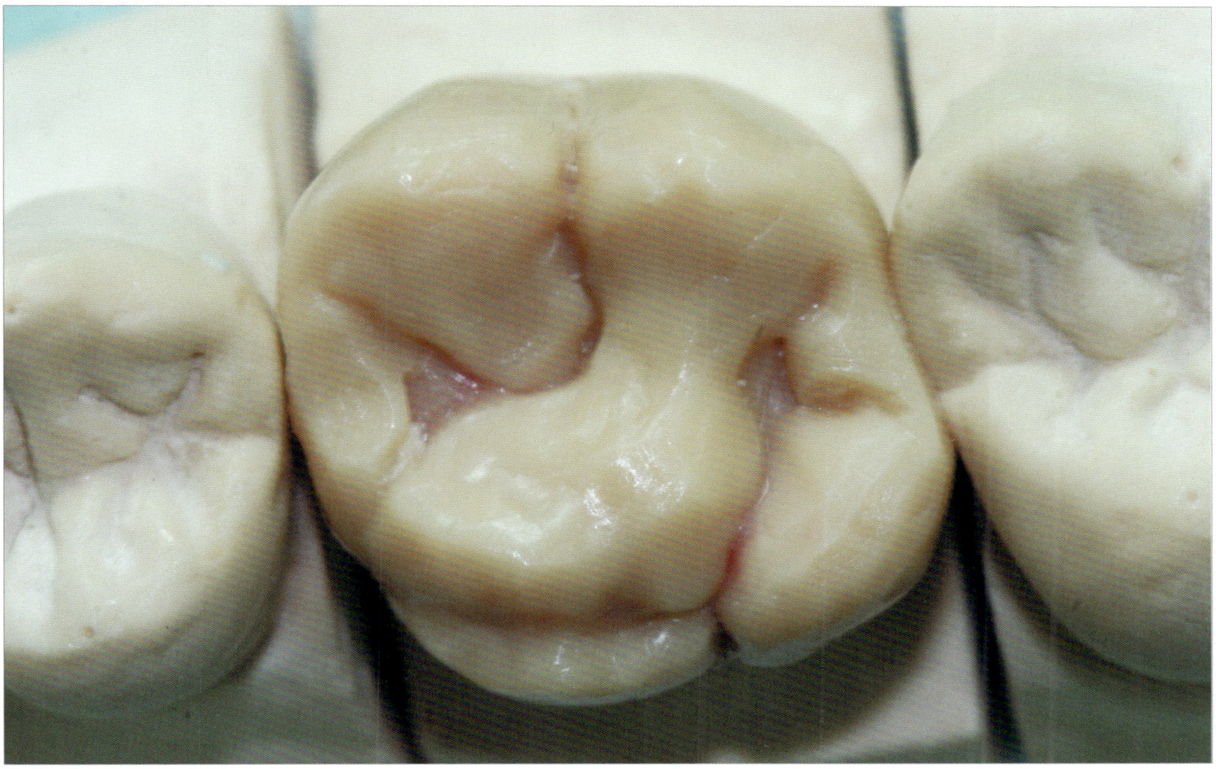

그림 3-235. 교합점을 확인하여 다듬는다. disto-lingual교두를 기준으로 disto-lingual부를 wax up한다.

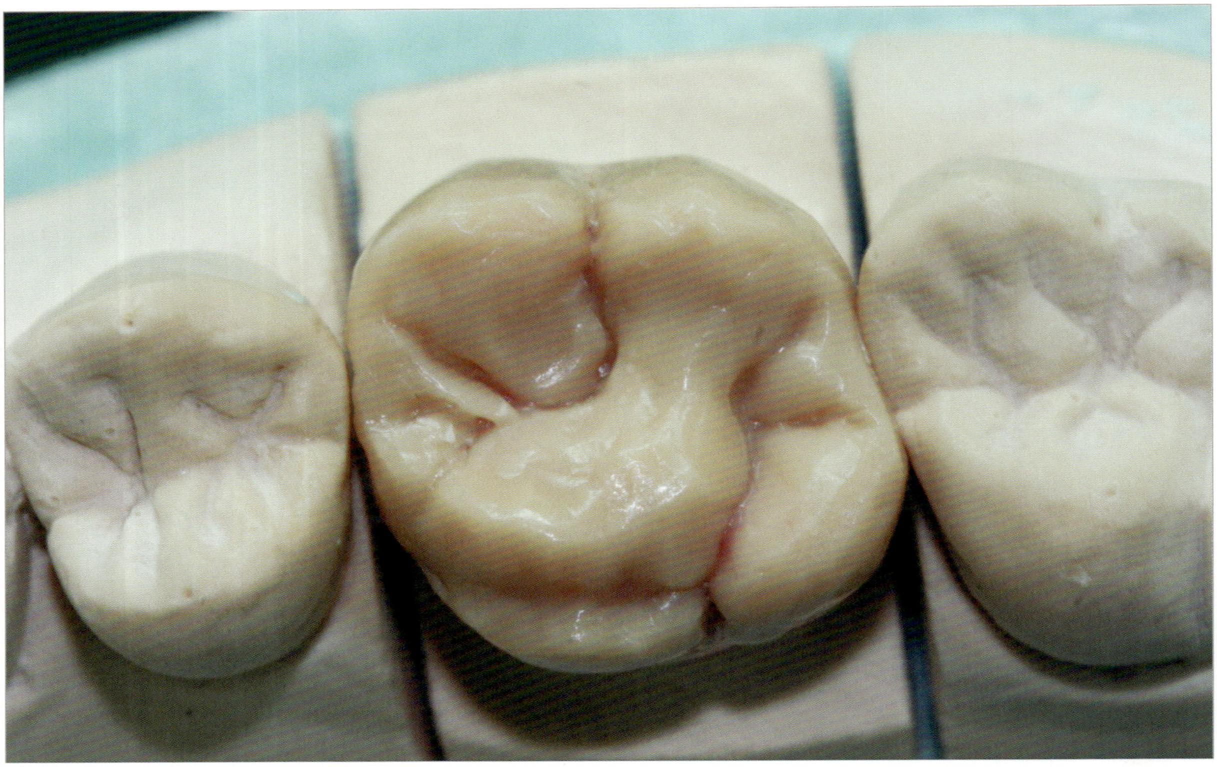

그림 3-236.

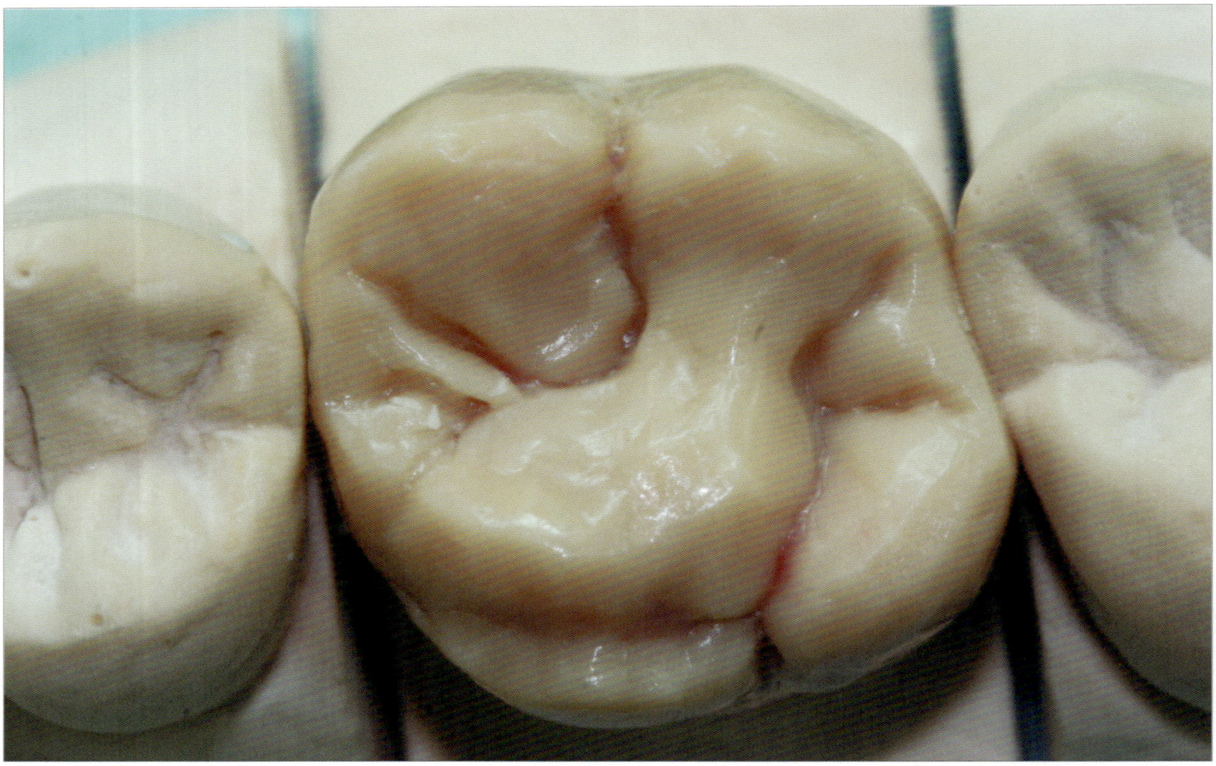

그림 3-237.

그림 3-236~237. 변연융선을 wax up 한다. 각각의 융선이 만나는 경계부위는 main groove가 된다.

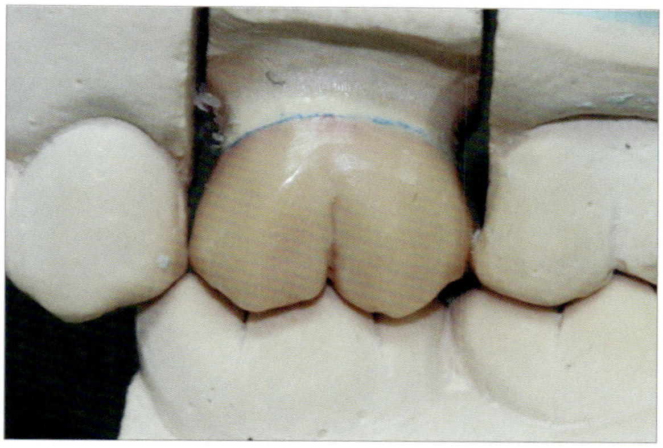

그림 3-238. 대합치와의 교합관계를 check해 본다.

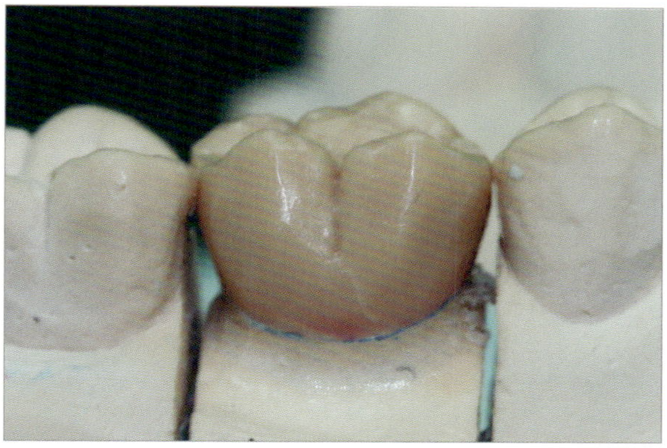

그림 3-239.

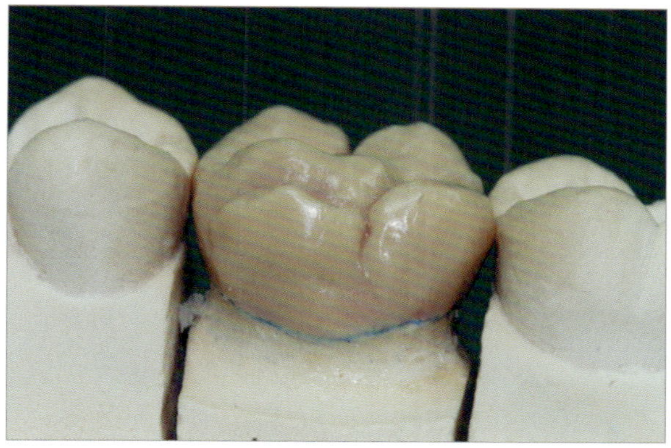

그림 3-240.

그림 3-239~240. 모든 면을 부드럽게 다듬으며 마무리한다. 이때 세부적으로 수정할 부위가 없는지 확인하는 작업도 병행한다.

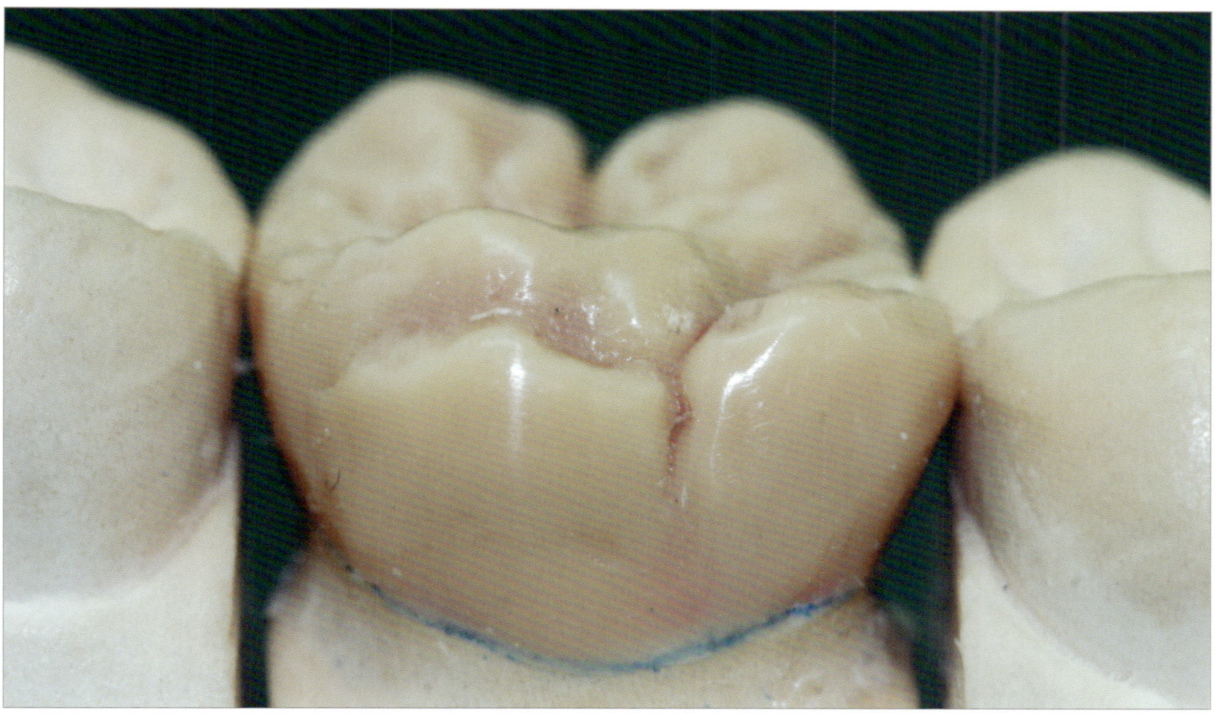

그림 3-241.

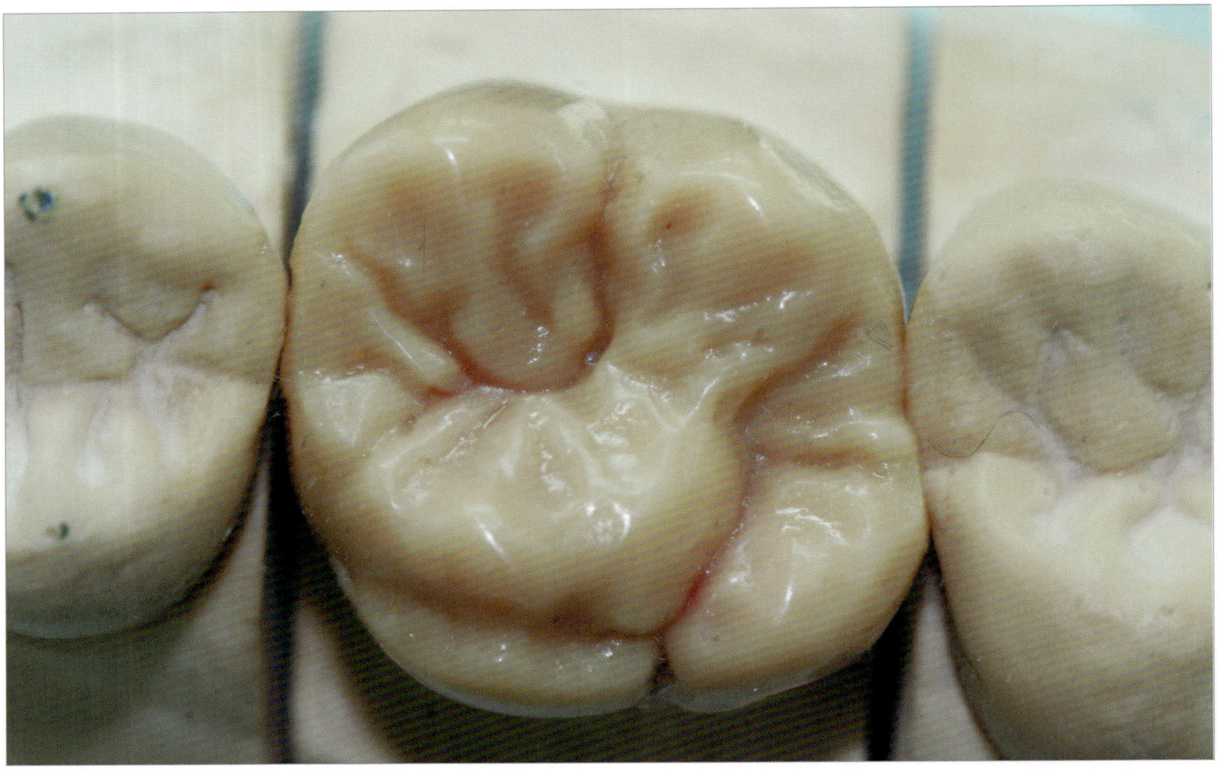

그림 3-242. secondary groove를 표현한다. main groove처럼 깊지 않게 형성하며 자연스럽게 마무리 한다.

7. 하악우측 제1대구치

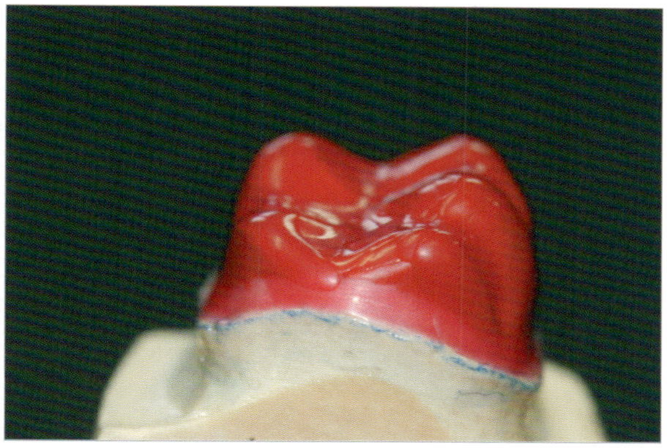

그림 3-243. 지대치(die), 인접치, 대합치 부위에 분리제를 도포한다. 분리제 도포 후 soft한 base wax(inner wax)를 이용하여 한 겹 얇게 입힌다. 조각도의 온도는 비교적 높게 사용하여 세밀한 부분까지 채워져 흘러 들어가도록 한다.

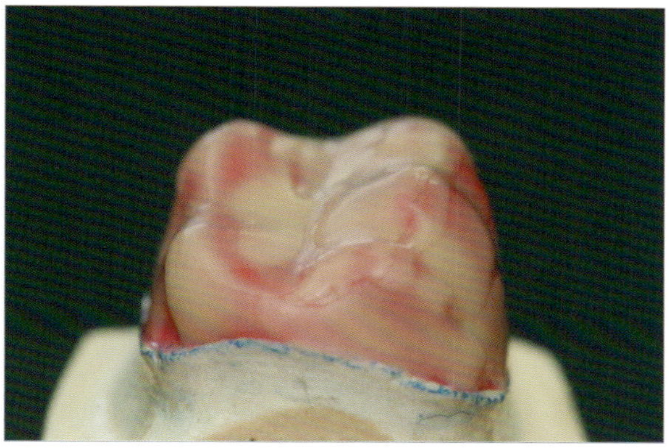

그림 3-244. base wax(inner wax)가 한겹 입혀진 지대치 modeling wax(ivory)를 이용하여 한 겹 더 입힌다. 이 작업은 soft한 base wax(inner wax)의 변형을 방지하기 위해 필요한 작업으로 계속적으로 가해지는 열과 압력에 대해 저항성을 갖게 된다.

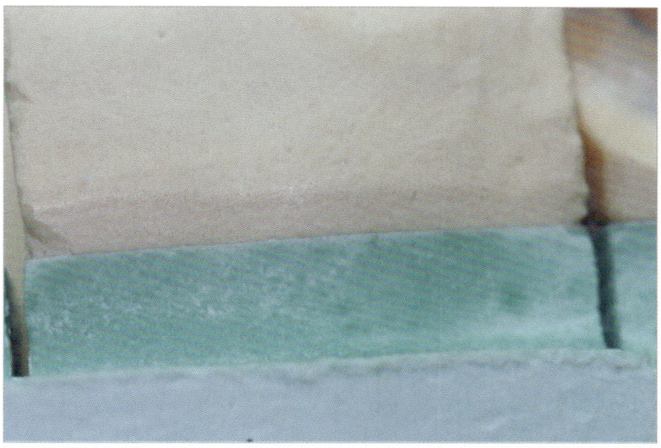

그림 3-245. 지대치를 model base에 재 위치 시킨다. 지대치와 model base의 적합상태를 확인하여 이행부위가 정확히 맞아 들어갔는지를 확인한다. 정확히 맞지 않을 대에는 이물질의 여부를 확인하여 제거하도록 한다.

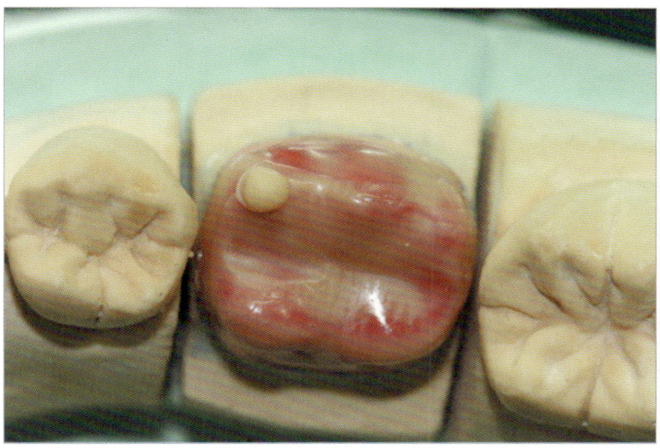

그림 3-246. 하악 제1 대구치의 특징인 5교두형의 재현을 위하여 교두의 위치를 잡는다.
먼저 mesio-buccal cusp의 위치에 wax point를 형성한다.

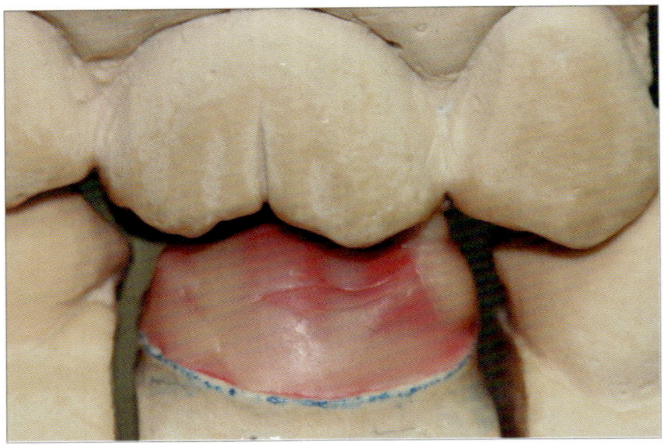

그림 3-247. 교두의 높이를 결정하기 위하여 교합을 check하는데 이때 wax는 연화되어있는 상태에서 한다.

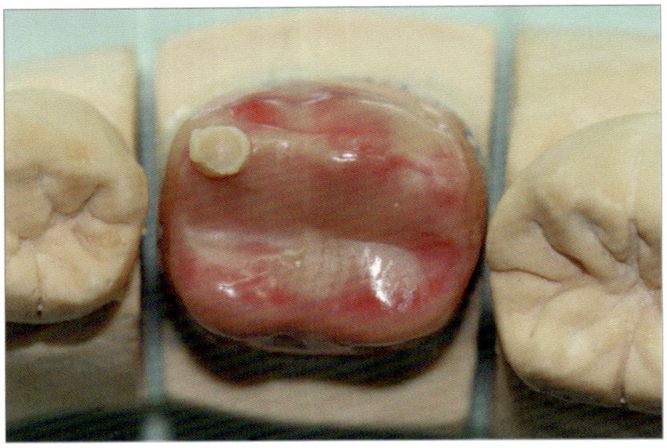

그림 3-248. 교합이 인기 된 상태

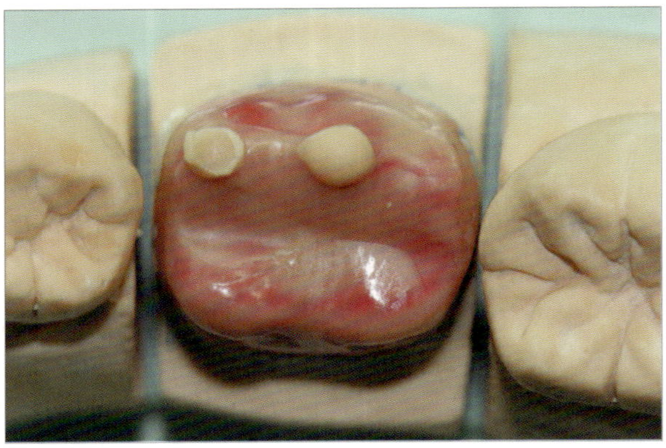

그림 3-249. disto-buccal cusp의 위치에 wax point를 형성한다.

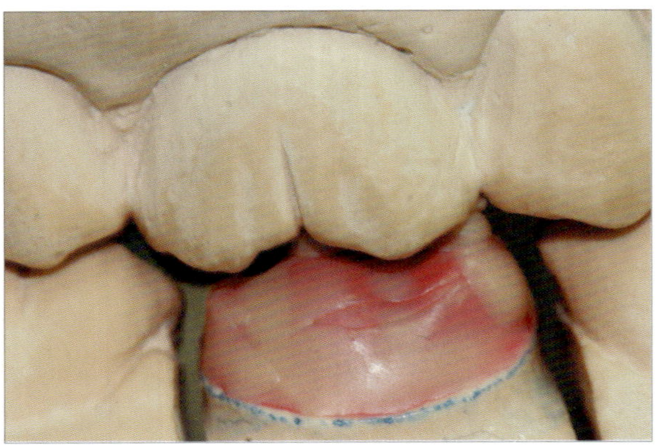

그림 3-250. bite를 check한다.

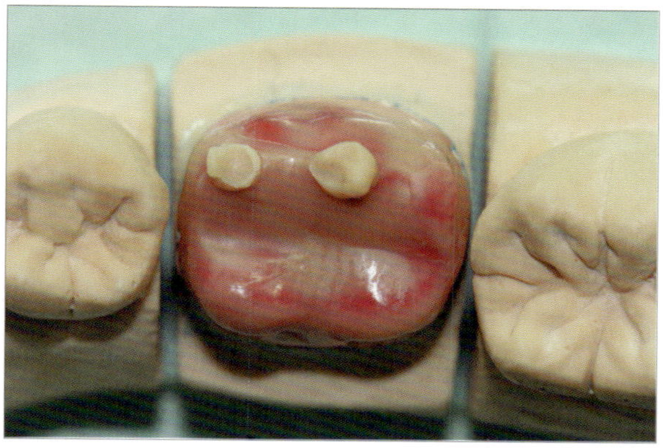
그림 3-251. 교합이 인기 된 상태

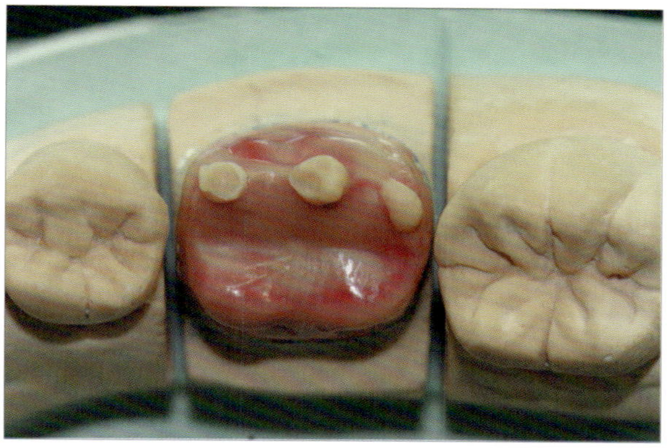
그림 3-252. distal cusp에 wax point 형성

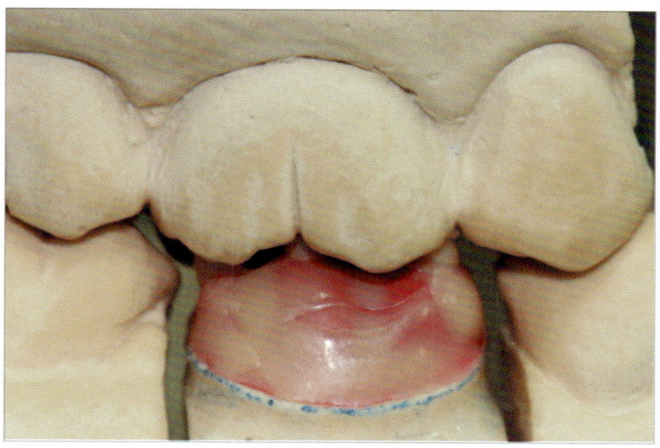
그림 3-253. 교합관계를 확인한다.

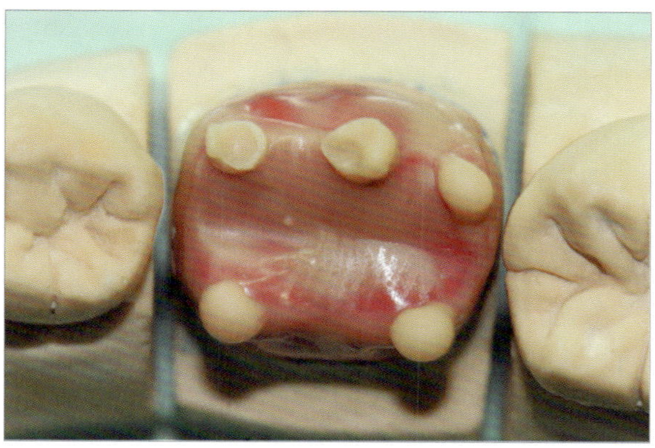
그림 3-254. lingual부의 교두를 형성한다. lingual부는 비기능 교두로서 상악 치아와 교합되어지지 않는 부위이다. 그러므로 높이 및 위치를 임의로 정해야 하는데 인접치와의 관계에서 얻어지는 정보를 활용하여 wax point를 형성한다.

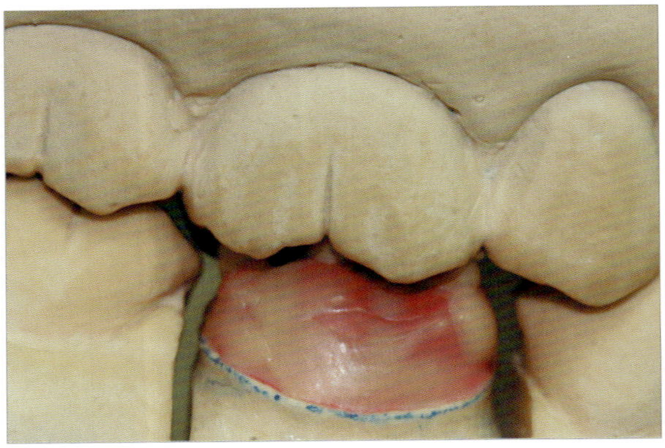

그림 3-255.

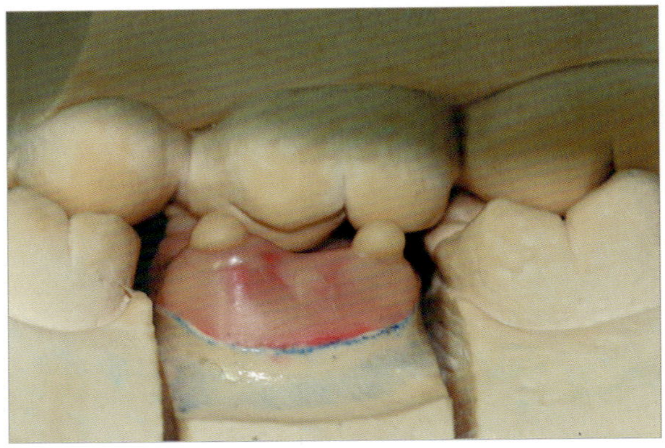

그림 3-256.

그림 3-255~256. bite를 check해 본다. lingual면에서 생겨지는 관계도 확인한다.

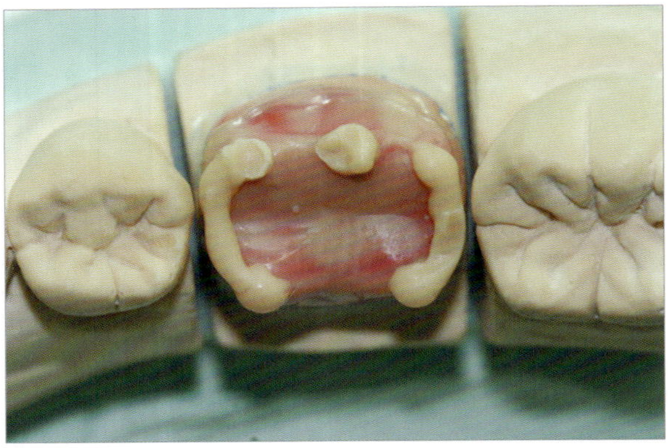

그림 3-257. 변연융선 부위를 wax up한다. mesio-buccal casp와 mesio-lingual casp에 형성되어진 point를 연결하는 wax line을 형성하여 mesial 변연융선을 형성한다. distal casp와 disto-lingual cusp를 연결하는 distal 변연융선을 형성한다. 이때 높이는 인접치의 변연융선 높이와 같은 높이로 올린다.

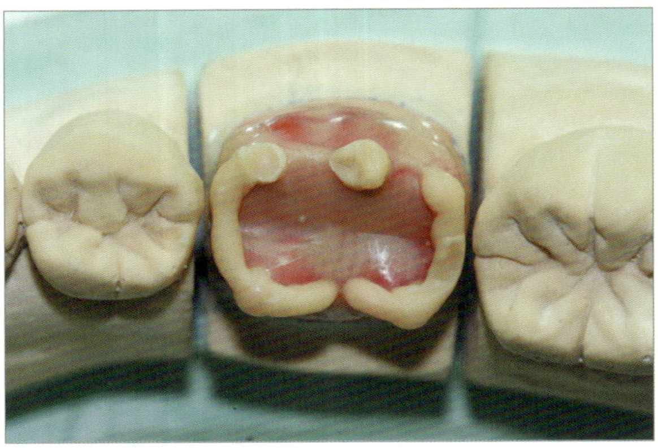

그림 3-258. lingual 반부의 mesial측 교두와 distal측 교두 point를 중심으로 교합면의 외형이 될 wax line을 형성한다. 이 line의 경계 부위는 lingual groove가 된다.

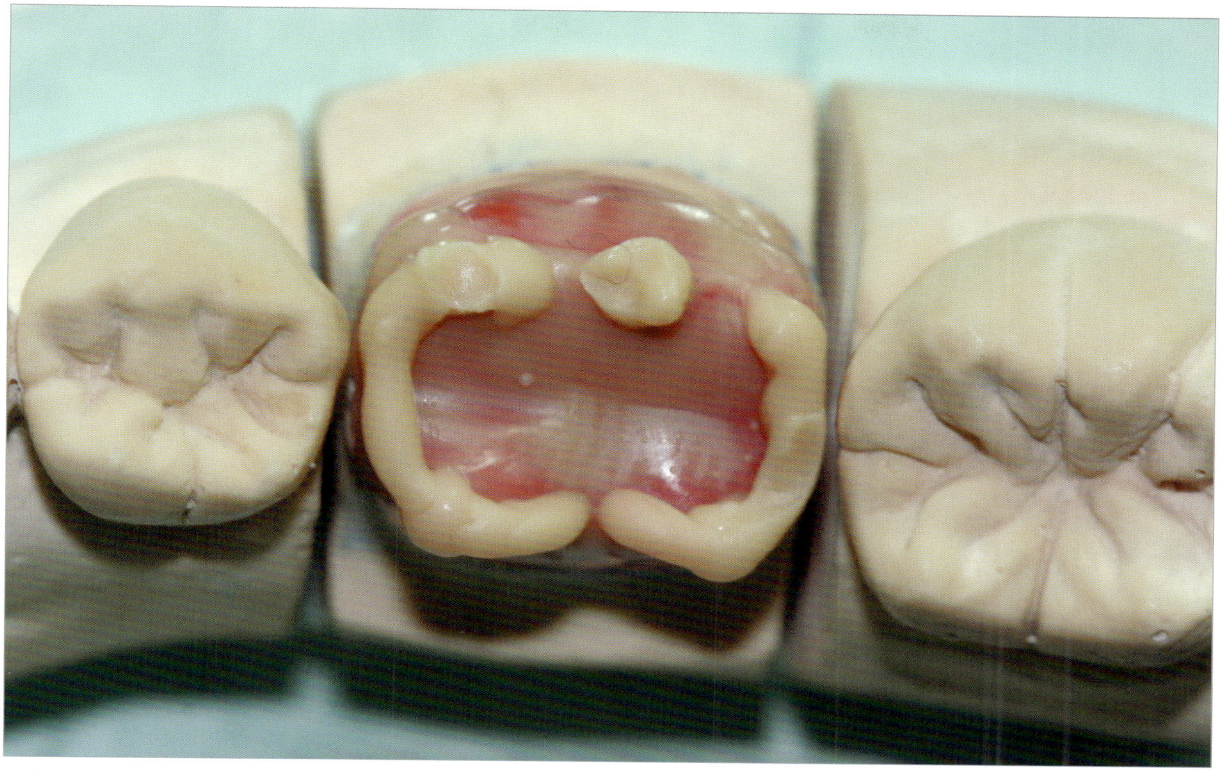

그림 3-259. buccal 반부에 형성된 wax point를 기준으로 wax line을 형성한다. 이 line의 경계쿠위는 각각 mesio-buccal groove와 disto-buccal groove가 된다.

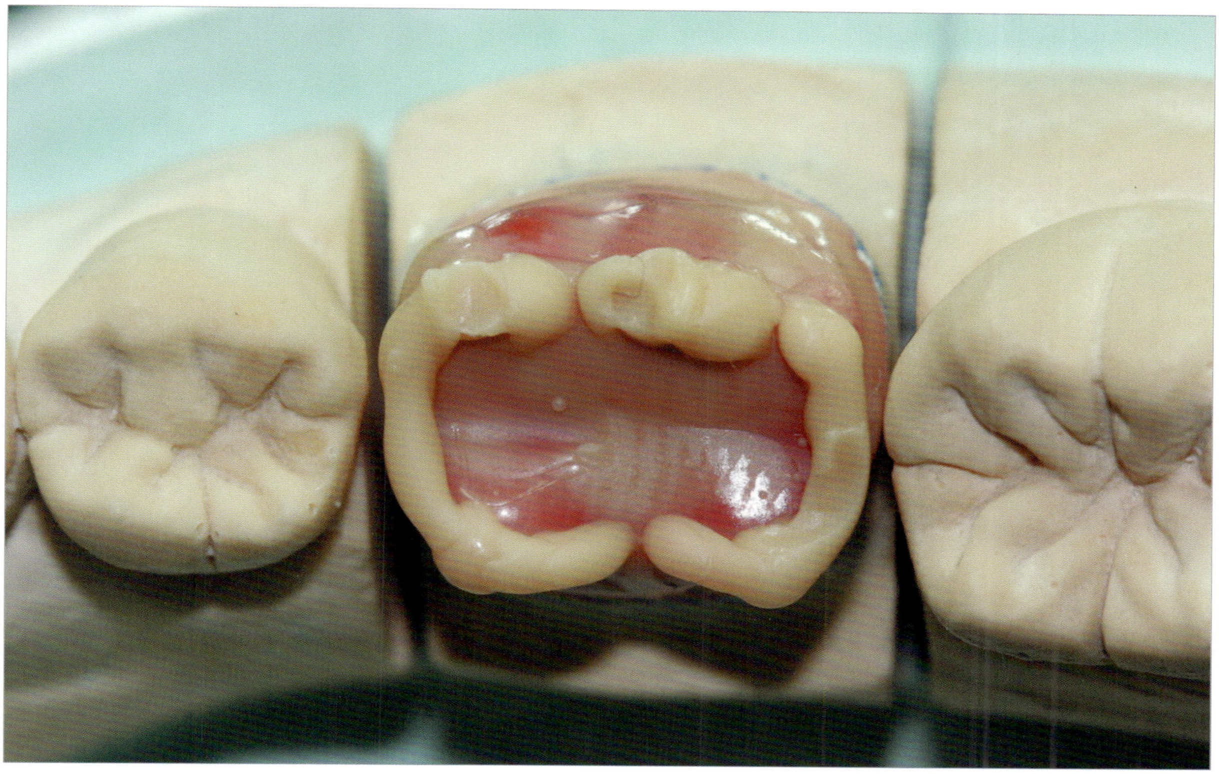

그림 3-260.

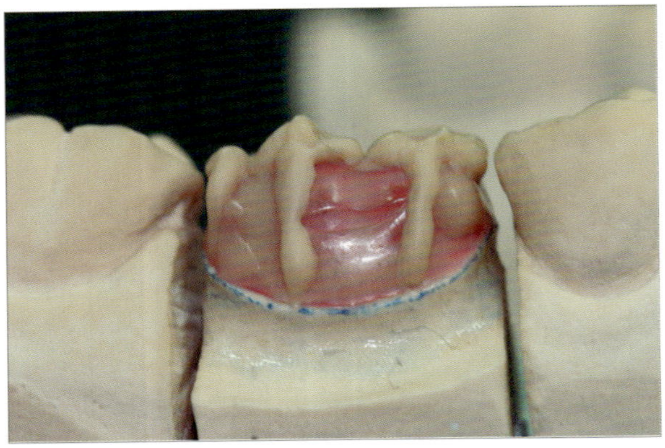

그림 3-261. buccal면을 wax up 한다.
buccal부의 교두 위치에 형성되어진 wax point를 기준으로 buccal면의 풍융부가 될 부위에 wax line을 형성한다.

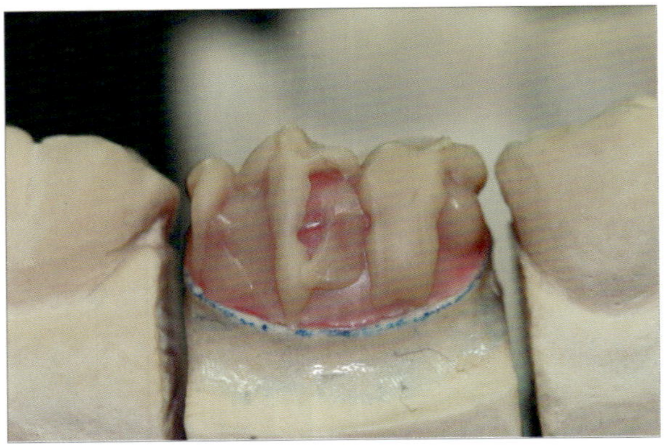

그림 3-262. mesio-buccal부에 형성되어진 wax line을 기준으로 distal 방향에 사면을 형성한다.

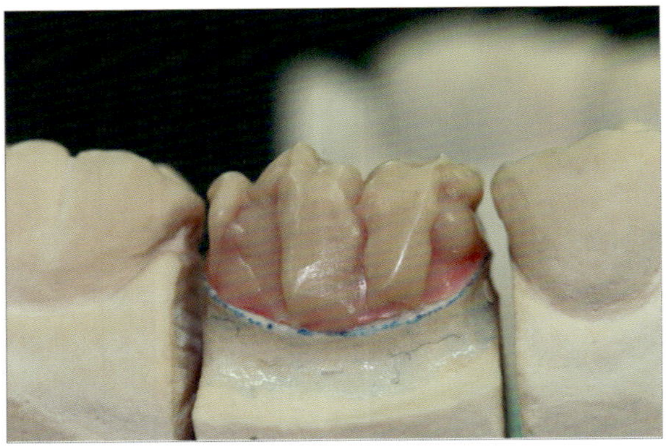

그림 3-263. disto-buccal부에 형성되어진 wax line을 기준으로 mesial 방향에 사면을 형성한다.

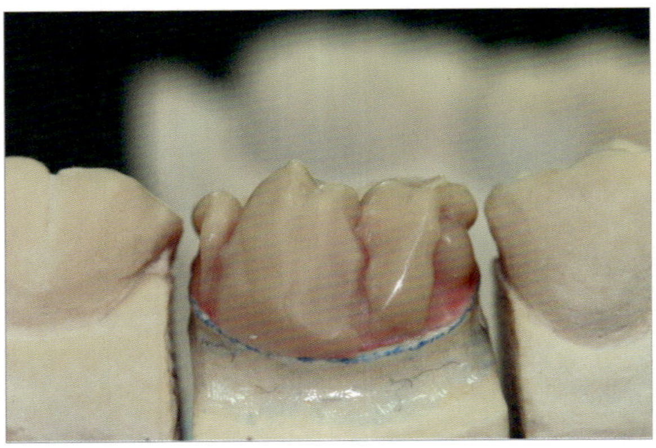

그림 3-264. disto-buccal부에 형성되어진 wax line을 기준으로 distal 방향에 사면을 형성한다.

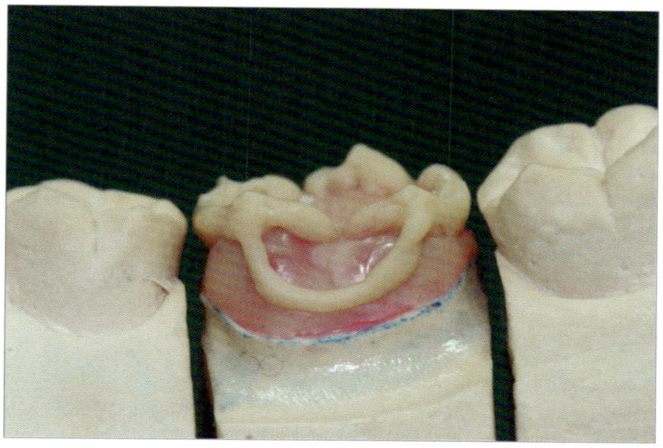

그림 3-265. lingual면을 wax up 한다.
lingual부의 교두 위치에 형성되어진 wax point를 기준으로 lingual면의 풍융부가 될 부위에 U자형의 wax line을 형성한다.

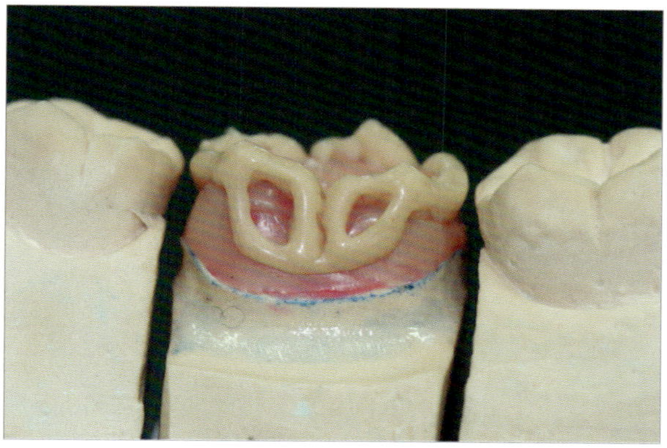

그림 3-266. lingual groove가 될 위치 양쪽으로 wax line을 형성한다.

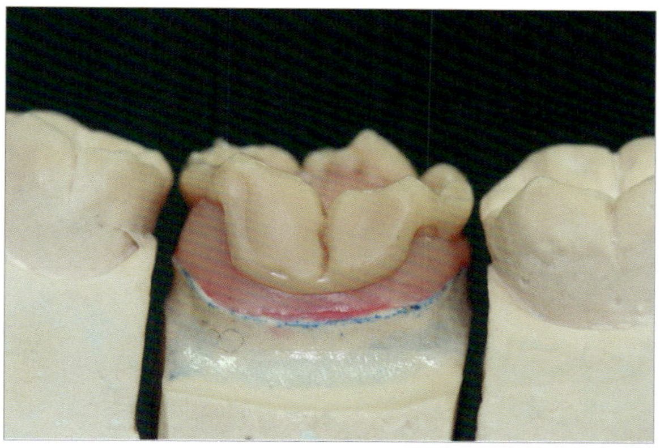

그림 3-267. wax를 채워 넣어서 사면을 형성한다.

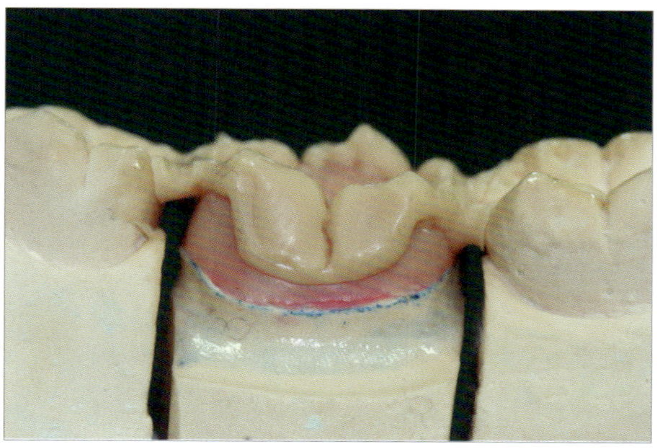

그림 3-268. 양쪽의 인접면에 wax를 채워 넣는다.
조각도의 온도를 비교적 높게 사용하여 깊은 곳까지 wax가 채워지도록 한다.

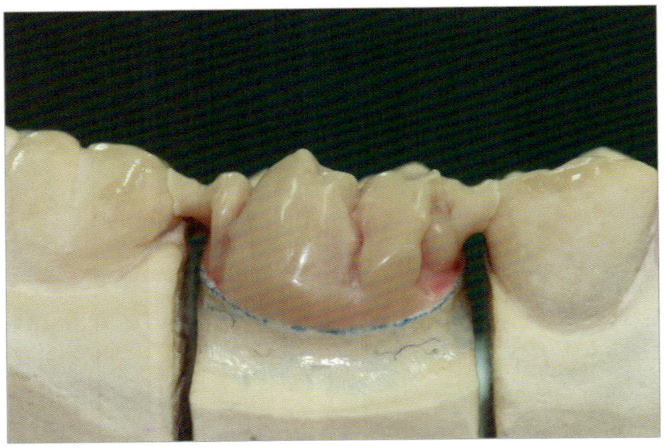

그림 3-269. buccal면에서 본 상태

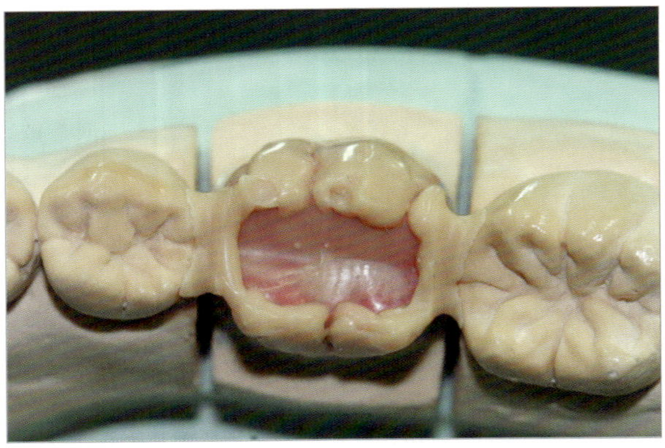

그림 3-270. 교합면에서 본 상태

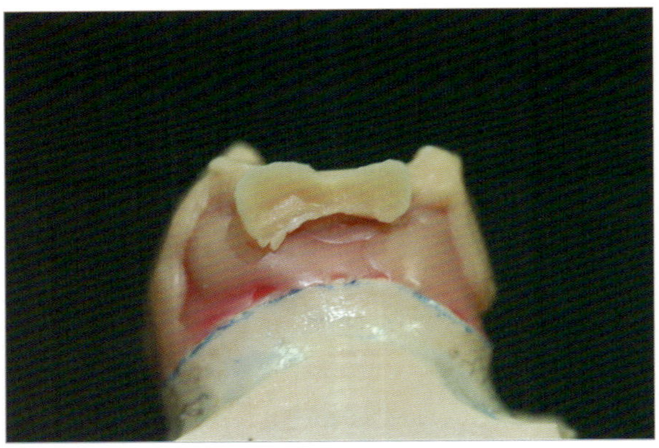

그림 3-271.

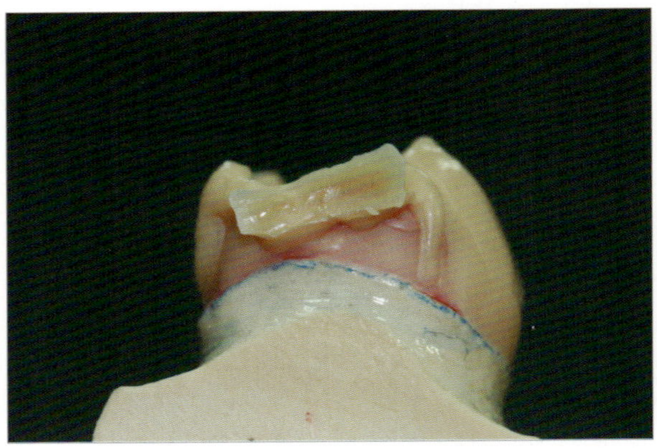

그림 3-272.

그림 3-271~272. 양 인접면의 contact 부위가 인기된 상태

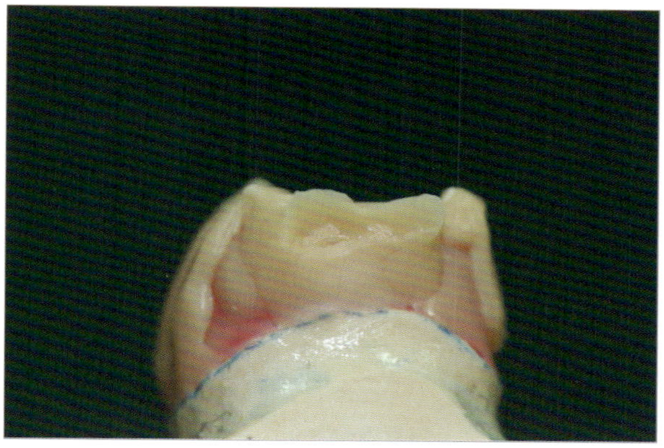
그림 3-273.

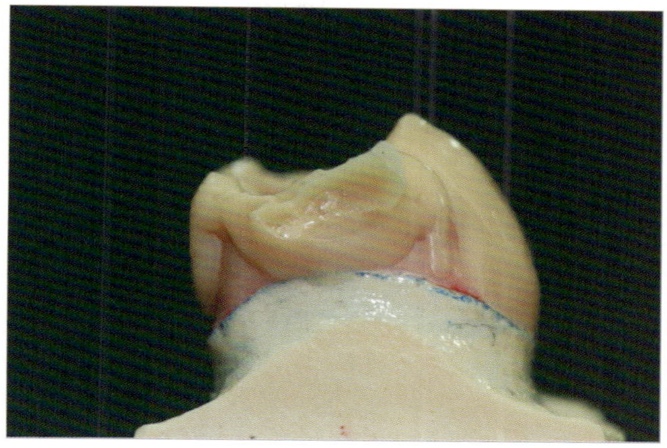
그림 3-274.

그림 3-273~274. Wax가 미비하게 채워진 cervical 부위에 wax를 첨가한다.

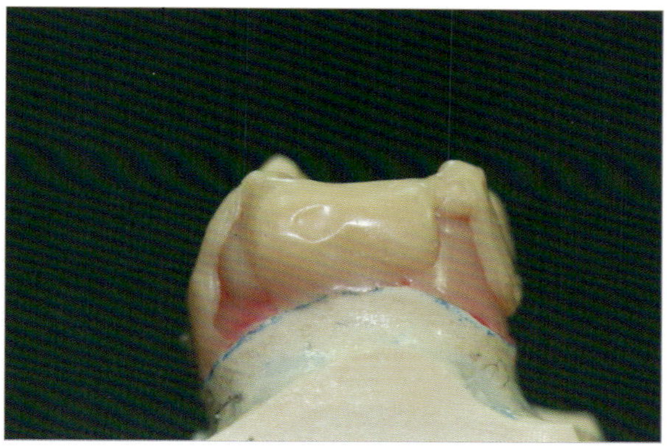
그림 3-275.

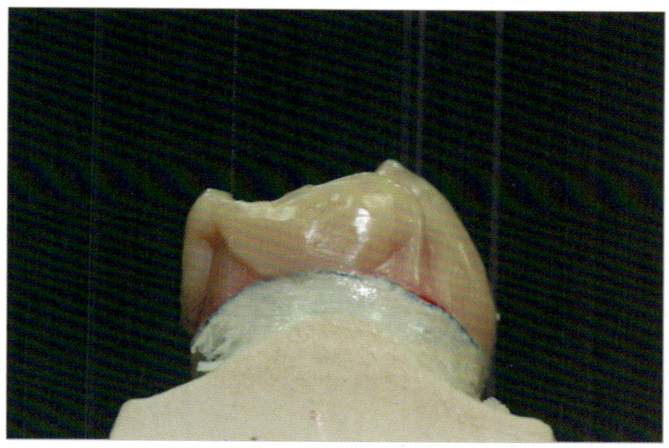
그림 3-276.

그림 3-275~276. contact point가 되어질 부위를 제외하고 과잉된 wax를 제거한다.

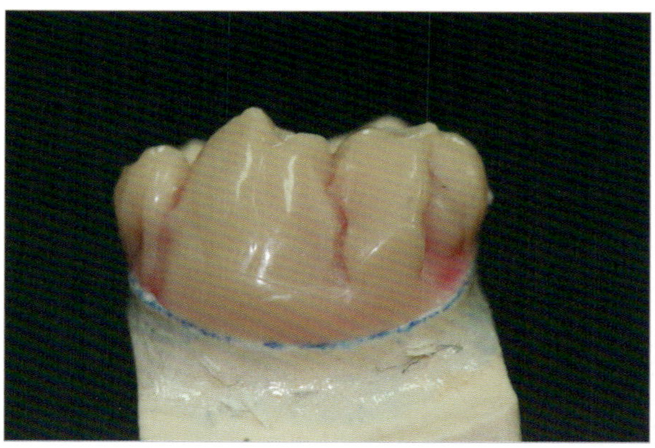

그림 3-277. buccal면에서 본 상태
cervical 부위에 wax up 상태가 미비한 부분이 있음을 확인 할 수 있다.

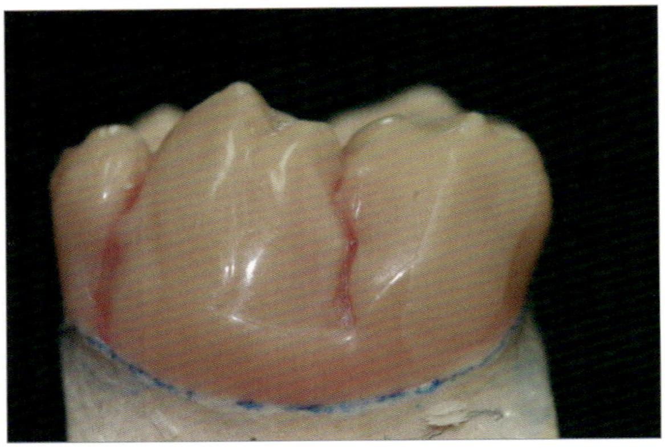

그림 3-278. 미비한 부분에 wax를 첨가하여 다듬는다.

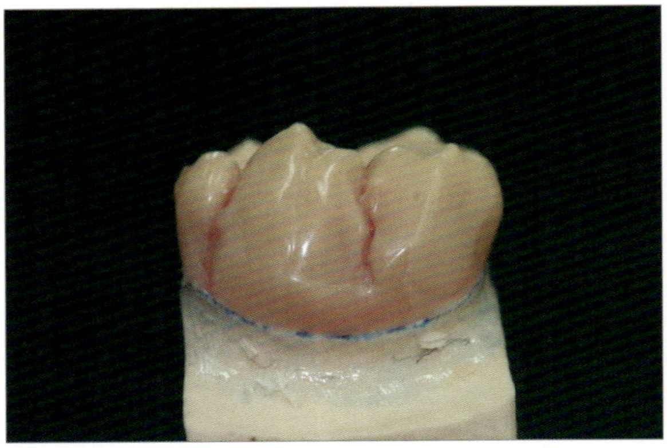

그림 3-279.

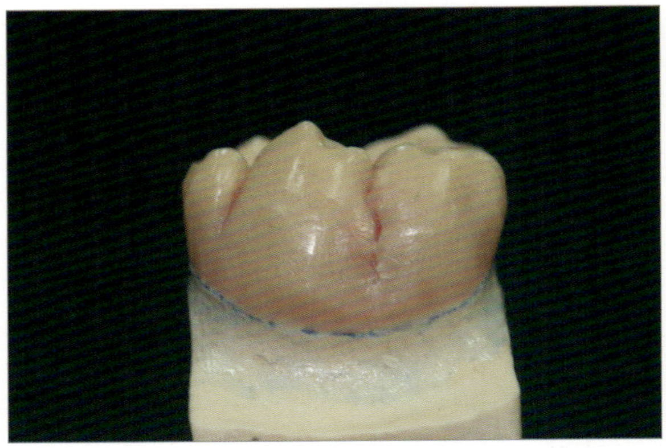

그림 3-280.

그림 3-279~280. 섬세하게 다듬어서 buccal면을 마무리한다.

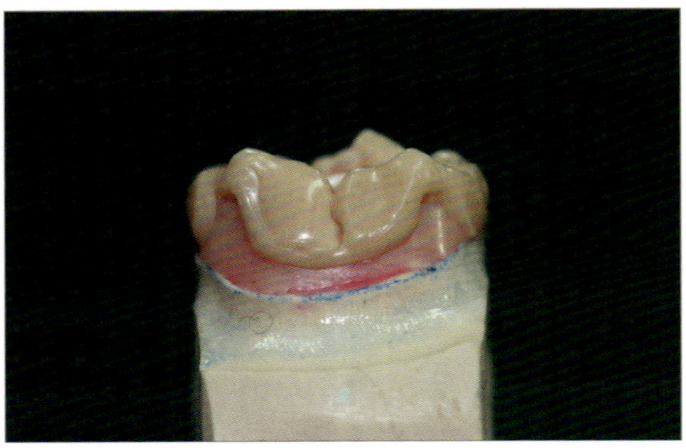

그림 3-281. lingual면에서 본 상태

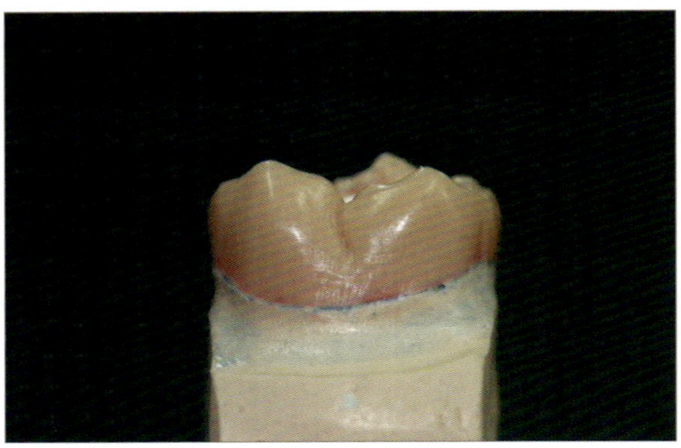

그림 3-282. wax가 부족한 부위에는 wax를 첨가하고 과잉된 부위는 다듬는다.

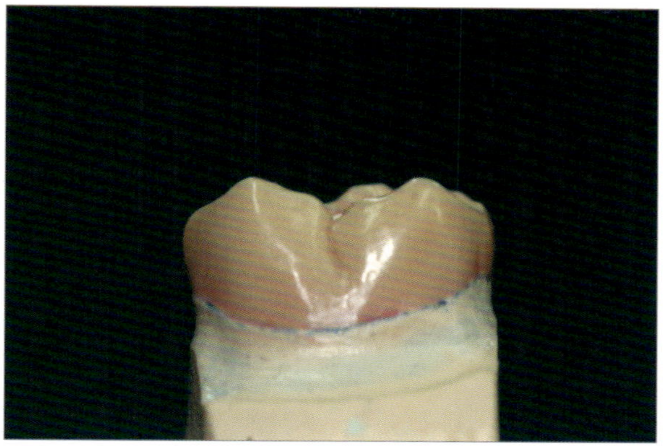

그림 3-283. 섬세하게 다듬어서 lingual면을 마무리 한다.

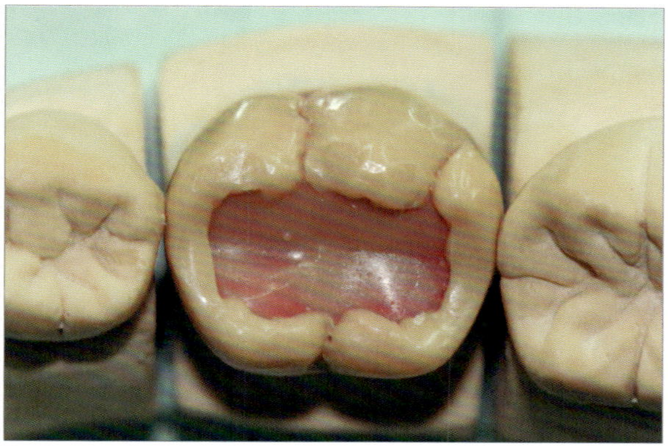

그림 3-284. occlusal면에서 본 상태
buccal면, lingual면, mesial면, distal면 각각의 면을 다듬음으로써 교합면의 외형은 완성된다.

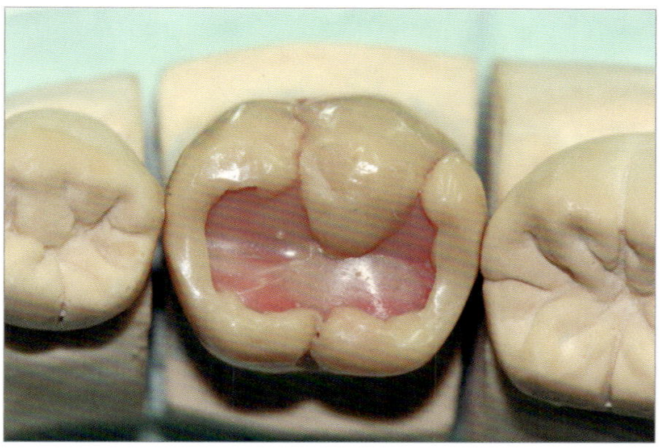

그림 3-285. 교합면에서 disto buccal융선을 형성한다.

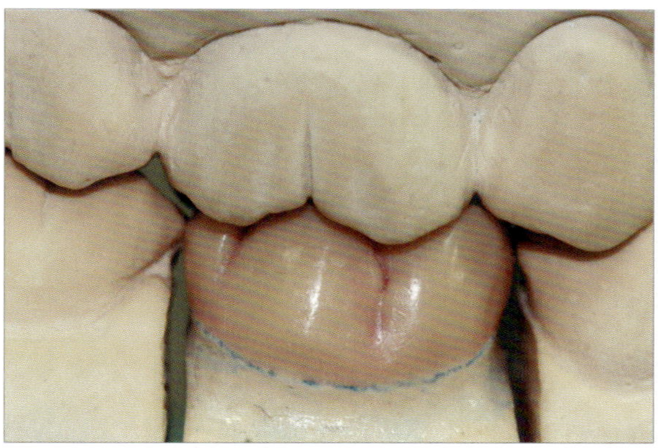

그림 3-286. bite를 check를 한다.

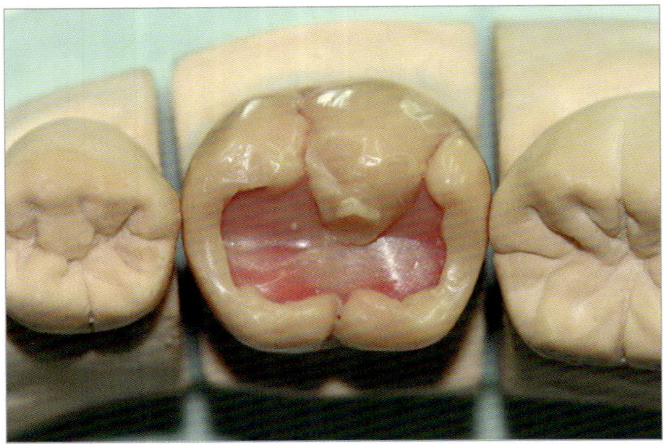

그림 3-287. 대합치와의 관계가 인기된 상태

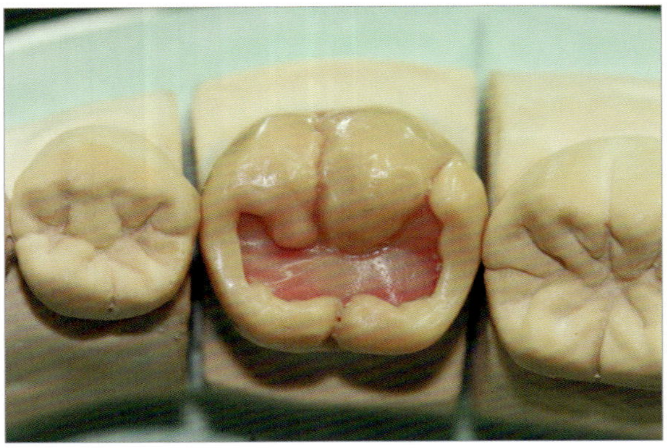

그림 3-288. 교합면에서의 mesio-buccal융선을 형성한다.

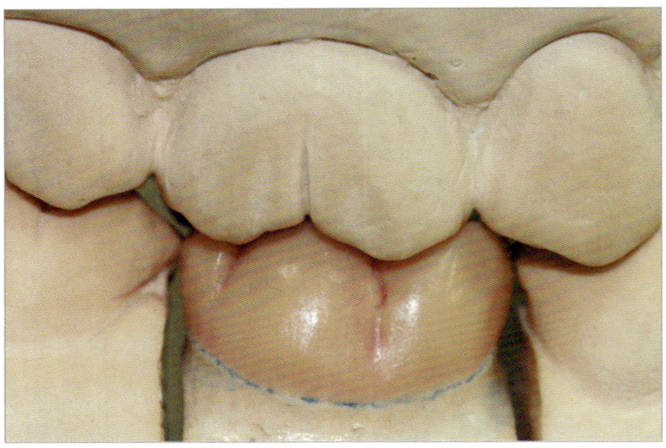

그림 3-289. bite를 check한다.

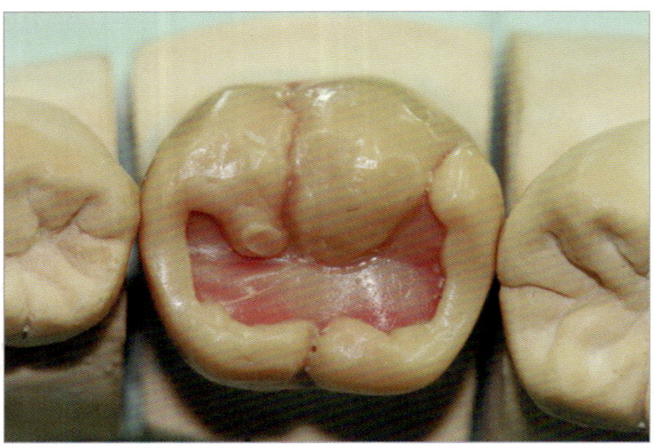

그림 3-290. 대합치와의 관계가 인기된 상태

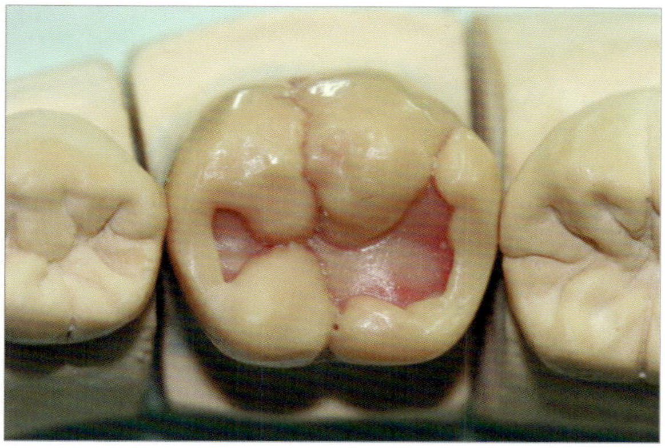

그림 3-291. mesio-lingual융선을 형성한다.

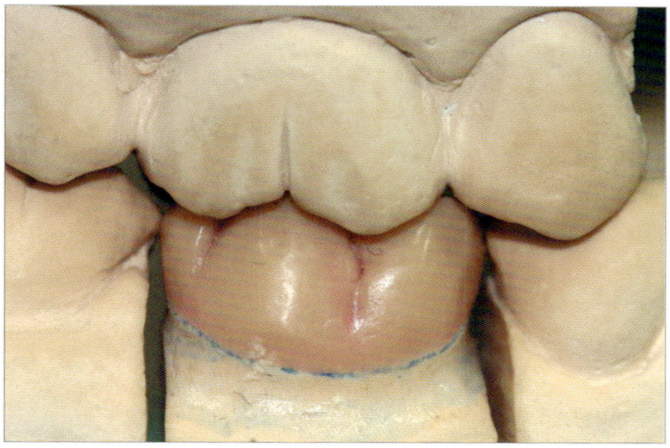

그림 3-292. 교합을 check한다.

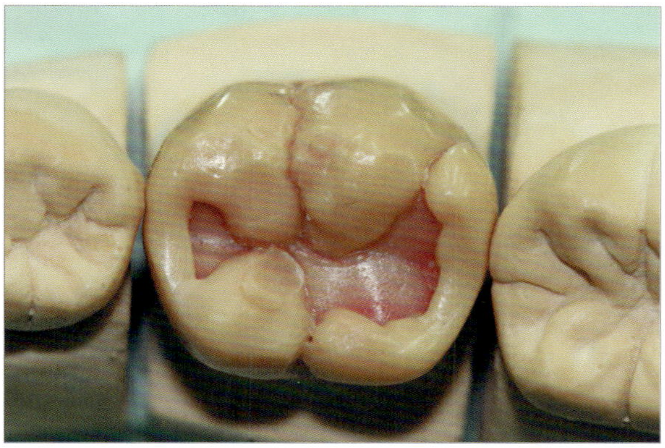

그림 3-293. 대합치와의 관계가 인기된 상태

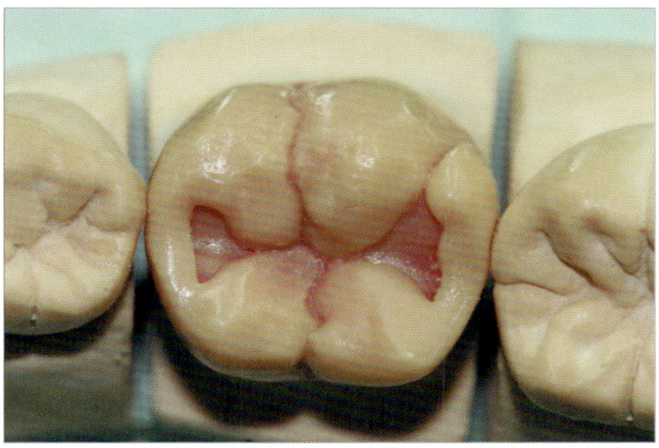

그림 3-294. 원심 설측 triangulingual ridge를 wax up한다.

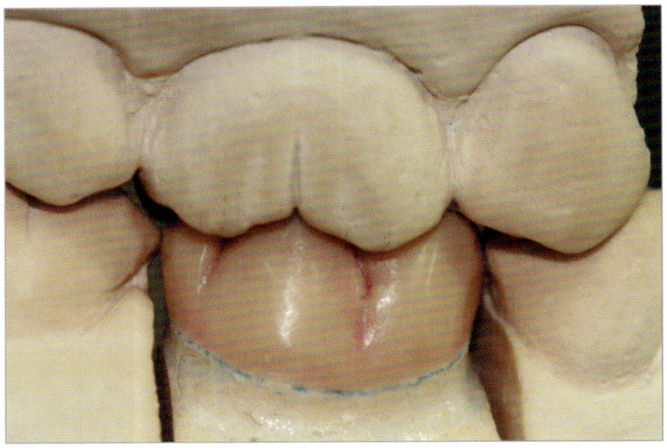

그림 3-295. 교합을 check한다.

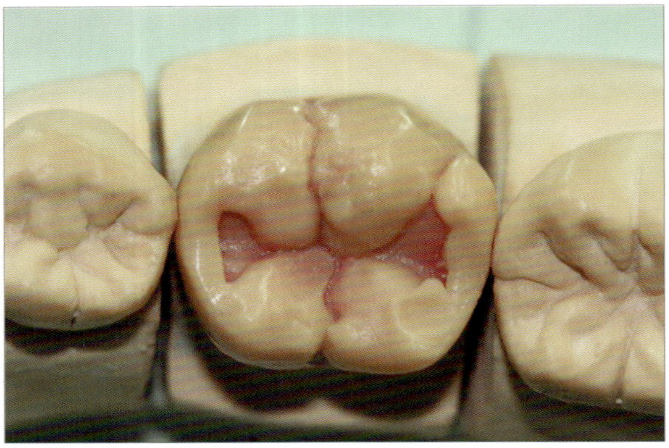

그림 3-296. 대합치와의 관계가 인기된 상태

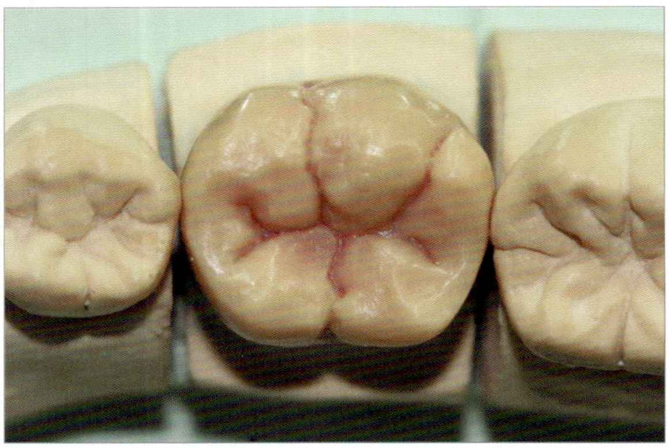

그림 3-297. 양쪽 변연융선 부위를 wax up하여 삼각구를 형성하고 각각의 융선 경계부위는 자연스럽게 main groove가 된다.

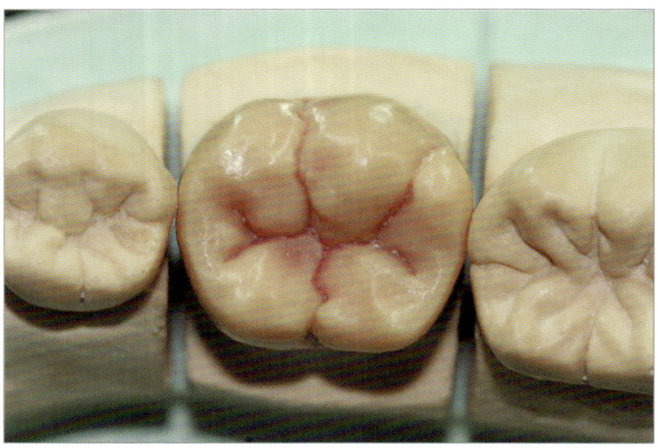

그림 3-298. 모든 면을 섬세하게 다듬어서 교합면을 마무리 한다.

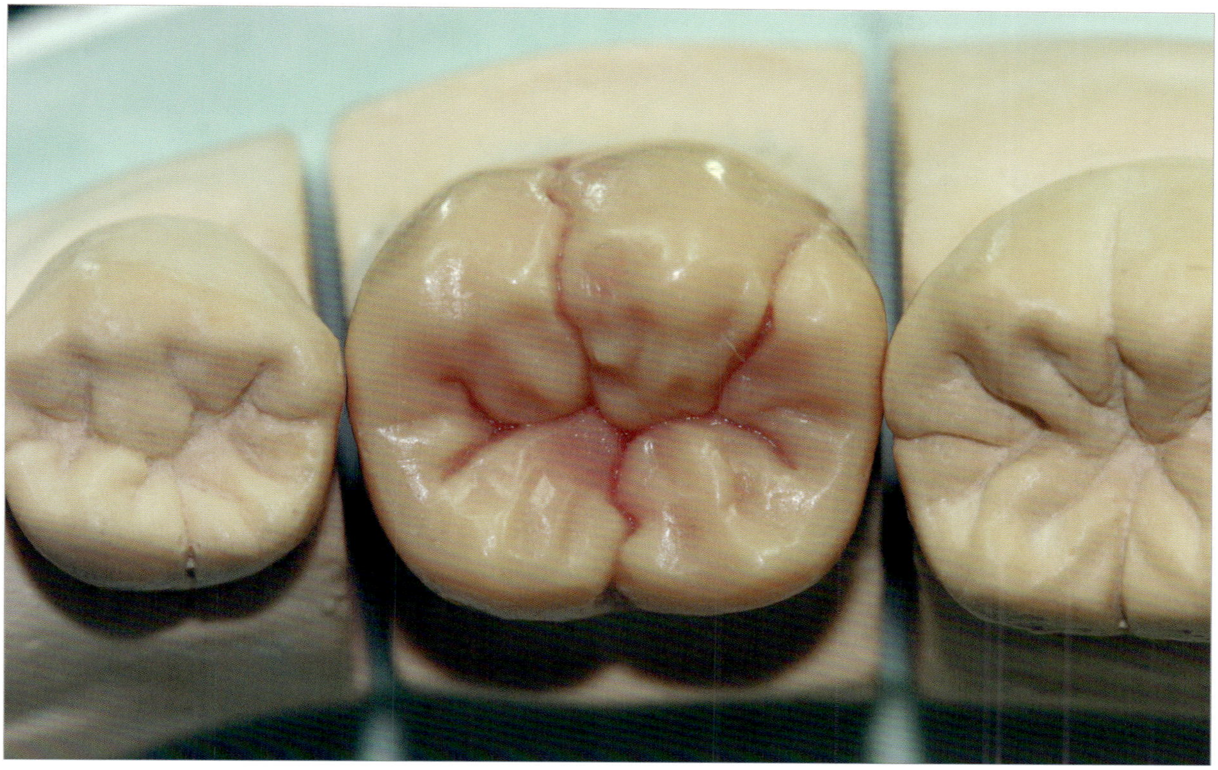

그림 3-299. 완성된 교합면

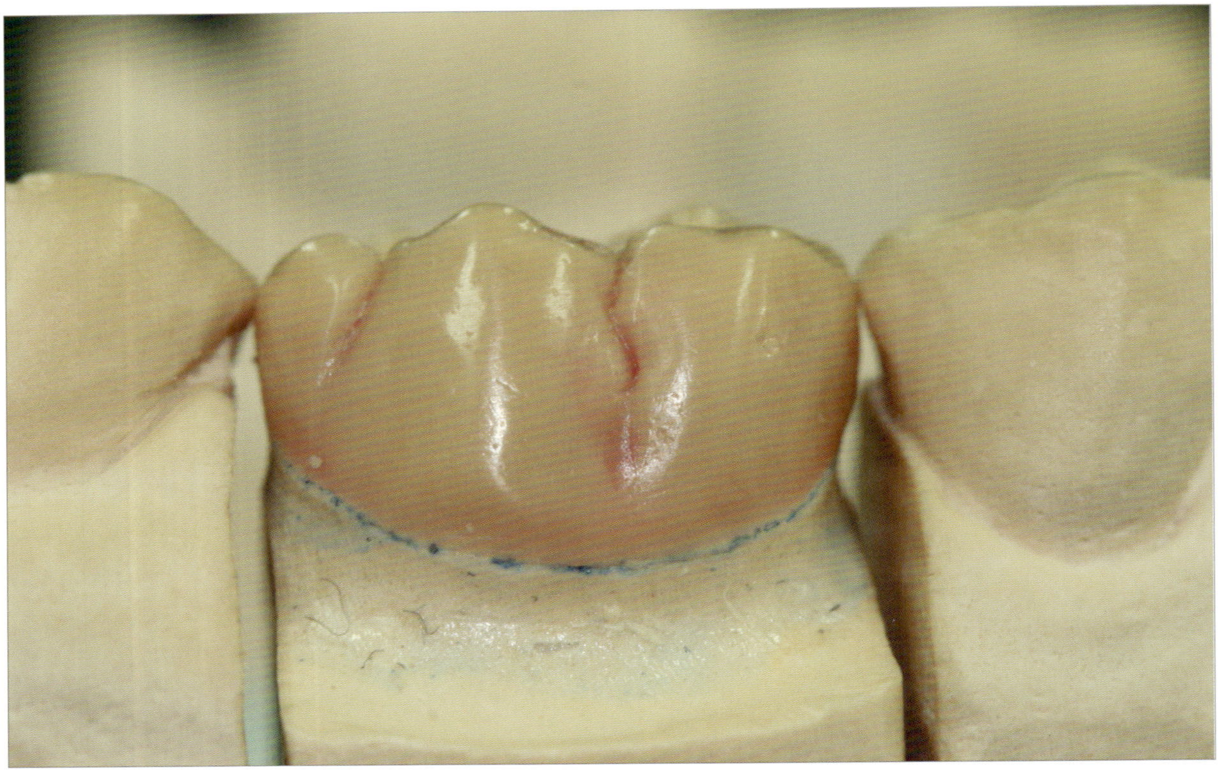

그림 3-300. 완성된 협면

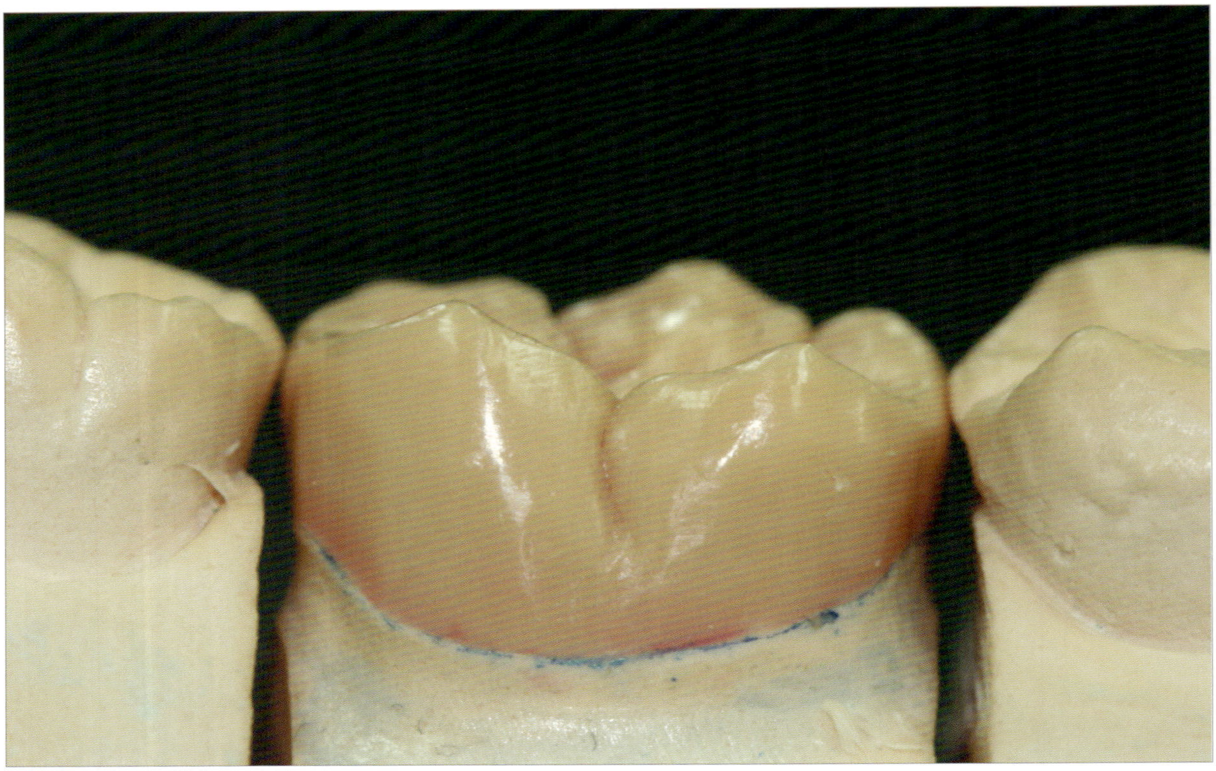

그림 3-301. 완성된 설면

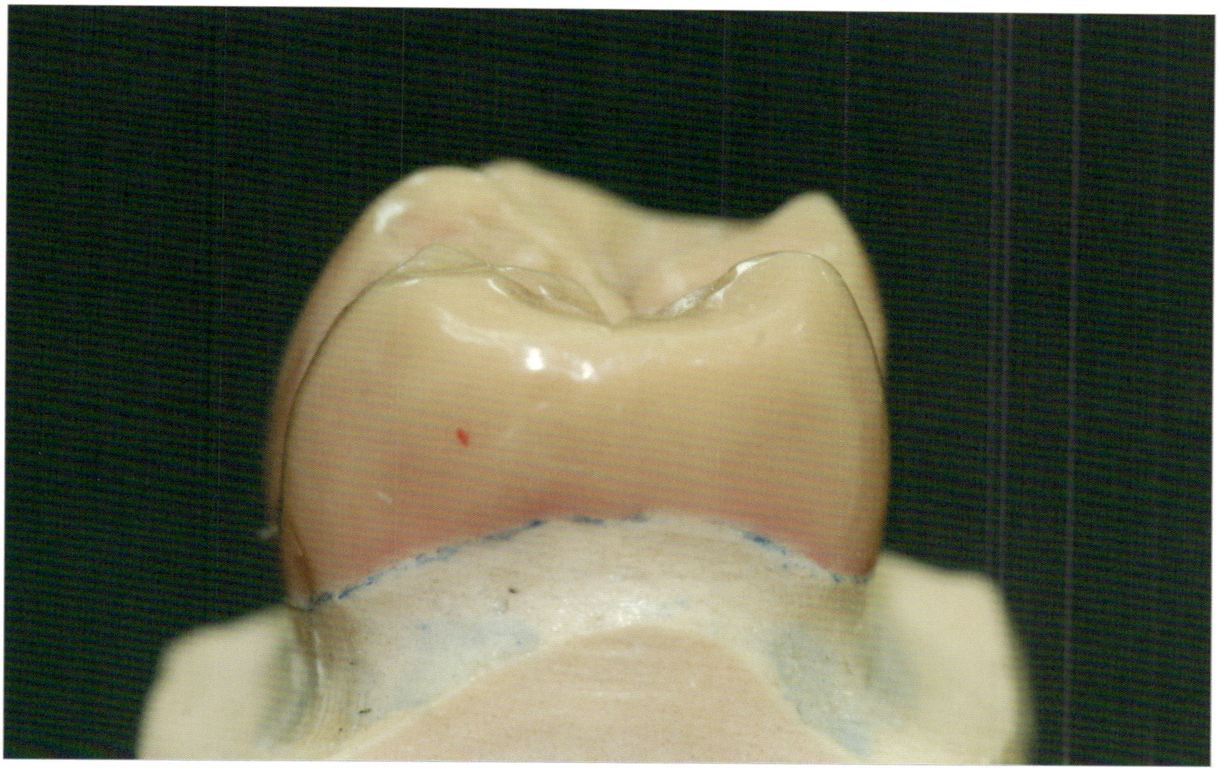

그림 3-302. 완성된 근심면

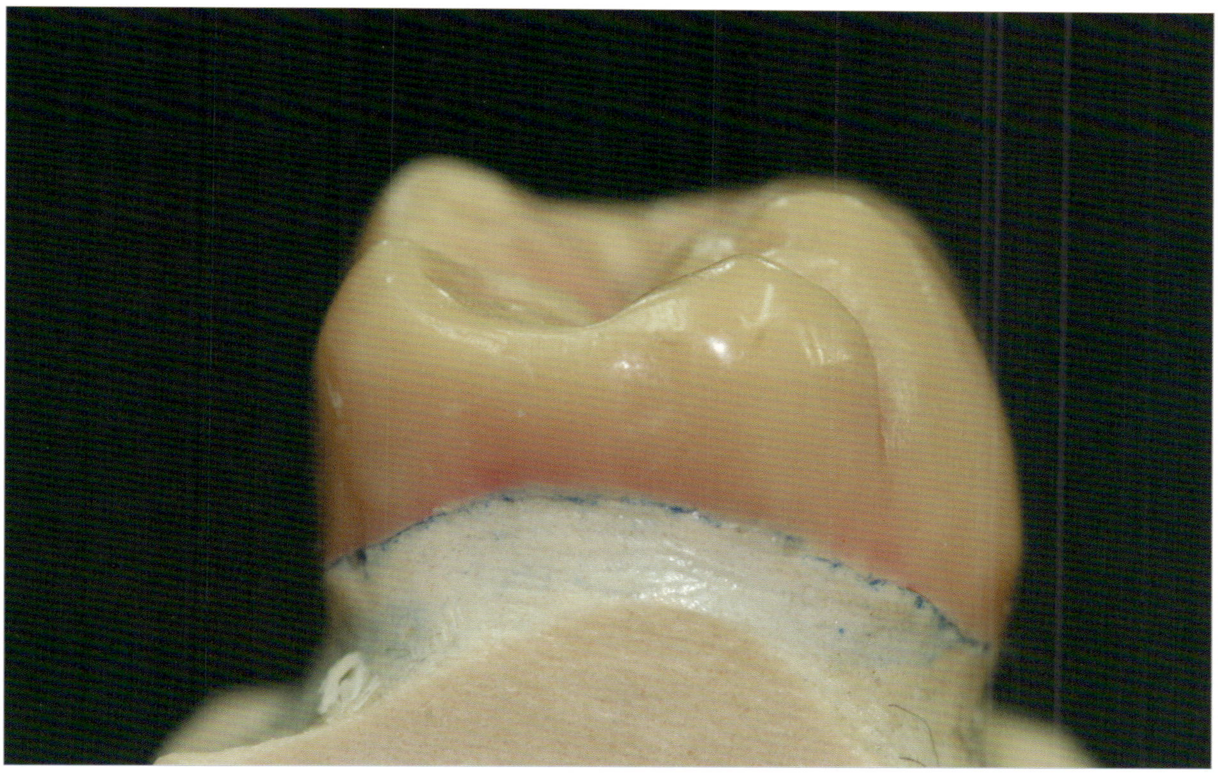

그림 3-303. 완성된 원심면

04
주입선 부착
(Spruing)

1. Direct sprue method
   (Standard Ⅰ 모형)
2. Runner bar sprue method
   (Standard Ⅱ 모형)
3. Curved bar sprue method
   (임상 모형)

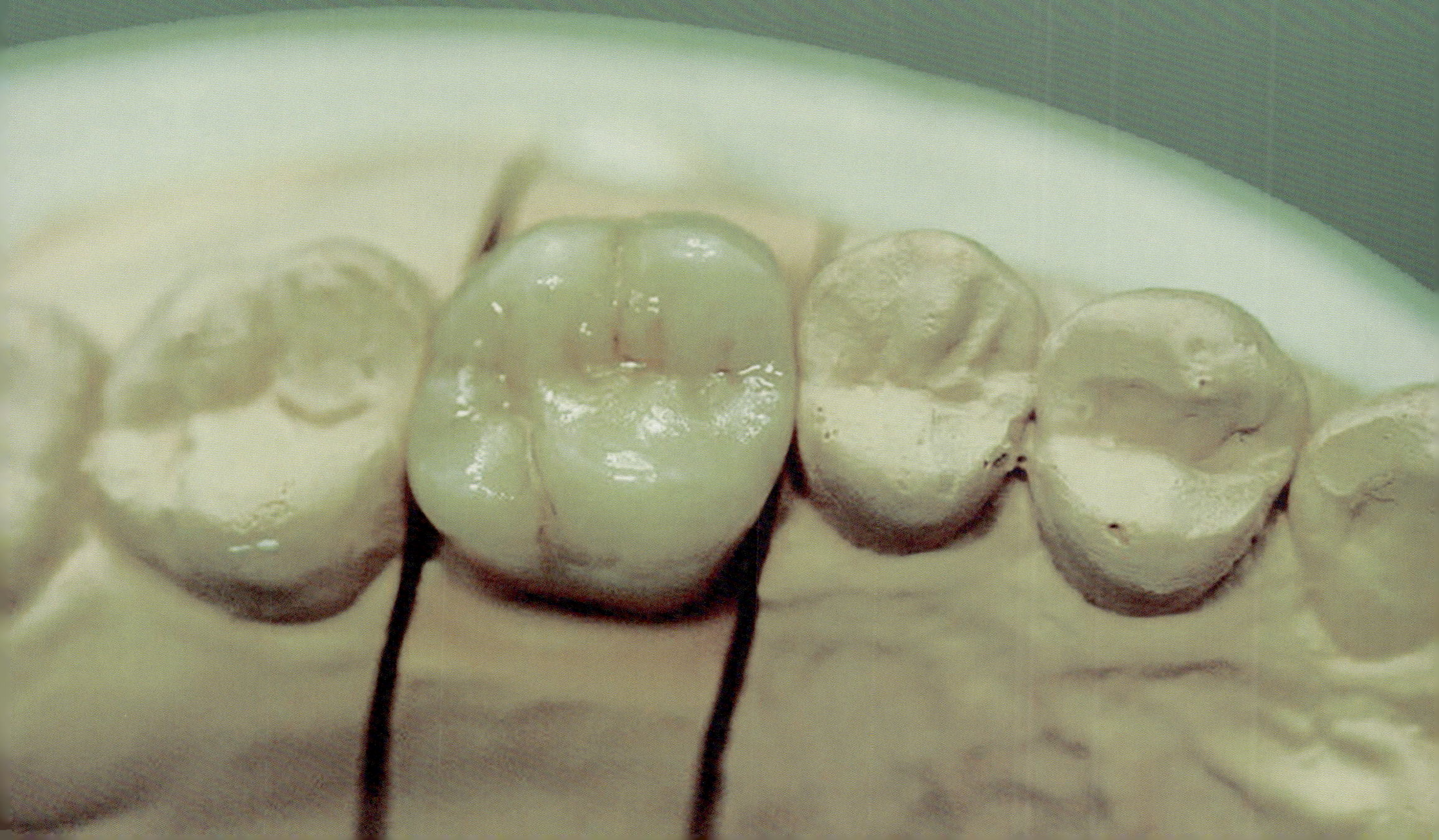

04 주입선 부착
(Spruing)

실습내용요약

완성한 wax pattern을 3가지 type의 sprue method 즉 direct sprue method, runner bar sprue method, curved bar sprue method를 이용하여 형성하도록 한다.

1. Direct sprue method (Standard Ⅰ 모형)

주입선 설치방법 중 가장 기본이 되는 방법으로서 비기능교두의 가장 두터운 곳에 45° 각도로 용융금속이 나뉘어 잘 흘러들어갈 수 있도록 주입선을 형성하는 방법이다(그림 4–1).

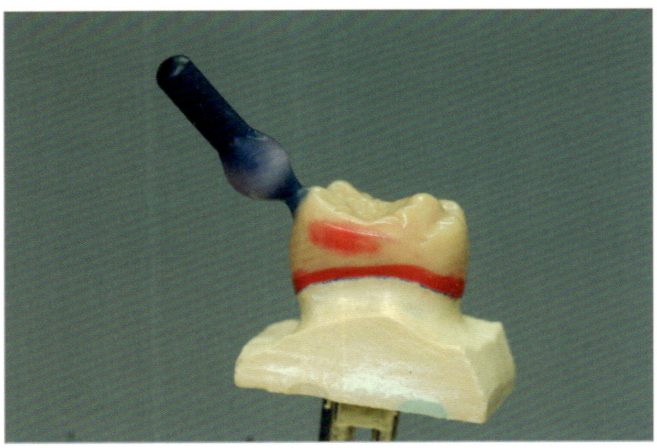

그림 4–1. direct sprue method

1) 완성된 wax pattern에 direct sprue method에 의해 10 gauge 정도의 sprue wax를 부착한다.

(1) 먼저 sprue wax의 굵기는 납형의 크기와 두께에 따라 적절한 주입선을 선택한다.

(2) 비기능 교두의 가장 두터운 곳에 45° 각도로 부착하여 용융금속이 나뉘어 잘 흘러 들어갈 수 있도록 부착한다(sprue wax의 길이는 1 cm정도로 한다) (그림 4-2).

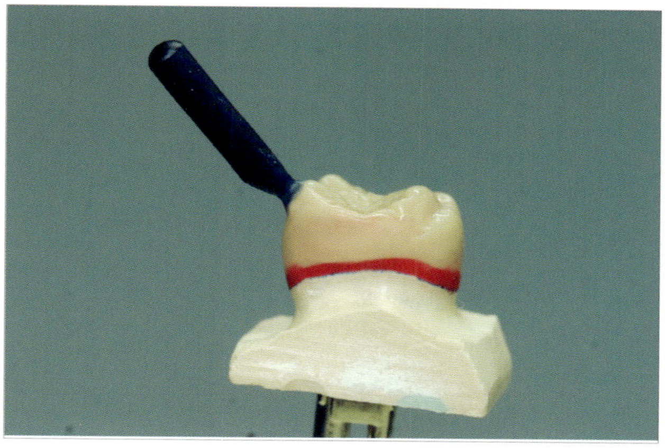

그림 4-2. 적절한 드께인 10 gauge sprue wax를 비기능 교두의 가장 두터운 곳에 용융금속이 나뉘어 잘 흘러 들어갈 수 있도록 45° 각도로 부착한다.

(3) 납형에서 왁스의 두께가 주입선 굵기보다 더 두터운 부위가 있을 경우에는 주조 시 수축보상을 할 수 있도록 납형의 두께보다 약간 더 굵게 하며 거리는 납형에서 1/16~1/8 inch 이내에 reservoir를 형성한 후, compact 부위도 보강해 준다(그림 4-3).

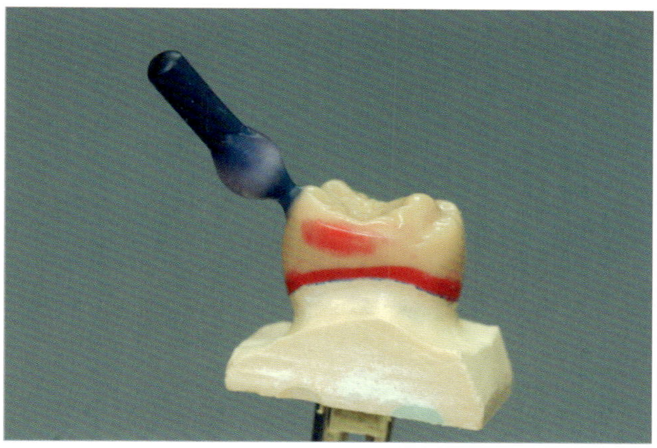

그림 4-3. 주조 시 수축기포를 방지하기 위한 reservoir를 1/16~1/8 inch (1.5~3 mm) 이내에 형성한 후, compact 부위도 보강해 준다.

2) 납형이 변형되지 않도록 분리하기 위해 지대치관의 장축방향에 맞춰 왼손가락은 치형의 base 부분을 잡고 오른손가락은 납형을 잡은 후 서로 미는 힘으로 빼낸다(그림 4-4).

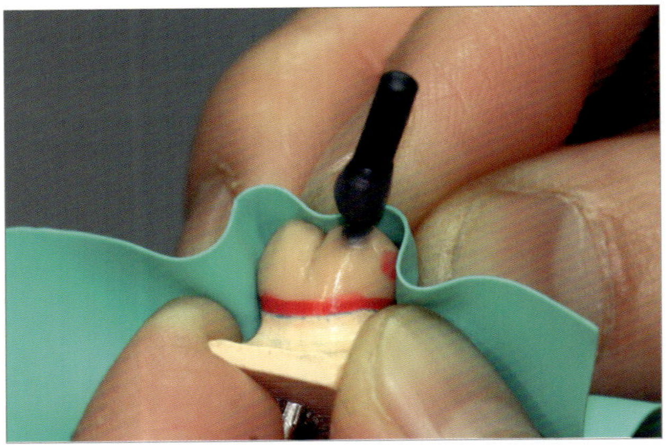

그림 4-4. 지대치관의 장축방향에 맞추어 왼손가락은 치형의 base 부분을 잡고 오른 손가락은 납형을 잡은 후 서로 미는 힘으로 wax pattern을 분리한다.

3) crucibule former(원추대)에 각각의 납형을 고정하는데 이때 납형의 위치는 thermal zone(열지대 · 열중심) 부위는 피하고 원심주조기 회전력의 반대방향에 위치하도록 고정한다. 이것은 주조 시 용융금속이 더 잘 흘러 들어갈 수 있도록 하기 위함이다. 또한 wax pattern은 ring 상단과 1/4inch(6mm)의 간격이 유지될 수 있도록 고정해 주어야 하는데 주조 시 주조압에 의한 매몰재의 파괴와 주형(mold cavity)내의 가스가 잘 배출될 수 있도록 하기 위함이다 (그림 4-5).

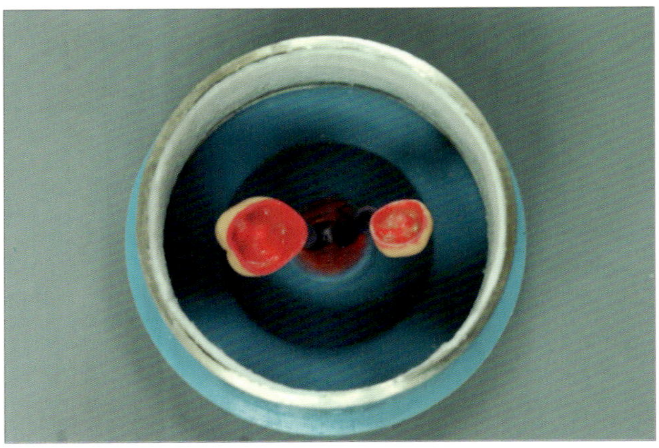

그림 4-5. 납형은 thermal zone(열지대)을 피하고 ring 상단과 1/4inch(6mm)의 간격이 유지될 수 있도록 고정한다.

2. Runner bar sprue method(Standard II모형)

runner bar는 수축류(reservoir) 역할과 납형의 안전성을 부여해 주며 주조 시 동일한 압력으로 용융금속의 흐름을 균일하게 할 수 있다.

또한 주조 시 용융금속이 부족하다 할지라도 runner bar에 모여진 금속이 주형(mold cavity)내로 진입되기 때문에 주조 실패를 줄일 수 있다 (그림 4-6).

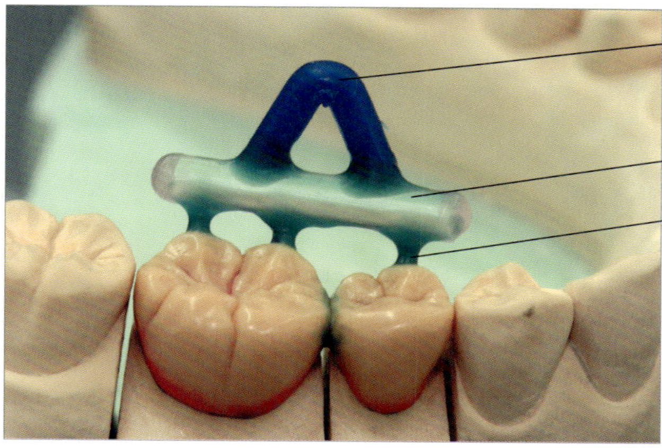

그림 4-6. runner bar sprue method

1) 완성된 wax pattern에 runner bar sprue method에 의해 (12, 10, 8) gauge sprue wax를 이용하여 sprue 선을 부착한다.

(1) 비기능교두인 하악의 설측교두에 12 gauge sprue wax를 이용하여 2~5 mm 정도로 feeder bar를 형성한다.

(2) runner bar는 8 gauge sprue wax를 이용하여 형성한다(그림 4-7).

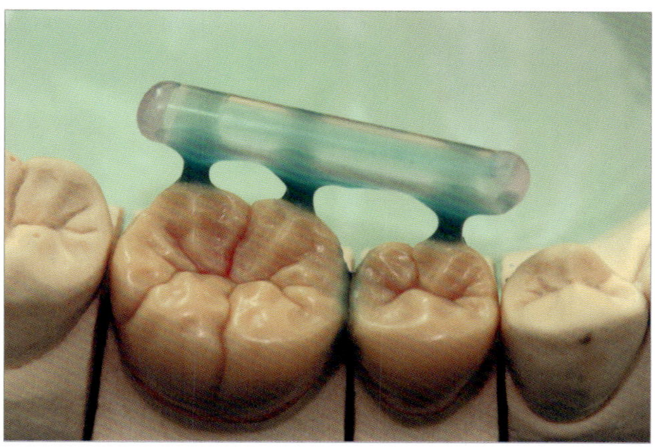

그림 4-7. 12 gauge sprue wax를 이용하여 2~5 mm 정도 길이로 feeder bar를 형성한 후 8 gauge sprue wax를 이용하여 runner bar를 형성한다.

(3) leader bar는 10 gauge sprue wax를 이용하여 형성한 후 원추대에 고정시킨다.
이때 sprue pin 전체 길이는 wax pattern이 ring 상단에서 1/4 inch(6mm) 떨어질 수 있도록 ring내에 안착시켜가며 조정한다(그림 4-8~10).

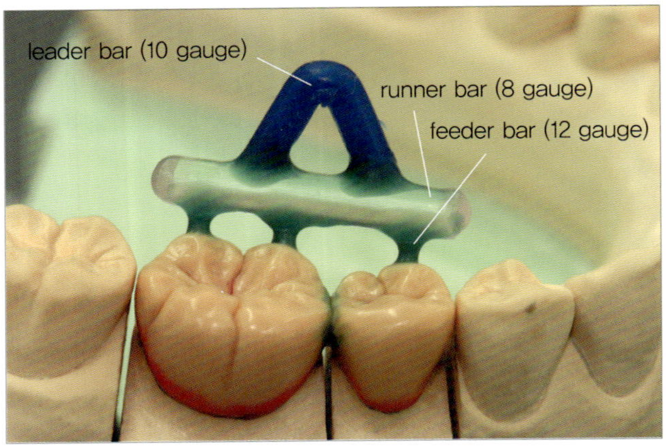

그림 4-8. 10 gauge sprue wax를 이용하여 leader bar를 형성한다.

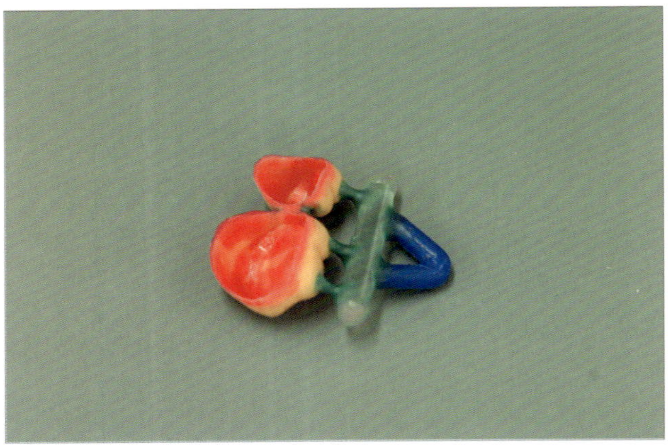

그림 4-9. spruing이 끝난 후 모형에서 분리해낸다.

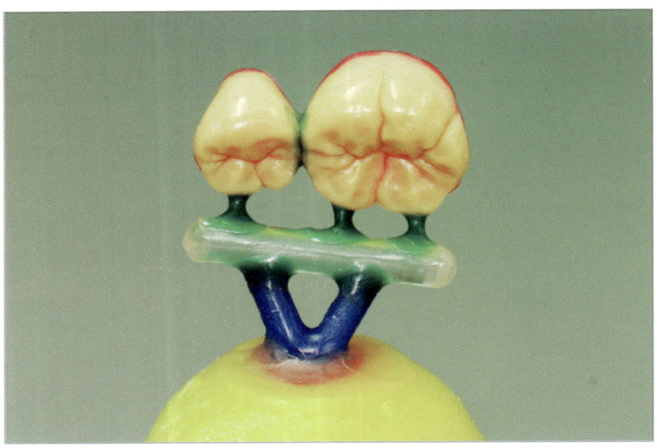

그림 4-10. runner bar sprue method로 sprue pin을 부착시킨 납형을 원추대에 고정시킨다.

3. Curved bar sprue method(임상 모형)

Loma Linda 대학의 실험연구로서 금속의 유동성은 원심주조기 방향의 반대 방향으로 생긴다는 연구결과에 의해 spruing 시 납형이 금속의 유동성에 따른 위치에 놓여질때 아주 정밀하고 정확한 변연(margin)을 얻을 수 있는 방법이다. sprue의 형태는 S자의 curve를 이루며 납형은 회전력의 반대방향 즉, 힘의 합력방향에 위치시킨다(그림4-11).

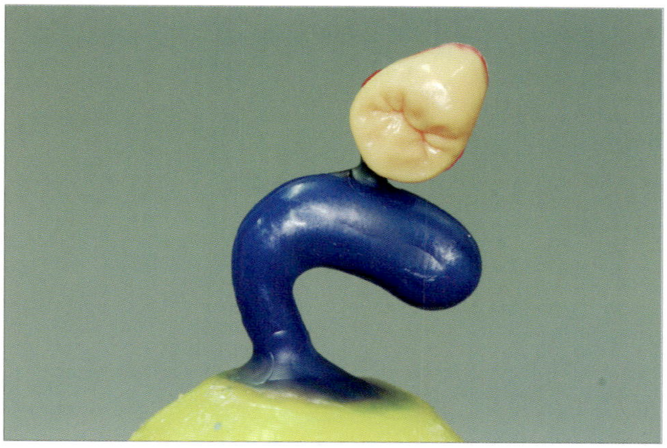

그림 4-11. curved bar sprue method

1) 완성된 wax pattern에 curved bar sprue method에 의해 8 gauge sprue wax를 이용하여 sprue 선을 부착한다.

(1) 먼저 8 gauge sprue wax를 이용하여 자연스러운 S자의 curve를 이루도록 구부린다. 이때 runner bar 역할을 하는 후방부분은 8 gauge sprue wax 2개를 겹친 두께의 2/3정도로 조정하여 형성해 놓는다(그림 4-12~13).

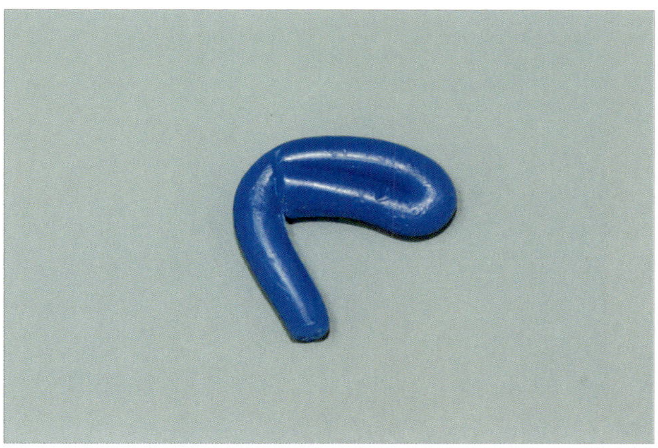

그림 4-12. 8 gauge sprue wax를 이용하여 자연스러운 S 자의 curve를 이루도록 구부리며 runner bar 역할을 하는 후방부분은 8 gauge sprue wax 2개를 겹쳐 만든다.

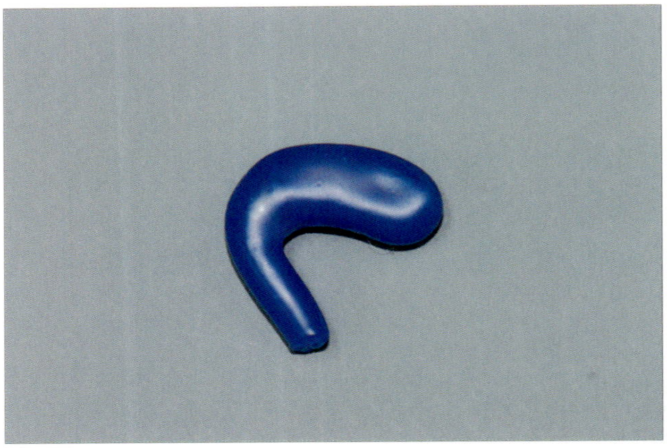

그림 4-13. 8 gauge sprue wax 2개를 겹친 두께의 2/3 정도로 조정한다.

(2) 상악의 비기능교두인 협측교두에 8 gauge sprue wax를 이용하여 runner bar에서와 같이 feeder bar 부분 즉 connecting sprue도 2~5 mm 정도로 형성하여 S자 curve의 sprue선과 연결시킨다(그림 4-14).

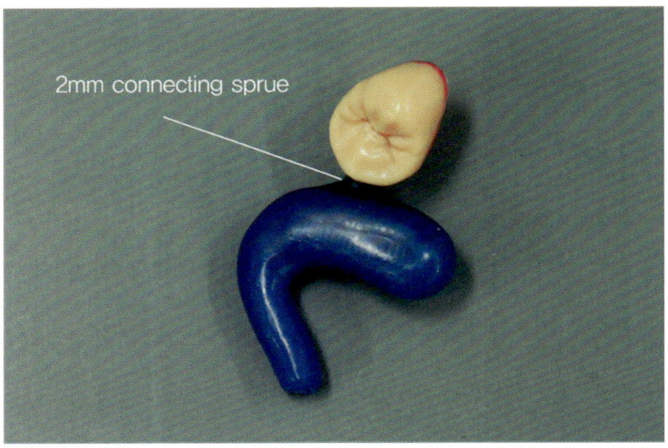

그림 4-14. 상악의 비기능교두의 협측교두에 8 gauge sprue wax를 이용하여 connecting sprue를 2~5 mm로 형성한다.

(3) 원추대에 curved bar를 고정시킨다. Wax pattern은 원심력이 시작되는 즉, 회전력의 반대방향에 위치되도록 고정하며 runner bar 역할을 하는 sprue선의 후방 부분은 고무원추대를 향해 약간 휘어지게 하여 용융금속을 후방부분으로 모아 45° 각도에서 용융금속이 주형내로 더 잘 흘러들어 갈 수 있도록 한다(그림 4-15).

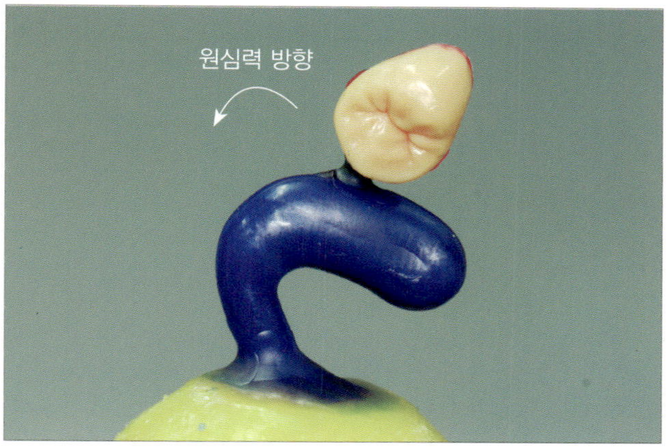

그림 4-15. 원심력이 시작되는 반대방향에 납형이 위치하도록 원추대에 curve bar sprue wax를 고정시킨다.

(4) 매몰 후 ring내에 놓인 납형의 위치를 알기위한 참고점을 paraffin wax를 이용하여 표시해 놓는다(그림 4-16).

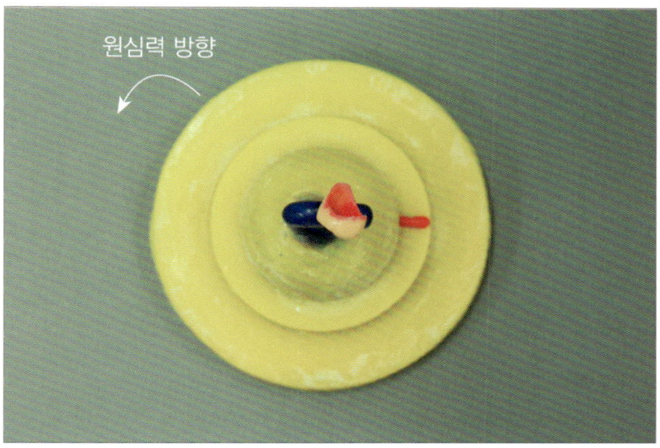

그림 4-16. ring내에 놓인 납형의 위치를 알기위한 참고점을 paraffin wax를 이용하여 표시한다.

05
매몰
(Investing)

1. Gold crown 매몰과정
2. Metal crown 매몰과정

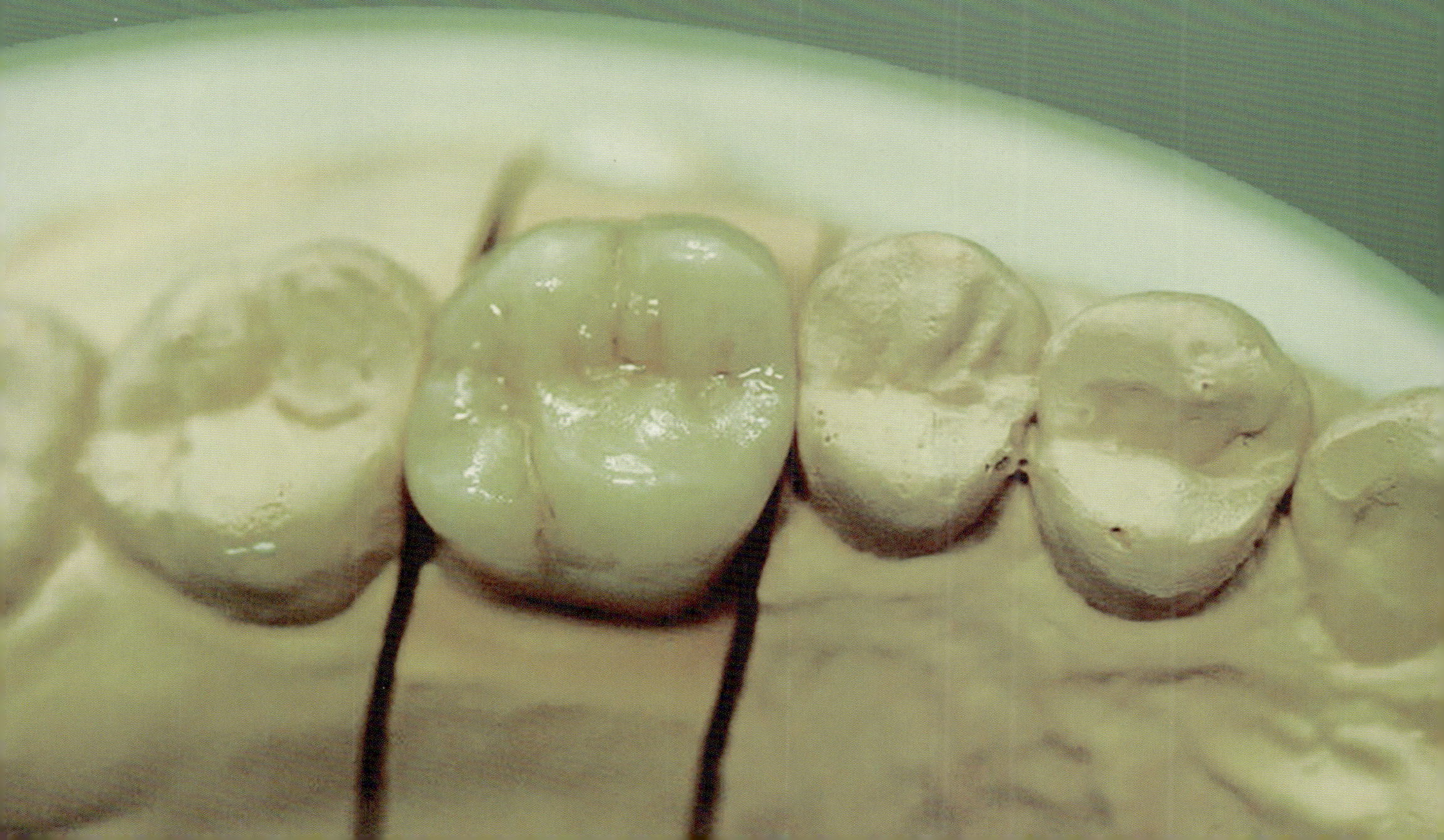

05 매몰 (Investing)

실습내용요약

상악좌측 제1대구치와 하악좌측 제2소구치는 gold를 이용하여 주조할 수 있도록 gold용 매몰재를 사용하며, 상악우측 중절치, 상악좌측 견치, 하악우측 견치, 상악우측 제1소구치, 하악우측 제1대구치는 metal용 매몰재를 사용하여 매몰한다.

1. Gold crown 매몰과정

1) wetting agent를 도포하여 매몰재가 납형면에 잘 부착되도록 한다(그림 5-1).

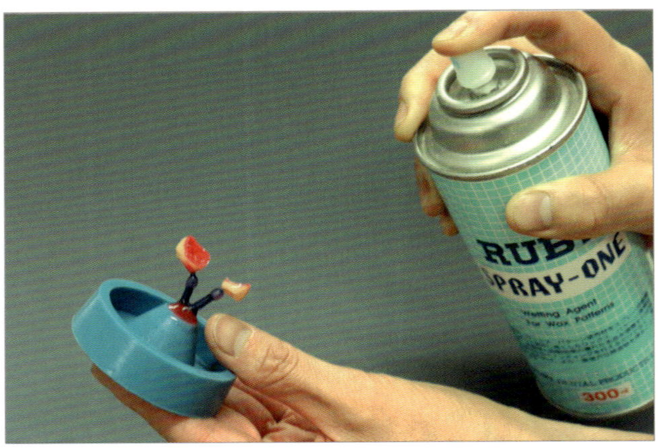

그림 5-1. 납형에 wetting agent를 도포한다.

2) 과잉 도포된 wetting agent는 주조 후 주조체 표면이 거칠어지는 원인이 되므로 air gun을 이용하여 가볍게 불어낸다(그림 5-2).

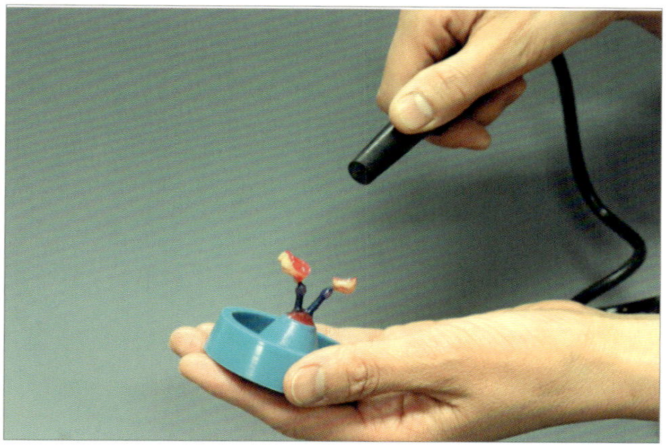

그림 5-2. 과잉 도포된 wetting agent는 air gun을 이용하여 가볍게 불어낸다.

3) 매몰재의 w/p ratio는 제조회사의 설명서에 따라 측정한다(그림5-3).

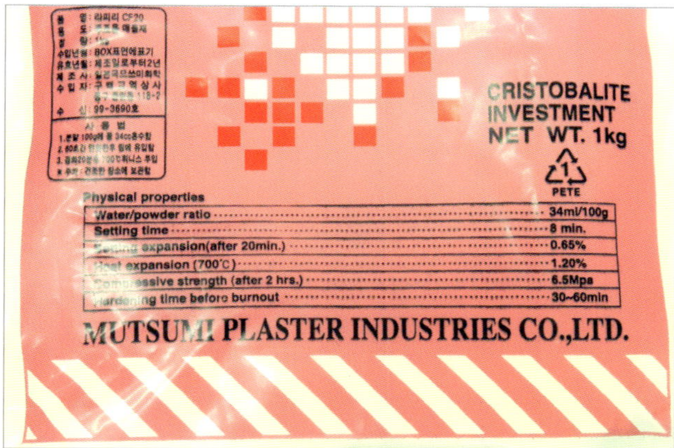

그림 5-3. w/p ratio는 제조회사의 설명서에 따라 측정한다.

4) 진공 mixing bowl에 측정한 물과 매몰재를 넣고 spatular를 이용하여 서너 번 혼합한 후 진공 mixing기를 이용하여 20초 정도 혼합한다 (metal용 매몰재의 경우는 전용 용액을 사용한다) (그림 5-4~11).

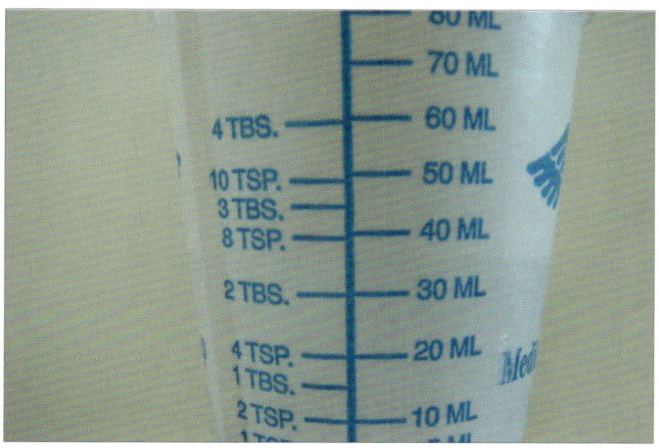

그림 5-4. 제조회사의 설명서에 따라 물을 측정한다.

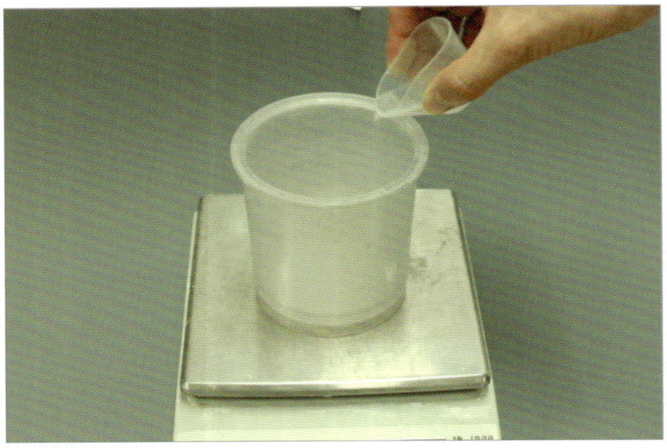

그림 5-5. mixing bowl에 측정한 물을 붓는다.

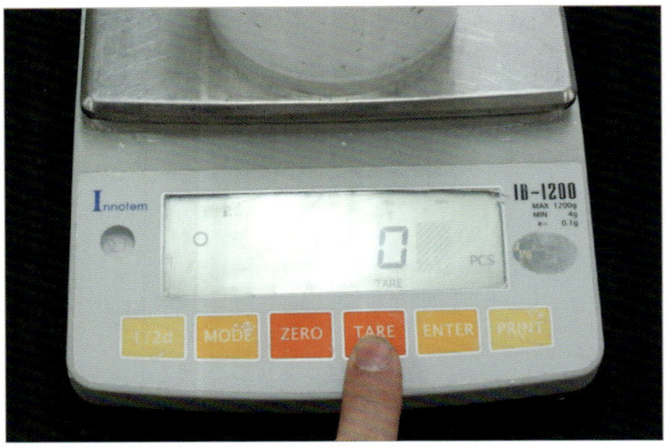

그림 5-6. 저울 위에 측정한 물을 넣은 mixing bowl을 올려놓은 후 "0" 상태로 맞춘다.

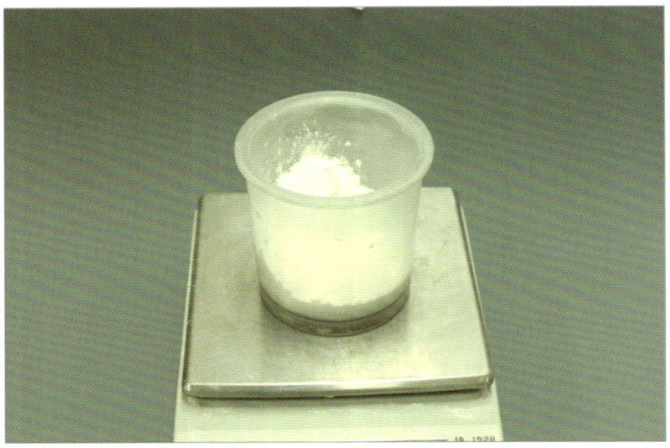

그림 5-7. 매몰재 가루를 측정하여 부어 놓는다.

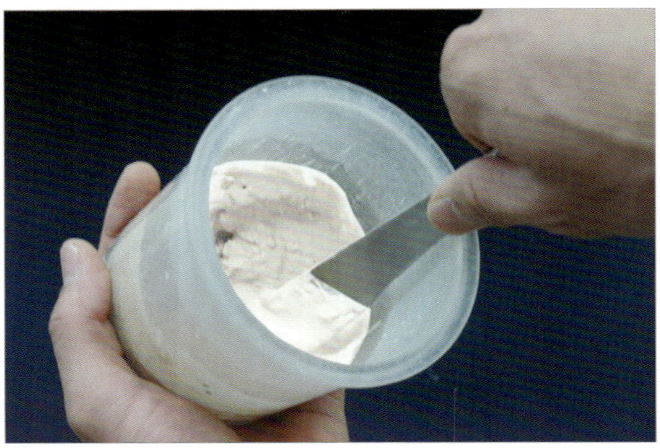

그림 5-8. 먼저 Spatular를 이용하여 서너 번 mixing 한다.

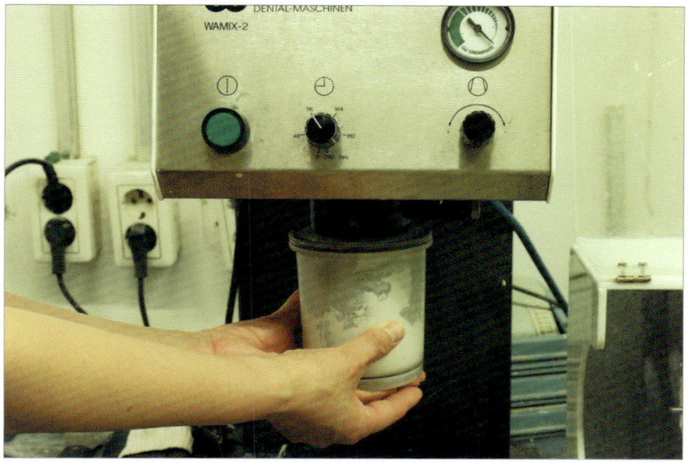

그림 5-9. mixing bowl을 vaccum mixing 기에 고정시킨다.

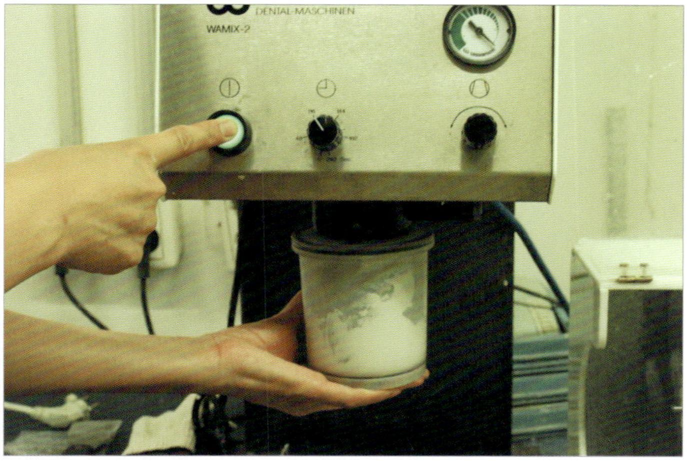

그림 5-10. start 버튼을 누른다.

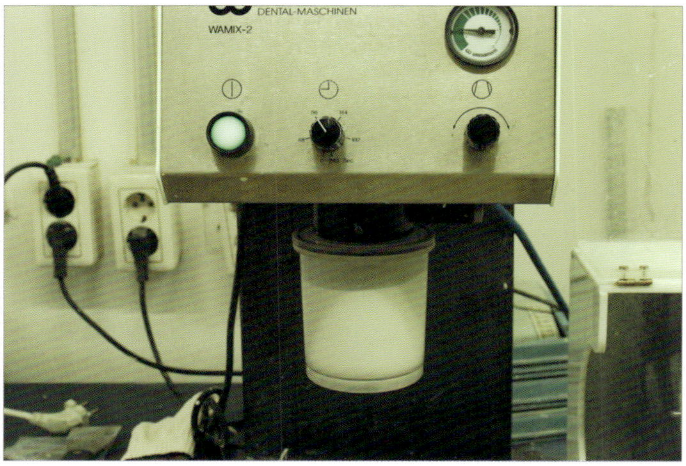

그림 5-11. 20초 정도 vaccum mixing한다.

5) 혼합이 끝난 매몰재는 1차적으로 붓을 이용하여 납형 외면과 내면에 기포가 생기지 않도록 주의하면서 도포하는데 wax pattern 내면과 groove 등에 매몰재가 잘 흘러들어 가도록 한다) (그림 5-12~13).

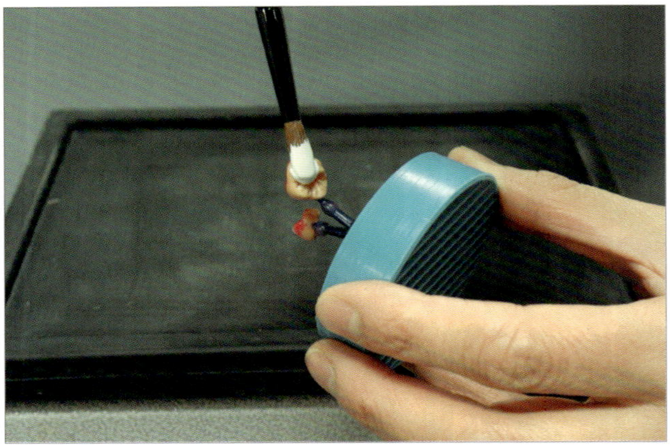

그림 5-12. 붓을 이용하여 납형외면에 기포없이 부착 되도록 한다.

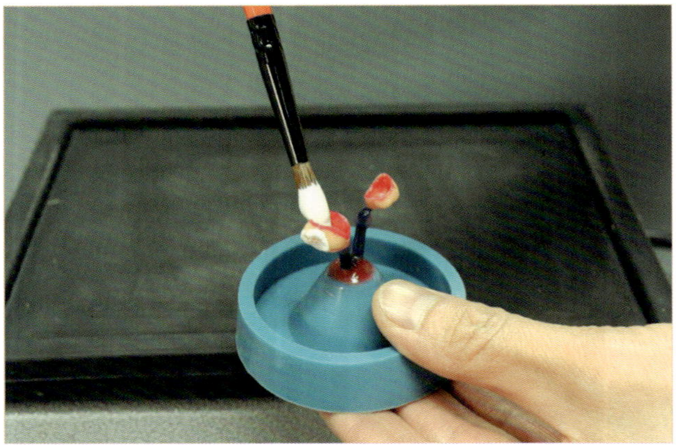

그림 5-13. 붓을 이용하여 납형 내면에 기포없이 부착 되도록 한다.

6) 붓을 이용하여 1차 매몰이 끝난 납형에 metal ring을 맞춰 놓는다. 이때 ring 상단과 납형까지의 거리는 1/4 inch(6mm)가 되도록 한다. 만약 납형에서 링 상단까지의 거리가 1/4 inch 이상이 되는 경우에는 1/4 inch 거리를 표시한 후 매몰재를 표시선까지만 채우도록 한다(그림 5-14~15).

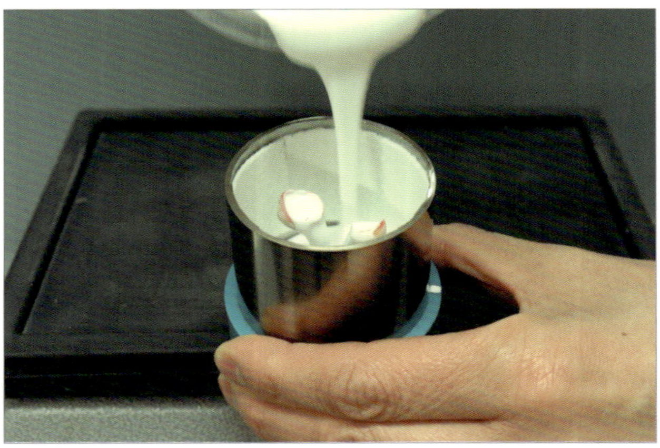

그림 5-14. 1차매몰이 끝난 납형에 metal ring을 맞춰 놓은 후 약간의 vibration을 주면서 매몰재를 채운다.

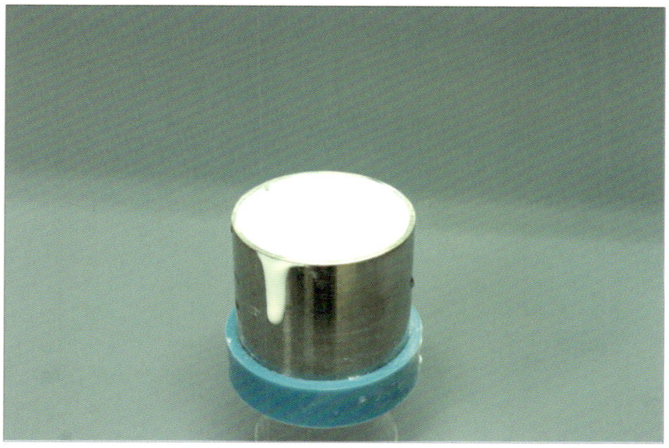

그림 5-15. 매몰이 끝난 상태

2. Metal crown 매몰과정

gold crown 매몰과정과 같은 방법으로 매몰하여 완성한다.
metal 매몰재 사용 시는 metal 전용 용액을 사용하여 매몰한다(그림 5-16~25).

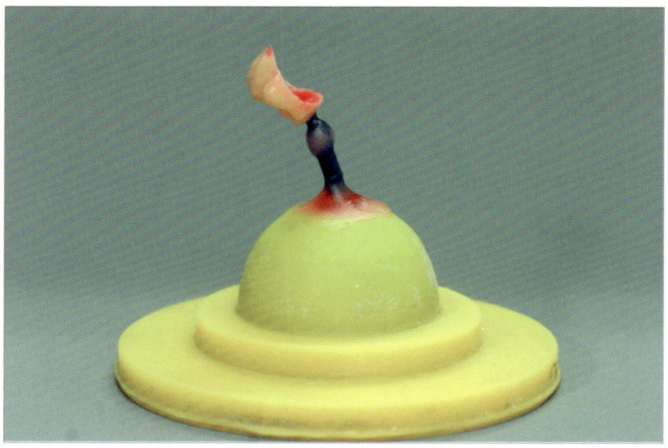

그림 5-16. 납형을 원추대에 고정시킨 상태

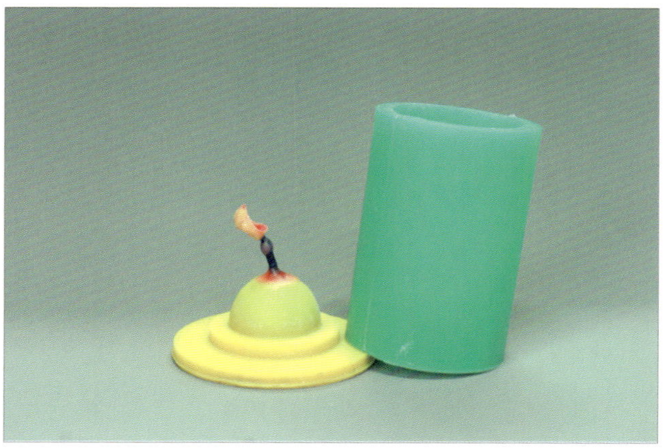

그림 5-17. 납형을 원추대에 고정시킨 상태와 rubber ring

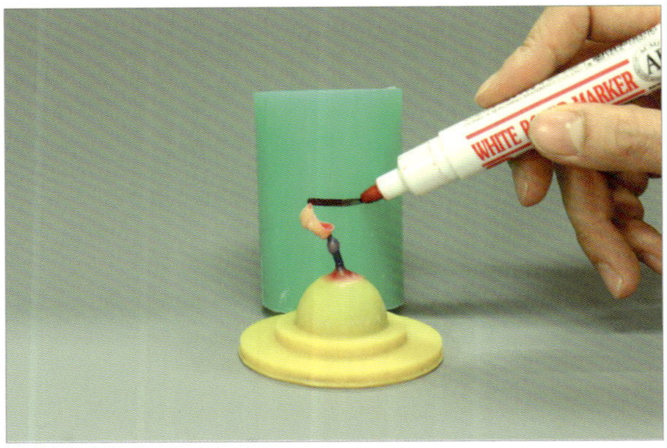

그림 5-18. 원추대에 고정된 wax pattern의 높이를 펜으로 표시하고 매몰재를 부을 때 표시선에서 1/4 inch(6mm)의 높이까지만 매몰재를 붓도록 한다.

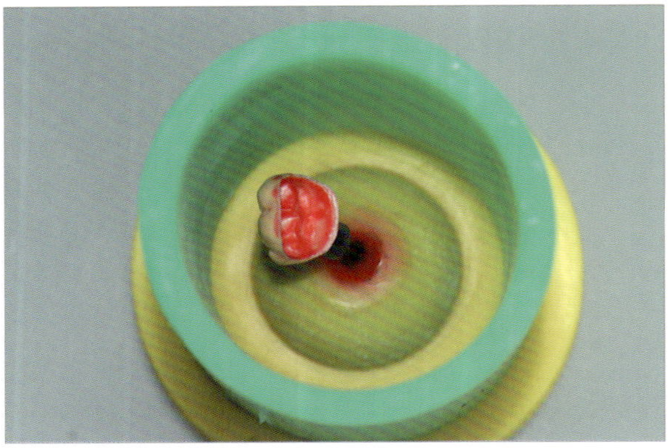

그림 5-19. 먼저 rubber ring에 납형을 안착시켜본다.

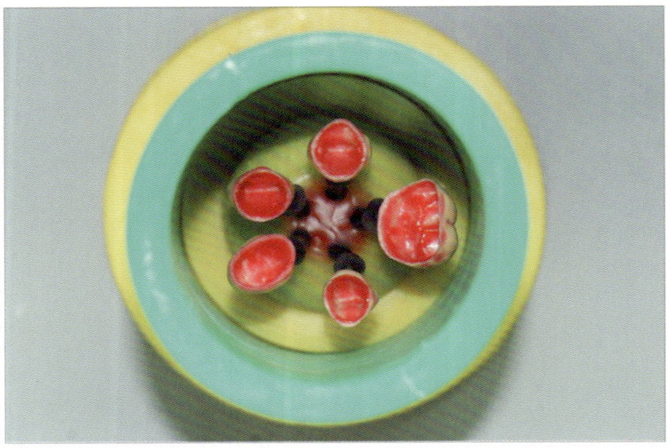

그림 5-20. metal crown으로 제작할 5개의 납형을 thermal zone의 위치를 피해서 ring내에 안착시킨다.

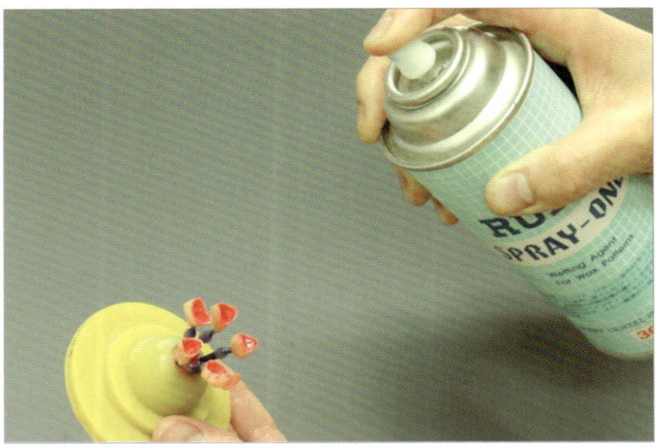

그림 5-21. 매몰직전 wetting agent를 도포하여 매몰재가 납형면에 잘 부착되도록 한다.

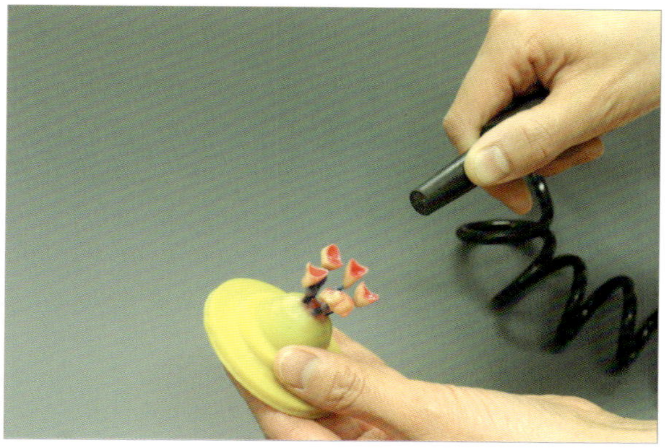

그림 5-22. 과잉 도포된 wetting agent는 air gun을 이용하여 가볍게 불어낸다.

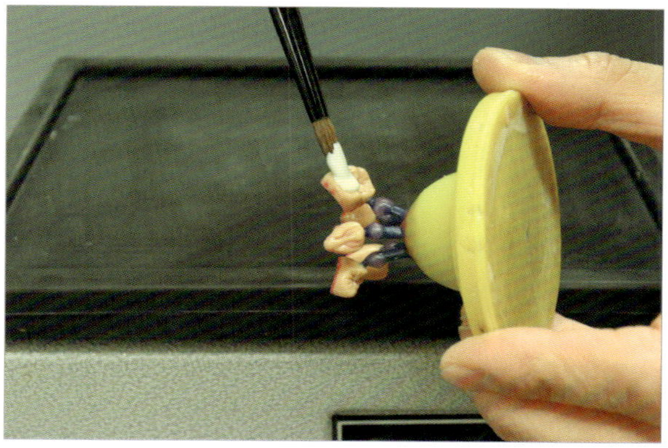

그림 5-23. 정확한 혼수비에 맞춰 mixing된 매몰재를 붓을 이용하여 납형 외면에 기포없이 부착시킨다.

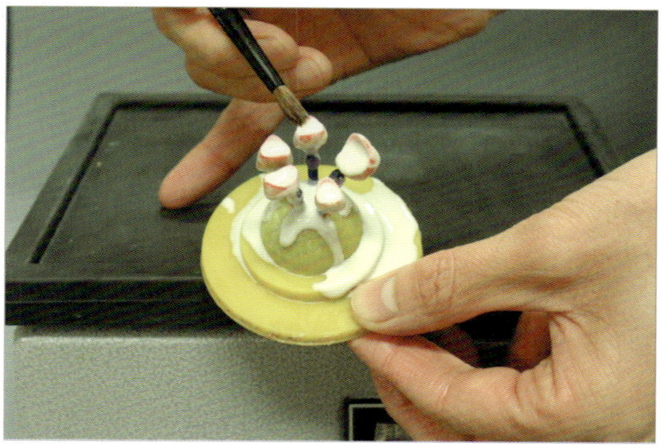

그림 5-24. 정확한 혼수비에 맞춰서 mixing된 매몰재를 붓을 이용하여 납형 내면에 기포없이 부착시킨다.

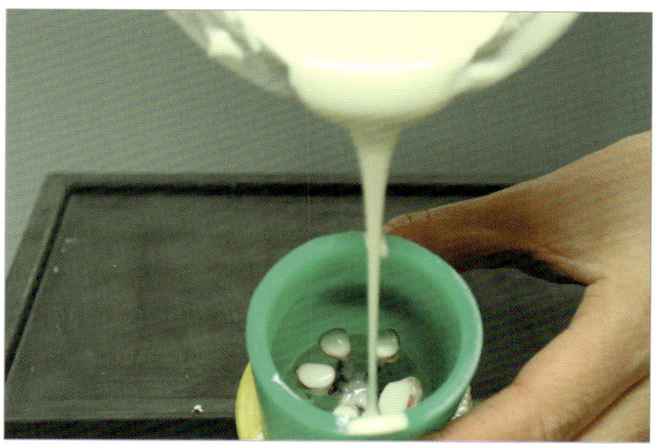

그림 5-25. 1차 매몰이 끝난 납형에 rubber ring을 맞춰 놓은 후 약간의 vibration을 주면서 링 내면을 채운다.

06

소환과 주조
(Burn out & Casting)

1. 소환 (Burn out)
2. 주조 (Casting)

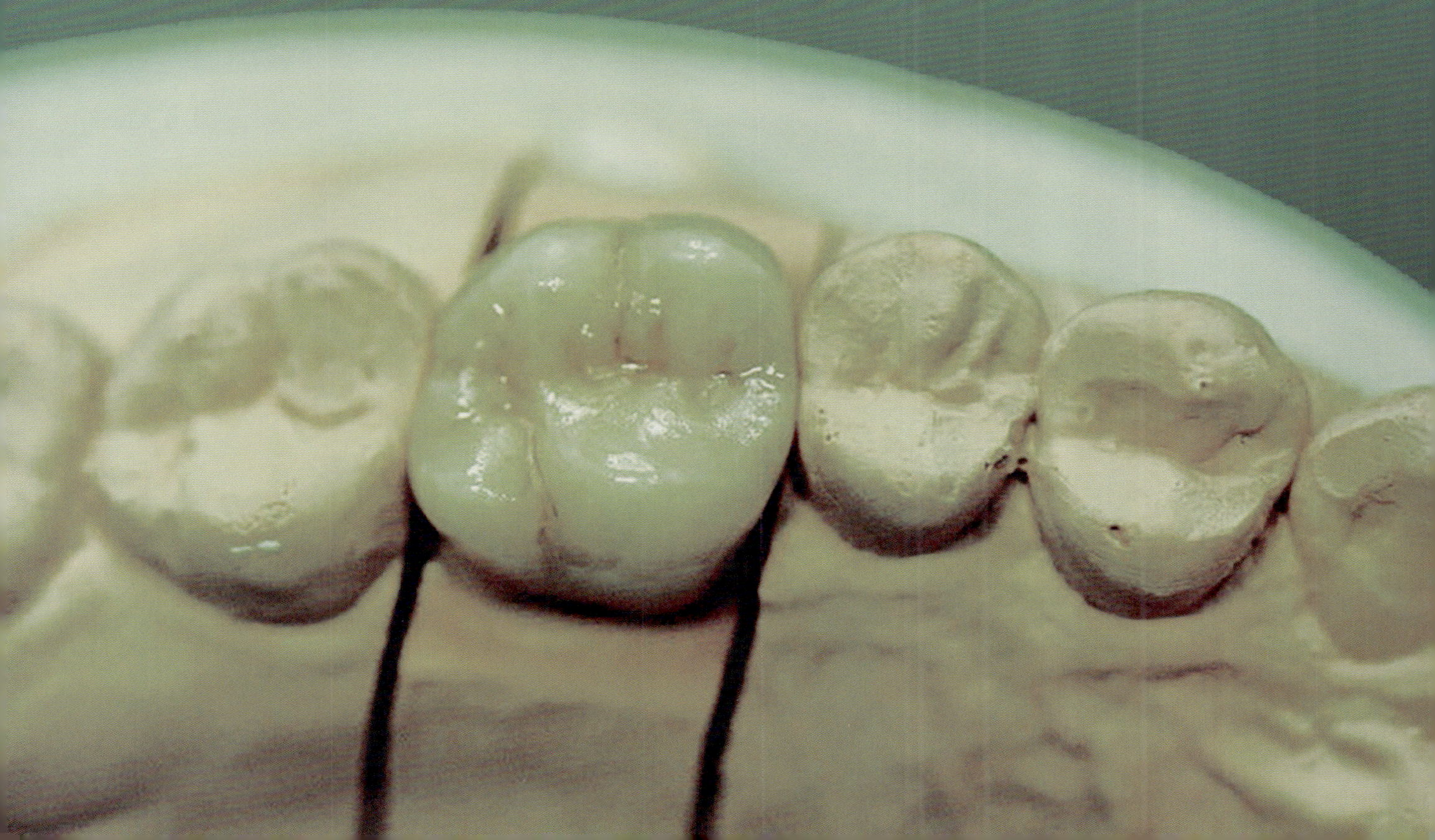

06 소환과 주조
(Burn out & Casting)

실습내용요약

매몰한 ring을 정확한 온도에서 소환한 후 원심 주조기를 이용하여 주조한다.

1. 소환(Burn out)

1) 매몰한지 1시간 정도 지난 ring을 소환로에 넣어 소환한다.

(1) 소환로에 넣을 때 ring의 주입로(sprue hole)가 밑으로 향하도록 하고 한쪽이 들리게 하여 용융되는 왁스가 잘 흘러나올 수 있게 한다(그림 6-1).

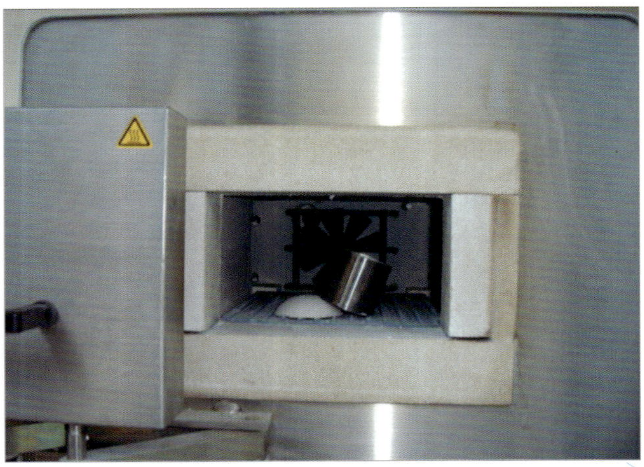

그림 6-1. 주입로(sprue hole)가 밑으로 향하도록 하고 ring의 한쪽이 들리게 하여 용융되는 왁스가 잘 흘러 나올 수 있도록 한다.

(2) 소환 온도는 합금의 종류 및 사용하는 매몰재의 종류에 따라 조금씩 다르므로 제조회사의 설명서에 따른다.

• gold를 casting 할 경우

소환온도는 1~1시간 30분에 걸쳐 650~700°C까지 올린 후 30분 정도 heat soaking(계류) 한다 (그림 6-2~3).

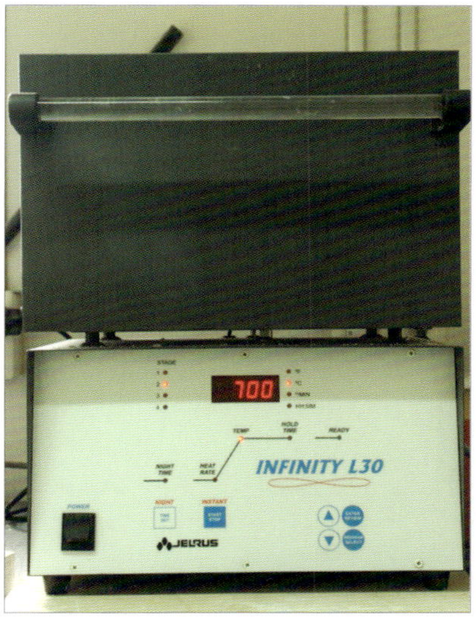

그림 6-2. 700℃ 까지 온도를 올린 소환로에서 30분간 heat soaking 한다.

• metal을 casting 할 경우

소환온도는 1~1시간 30분에 걸쳐 850~900℃ 정도까지 올린 후 30분 정도 heat soaking(계류) 한다.

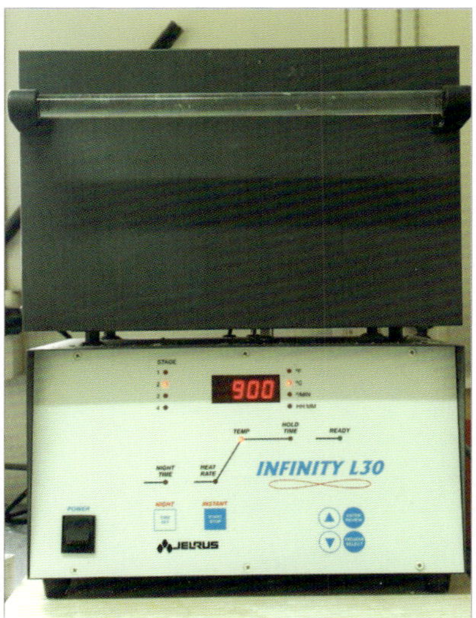

그림 6-3. 900℃ 까지 온도를 올린 소환로에서 30분간 heat soaking 한다.

2. 주조 (Casting)

1) 원심주조기를 이용하여 주조한다(그림 6-4).

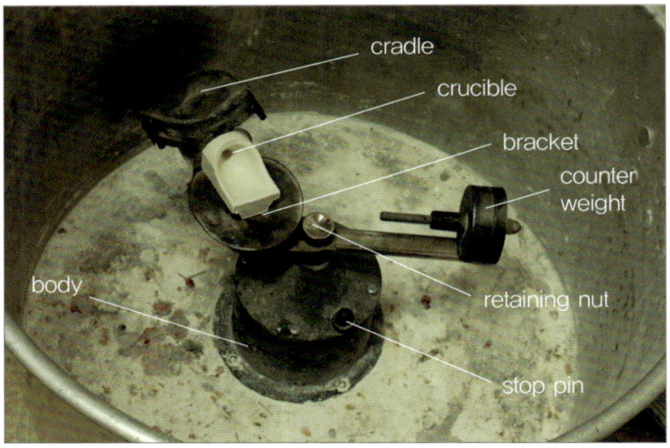

그림 6-4. 원심주조기의 부분 별 명칭

(1) gold로 casting할 경우 원심주조기의 counter weight을 잡고 시계방향으로 2~3 바퀴 정도 감은 후 stop pin을 올려 고정시키며 metal로 casting할 경우는 조금 더 강한 주조압이 필요하므로 4~5 바퀴 정도 감는다(그림 6-5~6).

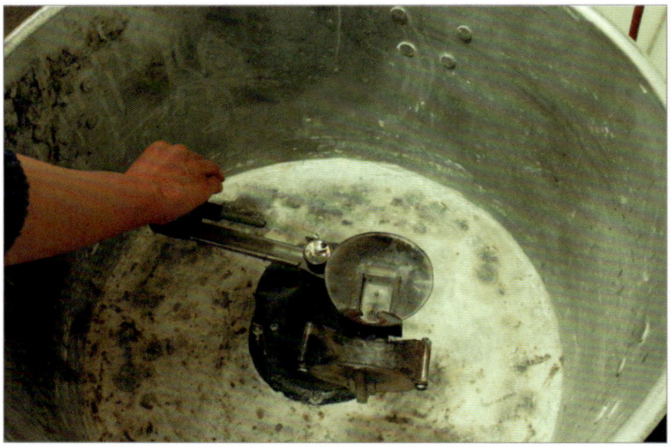

그림 6-5. 원심주조기의 counter weight을 잡고 cross arm을 시계방향으로 감는다.

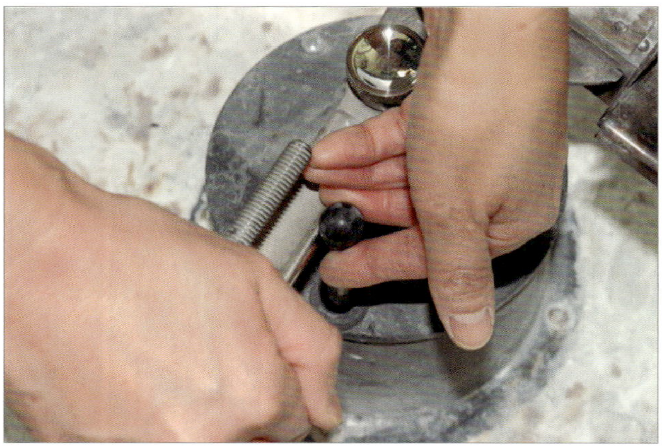

그림 6-6. 원심주조기의 counter weight을 시계방향으로 감은 후 stop pin을 올려 고정한다.

(2) 소환로에서 미리 예열한 도가니를 주조기의 bracket 위에 올려놓은 후 준비한 합금을 도가니에 넣는다 (그림 6-7).

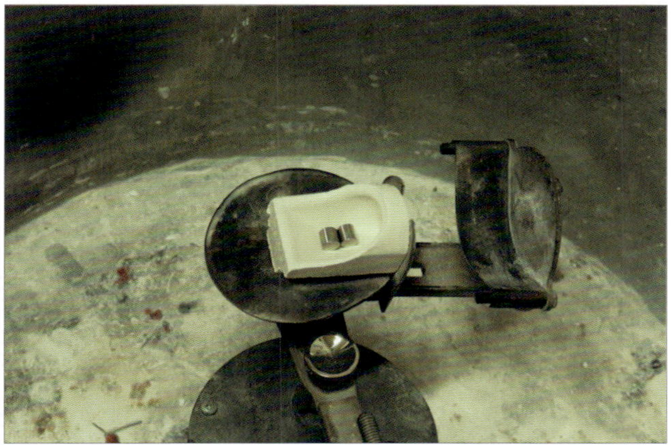

그림 6-7. 용융시킬 합금을 도가니에 넣는다.

(3) gas를 약간만 틀어 점화한다(그림 6-8).

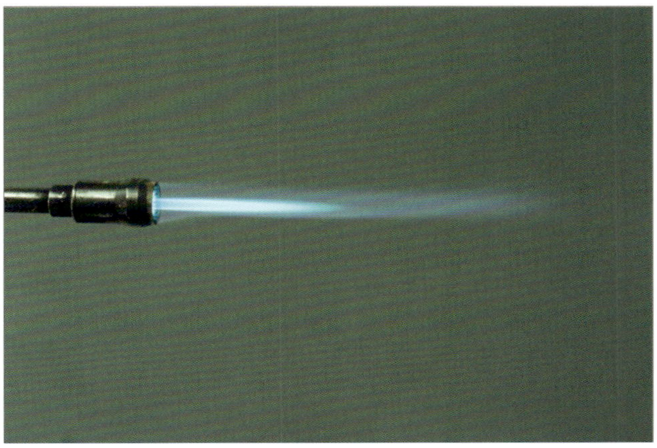

그림 6-8. blow pipe의 gas를 약간 틀어 점화한다.

(4) 점화 후 산소를 틀어 불길의 세기를 조정한다(그림 6-9).

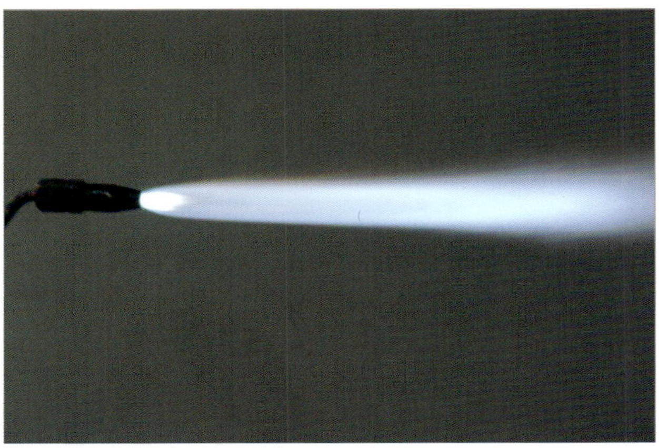

그림 6-9. 점화 후 산소를 조정하여 불길의 세기를 조절한다.

(5) 가장 고온을 내는 환원층 불꽃을 이용하여 금속을 용융시킨다(그림 6-10).

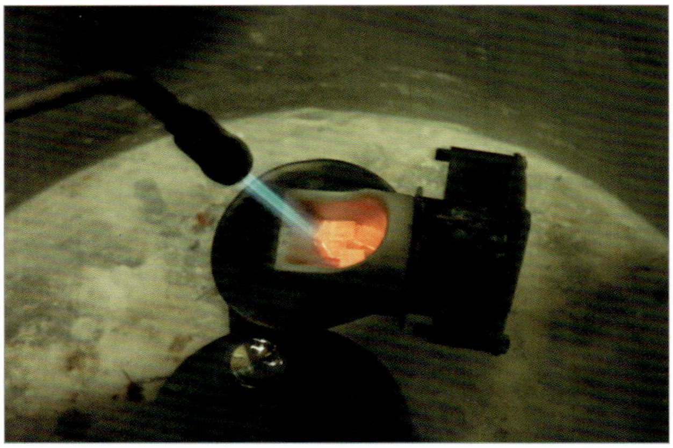

그림 6-10. 환원층 불꽃을 이용하여 금속을 용융시킨다.

(6) 소환로에서 소환된 ring을 꺼내 cradle위로 옮겨 놓은 후 도가니가 ring에 닿을 때까지 집게로 밀면서 sprue hole과 도가니의 hole이 일치되도록 조정한다(그림 6-11~12).

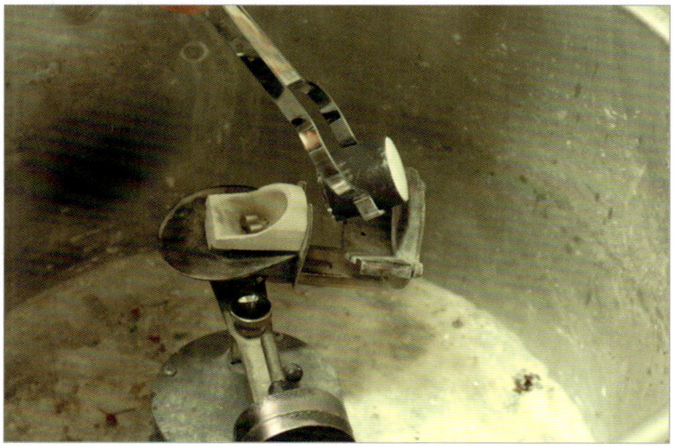

그림 6-11. 소환로에서 소환된 ring을 cradle 위로 옮긴다.

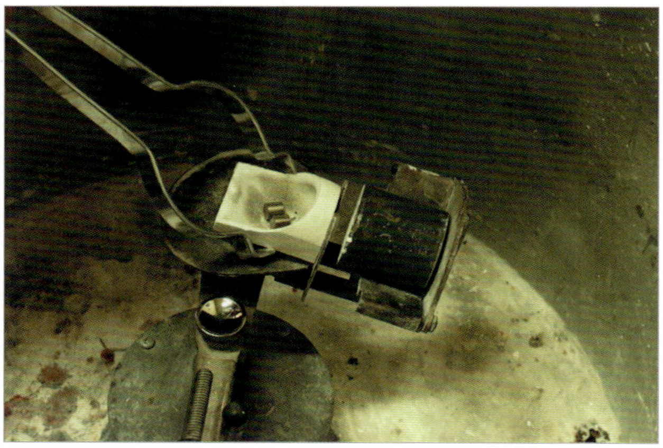

그림 6-12. 소환된 ring을 cradle위에 옮겨 놓은 후 sprue hole과 도가니의 hole을 일치되게 조정한다.

(7) 주조 금속이 적절한 용융 상태가 되었을 때 오른손은 counter weight을 잡고 시계방향으로 약간 당겨 stop pin을 떨어뜨린 후 주조 방향을 따라가며 오른손을 살짝 놓아준다(그림 6-13~15).

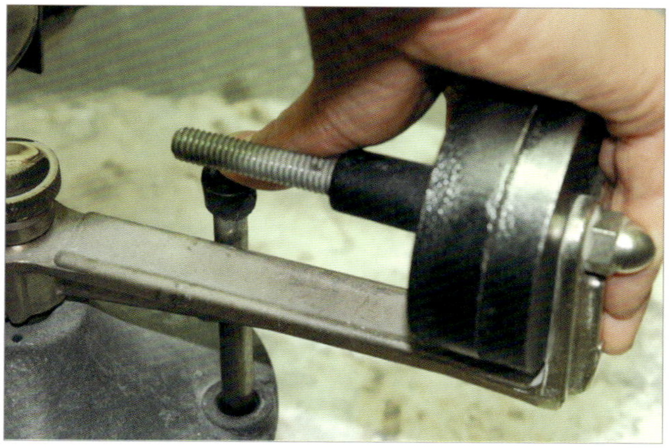

그림 6-13. 주조하기 위해 stop pin을 떨어뜨리려고 하는 상태

※ 적절한 주조 시 금속의 용융상태

- **gold** : 구형으로 되면서 연한 황백색(light yellow)을 띄고 회전(spin)현상이 발생되는 시기.

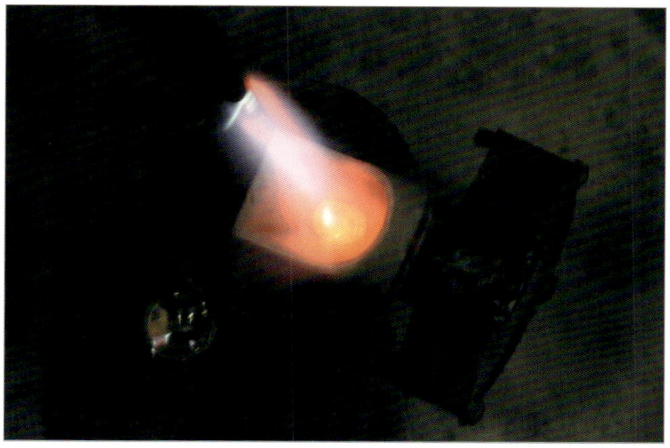

그림 6-14. 구형으로 되면서 연한 황백색을 띄고 회전하는 현상이 발생되는 시기

- **metal** : 금속이 주저 앉으면서 피막이 형성되거나 두개의 금속이 한 덩어리로 되면서 밝은 적색을 나타내는 시기

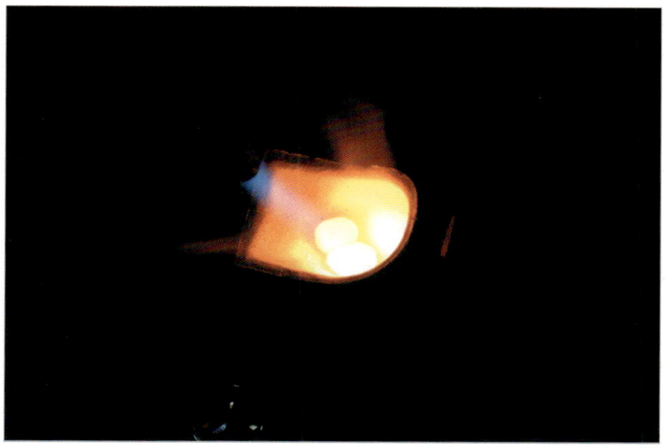

그림 6-15. 금속이 주저앉으면서 피막이 형성되거나 두개의 금속이 한 덩어리로 되는 순간의 시기

(8) 불대를 잠근다.

불을 끌 때는 켤 때 와는 반대로 산소를 먼저 잠그고 가스를 잠근다(그림 6-16~17).

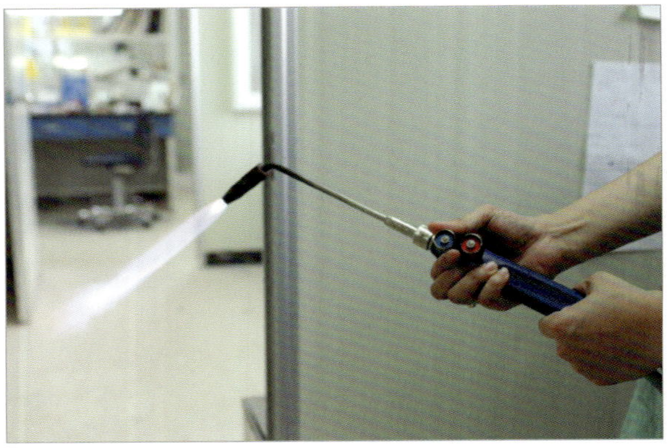

그림 6-16. 산화방지를 위해 산소를 먼저 잠근다.

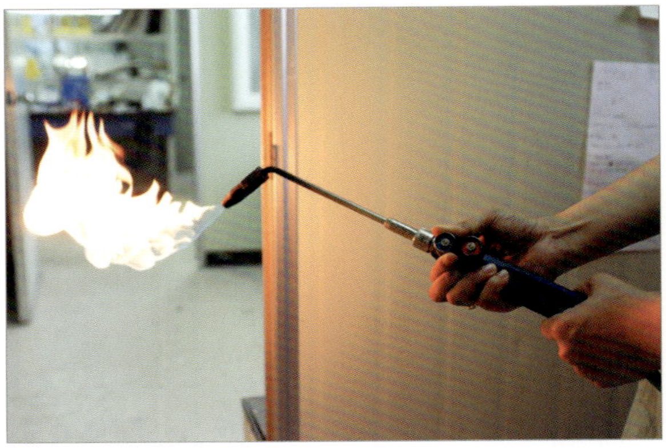

그림 6-17. 그 후 가스를 잠근다.

(9) 주조 후 주조기가 멈출 때까지 그대로 놓아 두어 주조를 완성한다.

완성 후 gold의 경우는 찬물에 넣어 quenching(급냉)시키지만 metal의 경우는 실온에서 서서히 냉각시킨다(그림 6-18~19).

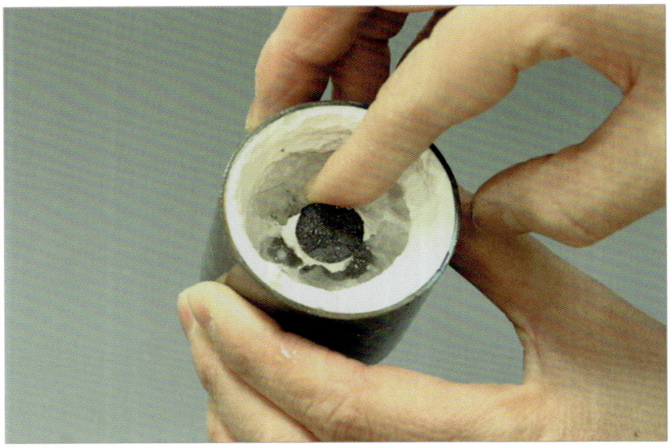

그림 6-18. gold crown 주조 후 급냉시킨 상태

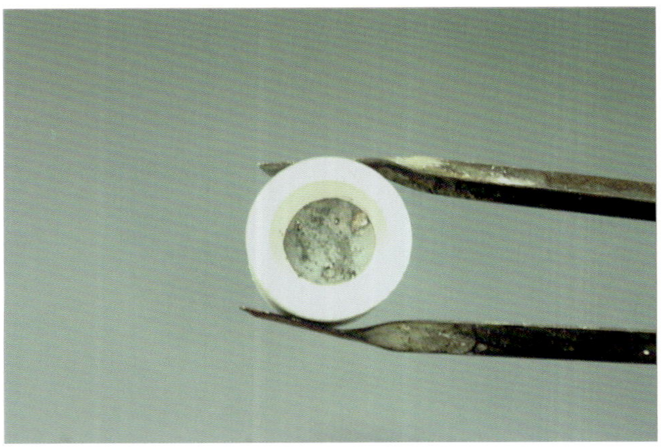

그림 6-19. metal crown 주조 후 실온에서 서서히 냉각시킨 상태

⑽ 매몰재를 제거하여 주조체를 얻는다.

• **gold의 경우** : quenching시켜 1차적으로 매몰재를 제거한 후 초음파 세척하여 남은 매몰재까지 완전히 제거한다(그림 6-20~25).

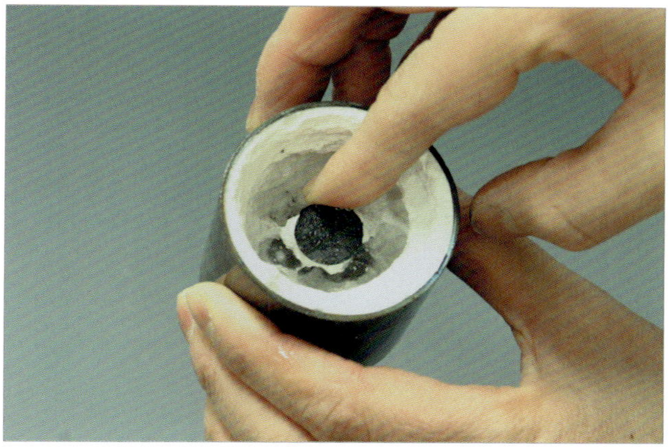

그림 6-20. quenching시켜 1차적으로 매몰재를 제거한다.

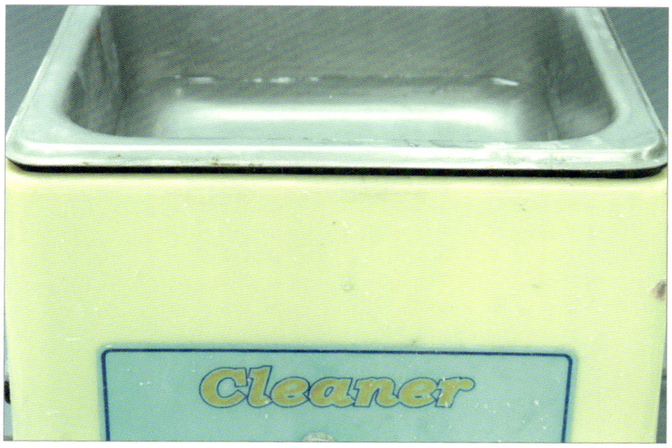

그림 6-21. 그 후 초음파 세척하여 남은 매몰재까지 완전히 제거한다.

• **metal의 경우** : 단단하게 부착된 매몰재를 주조체에 손상되지 않도록 주의하면서 석고분할 겸자와 적절한 굵기의 bar 등을 이용하여 제거한다.

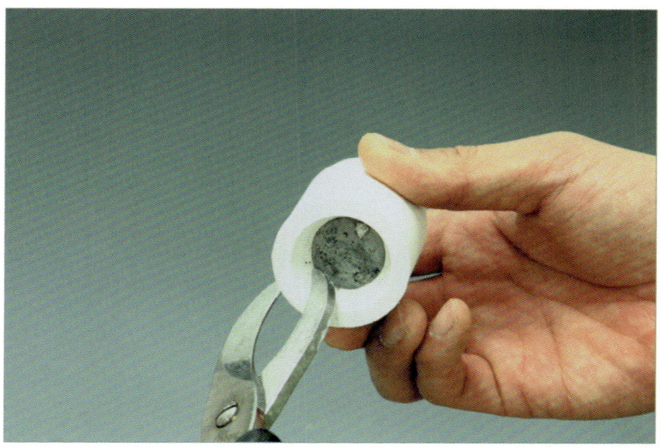

그림 6-22. 석고분할 겸자를 사용하여 매몰재를 제거한다.

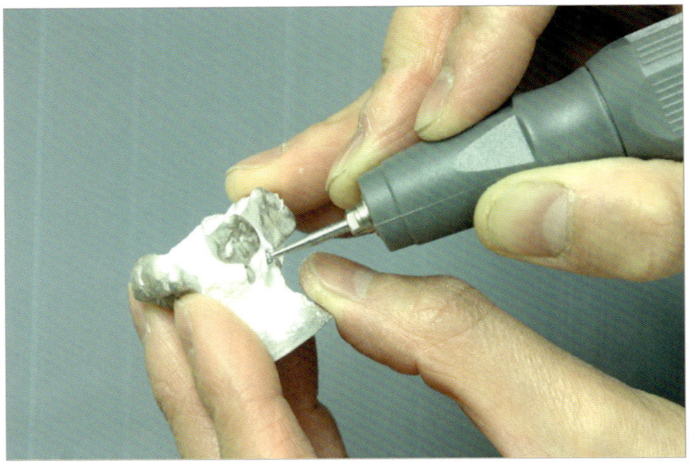

그림 6-23. bur를 이용하여 내면에 있는 매몰재를 제거한다.

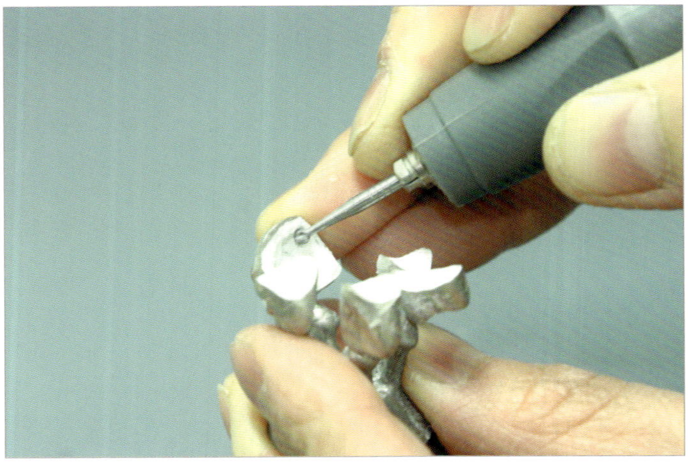

그림 6-24. bur를 이용하여 주조체 내면의 매몰재를 제거한다.

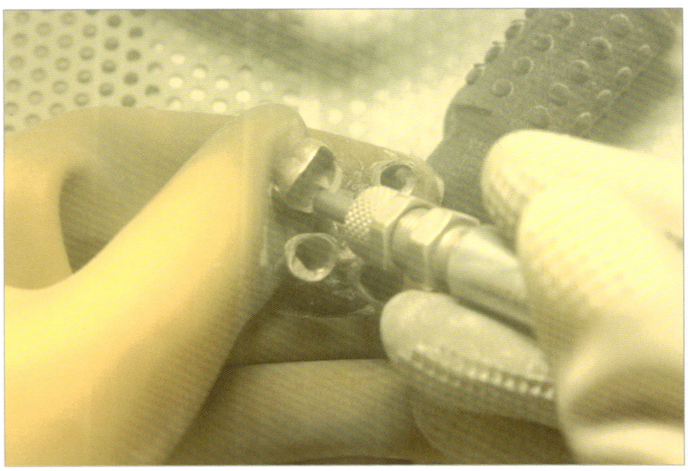

그림 6-25. sand blasting하여 매몰재 찌꺼기 등을 완전히 제거한다.

※ Gold casting의 경우는 산화막 제거를 위해 pickling을 한다. 50%의 염산용액이 담긴 용기에 주조체를 넣고 가열한다. 끓기 시작하면 20초 경과후 꺼내어 흐르는 물에 세척한다(그림 6-26~28).

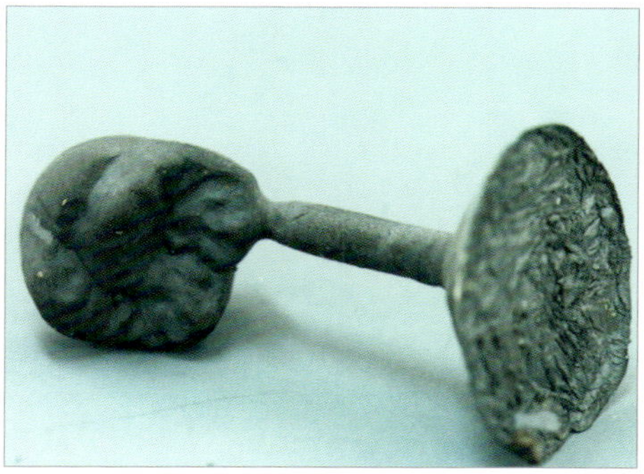

그림 6-26. 주조 후 산화막이 형성된 주조체관

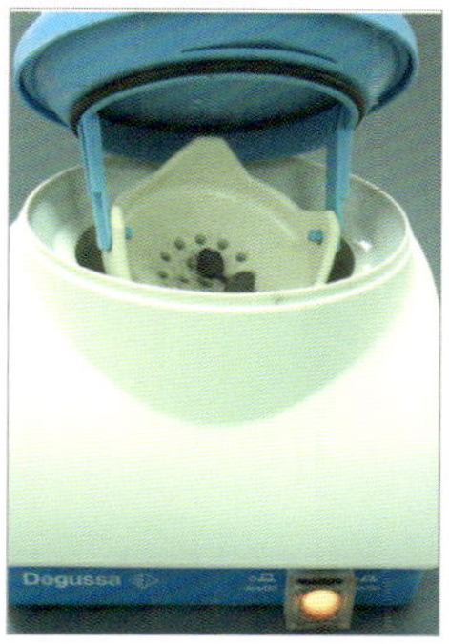

그림 6-27. pickling 한다.

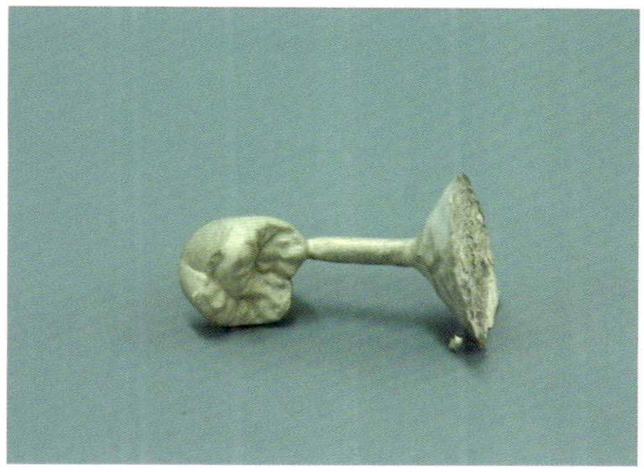

그림 6-28. 염산 50%의 용액에 pickling된 주조체관

07

주조체의 연마 (Polishing the casting body)

1. Gold crown polishing 과정
2. Metal crown polishing 과정

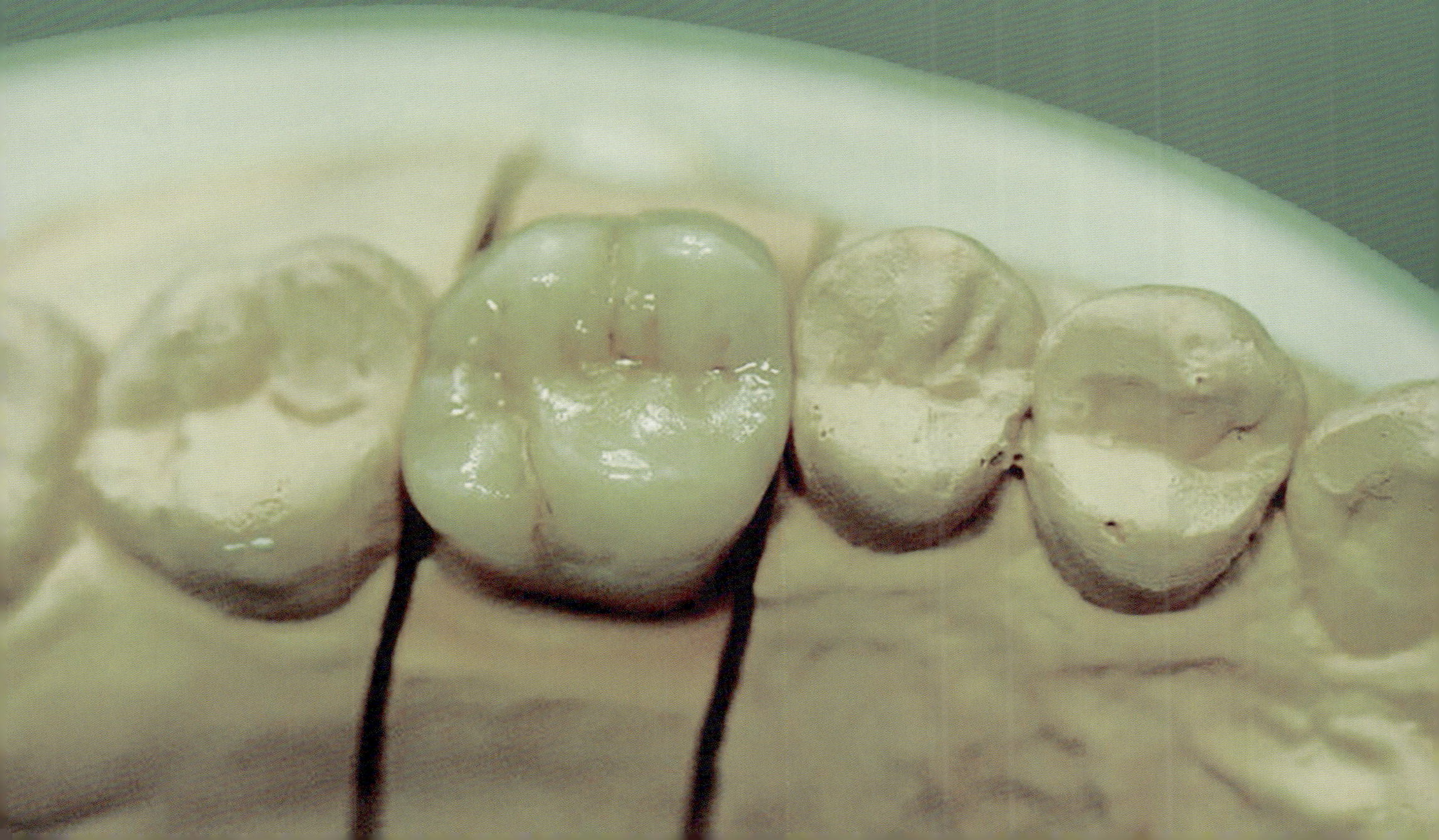

07 주조체의 연마
(Polishing the casting body)

실습내용요약

주조체 표면의 미세한 거친부위를 제거하여 매끈하고 활택한 면을 얻어 음식물 잔사나 치석의 저류를 방지함과 동시에 심미성을 얻도록 하기 위함이다. 다듬질과 광택내기 과정은 크게 4단계 ① 주조체 검사 ② 주조체를 치형에 적합 ③ 주조체를 작업모형에 적합 및 교합관계 검사 ④ 광택내기 순서로 하여 보다 효과적인 연마가 되도록한다.

1. Gold crown polishing 과정

1) 주조체 내 · 외면의 기포가 제거되었으면 carborundum disc를 이용하여 sprue선을 절단한다. 이때 주조체 면이 손상되지 않는 범위내에서 최대한 주조체에 가깝게 자른다(그림 7-1~2).

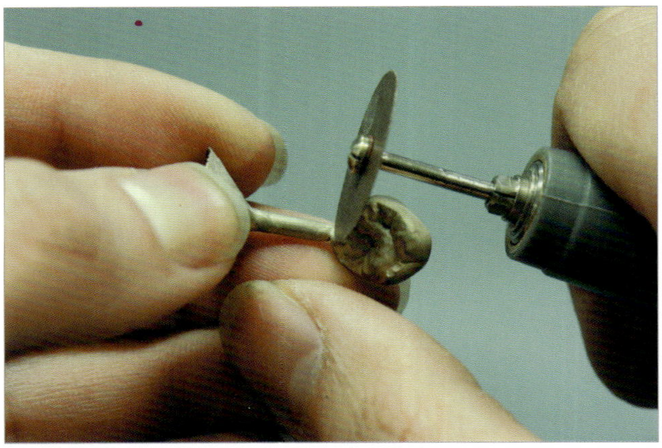

그림 7-1. carborundum disc를 이용하여 sprue선을 절단한다.

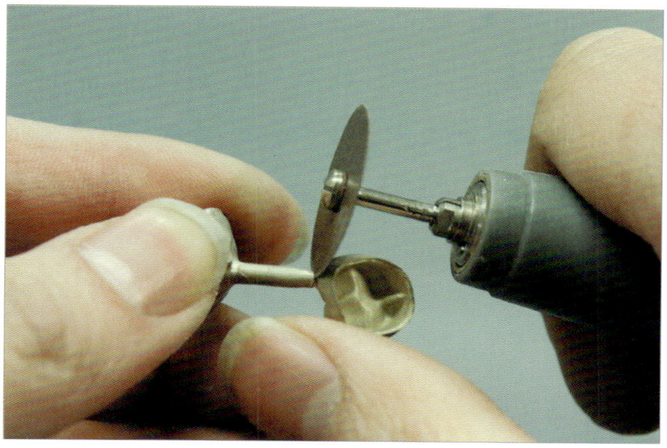

그림 7-2. sprue선 절단 시 주조체면이 손상되지 않는 범위 내에서 최대한 가깝게 자른다.

2) sprue선 절단한 부위를 stone point를 이용하여 외형에 맞게 다듬는다(그림 7-3).

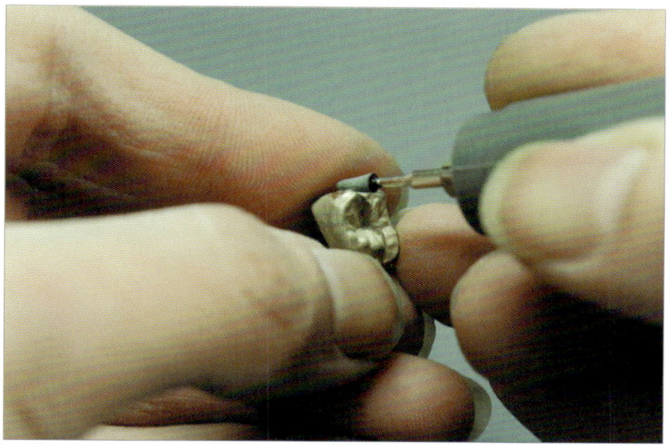

그림 7-3. sprue선 절단 부위를 stone point를 이용하여 다듬는다.

3) 주조체가 치형에 정확히 적합되는지 확인하기 위하여 치형에 표시액(fit checker)을 도포한다(그림 7-4).

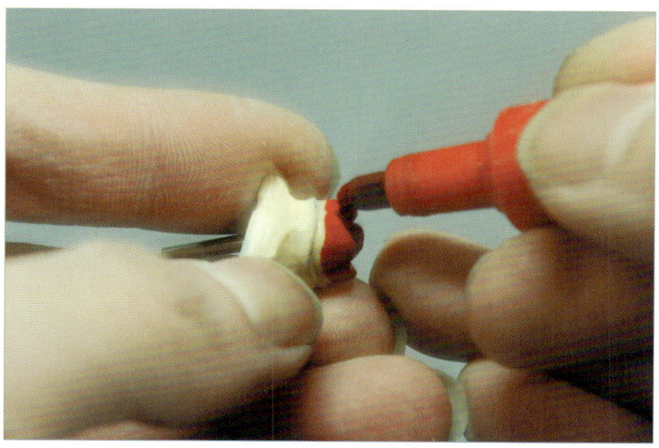

그림 7-4. 주조체를 치형에 맞추기 위해 표시액을 도포한다.

4) 주조체를 치형에 맞춰본다. 이때 무리한 힘을 가해서는 안된다(그림 7-5).

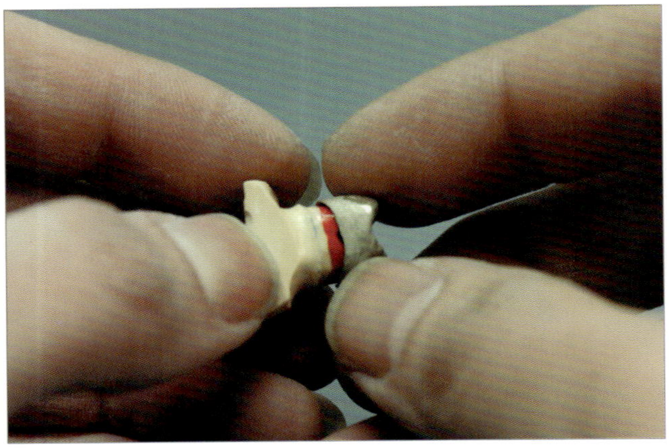

그림 7-5. 무리한 힘을 가하지 않은 상태로 주조체를 치형에 맞춰 본다.

5) 주조체 내면에 표시액이 묻어있는 부분들이 확인되었다(그림 7-6).

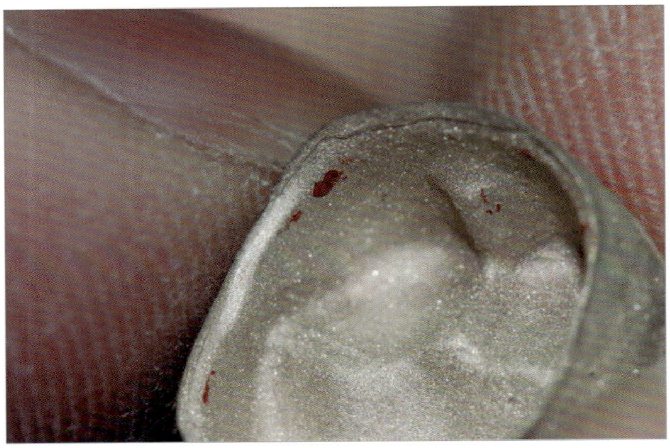

그림 7-6. 주조체 내면에 표시액이 묻어 있는 상태가 확인

6) stone point를 이용하여 주조체 내면에 표시액이 묻은 것을 가볍게 삭제한 후 조정해서 주조체가 치형에 정확히 맞을 때까지 한다(그림 7-7).

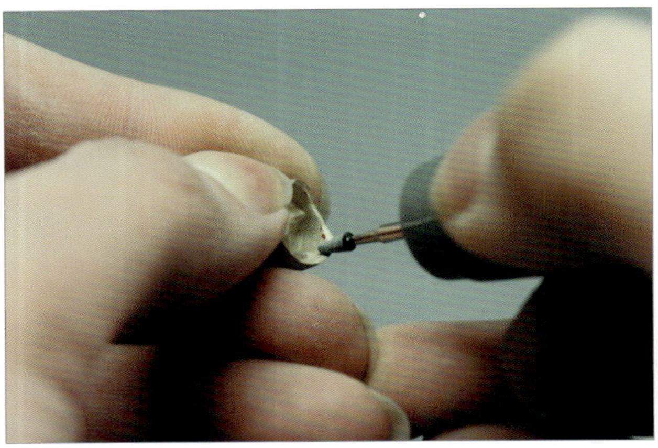

그림 7-7. stone point를 이용하여 표시액이 묻어있는 부분을 삭제한다.

7) 주조체의 근 · 원심 접촉부가 정확히 맞도록 조정한다.
먼저 근심접촉부를 맞추기 위해 원심쪽 인접치를 제거해 놓은 상태에서 근심접촉부에 교합지를 끼운다 (그림 7-8~10).

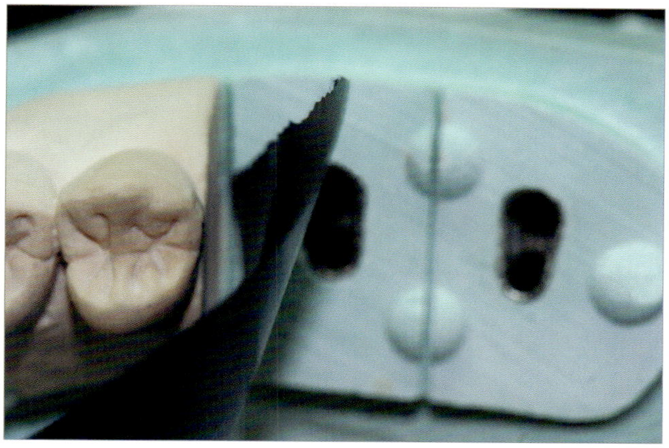

그림 7-8. 근심접촉부를 맞추기 위해 원심쪽 인접치를 제거해 놓은 상태에서 교합지를 근심에 끼운다.

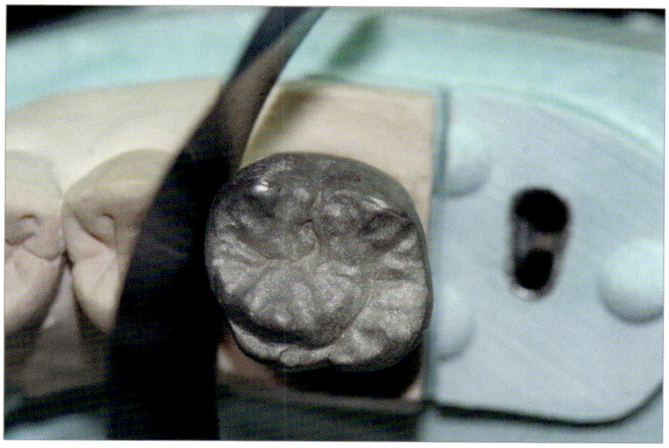

그림 7-9. 교합지를 끼우고 주조체를 장착시킨다.

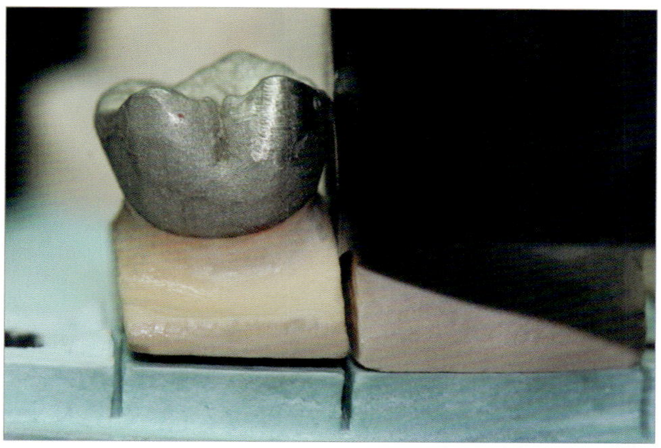

그림 7-10. 근심에 교합지를 끼우고 주조체를 장착시킨 상태의 협면

8) 표시된 접촉부를 rubber point를 이용하여 다듬는다.
근심 접촉부가 적정한 상태로 조정이 되면 원심 접촉부도 똑같은 방법으로 교합지를 인접치 사이에 끼우고 조정한다(그림 7-11~17).

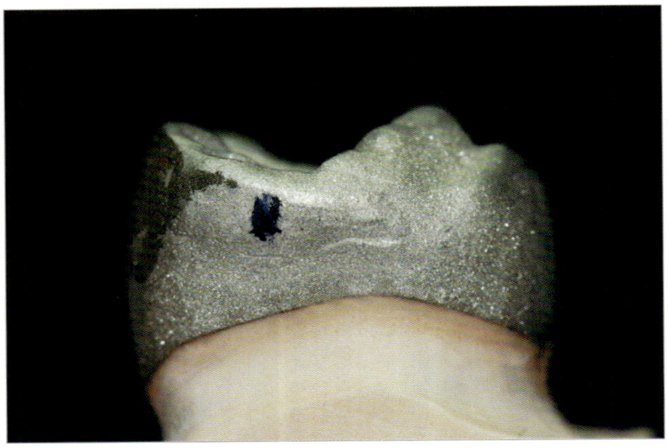

그림 7-11. 접촉이 강해서 표시된 접촉부 상태

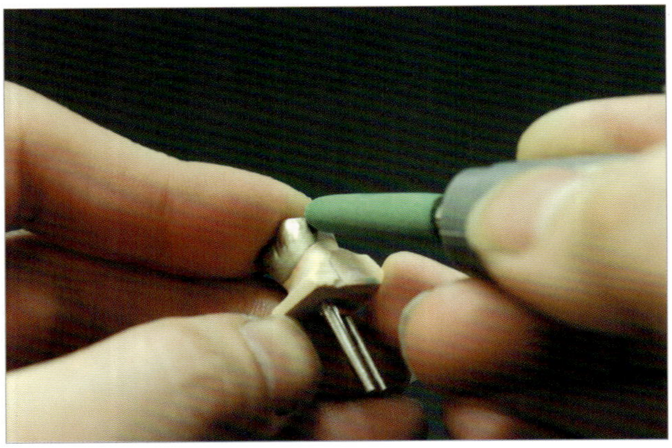

그림 7-12. rubber point를 이용하여 다듬는다.

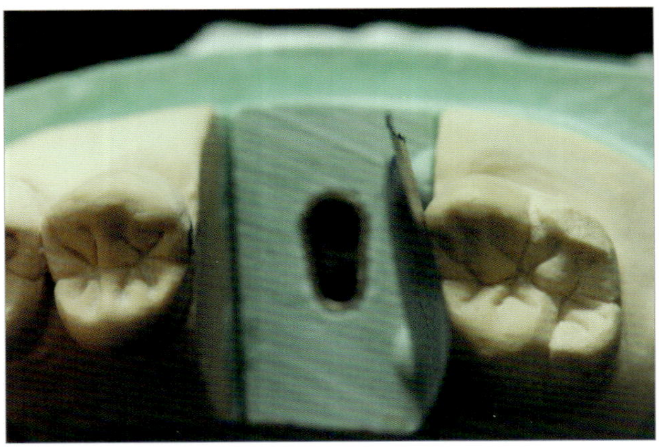

그림 7-13. 원심 접촉부를 맞추기 위해 원심측에 교합지를 끼운다.

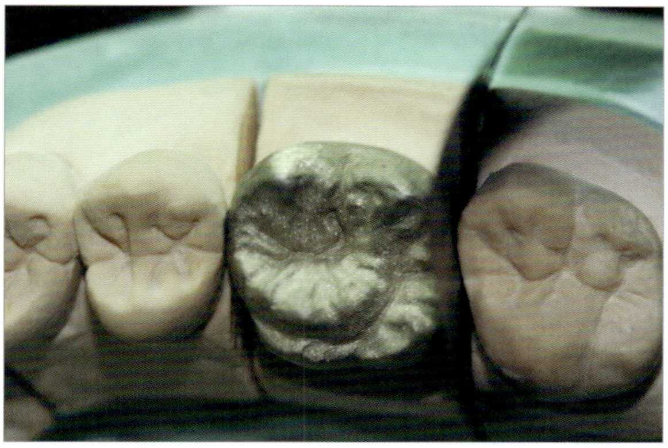

그림 7-14. 원심 접촉부쪽에 교합지를 끼운 상태

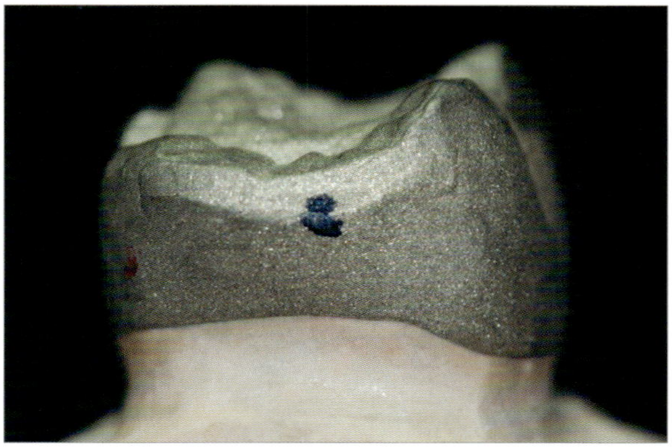

그림 7-15. 접촉이 강해서 표시된 접촉부 상태

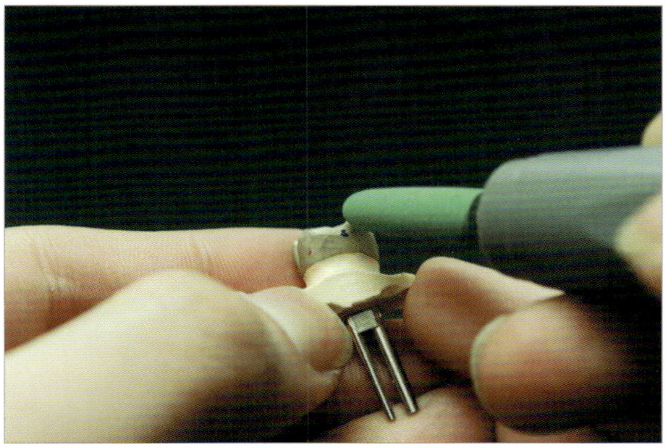

그림 7-16. rubber point를 이용하여 다듬는다.

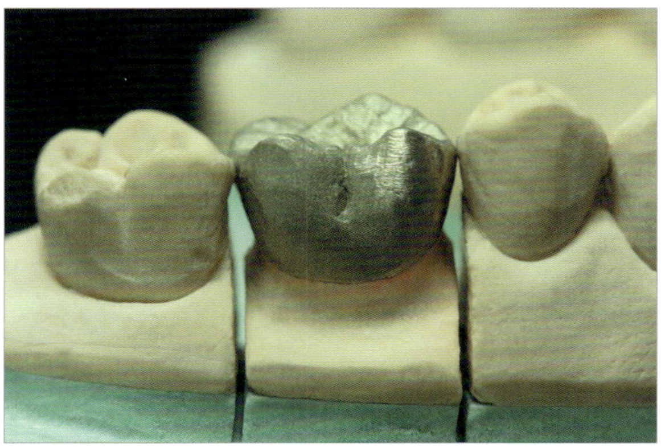

그림 7-17. 근 · 원심 contact point가 적절하게 조정된 상태

9) 주조체의 근 · 원심 접촉부 조정이 끝나면 대합치와의 교합관계를 조정한다.
상 · 하 교합면 사이에 교합지를 넣고 교합을 check한다.
불필요한 교합 접촉점들이 표시된 부위는 stone point를 이용해서 교합조정을 한다(그림 7-18~20).

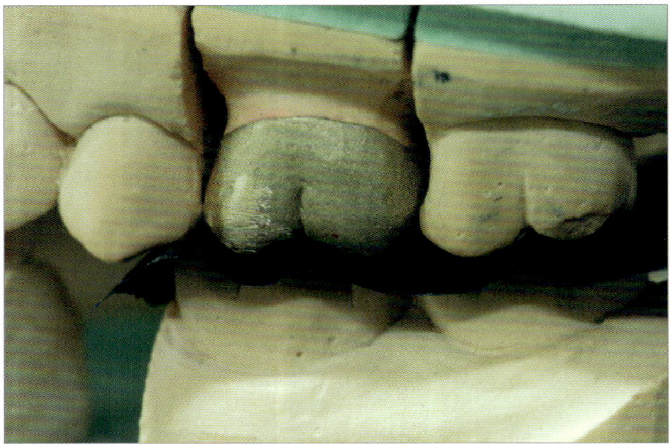

그림 7-18. contact 조정이 끝나면 대합치와의 교합관계를 조정한다. 상 · 하 교합면 사이에 교합지를 넣고 교합 접촉점 표시를 check한다.

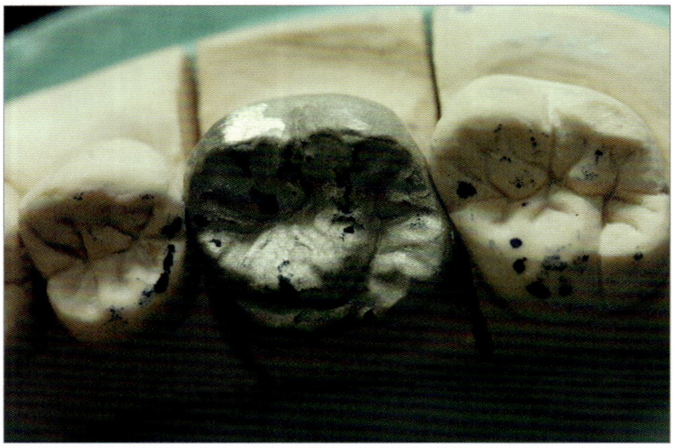

그림 7-19. 교합이 check된 상태

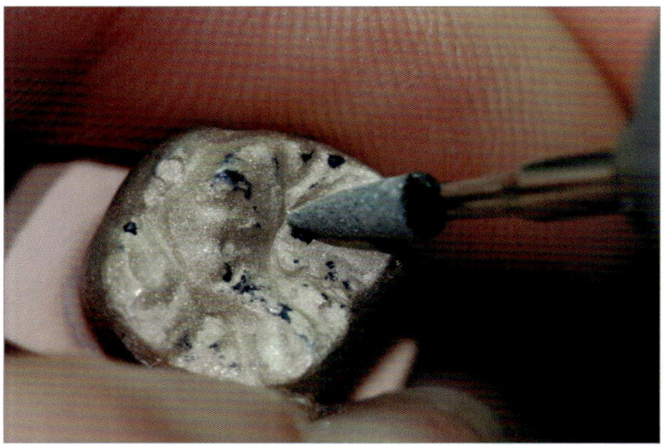

그림 7-20. 불필요한 교합 접촉점이 표시된 부위는 stone point를 사용하여 조금씩 삭제 조정한다.

10) 교합조정이 끝난후 shim stock을 이용하여 자연치의 교합상태와 주조체의 교합조정 상태가 같은지를 확인해가며 세밀한 교합조정을 완성한다(그림 7-21~22).

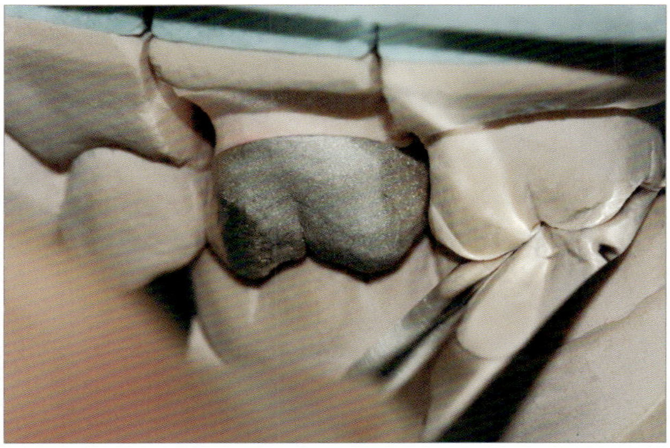

그림 7-21. shim stock을 인접치의 교합면에 넣고 교합관계를 확인한다.

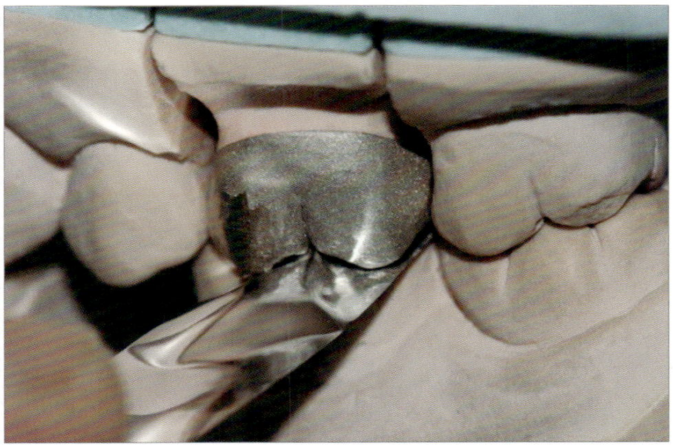

그림 7-22. shim stock을 주조관과 대합치 사이에 넣고 당겨보면서 확인해가며 정확한 교합이 이루어지도록 조정한다.

11) 교합 조정이 끝나면 전체면을 rubber point를 이용하여 다듬어 준다. 1차적으로 협 · 설면과 인접면을 다듬어 준 후 diamond dresser에 rubber point를 뾰족하게 갈아서 교합면을 다듬어준다(그림 7-23~26).

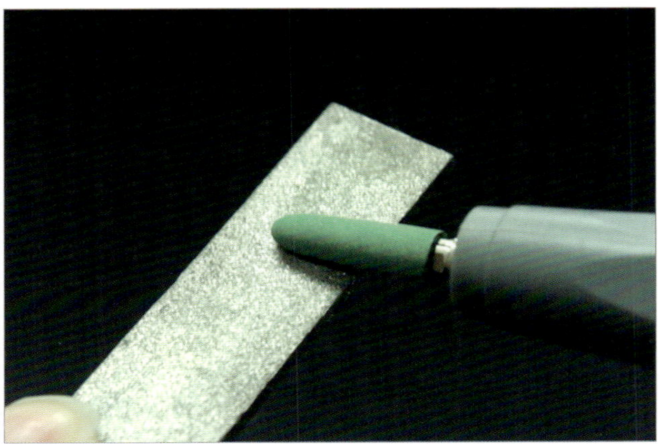

그림 7-23. 새 rubber point를 부드러운 둥근형태로 diamond dresser에 다듬는다.

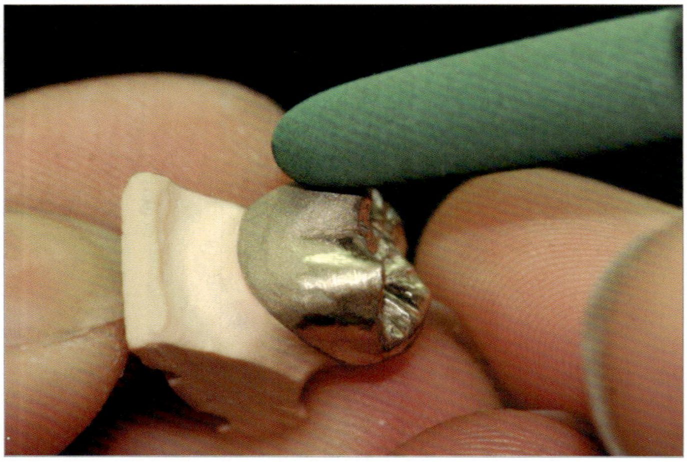

그림 7-24. 부드럽게 다듬어진 rubber point를 이용하여 협 · 설면과 인접면을 다듬는다.

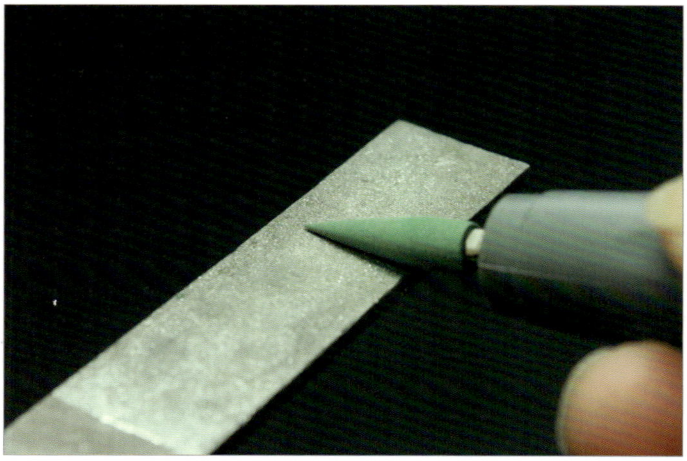

그림 7-25. rubber point를 diamond dresser에 뾰족하게 다듬는다.

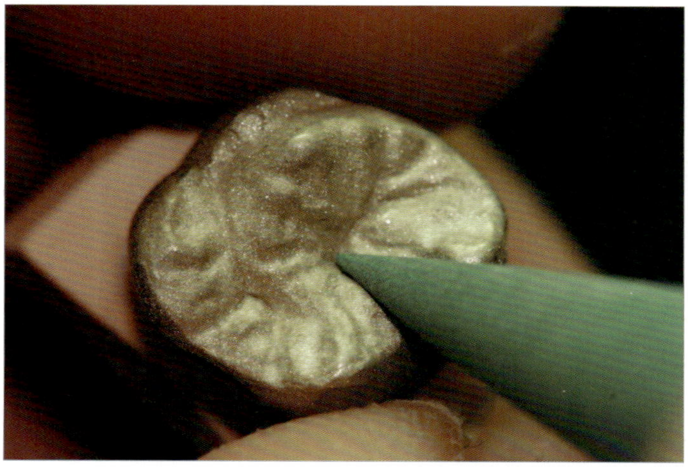

그림 7-26. 뾰족하게 다듬은 rubber point를 이용하여 교합면과 교합면 groove를 다듬는다.

※ wax up 상태에서 교합면의 developemental groove나 secondary groove 형성이 완벽할 경우는 rubber point를 이용하여 교합면 groove를 형성하며 그렇지 못한 경우는 먼저 1/2, 1/4 round bar를 이용하여 groove를 형성한 후 rubber point를 이용하여 다듬는다.

12) robinson brush wheel에 rouge를 묻혀 교합면을 광택낸다. 이때 새것의 robinson brush wheel은 거칠고 넓은 면을 가지므로 torch를 사용해서 앞 · 뒤로 태워 brush wheel면을 얇게 만들어 사용하면 깊은 groove의 polishing을 효과적으로 할 수 있다(그림 7−27~30).

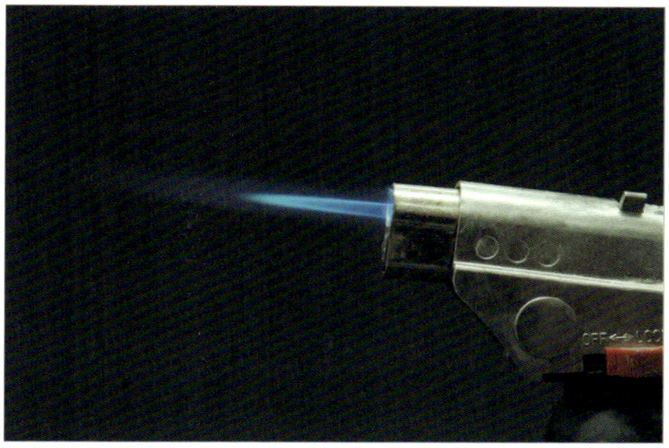

그림 7−27. torch 사용

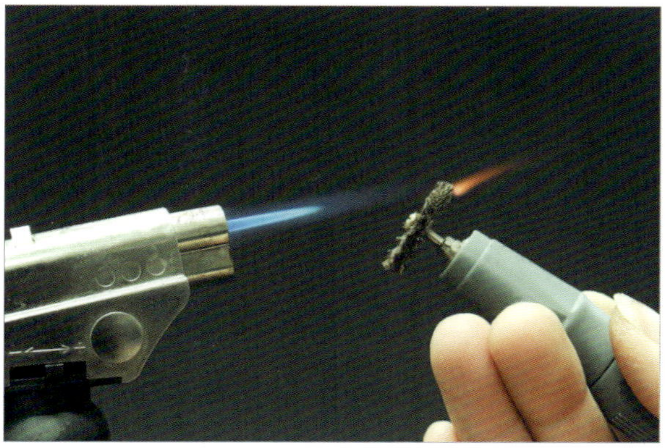

그림 7−28. torch를 사용해서 새것의 거칠고 넓은 면을 가진 robinson brush wheel을 앞 · 뒤로 태움으로서 얇은 면을 갖게 한다.

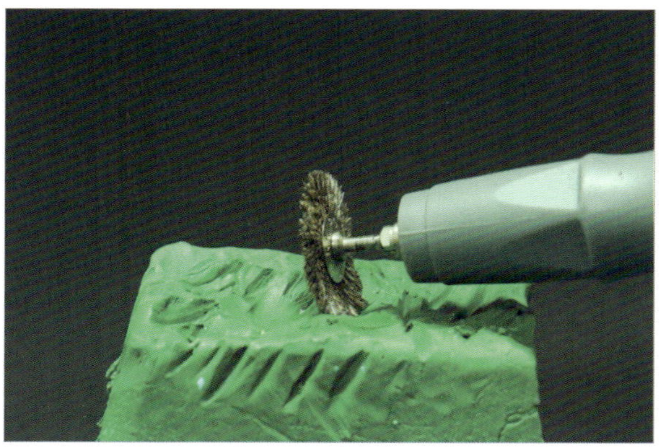

그림 7−29. 얇게 정리된 brush wheel에 gold용 rouge를 묻힌다.

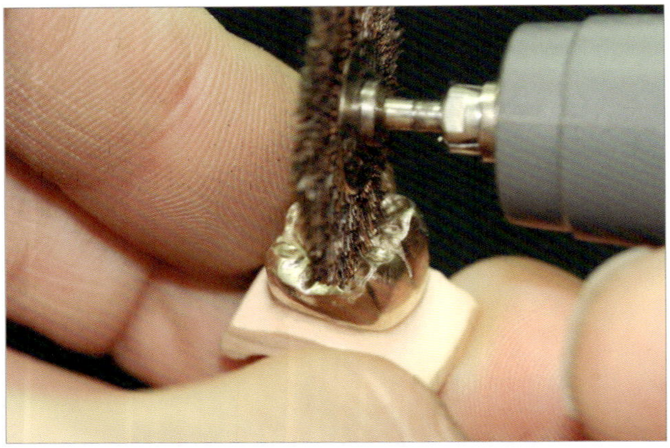

그림 7-30. gold용 rouge를 묻힌 brush wheel을 이용하여 교합면을 연마한다.

13) cotton wheel에 rouge를 묻혀서 협·설면과 근·원심면을 광택낸다(그림 7-31~32).

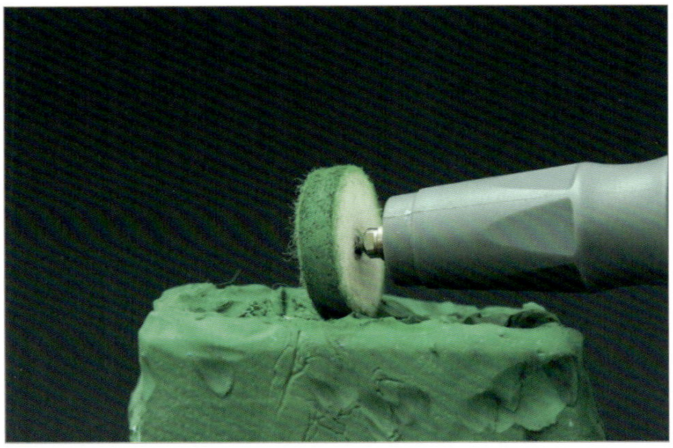

그림 7-31. cotton wheel에 rouge를 묻힌다.

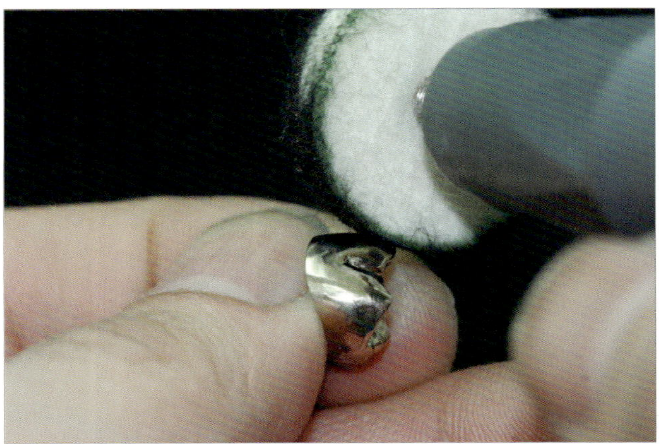

그림 7-32. rouge를 묻힌 cotton wheel을 이용하여 협·설면과 근·원심면을 광택낸다.

14) polishing이 완성된 상태(그림 7-33~39)

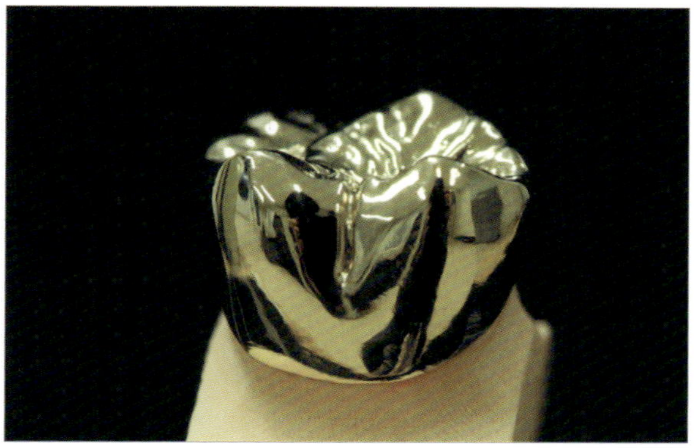

그림 7-33. polishing이 완성된 협면

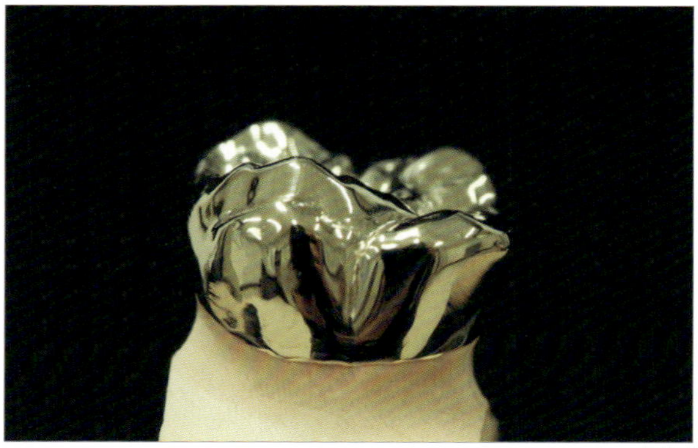

그림 7-34. polishing이 완성된 설면

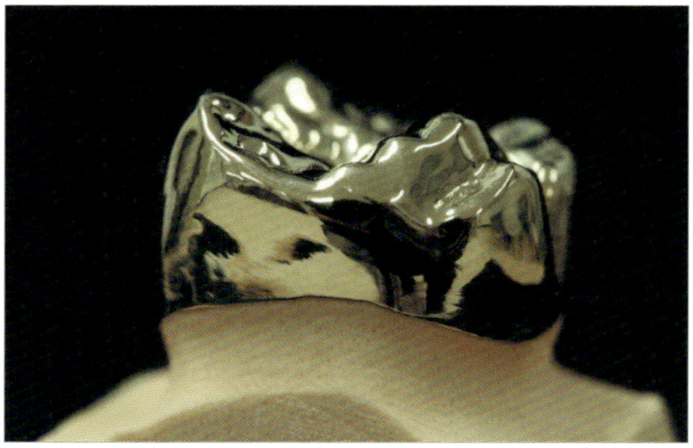

그림 7-35. polishing이 완성된 근심면

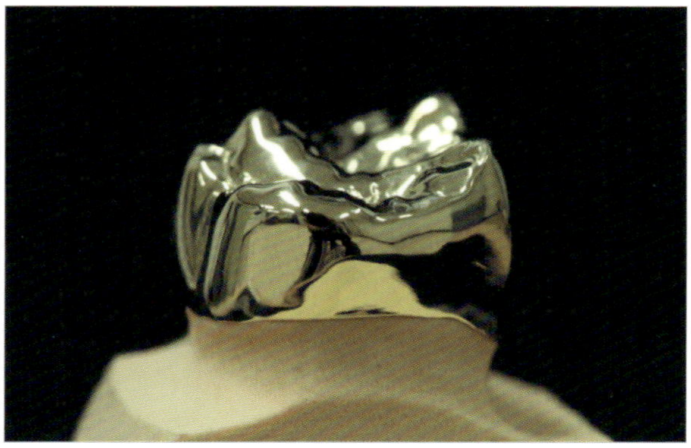

그림 7-36. polishing이 완성된 원심면

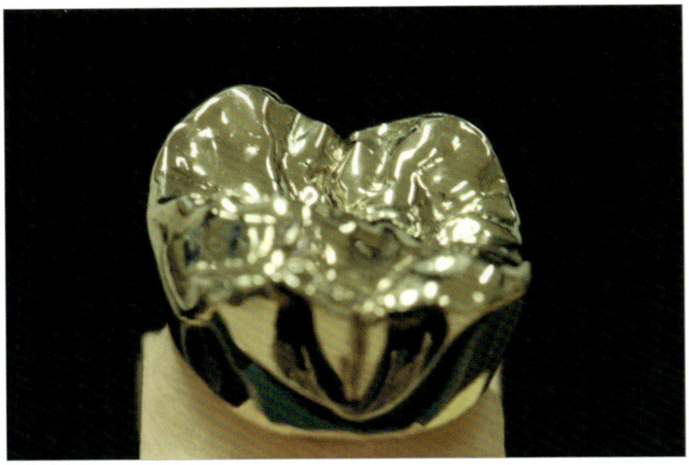

그림 7-37. polishing이 완성된 교합면

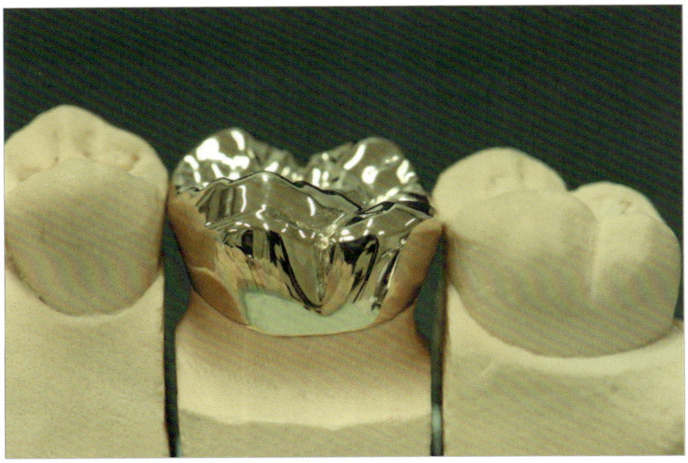

그림 7-38. polishing이 완성된 주조관을 모형상에 장착한 상태(설면)

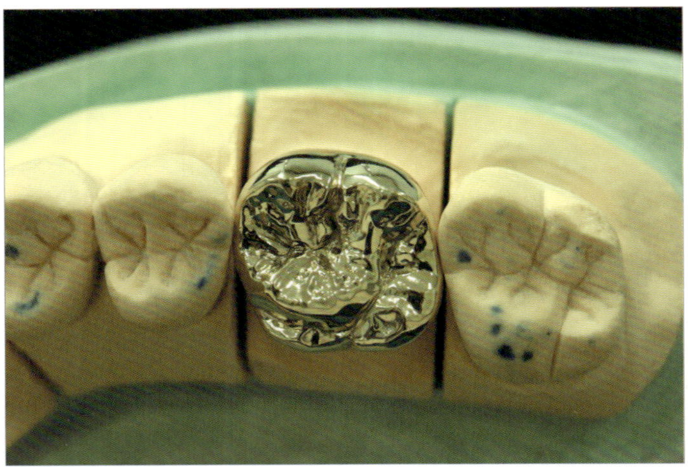

그림 7-39. polishing이 완성된 주조관을 모형상에 장착한 상태(교합면)

2. Metal crown polishing 과정

1) 주조체 내·외면의 기포가 제거되었으면 vera disc를 이용하여 sprue선을 절단한다. 이때 주조체 면이 손상되지 않는 범위내에서 최대한 가깝게 자른다(그림 7-40~41).

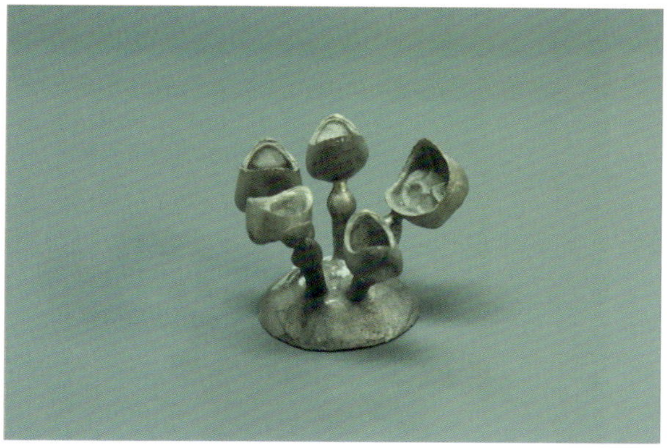

그림 7-40. 내 · 외면의 기포가 제거된 주조체

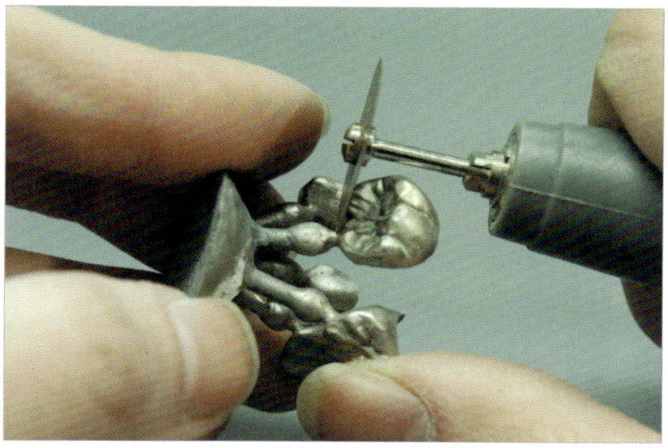

그림 7-41. vera disc를 이용하여 주조체 면이 손상되지 않는 범위 내에서 최대한 가깝게 sprue선을 절단한다.

2) sprue선을 절단한 부위를 stone point를 이용하여 외형에 맞게 다듬는다(그림 7-42~43).

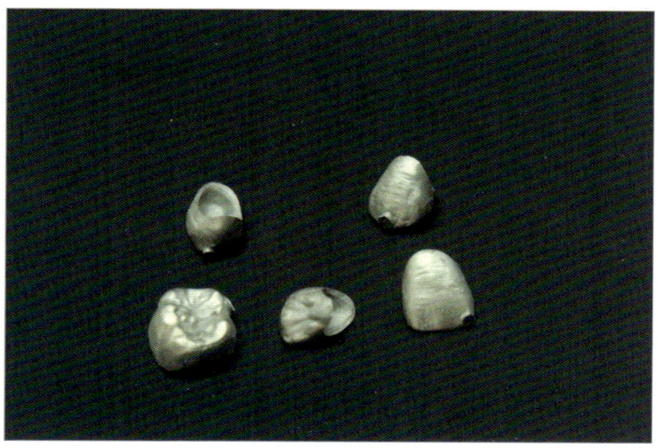

그림 7-42. sprue선이 절단된 주조체

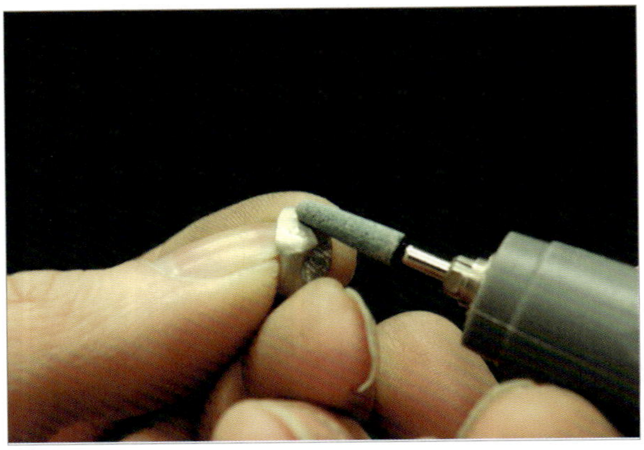

그림 7-43. sprue선이 절단된 부위를 stone point를 이용하여 외형에 맞게 다듬는다.

3) 주조체가 치형에 정확히 적합되는지 확인하기 위하여 치형에 표시액(fit checker)을 도포한다(그림 7-44).

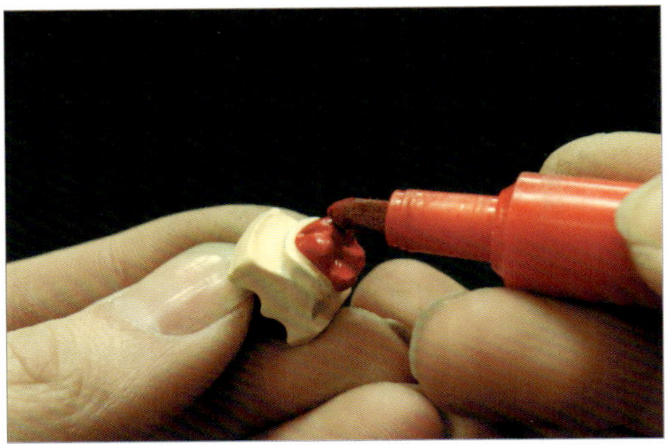

그림 7-44. 치형에 표시액을 도포한다.

4) 주조체를 치형에 맞춰본다. 이때 무리한 힘을 가해서는 안된다(그림 7-45).

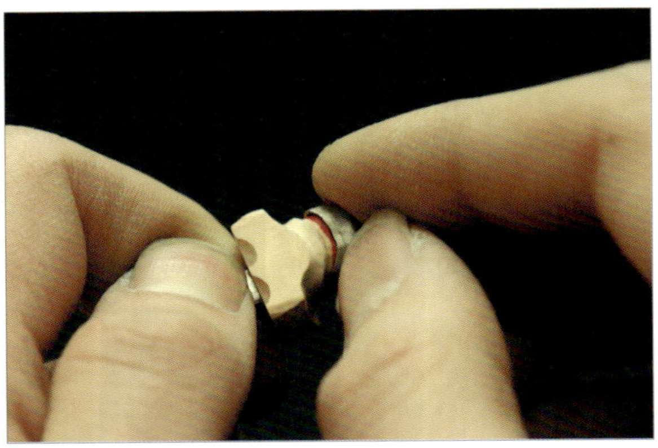

그림 7-45. 무리한 힘을 가하지 않은 상태로 주조체를 치형에 맞춰 본다.

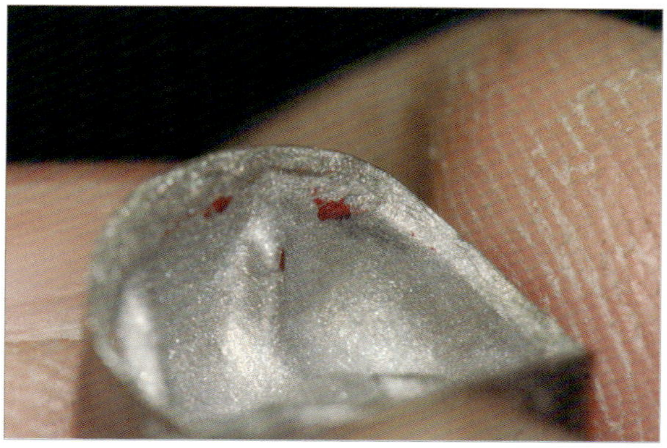

그림 7-46. 주조체 내면에 표시액이 묻어있는 부분들이 확인됨

5) stone point를 이용하여 주조체 내면에 표시액이 묻은 것을 조정해가며 정확히 맞을때까지 한다 (그림 7-47~49).

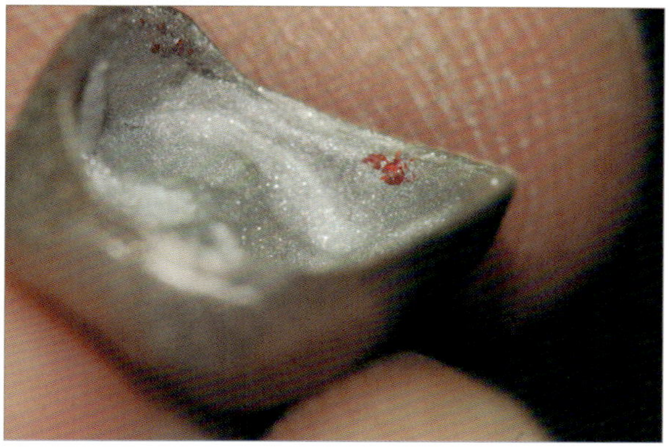

그림 7-47. 주조체 내면에 또 다른 표시액이 묻어있는 상태가 확인된다.

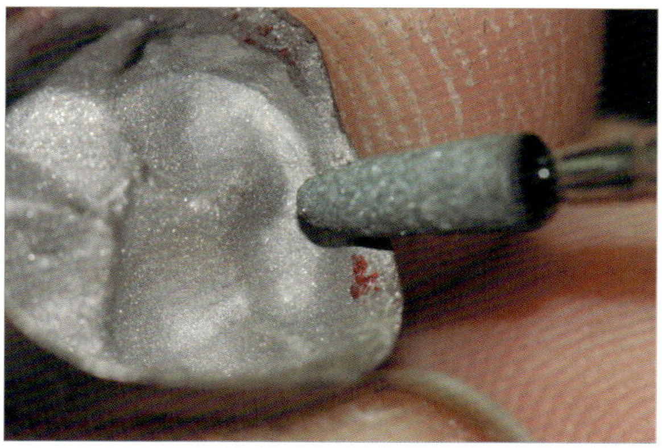

그림 7-48. stone point를 이용하여 표시액이 묻어있는 부분을 삭제한다.

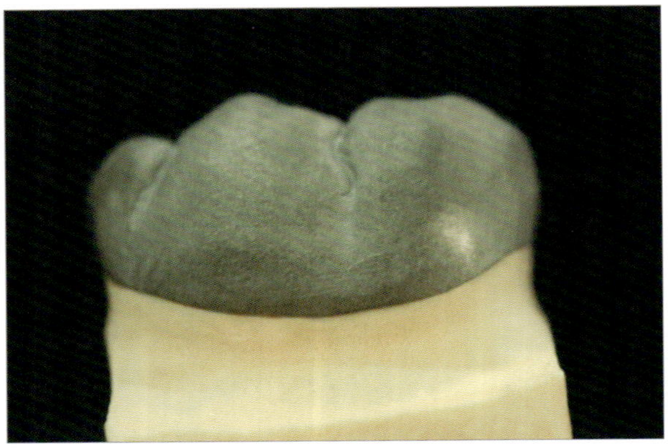

그림 7-49. 표시액이 묻어있는 부분을 반복 조정하여 삭제함으로서 주조체가 치형에 잘 맞는 상태가 되었다.

6) 주조체의 근 · 원심 접촉부가 정확히 맞도록 조정한다.

먼저 근심접촉부를 맞추기 위해 원심쪽 인접치를 제거해 놓은 상태에서 근심접촉부에 교합지를 끼운다(그림 7-50~54).

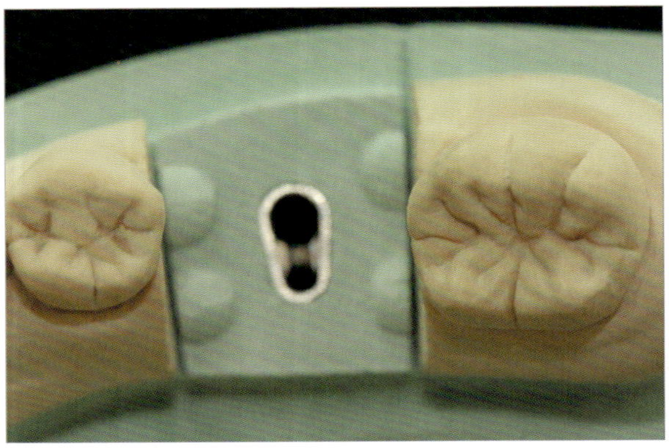

그림 7-50. 주조체를 빼놓은 상태

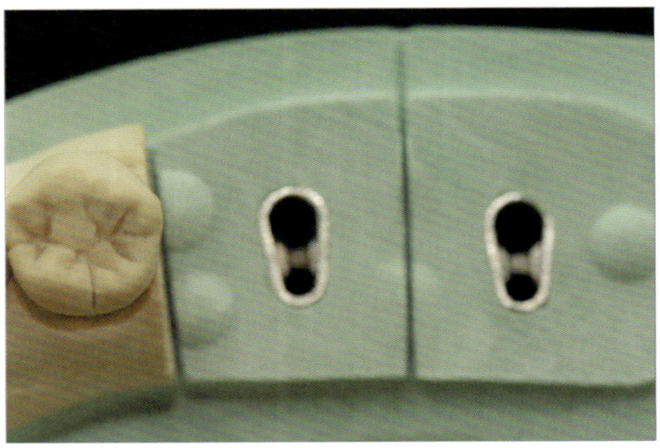

그림 7-51. 근심접촉부를 먼저 맞추기 위해 원심쪽 인접치를 제거한다.

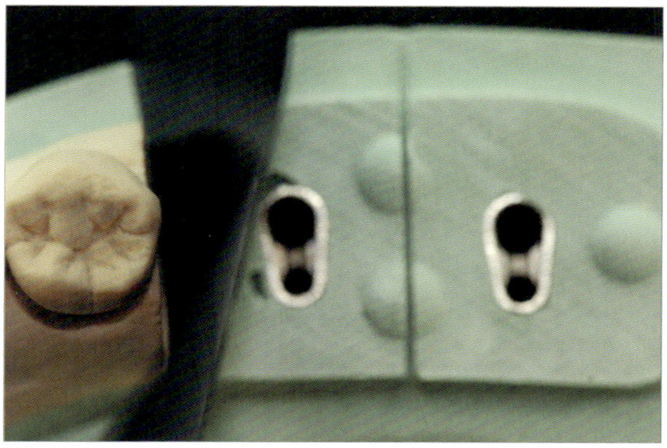

그림 7-52. 근심접촉부에 교합지를 끼운다.

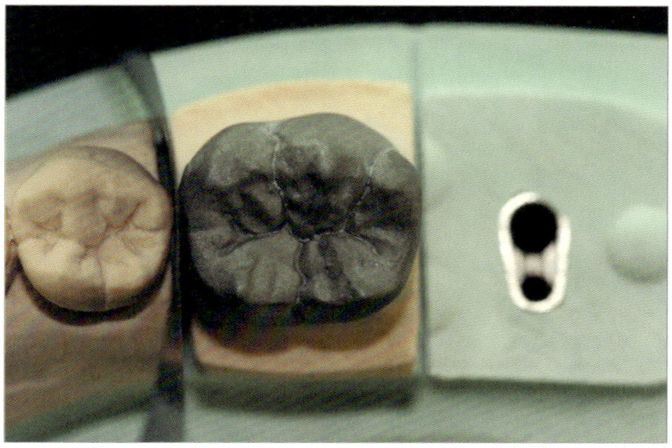

그림 7-53. 근심에 교합지를 끼우고 주조체를 장착시킨 상태

7) 표시된 접촉부를 stone point를 이용해서 다듬는다.

근심접촉부가 조정되면 원심접촉부도 똑같은 방법으로 교합지를 인접치 사이에 끼우고 조정한다 (그림 7-55~60).

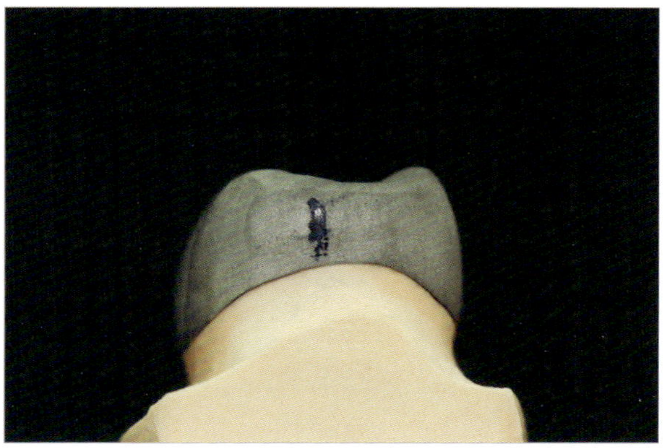

그림 7-54. 접측이 강해서 표시된 접촉부 상태

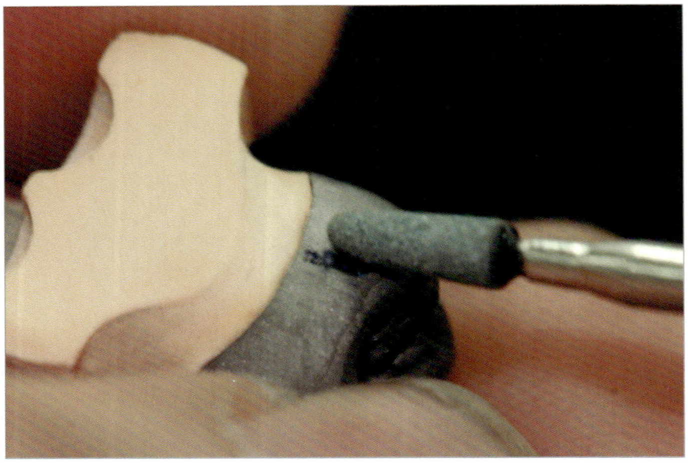

그림 7-55. 표시된 접촉부를 stone point를 이용하여 다듬는다.

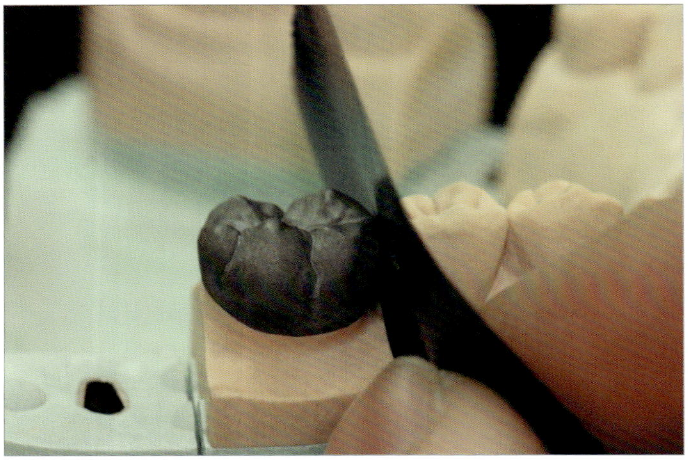

그림 7-56. 반복조정하여 다듬기 위해 다시 한 번 교합지를 근심쪽에 끼워 조정한다.

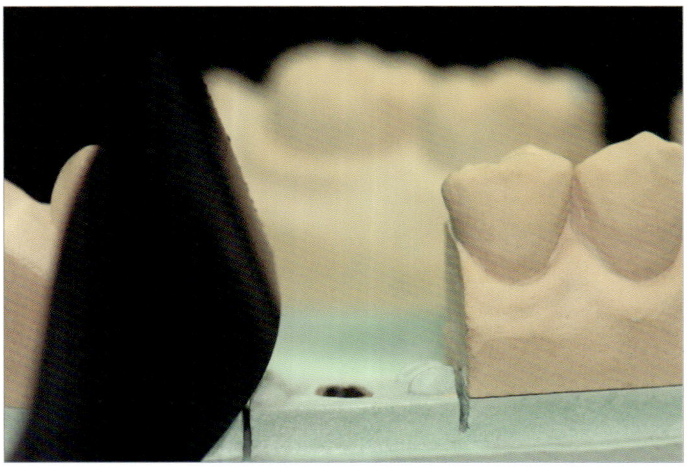

그림 7-57. 원심접촉부를 맞추기 위해 원심쪽에 교합지를 끼운다.

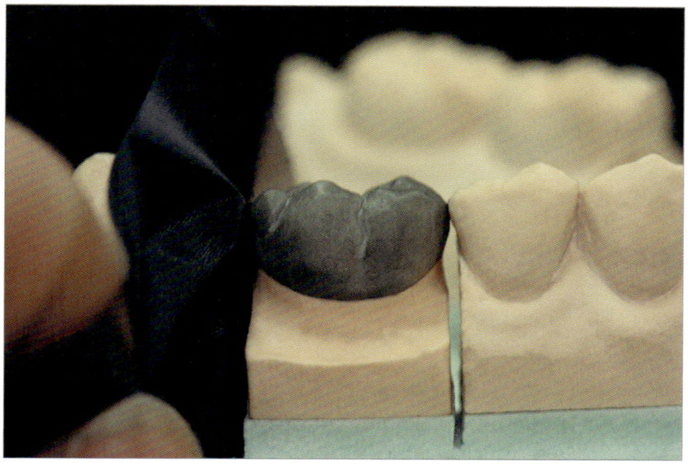

그림 7-58. 원심에 교합지를 끼우고 주조체를 장착시킨 상태

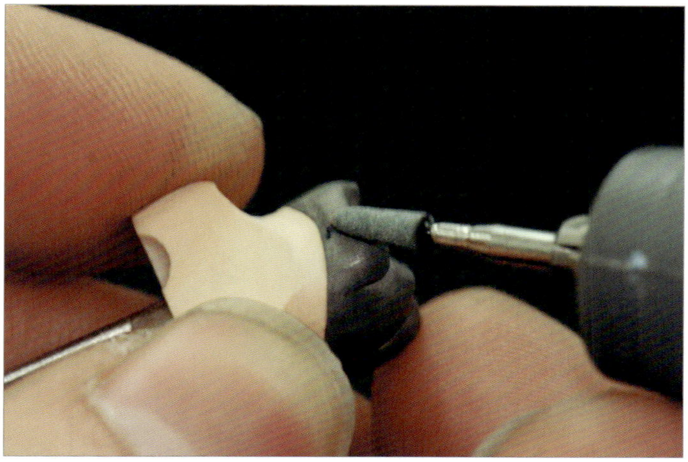

그림 7-59. 원심쪽에 표시된 접촉부를 stone point를 이용하여 다듬는다.

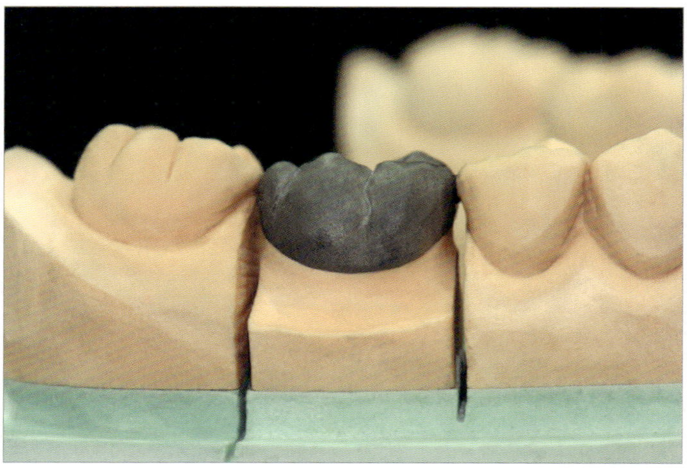

그림 7-60. 근 · 원심 contact point가 적절하게 조정되었다.

8) 주조체의 근 · 원심 접촉부 조정이 끝나면 대합치와의 교합관계를 조정한다.
상 · 하 교합면 사이에 교합지를 넣고 교합 접촉점 표시를 check한다.
불필요한 교합 접촉점들이 표시된 부위는 stone point를 이용해서 조금씩 삭제해 가며 반복하여 교합조정을 한다(그림 7-61~67).

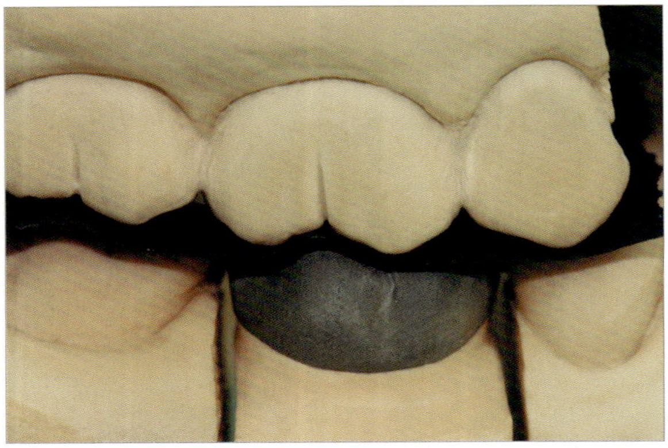

그림 7-61. 상 · 하 교합면 사이에 교합지를 넣고 교합을 check 한다.

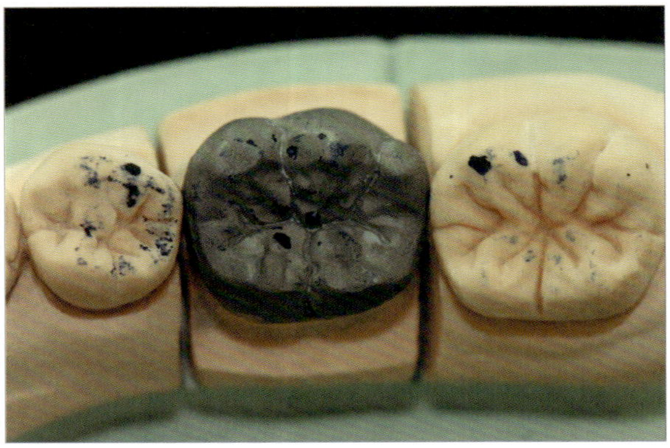

그림 7-62. 교합이 check된 상태

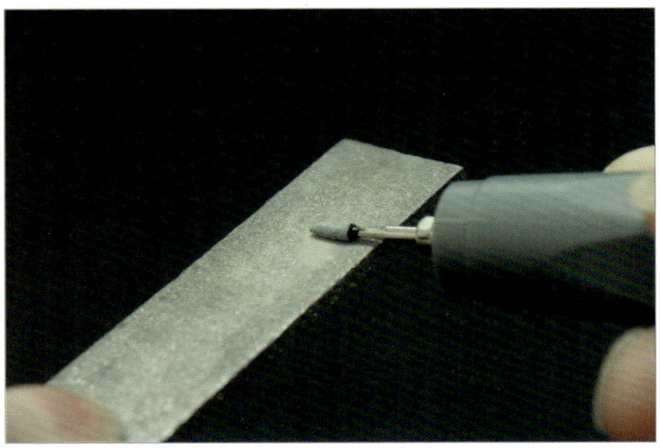

그림 7-63. stone point를 diamond dresser에 다듬는다.

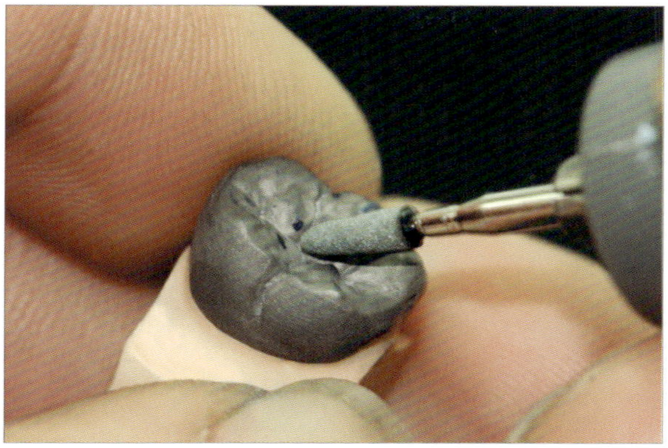

그림 7-64. 불필요한 교합 접촉점이 표시된 부위는 stone point를 사용하여 조금씩 삭제 조정한다.

9) 교합조정이 끝난 후 shim stock을 이용하여 자연치의 교합상태와 주조체의 교합조정 상태가 같은지를 확인해가며 세밀한 교합조정을 완성한다.

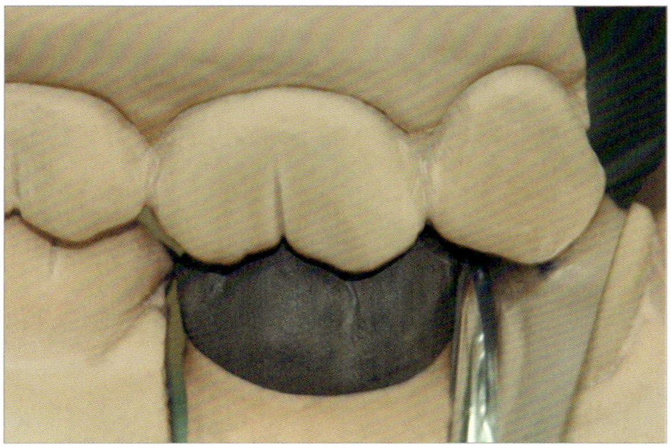

그림 7-65. shim stock을 근심쪽 인접치의 교합면 사이에 넣고 교합관계를 확인한다.

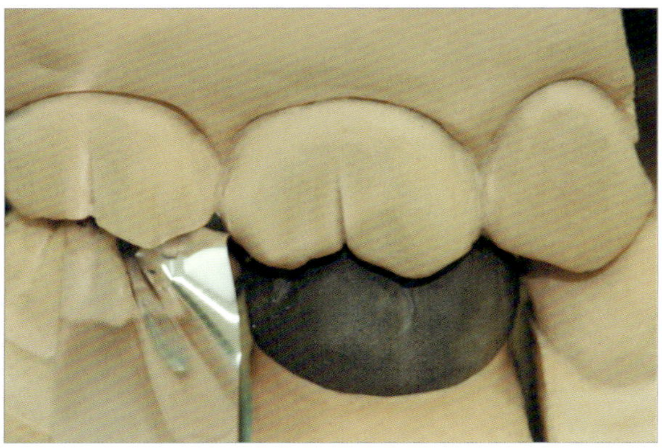

그림 7-66. shim stock을 원심쪽 인접치의 교합면 사이에 넣고 교합관계를 확인한다.

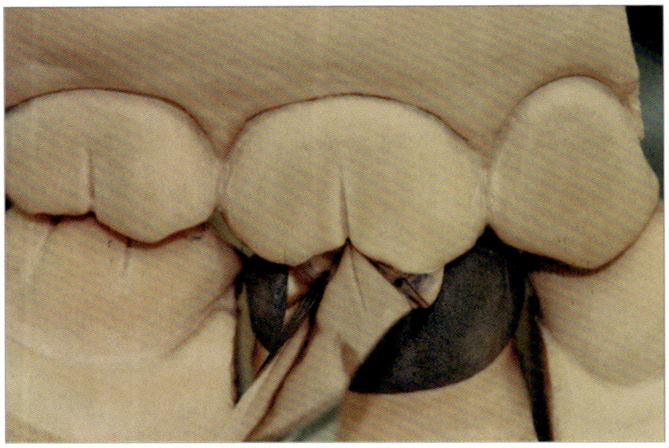

그림 7-67. shim stock을 주조관과 대합치 사이에 넣고 당겨보면서 인접치와 똑같은 교합관계를 갖는지 확인한다.

10) 교합조정이 끝난 후 거친 면이 있을 경우 stone wheel이나 stone point를 사용하여 다듬는다 (그림 7-68~69).

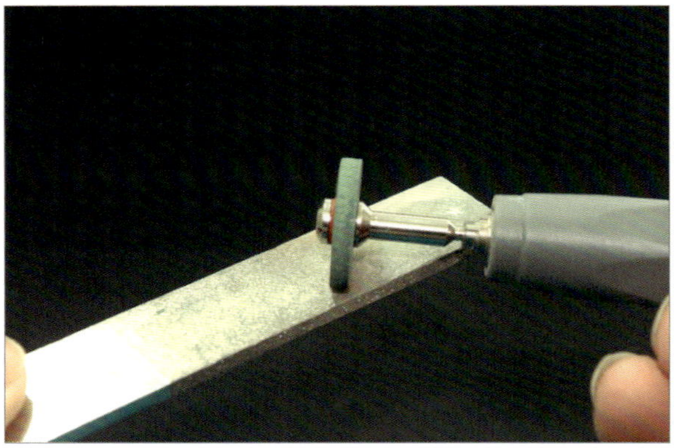

그림 7-68. stone wheel을 diamond dresser에 다듬는 상태

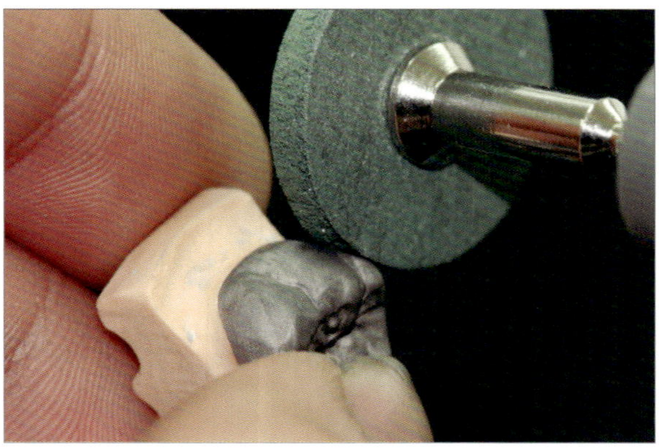

그림 7-69. metal crown 주조체면이 거친 경우 stone wheel이나 point를 이용하여 다듬은 후 rubber wheel을 이용하여 부드러운 면이 되도록 다듬는다.

11) 교합 조정이 끝나면 rubber point를 이용하여 다듬어 준다. 1차적으로 협 · 설면과 인접면을 다듬어준 후 rubber point를 diamond dresser에 뾰족하게 갈아서 교합면을 다듬어준다(그림 7-70~75).

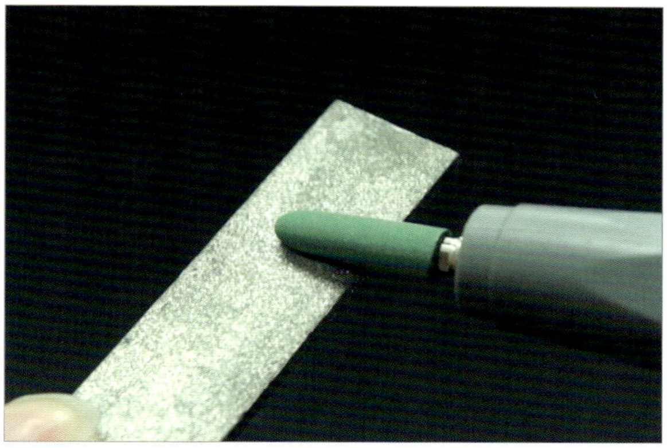

그림 7-70. 새것의 rubber point를 부드러운 둥근형태로 diamond dresser에 다듬는다.

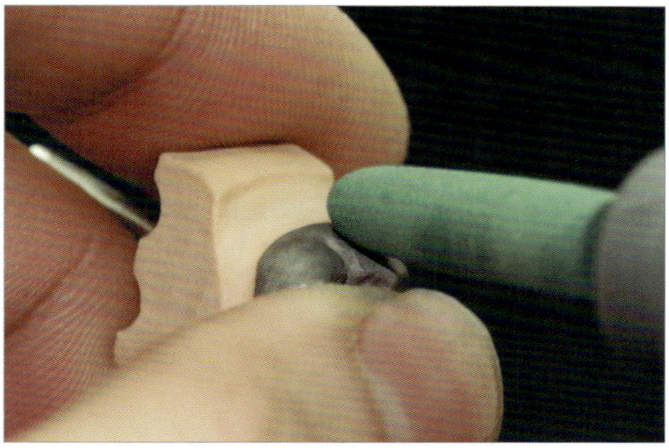

그림 7-71. 부드럽게 다듬어진 rubber point를 이용하여 협 · 설면과 인접면을 다듬는다.

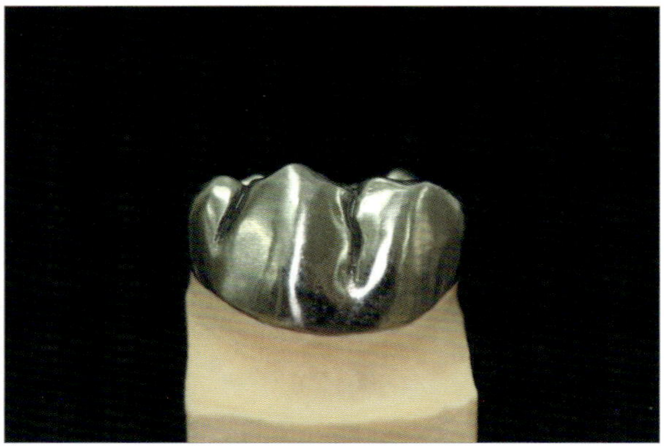

그림 7-72. rubber point를 사용하여 연마된 협면상태

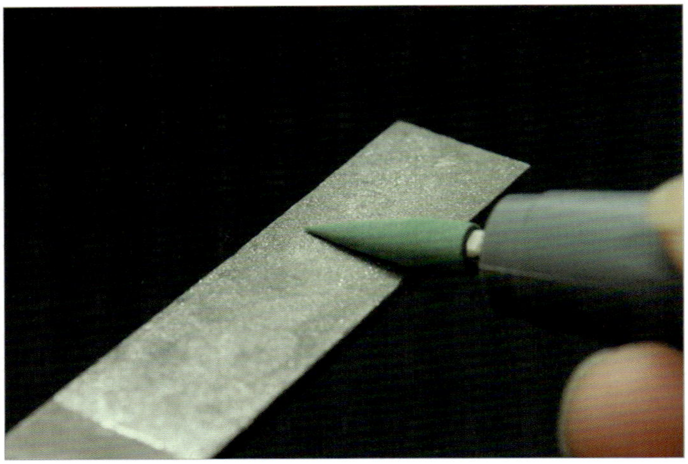

그림 7-73. rubber point를 diamond dresser에 뾰족하게 다듬는다.

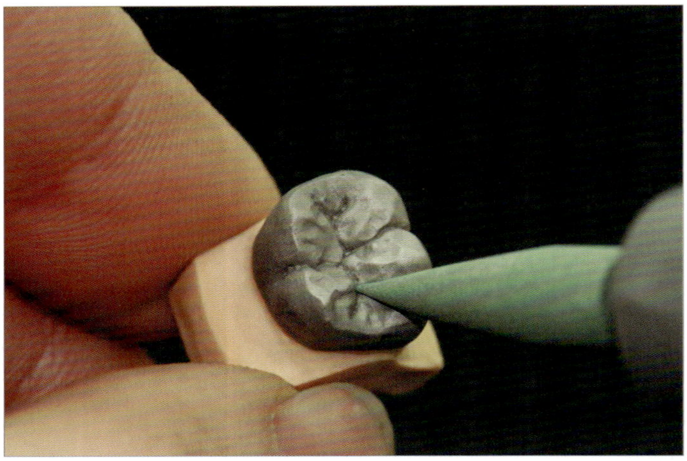

그림 7-74. 뾰족하게 다듬은 rubber point를 이용하여 교합면과 교합면 groove를 다듬는다.

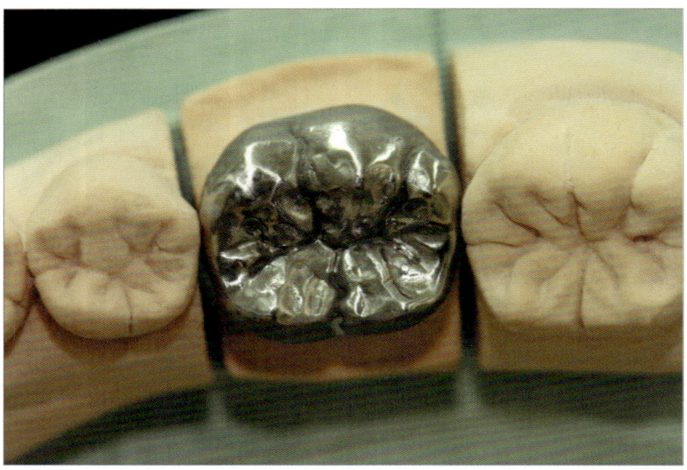

그림 7-75. rubber point를 이용하여 교합면과 교합면 groove까지 연마가 완성된 상태

※ wax up 상태에서 교합면의 developemental groove나 secondary groove 형성이 완벽할 경우는 rubber point를 이용하여 교합면 groove를 형성하며 그렇지 못한 경우는 먼저 1/2, 1/4 round bar를 이용하여 groove형성한 후 rubber point를 이용하여 다듬는다.

12) robinson brush wheel에 rouge를 묻혀 교합면을 광택낸다.

이때 새것의 robinson brush wheel은 거칠고 넓은 면을 가지므로 torch를 사용해서 앞 · 뒤로 태워 brush wheel면을 얇게 만들어 사용하면 깊은 groove의 polishing을 효과적으로 할 수 있다(그림 7-76~81).

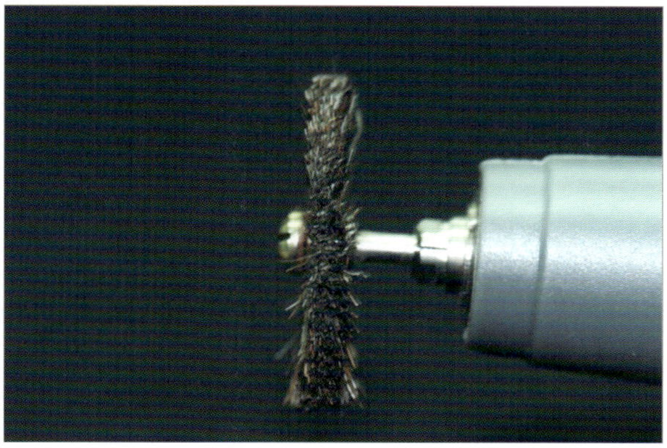

그림 7-76. 새것의 robinson brush wheel

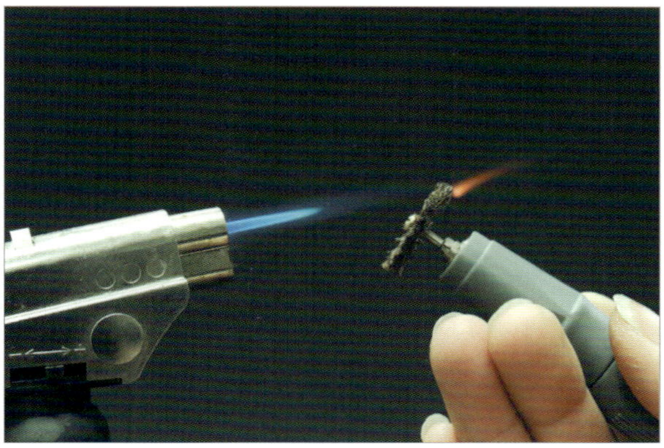

그림 7-77. torch를 사용해서 새것의 거칠고 넓은 면을 가진 robinson brush wheel을 앞 · 뒤로 태움으로서 얇은 면을 갖게 한다.

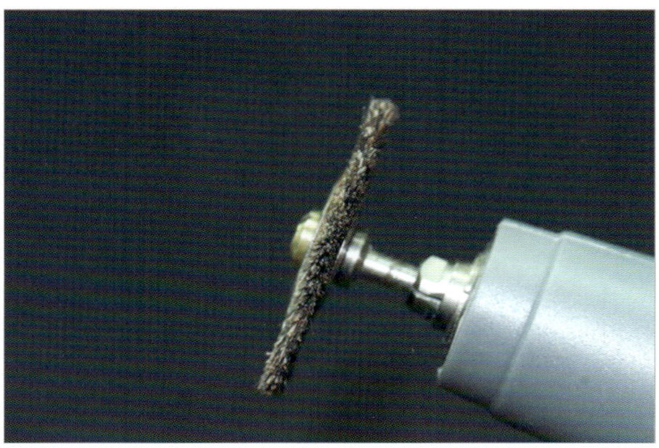

그림 7-78. torch에 brush wheel의 앞 · 뒤면이 태워져 얇은 brush wheel 면을 얻은 상태

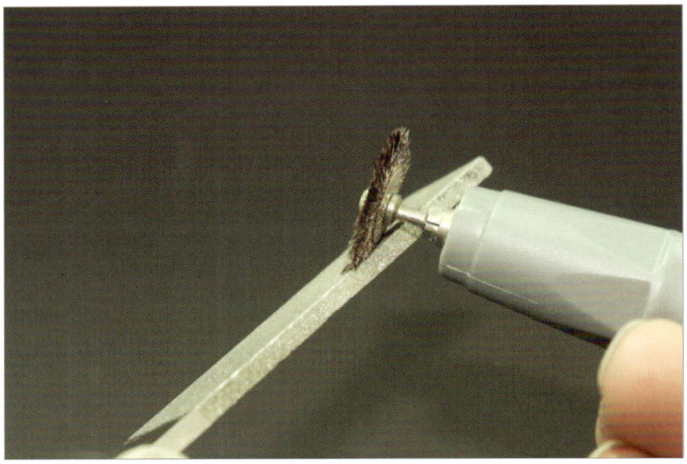

그림 7-79. diamond dresser에 brush wheel을 살짝 다듬는다.

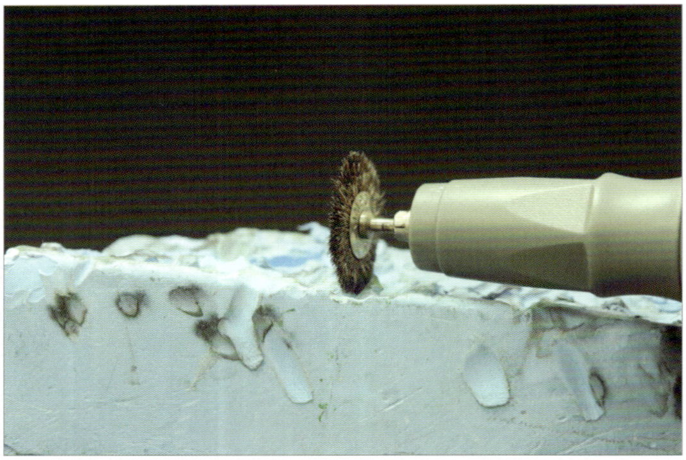

그림 7-80. metal polishing용 rouge를 brush wheel에 묻힌다.

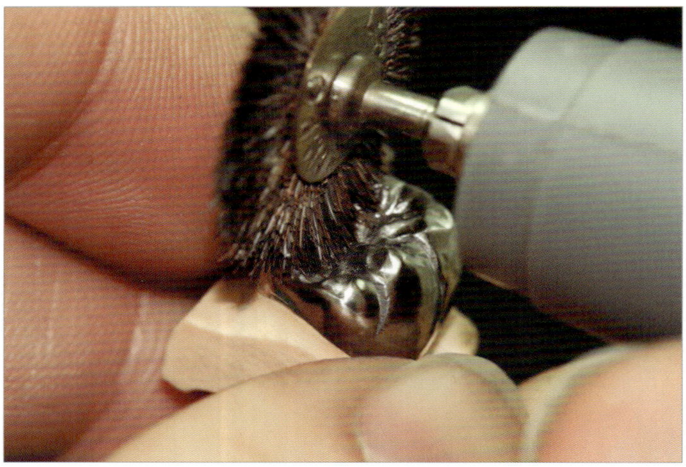

그림 7-81. metal용 rouge를 묻힌 brush wheel을 사용하여 교합면과 교합면의 깊은 groove를 광택낸다.

13) cotton wheel에 rouge를 묻혀서 협·설면과 근·원심면을 광택낸다(그림 7-82~83).

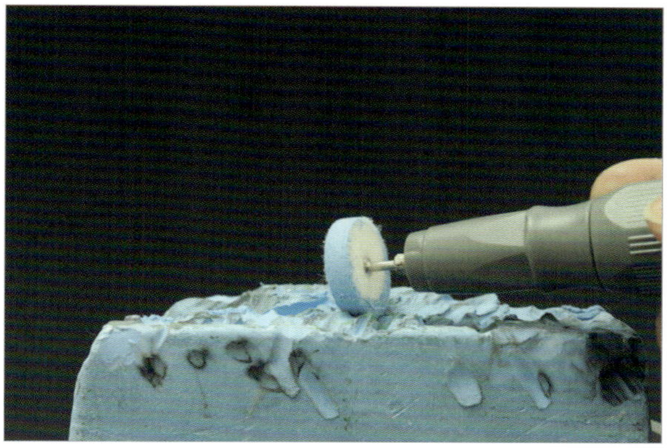

그림 7-82. cotton wheel에 rouge를 묻힌다.

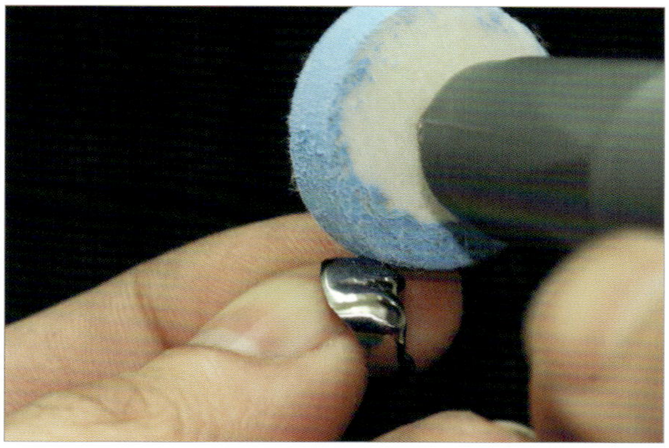

그림 7-83. rouge를 묻힌 cotton wheel을 이용하여 협·설면과 근·원심면을 광택낸다.

14) polishing이 완성된 상태(그림 7-84~89)

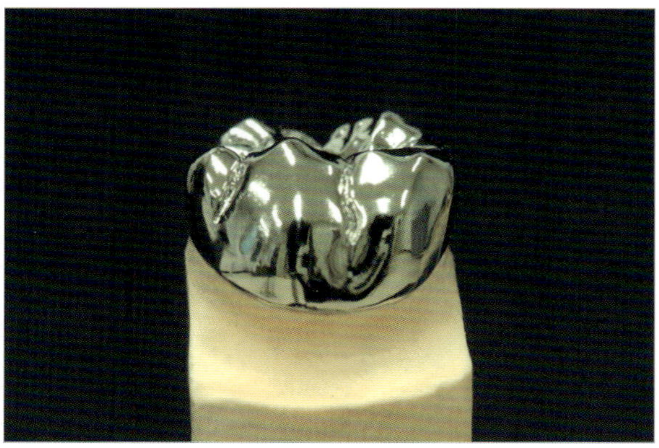

그림 7-84. polishing이 완성된 협면

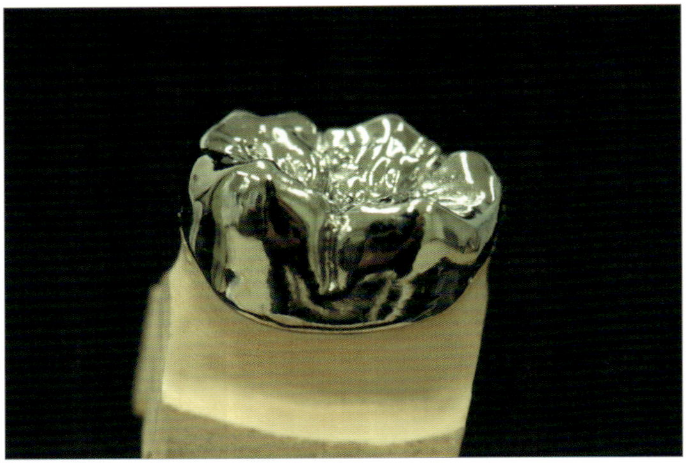

그림 7-85. polishing이 완성된 설면

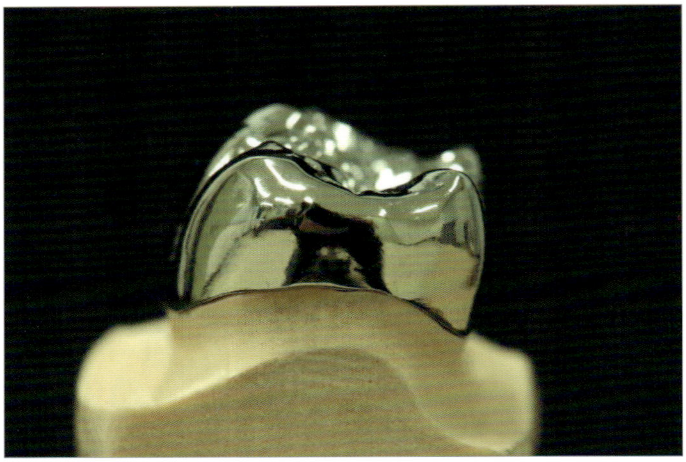

그림 7-86. polishing이 완성된 근심면

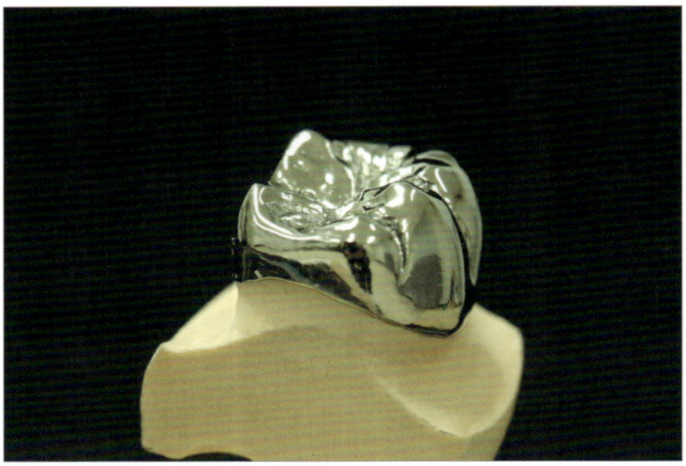

그림 7-87. polishing이 완성된 원심면

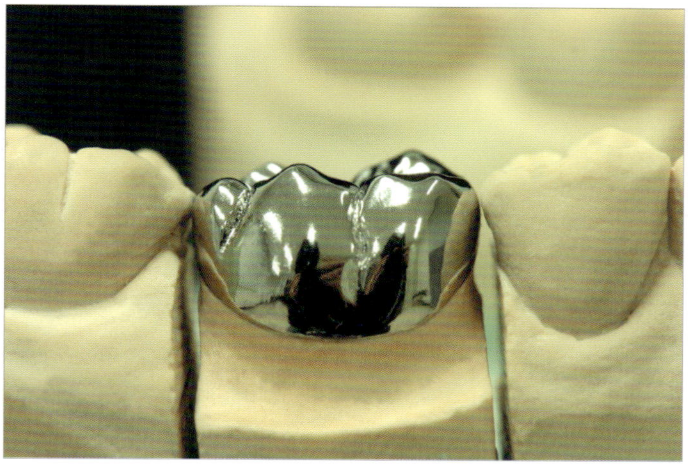

그림 7-88. 작업모형에 장착시킨 상태(협면)

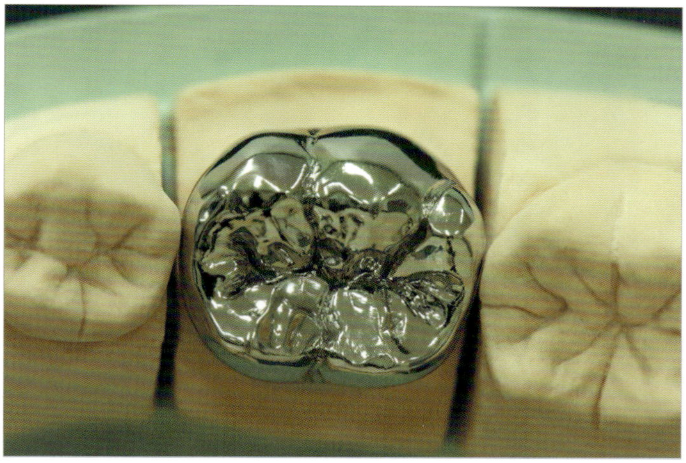

그림 7-89. 작업모형에 장착시킨 상태(교합면)

08

상악좌측 5, 6번과 하악우측 5, 6번의 Wax pattern 제작과 Polishing

1. 상악좌측 제2소구치와 제1대구치 Wax pattern 제작
2. 하악우측 제2소구치와 제1대구치 Wax pattern 제작
3. 상악좌측 제2소구치와 제1대구치 Polishing
4. 하악우측 제2소구치와 제1대구치 Polishing

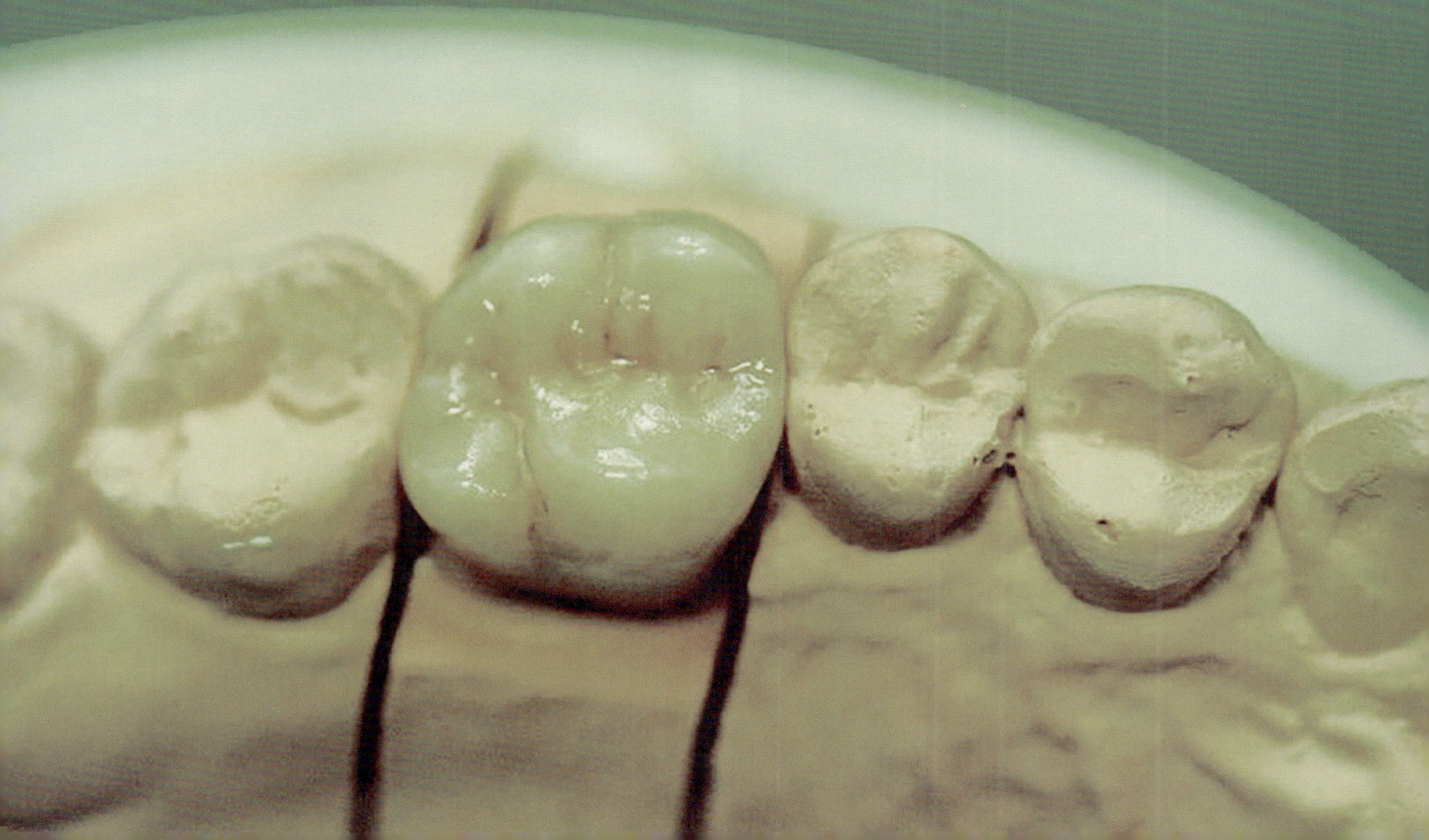

08 상악좌측 5, 6번과 하악우측 5, 6번의 Wax pattern 제작과 Polishing

실습내용요약

제3장에서 습득한 납형제작 과정과 동일한 방법으로 각각의 치아들을 완성해 나간다.

중요한 point는 상악 제2소구치와 제1대구치, 하악 제2소구치와 제1대구치의 접촉면을 연결하지 않은 상태에서 이상적인 접촉면을 이루도록 한다.

1. 상악좌측 제2소구치와 제1대구치 wax pattern 제작(그림 8-1~6)

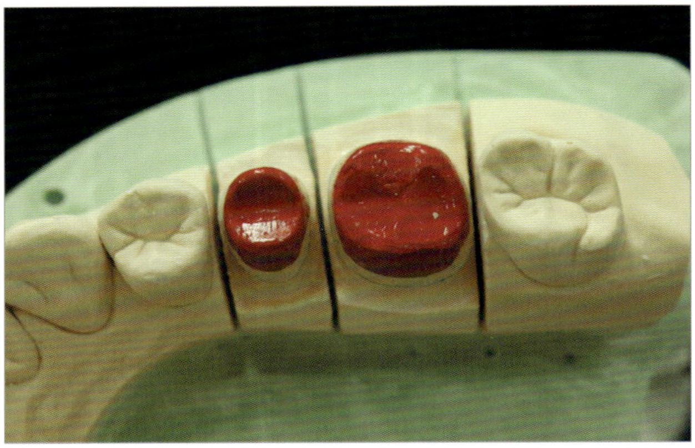

그림 8-1. 상악좌측 5, 6번 작업모형이 완성된 상태

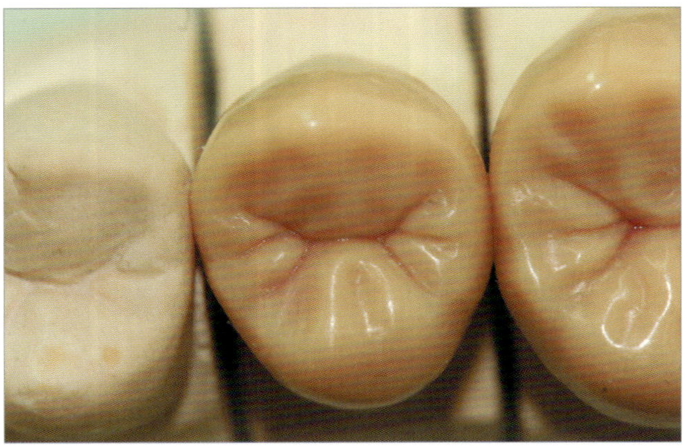

그림 8-2. 상악좌측 제2소구치의 wax pattern 제작이 완성된 교합면

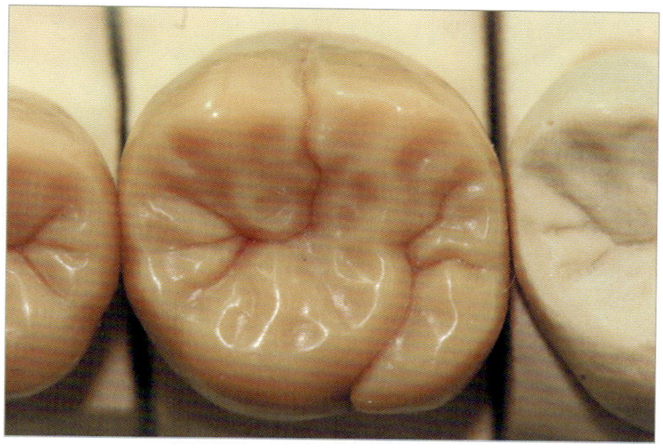

그림 8-3. 상악좌측 제1대구치의 wax pattern 제작이 완성된 교합면

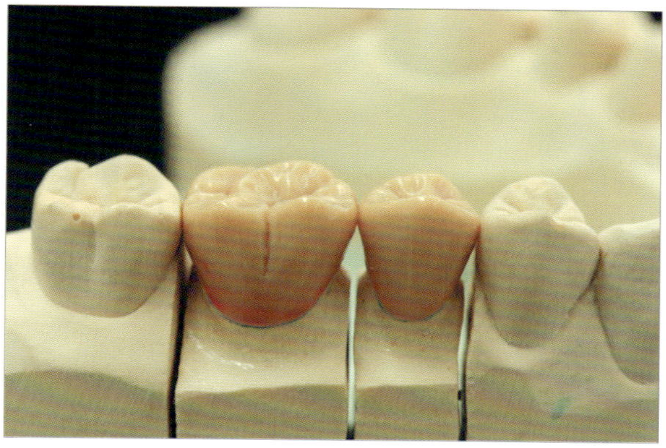

그림 8-4. 상악좌측 5번과 6번의 wax pattern 제작이 완성된 협면

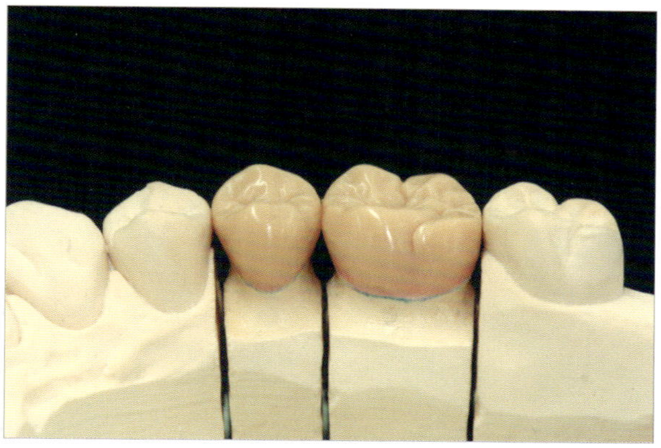

그림 8-5. 상악좌측 5번과 6번의 wax pattern 제작이 완성된 설면

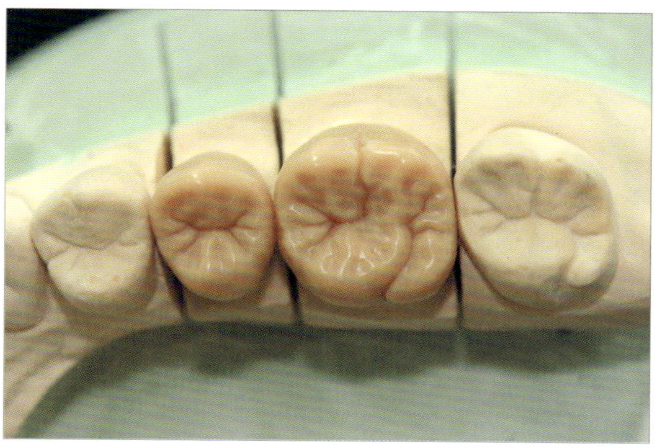

그림 8-6. 상악좌측 5번과 6번의 wax pattern 제작이 완성된 교합면

2. 하악우측 제2소구치와 제1대구치 wax pattern 제작(그림 8-7~13)

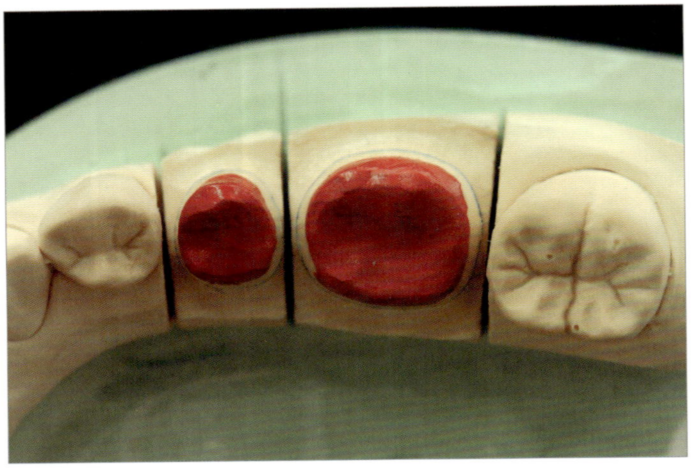

그림 8-7. 하악우측 5, 6번 작업 모형이 완성된 상태

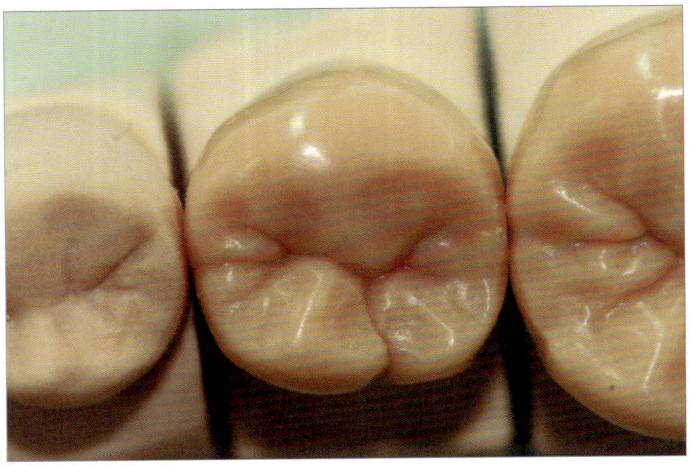

그림 8-8. 하악우측 제2소구치의 wax pattern 제작이 완성된 교합면

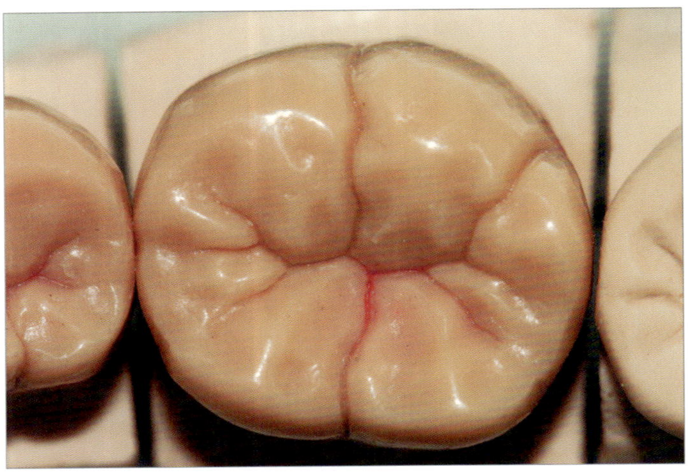

그림 8-9. 하악우측 제1대구치의 wax pattern 제작이 완성된 교합면

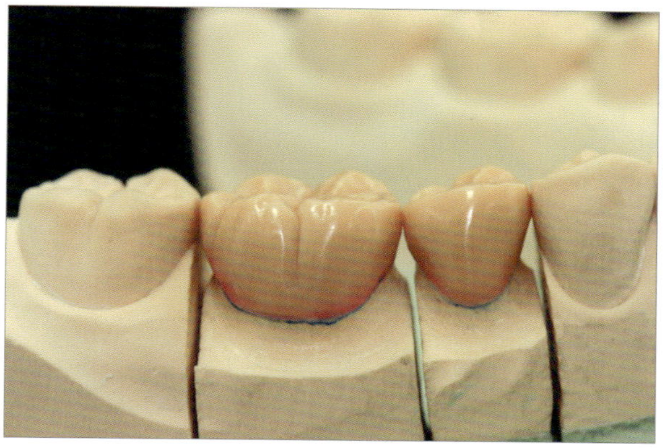

그림 8-10. 하악우측 5, 6번의 wax pattern 제작이 완성된 협면

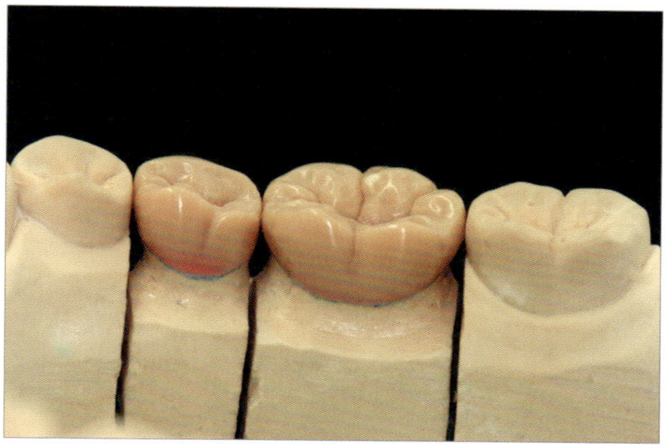

그림 8-11. 하악우측 5, 6번의 wax pattern 제작이 완성된 설면

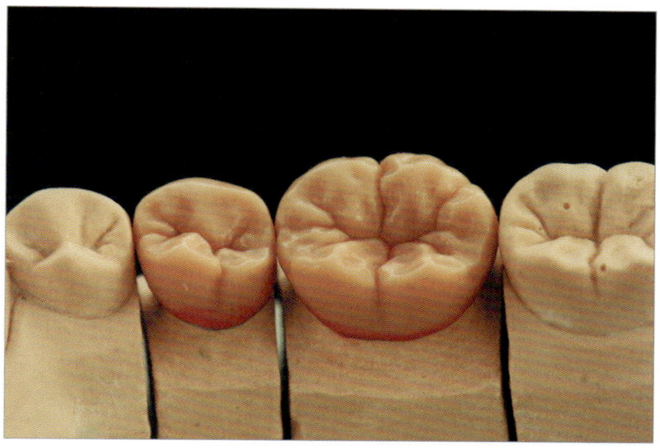

그림 8-12. 하악우측 5, 6번의 wax pattern 제작이 완성된 교합면

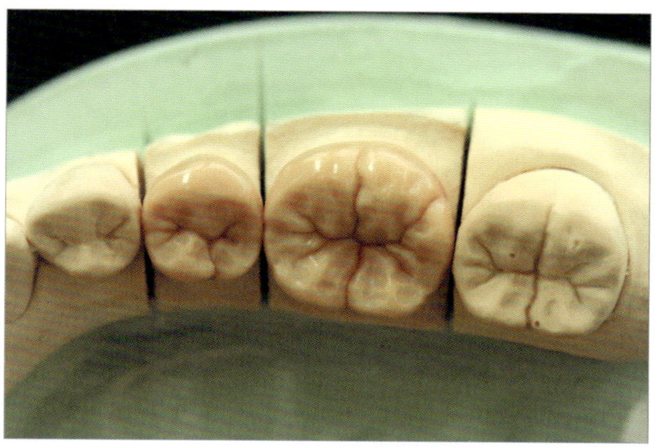

그림 8-13. 하악우측 5, 6번의 wax pattern 제작이 완성된 교합면

3. 상악좌측 제2소구치와 제1대구치 polishing(그림 8-14~18)

제7장에서와 동일한 방법으로 polishing을 완성한다.

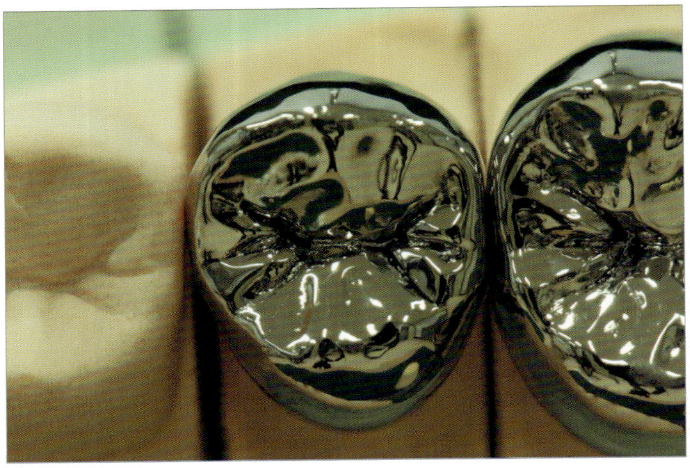

그림 8-14. 상악좌측 제2소구치의 polishing이 완성된 교합면

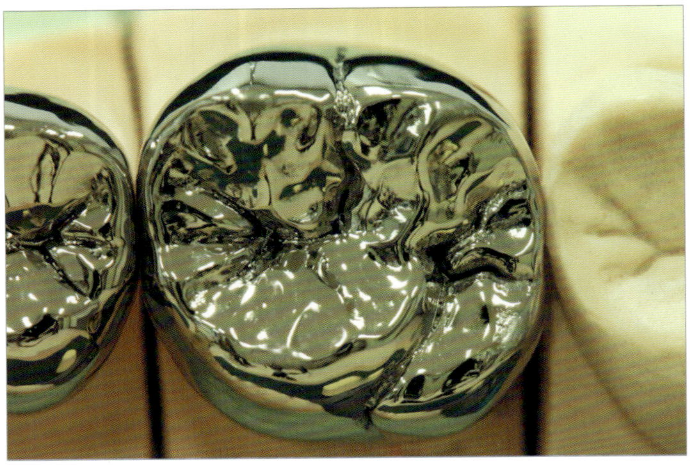

그림 8-15. 상악좌측 제1대구치의 polishing이 완성된 교합면

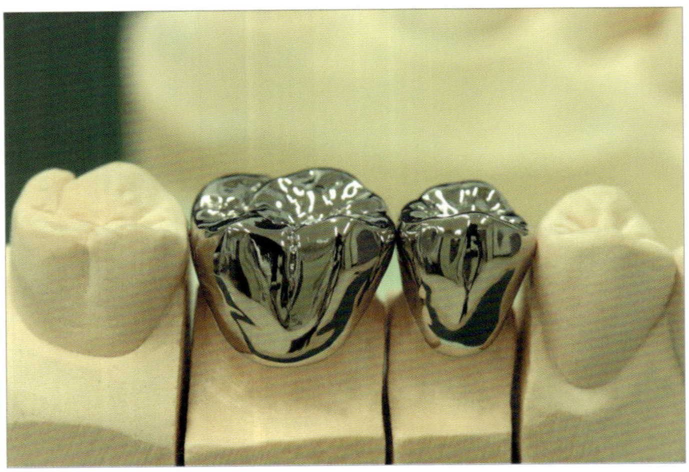

그림 8-16. 상악좌측 5번과 6번의 polishing이 완성된 협면

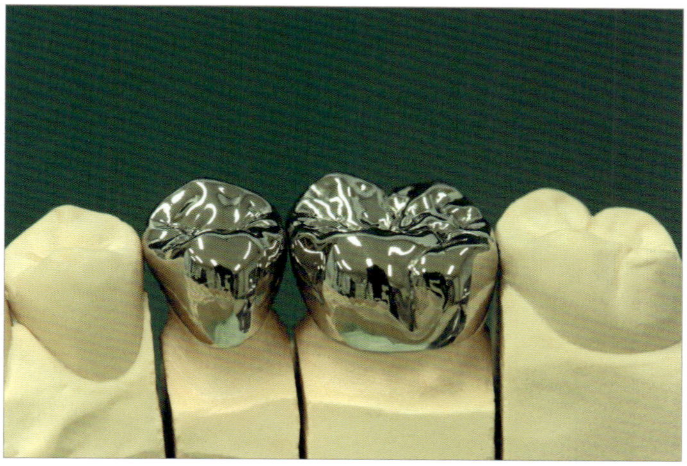

그림 8-17. 상악좌측 5번과 6번의 polishing이 완성된 설면

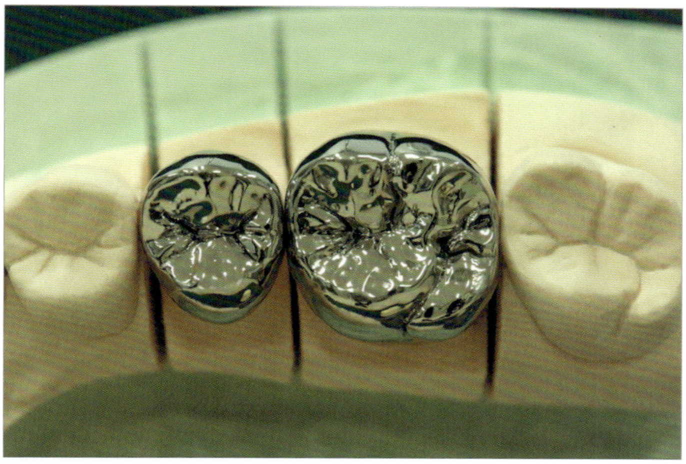

그림 8-18. 상악좌측 5번과 6번의 polishing이 완성된 교합면

4. 하악우측 제2소구치와 제1대구치 polishing(그림 8-19~23)

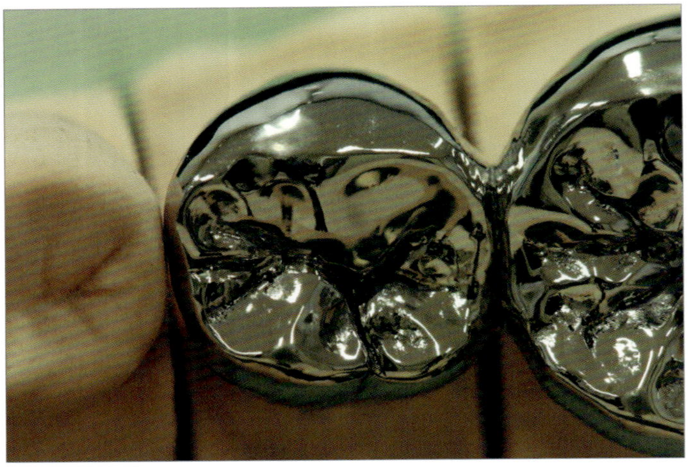

그림 8-19. 하악우측 제2소구치의 polishing이 완성된 교합면

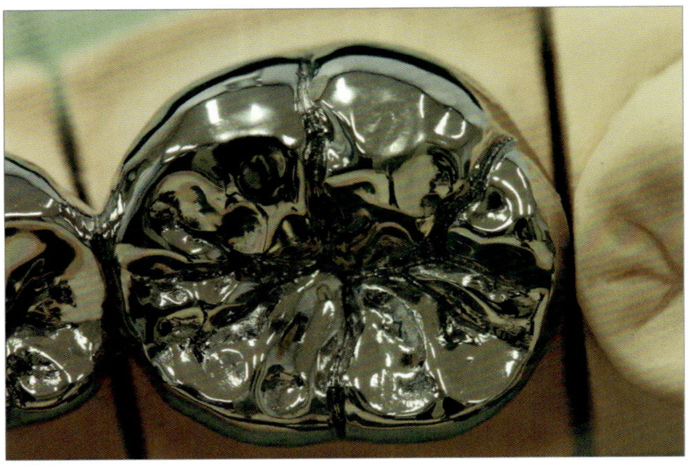

그림 8-20. 하악우측 제1대구치의 polishing이 완성된 교합면

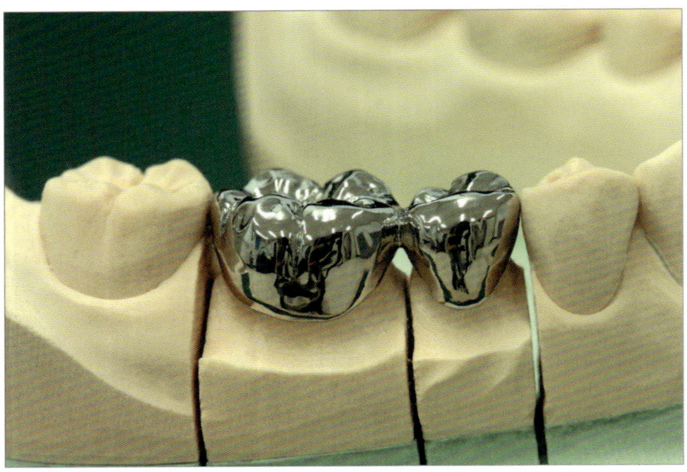

그림 8-21. 하악우측 5번과 6번의 polishing이 완성된 협면

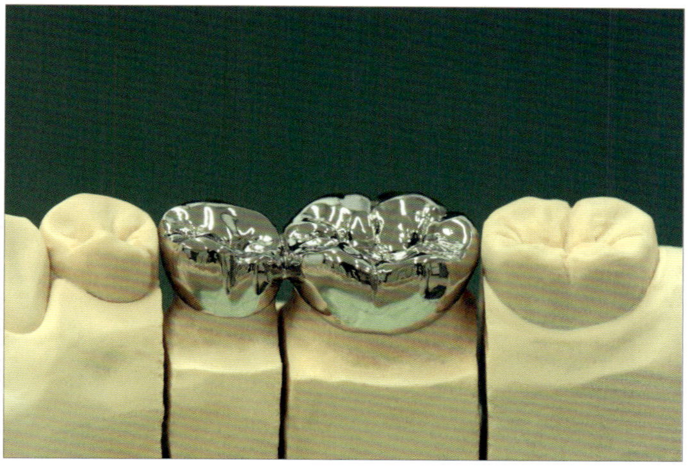

그림 8-22. 하악우측 5번과 6번의 polishing이 완성된 설면

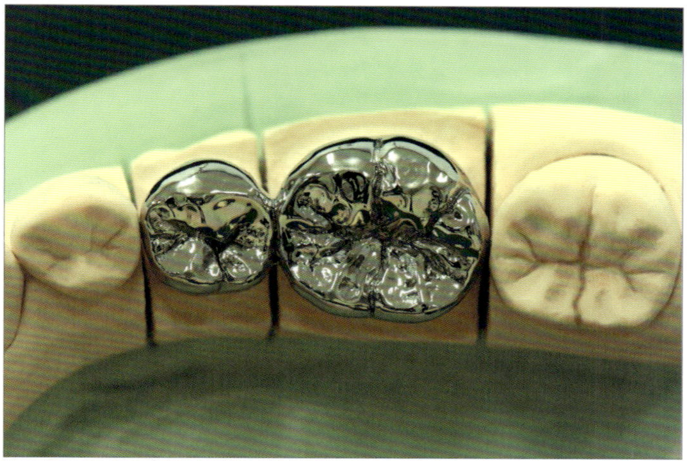

그림 8-23. 하악우측 5번과 6번의 polishing이 완성된 교합면

09
임상모형 Wax pattern 제작

1. 상악좌측 제1소구치
2. 하악우측 제1소구치
3. 상악우측 제1대구치
4. 하악좌측 제1대구치
5. 하악우측 제2대구치

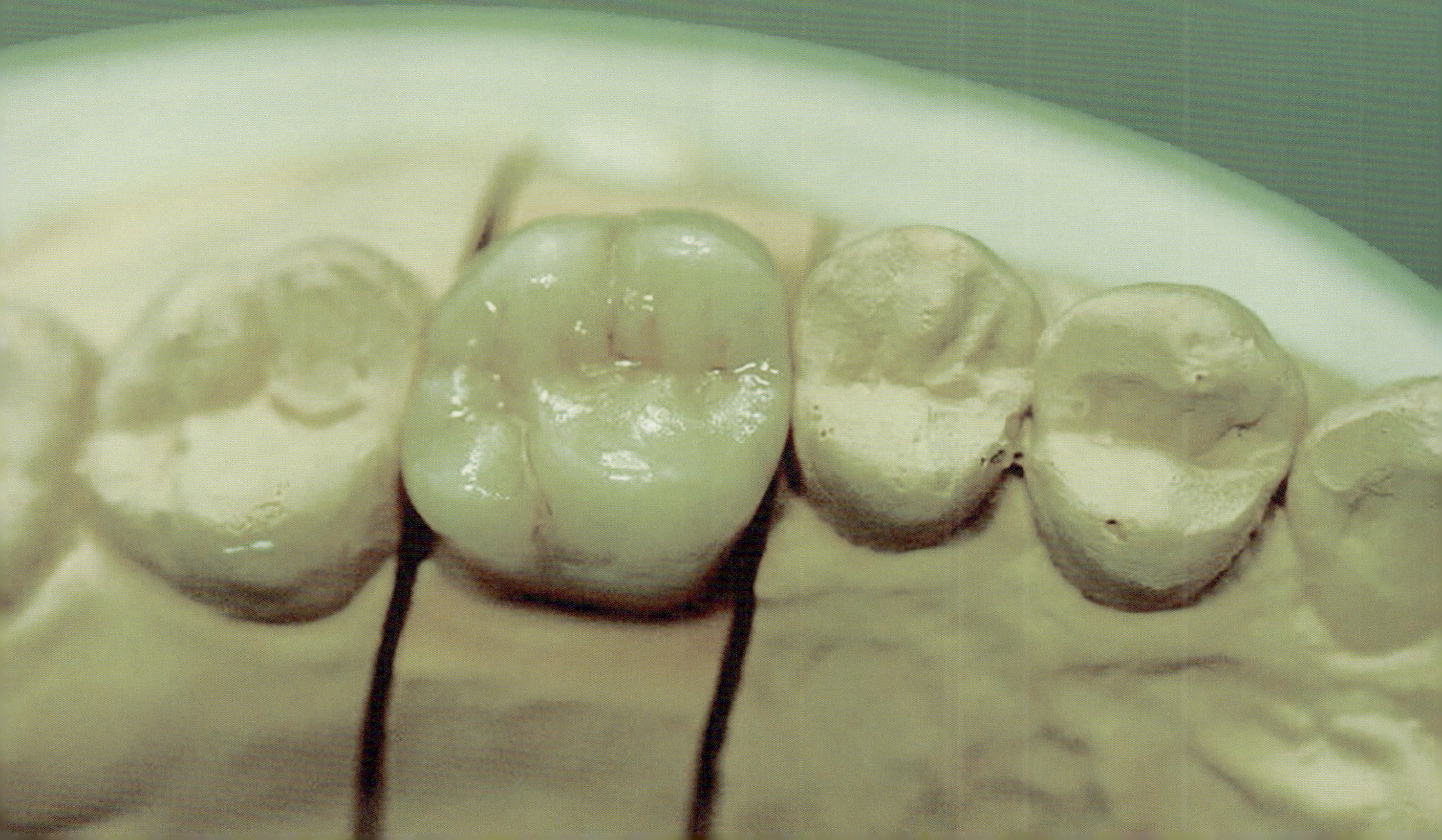

09 임상모형 Wax pattern 제작

실습내용요약

제3장에서 익힌 납형제작 과정의 연습을 통해서 연마된 technique을 바탕으로 실제 환자 즉, 임상모형의 crown을 제작해 봄으로서 임상적용 능력을 연마하도록 한다.

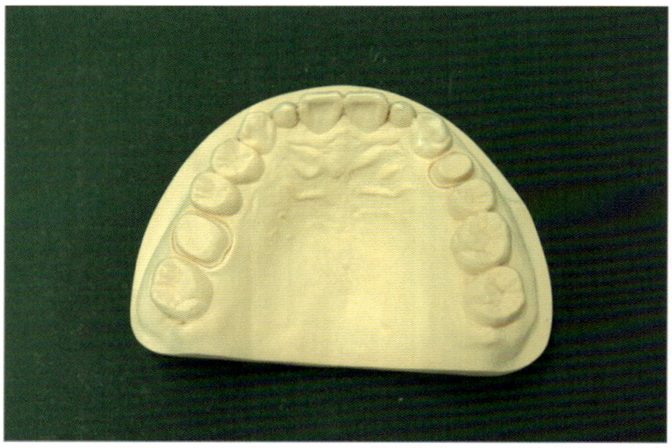

그림 9-1. 상악모형

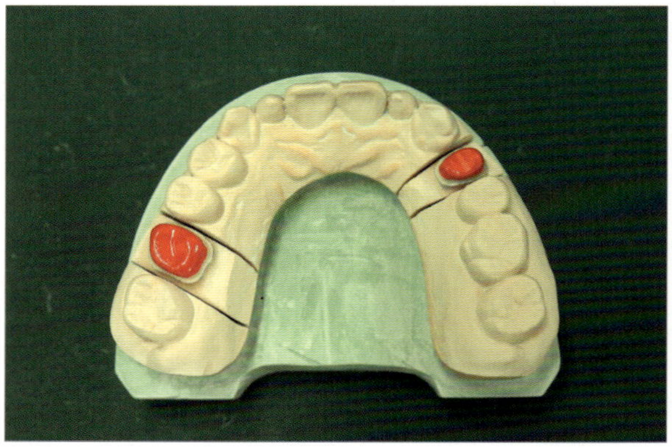

그림 9-2. crown wax up을 할 수 있도록 작업모형 제작이 완성된 상악모형

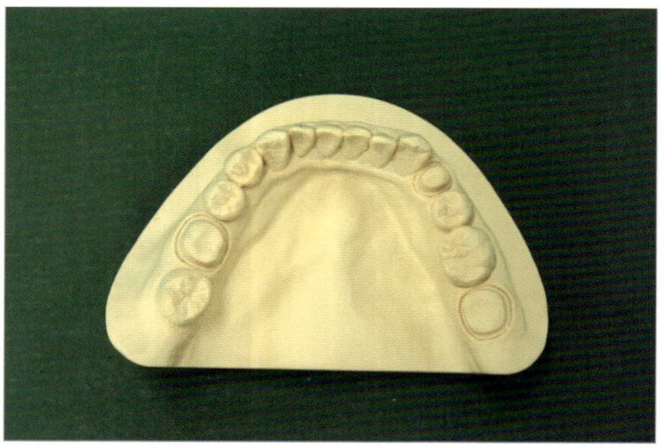

그림 9-3. 하악모형

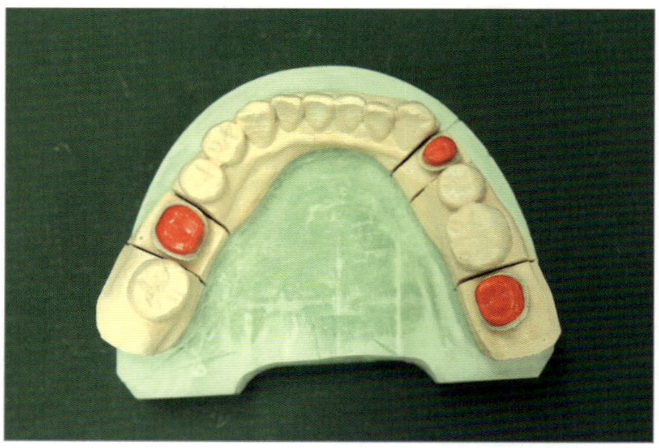

그림 9-4. crown wax up을 할 수 있도록 작업모형 제작이 완성된 하악모형

1. 상악좌측 제1소구치

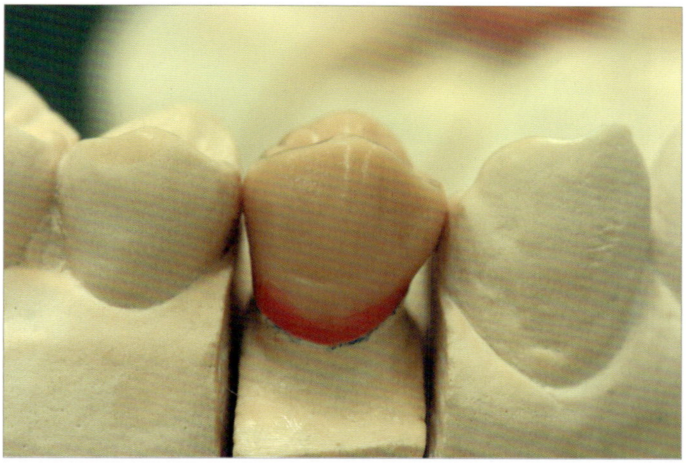

그림 9-5. wax up이 완성된 협면

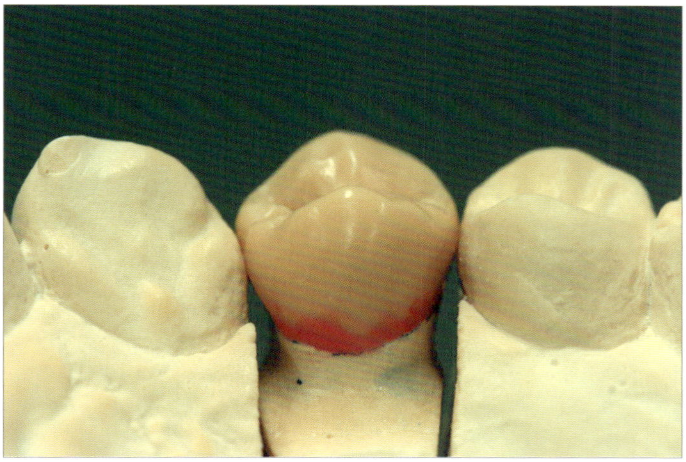

그림 9-6. wax up이 완성된 설면

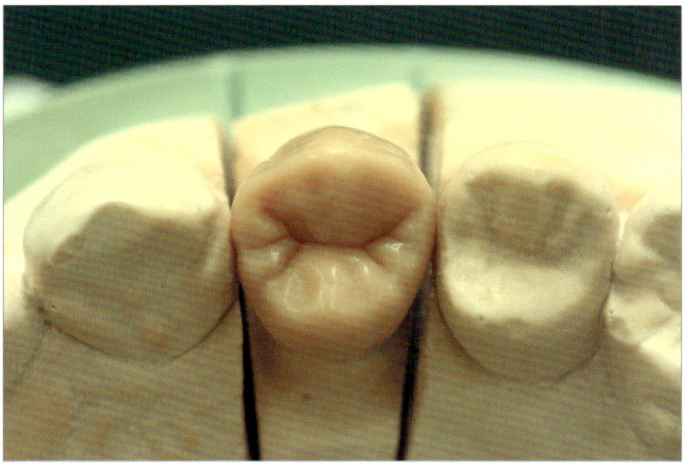

그림 9-7. wax up이 완성된 교합면

2. 하악우측 제1소구치

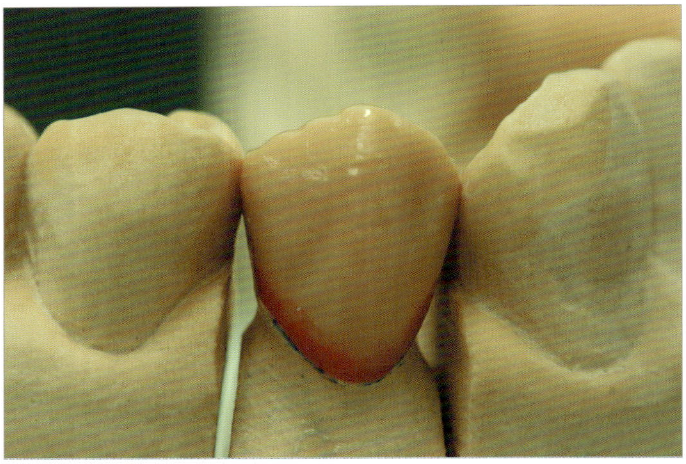

그림 9-8. wax up이 완성된 협면

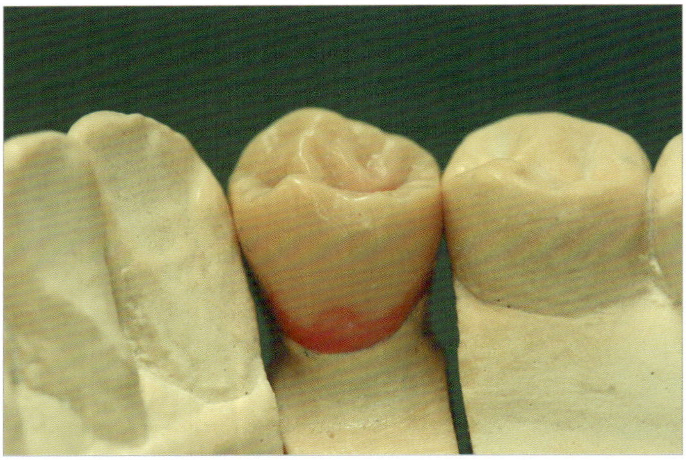

그림 9-9. wax up이 완성된 설면

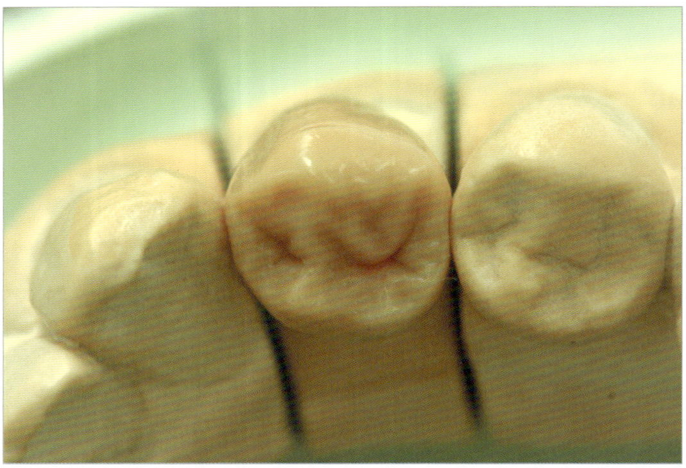

그림 9-10. wax up이 완성된 교합면

3. 상악우측 제1대구치

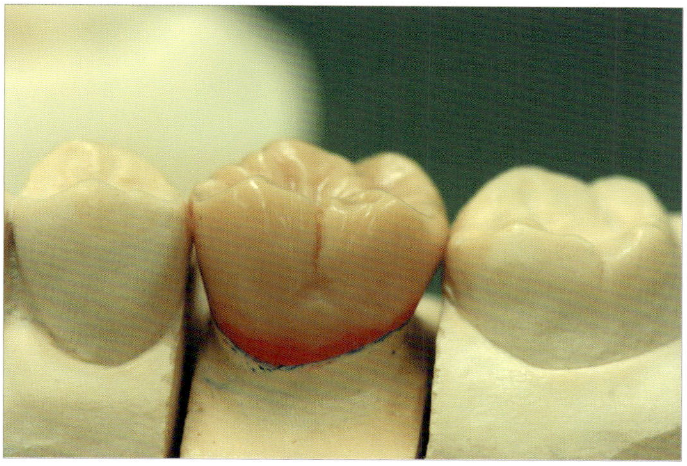

그림 9-11. wax up이 완성된 협면

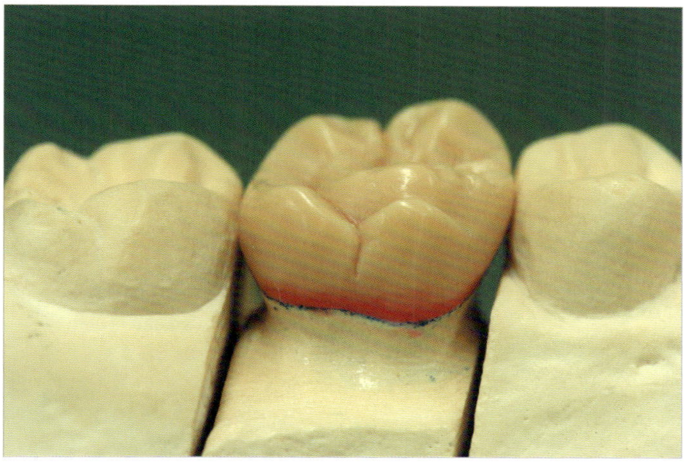

그림 9-12. wax up이 완성된 설면

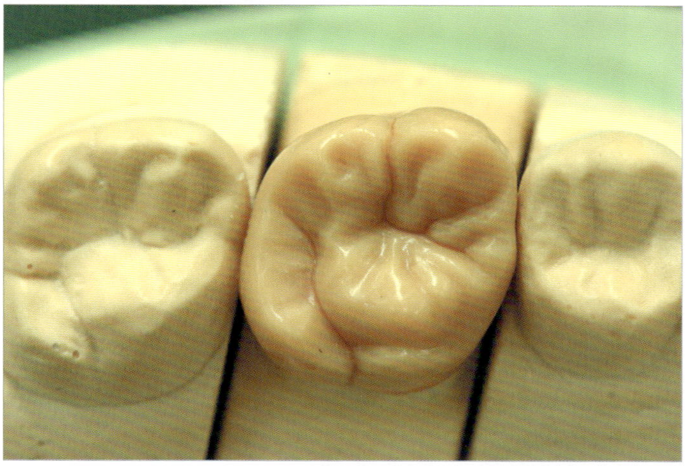

그림 9-13. wax up이 완성된 교합면

4. 하악좌측 제1대구치

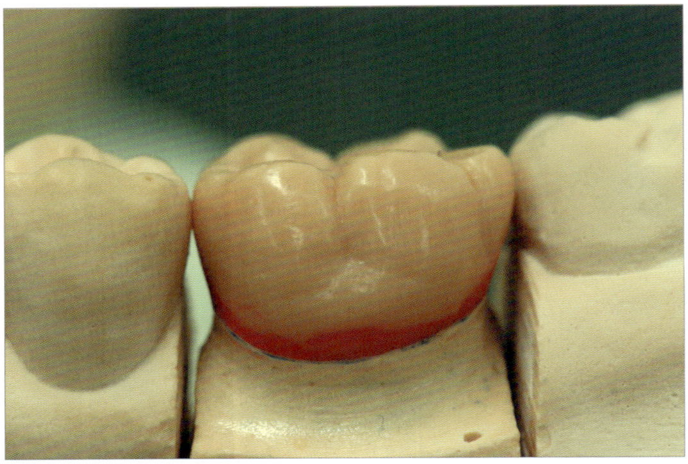

그림 9-14. wax up이 완성된 협면

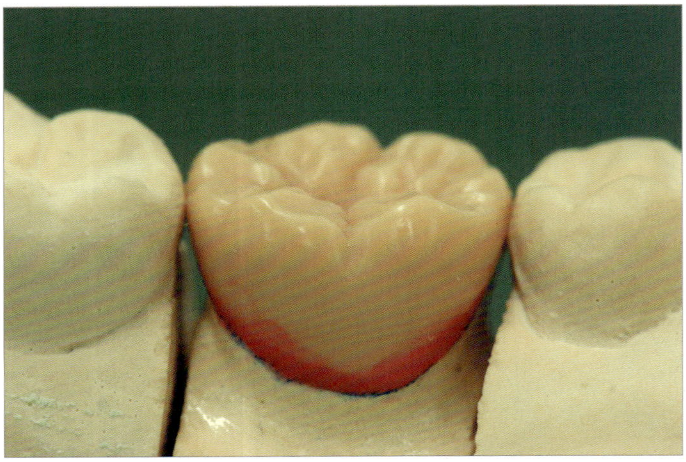

그림 9-15. wax up이 완성된 설면

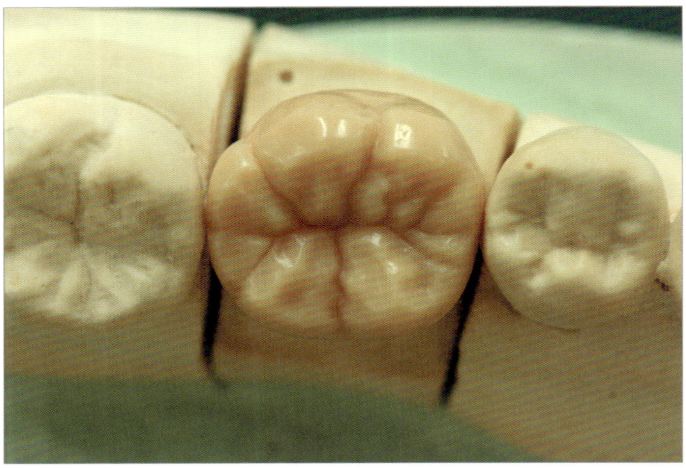

그림 9-16. wax up이 완성된 교합면

5. 하악우측 제2대구치

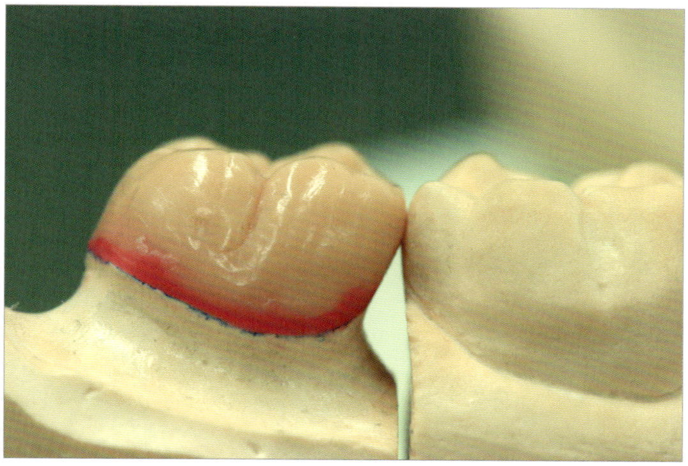

그림 9-17. wax up이 완성된 협면

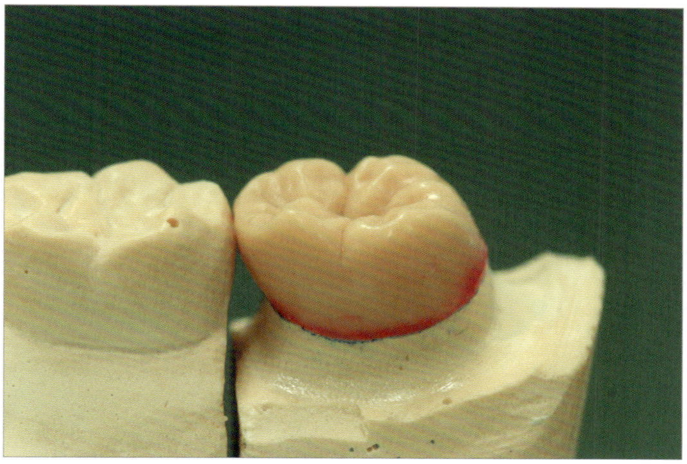

그림 9-18. wax up이 완성된 설면

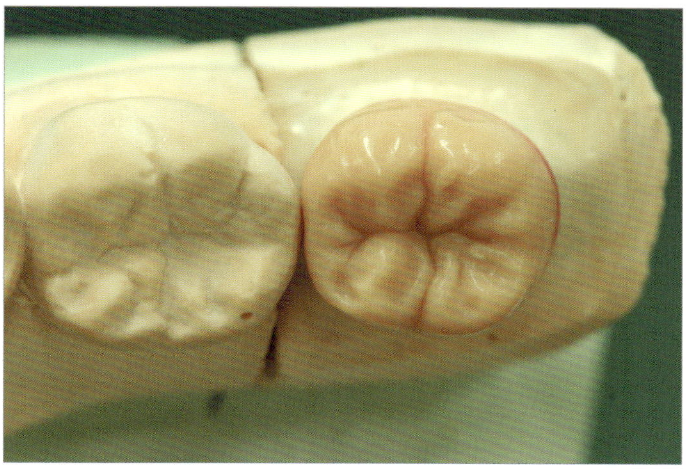

그림 9-19. wax up이 완성된 교합면

10

CAD/CAM 시스템을 이용한 지르코니아 크라운 제작

(Making the Zirconia Crown using CAD/CAM System)

- 상악우측 제1대구치 지르코리아 크라운 제작
- 하악좌측 제1대구치 지르코리아 크라운 제작

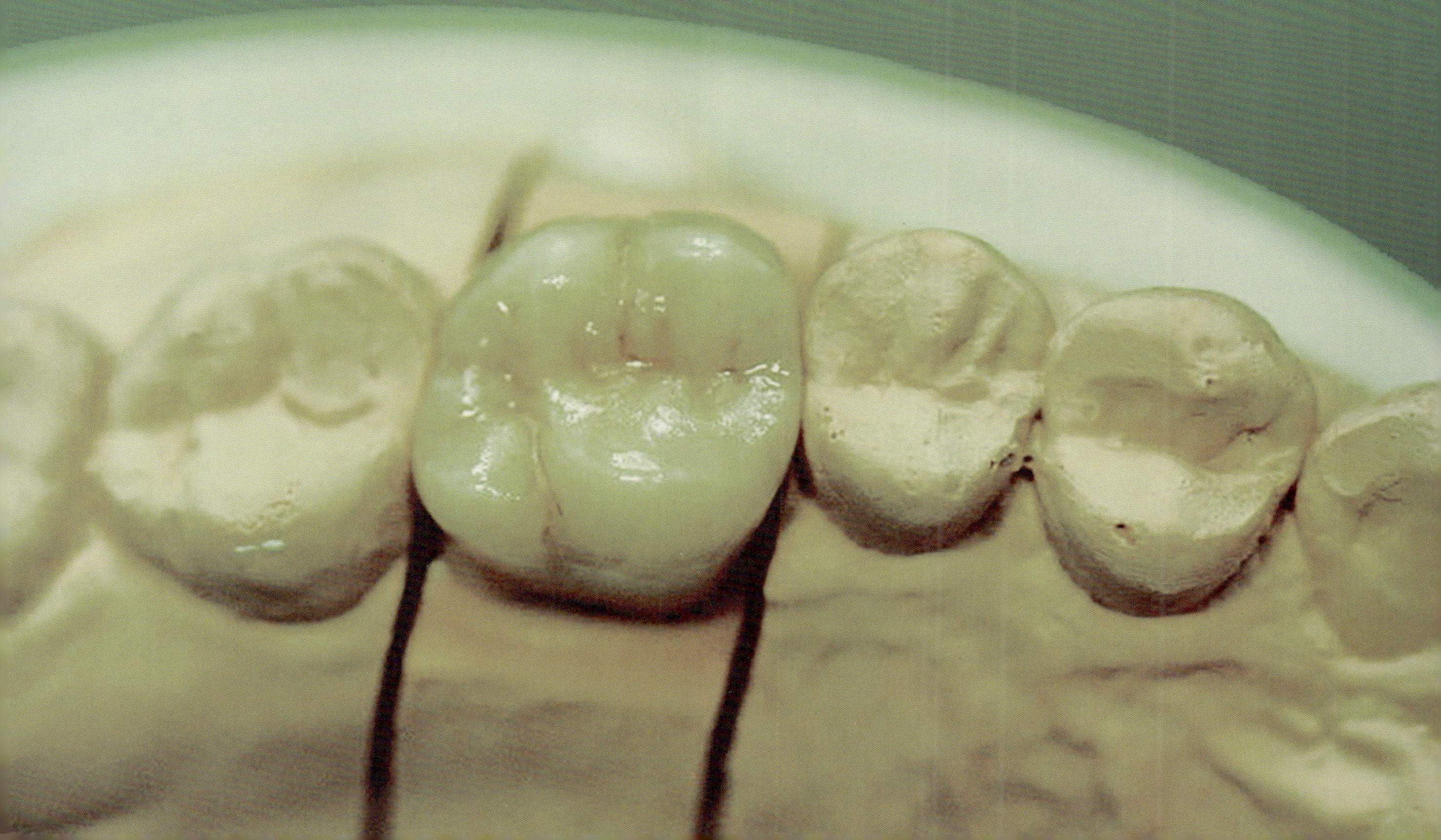

10 CAD/CAM 시스템을 이용한 지르코니아 크라운 제작

(Making the Zirconia Crown using CAD/CAM System)

실습내용요약

CAD/CAM system을 이용하여 상 · 하악 제1대구치 Zirconia Crown을 제작하기 위하여 먼저 납형(wax pattern) 제작을 하고, 그 후 CAD(EXOCAD system)를 이용하여 Double scan 한 후, CAM(EXOCAD system)를 이용하여 milling 한다. 그 후 소결 (sintering) 한 Zirconia를 sand blasting하여 zirconia 전용 etchant로 etching 한 후 stain & glazing 처리하여 상 · 하악 제1대구치 zirconia Crown 제작을 완성한다.

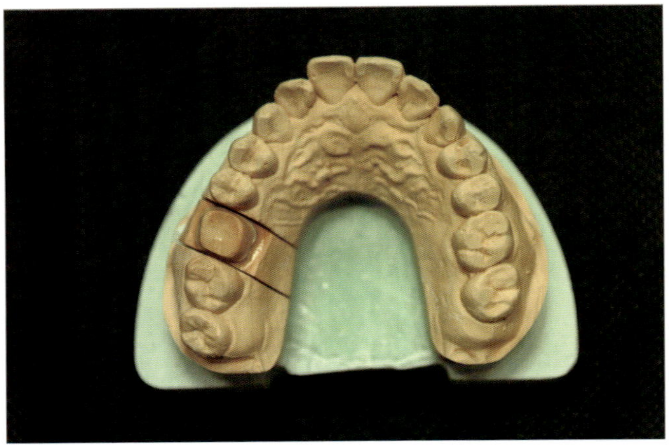

그림 10-1. 상악. 지대치 모형

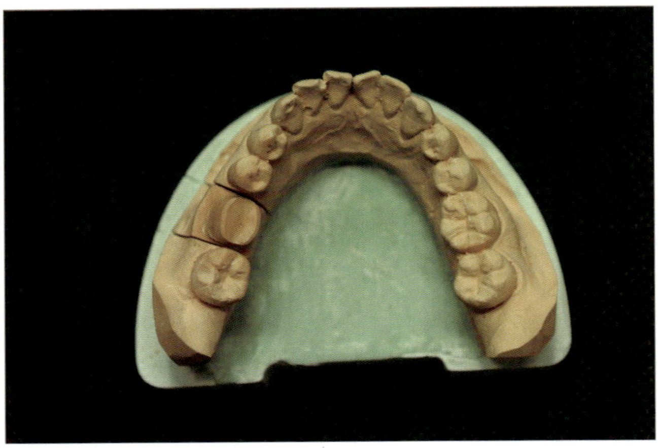

그림 10-2. 하악. 지대치 모형

상악우측 제1대구치 납형(wax pattem) 제작

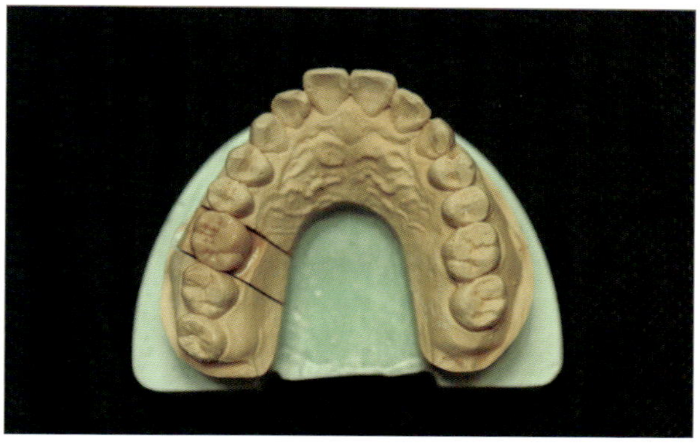

그림 10-3. 상악우측 제1대구치 납형(wax pattem) 제작

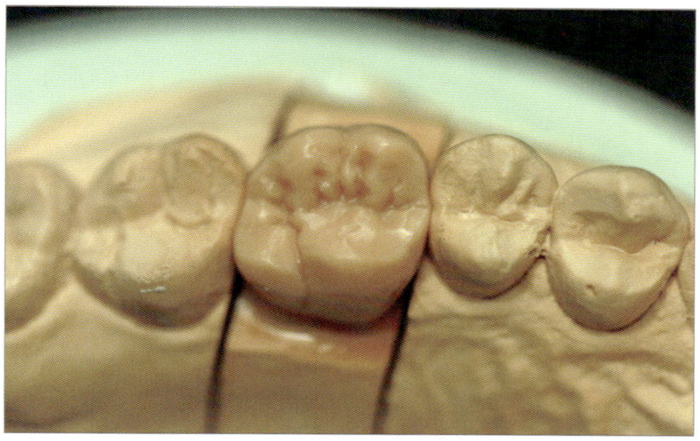

그림 10-4. 교합면(occlusal surface)

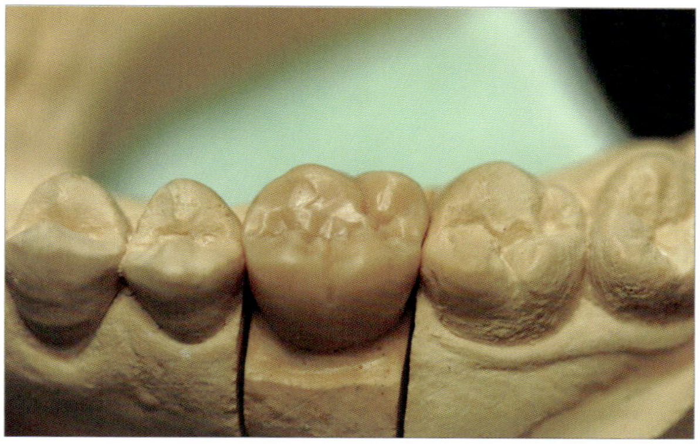

그림 10-5. 협면(buccal surface)

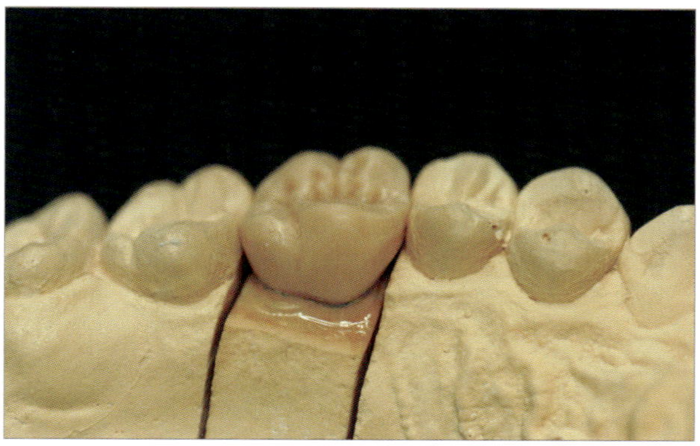

그림 10-6. 설면(lingual surface)

하악좌측 제1대구치 납형(wax pattem) 제작

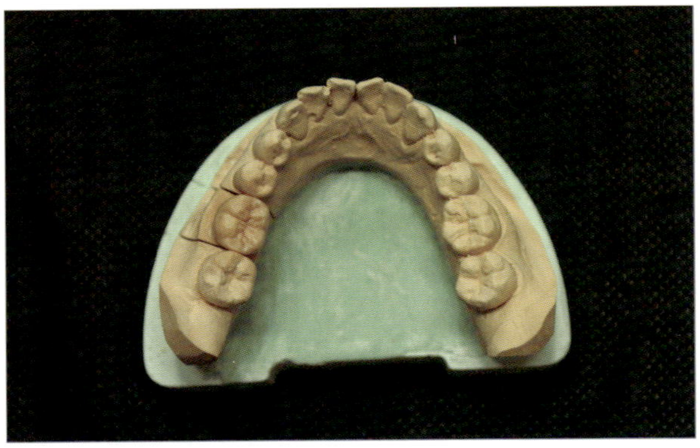

그림 10-7. 하악좌측 제1대구치 납형(wax pattem) 제작

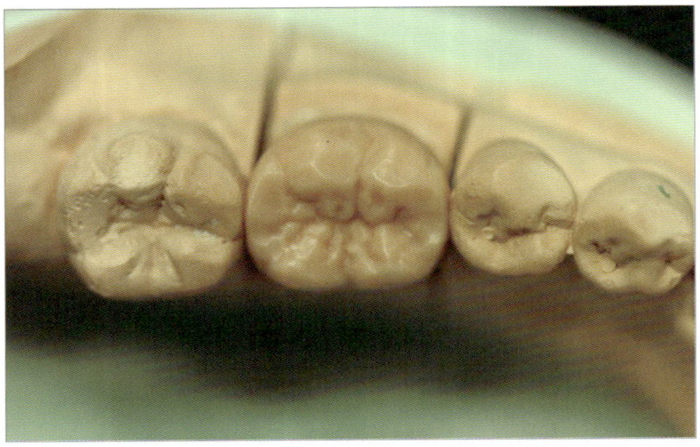

그림 10-8. 교합면(occlusal surface)

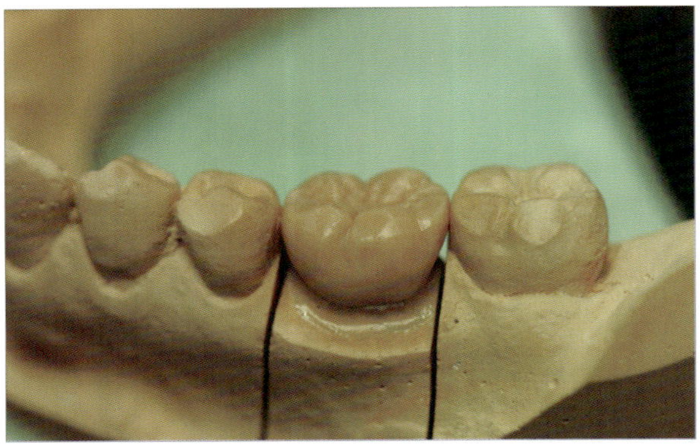

그림 10-9. 협면(buccal surface)

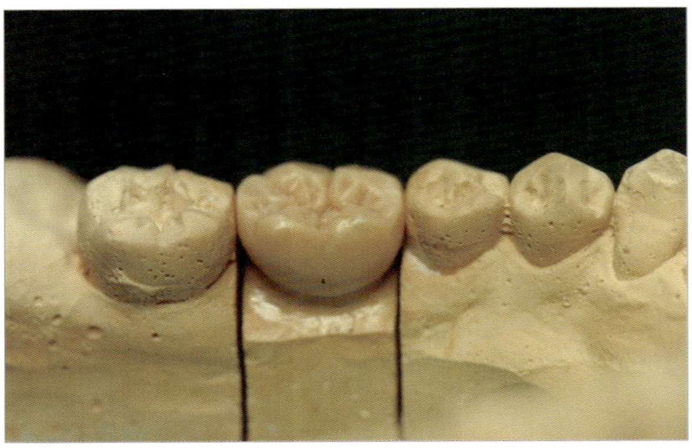

그림 10-10. 설면(lingual surface)

CAD(EXOCAD system)을 이용하여 상악우측 제1대구치 납형(wax pattem)을 Double scan한 상태

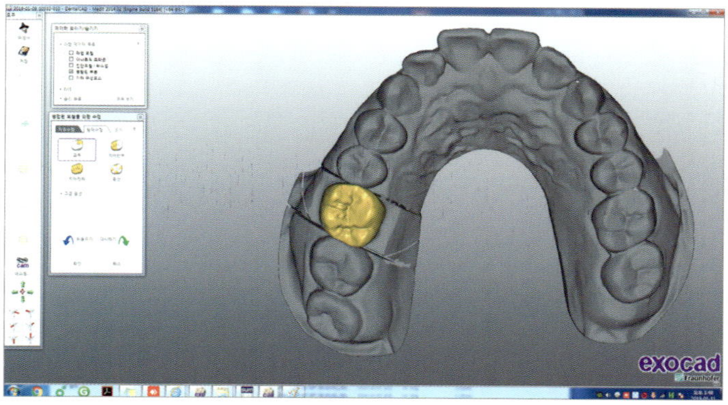

그림 10-11. 교합면(occlusal surface)

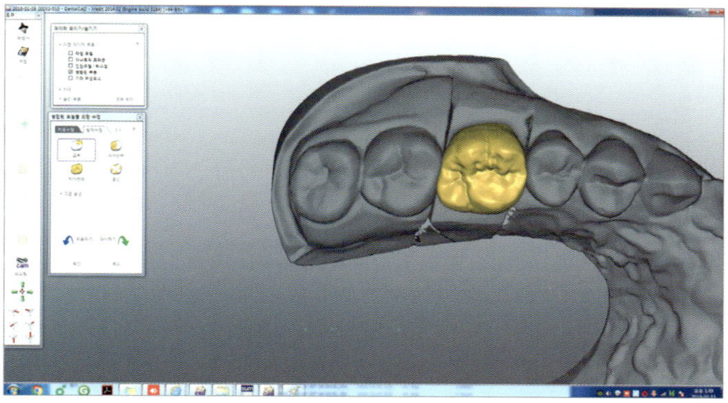

그림 10-12. 교합면(occlusal surface)

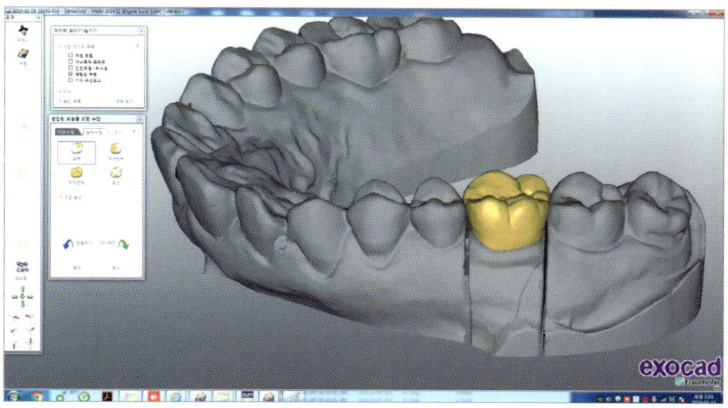

그림 10-13. 협면(buccal surface)

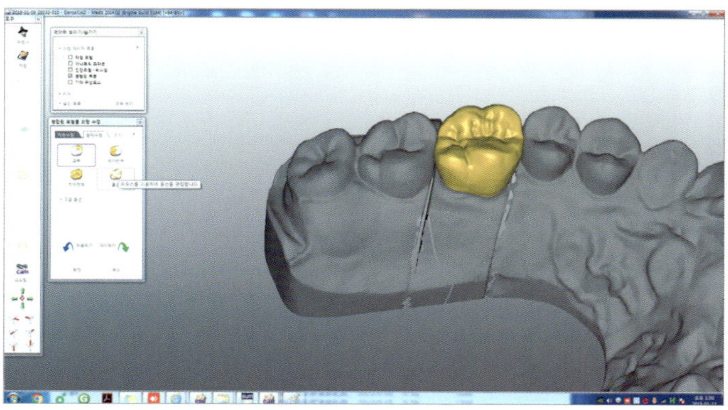

그림 10-14. 설면(lingual surface)

CAD(EXOCAD system)을 이용하여 하악좌측 제1대구치 납형(wax pattem)을 Double scan한 상태

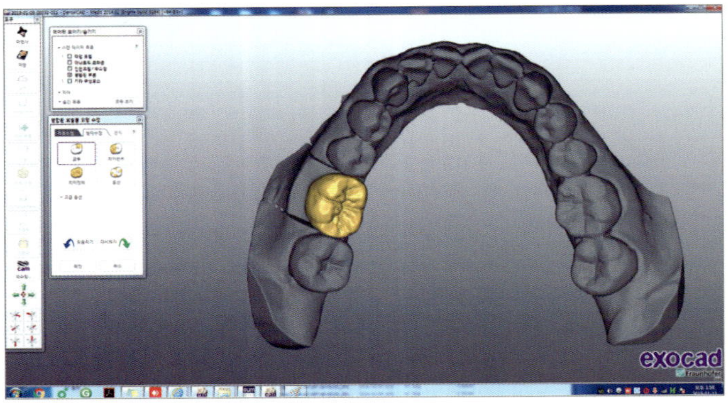

그림 10-15. 교합면(occlusal surface)

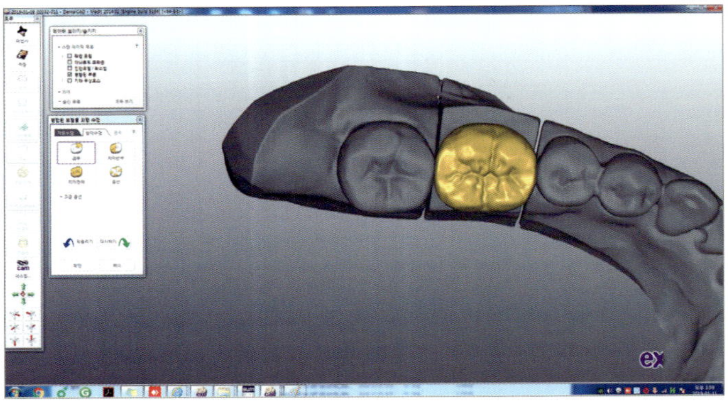

그림 10-16. 교합면(occlusal surface)

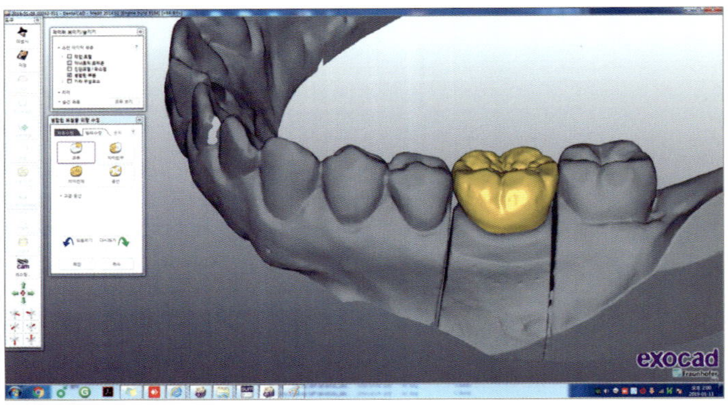

그림 10-17. 협면(buccal surface)

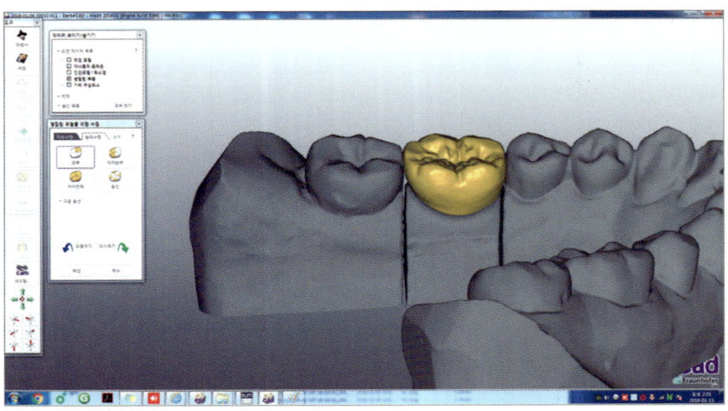

그림 10-18. 설면(lingual surface)

CAM(EXOCAD system)를 이용하여 Double scan한 상악우측 제1대구치를 Milling하여 소결(sintering)한 상태의 Zirconia를 sand blasting 하여 Zirconia 전용 etchant로 etching한 상태(그림 10-19~22)

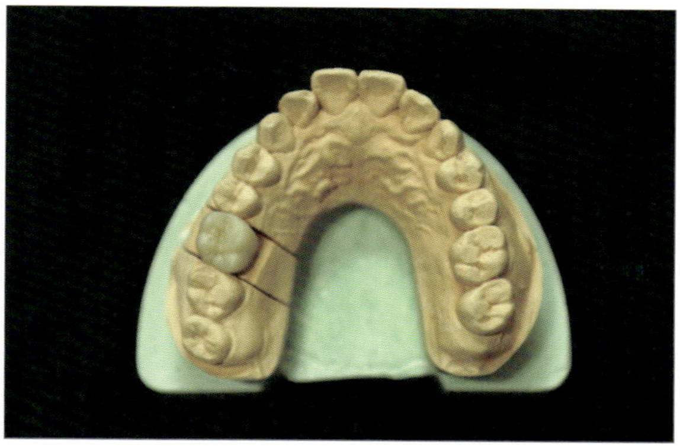

그림 10-19. 교합면(occlusal surface)

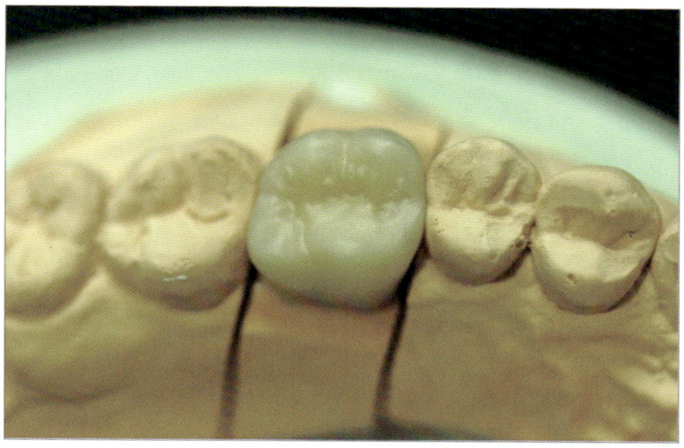

그림 10-20. 교합면(occlusal surface)

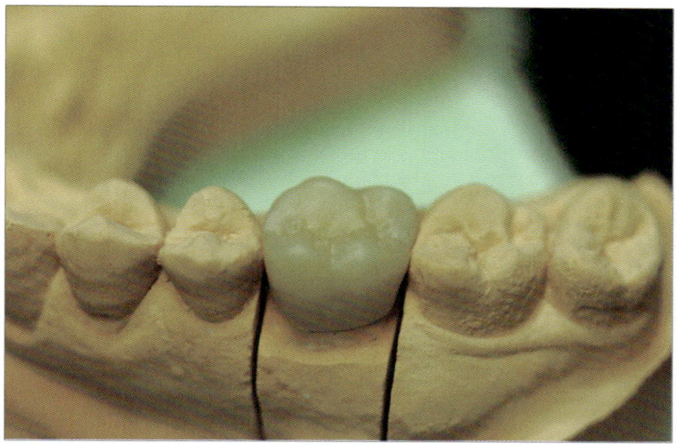

그림 10-21. 협면(buccal surface)

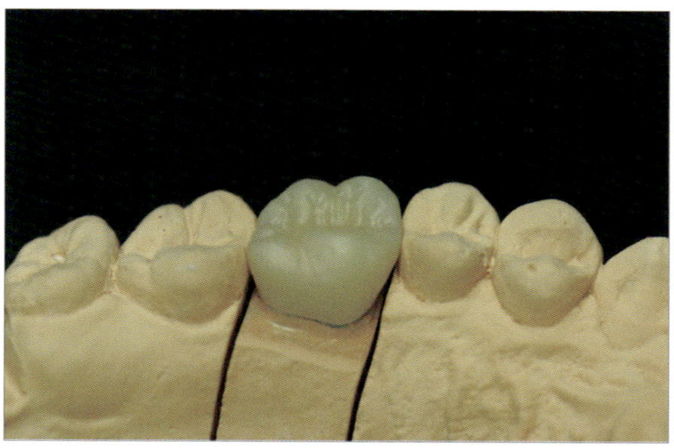

그림 10-22. 설면(lingual surface)

CAM(EXOCAD system)를 이용하여 Double scan한 하악우측 제1대구치를 Milling하여 소결(sintering)한 상태의 Zirconia를 sand blasting 하여 Zirconia 전용 etchant로 etching한 상태(그림 10-23~26)

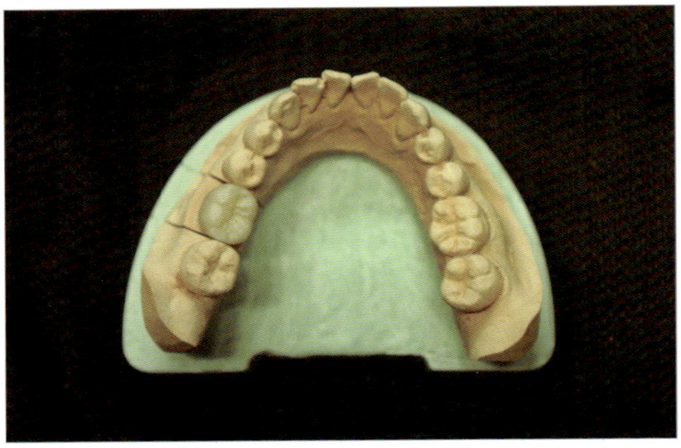

그림 10-23. 교합면(occlusal surface)

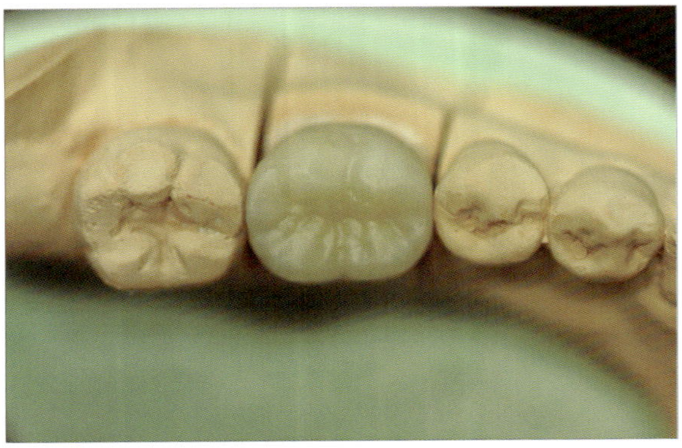

그림 10-24. 교합면(occlusal surface)

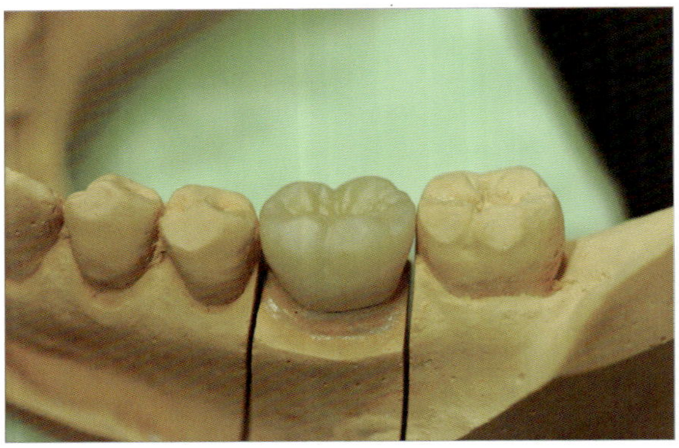

그림 10-25. 협면(buccal surface)

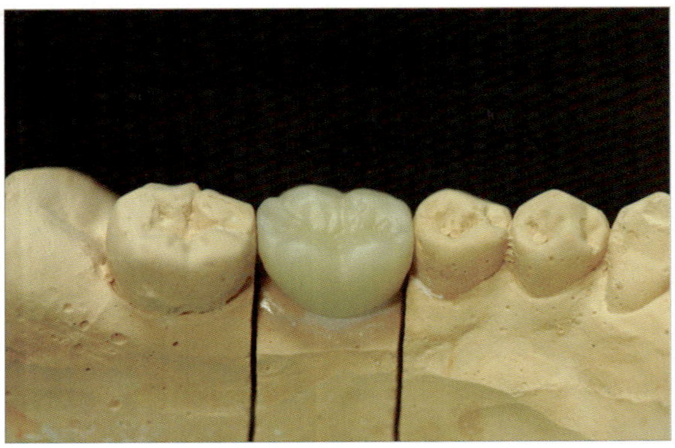

그림 10-26. 설면(lingual surface)

Stain & Glazing 처리하여 완성한 상태(상악우측 제1대구치)

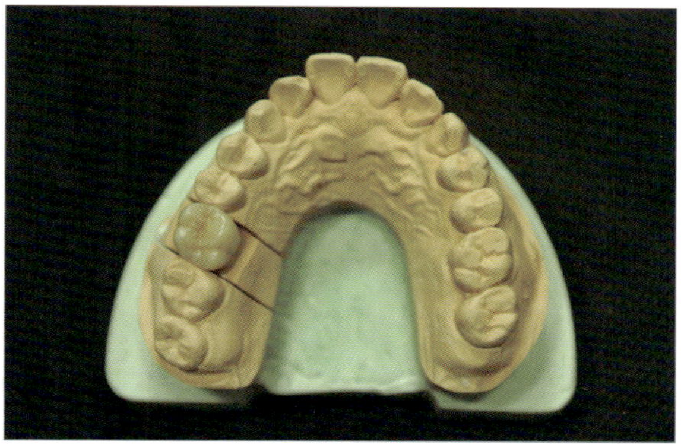

그림 10-27. Stain & Glazing 처리하여 완성한 상태

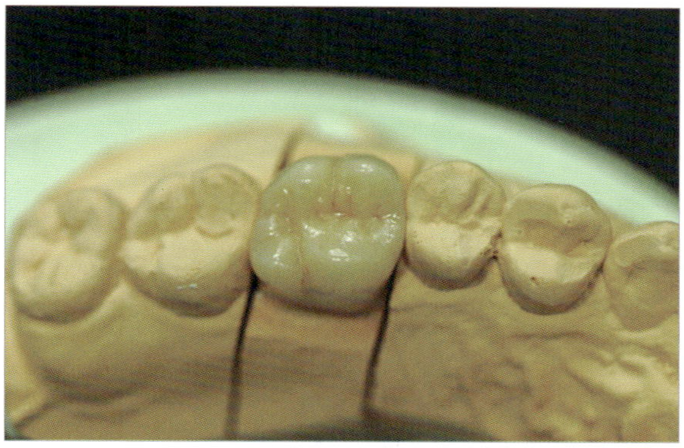

그림 10-28. 교합면(occlusal surface)

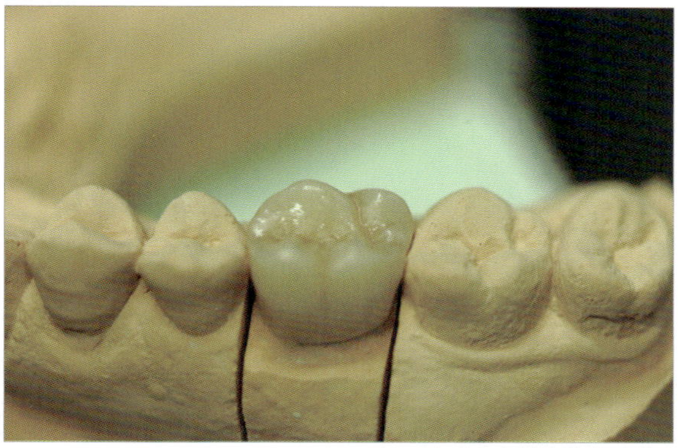

그림 10-29. 협면(buccal surface)

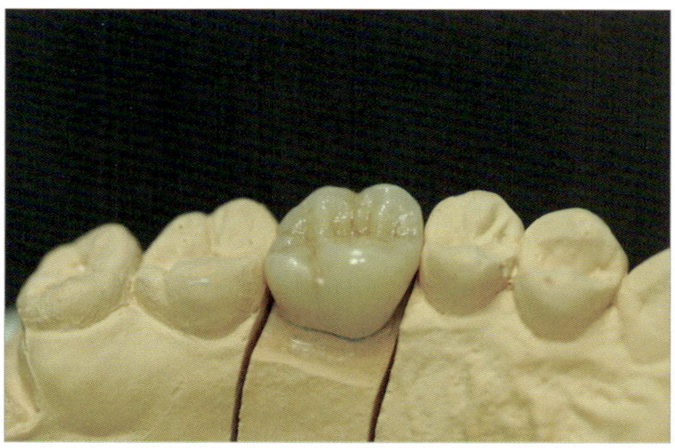

그림 10-30. 설면(lingual surface)

Stain & Glazing 처리하여 완성한 상태(하악좌측 제1대구치)

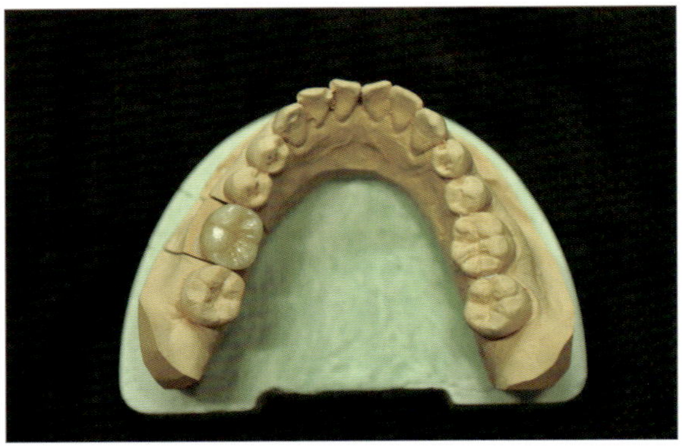

그림 10-31. Stain & Glazing 처리하여 완성한 상태

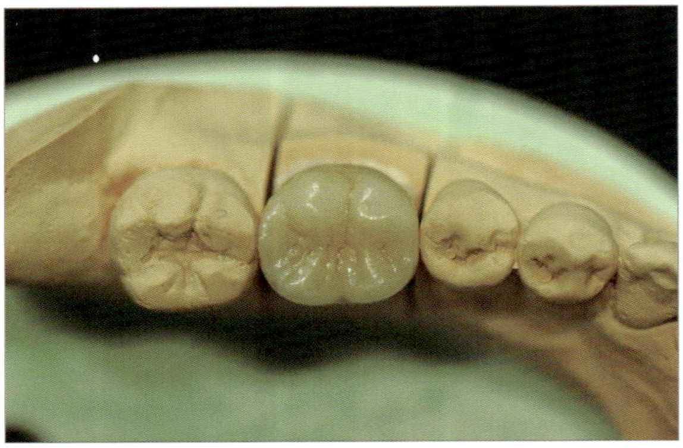

그림 10-32. 교합면(occlusal surface)

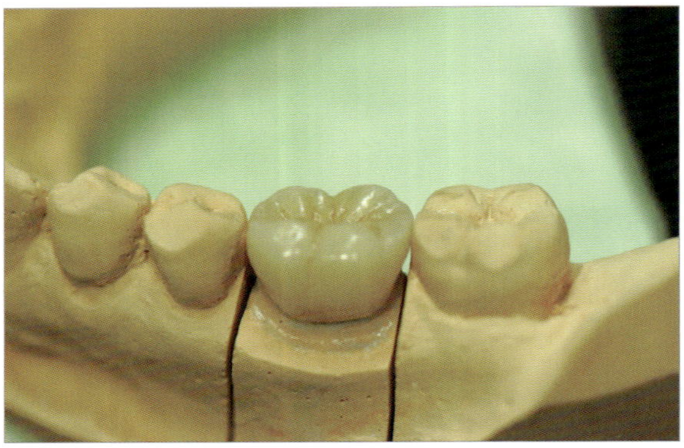

그림 10-33. 협면(buccal surface)

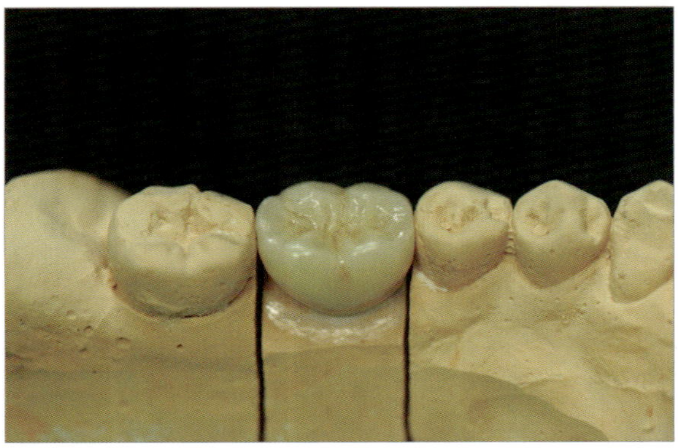

그림 10-34. 설면(lingual surface)

11

2배 확대크기의 자연치 Wax up

1. 상악좌측 중절치
2. 상악좌측 측절치
3. 하악좌측 중절치
4. 하악좌측 측절치
5. 상악좌측 견치
6. 하악좌측 견치
7. 상악좌측 제1소구치
8. 상악좌측 제2소구치
9. 하악좌측 제1소구치
10. 하악좌측 제2소구치
11. 상악좌측 제1대구치
12 상악좌측 제2대구치
13. 하악좌측 제1대구치
14. 하악좌측 제2대구치

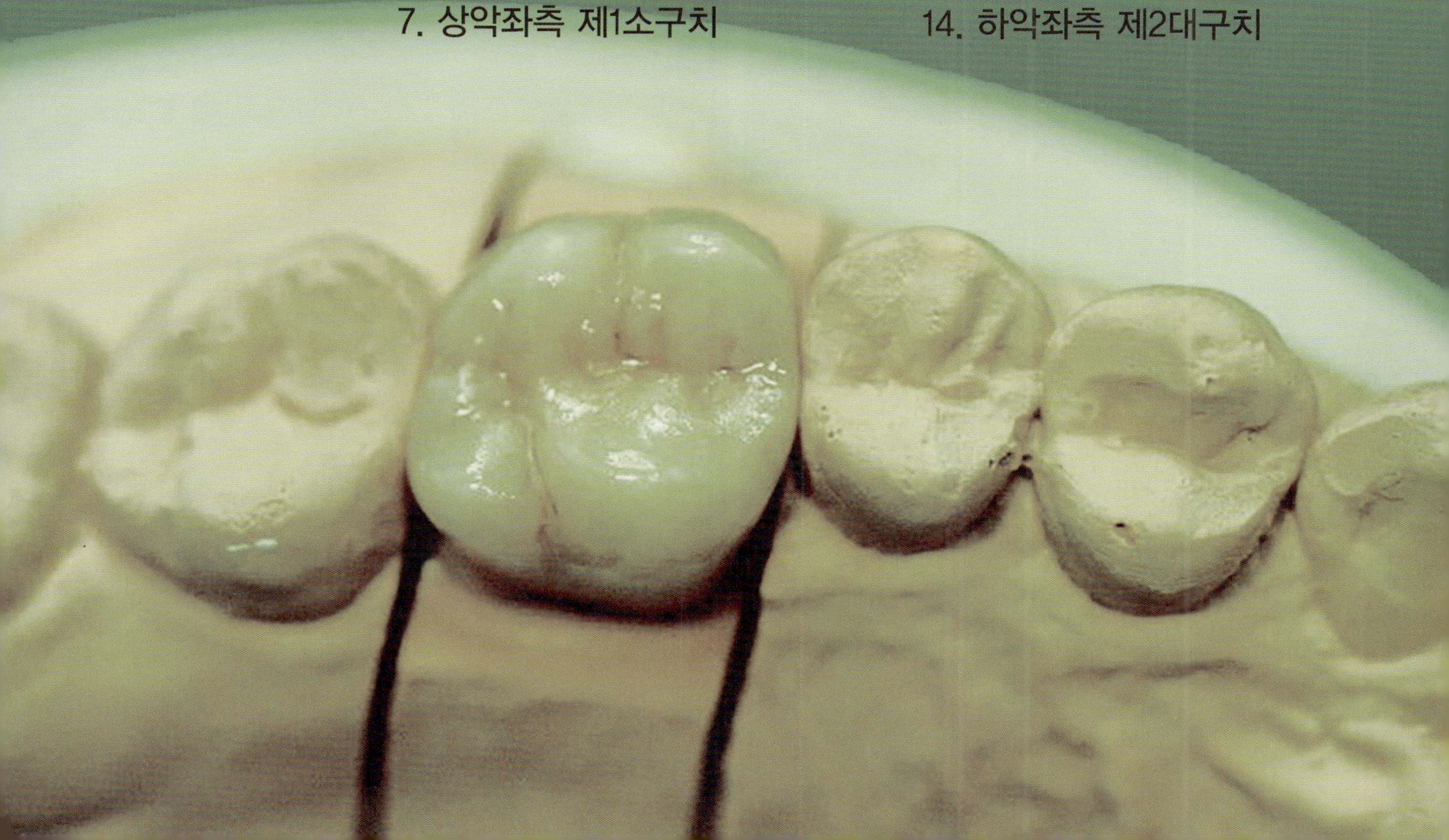

11 2배 확대크기의 자연치 Wax up

실습내용요약

각각의 치아에 대한 형태적 · 해부학적 특징을 바탕으로 자연치아와 유사하게 재현시킨 2배 크기로 완성한 자연치아 wax up 사진을 참고로 납형을 제작한다.

1. 상악좌측 중절치

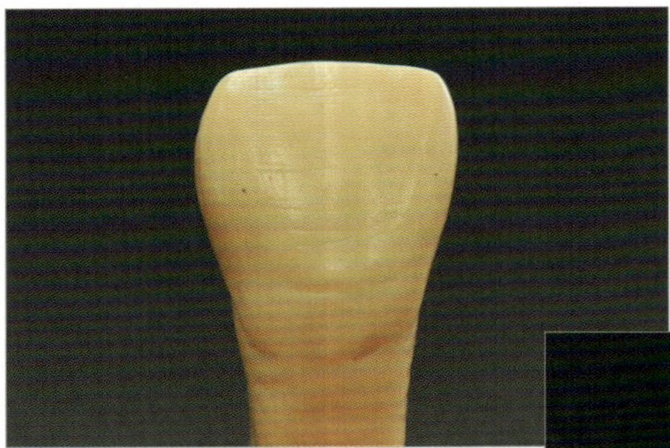

labial surface

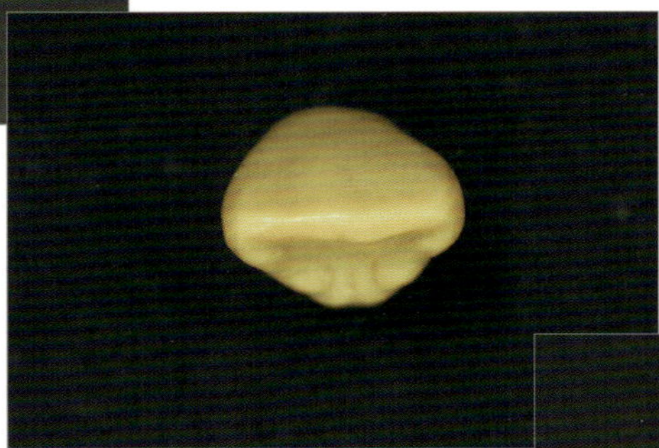

incisal edge

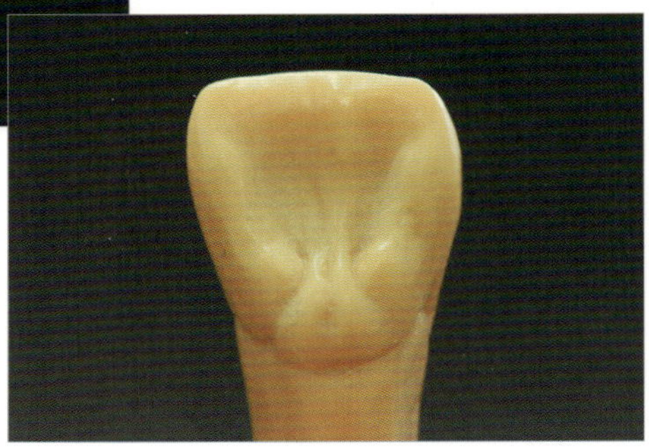

lingual surface

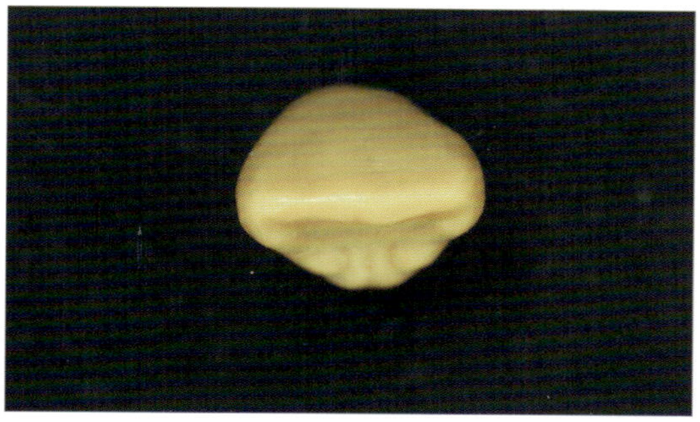
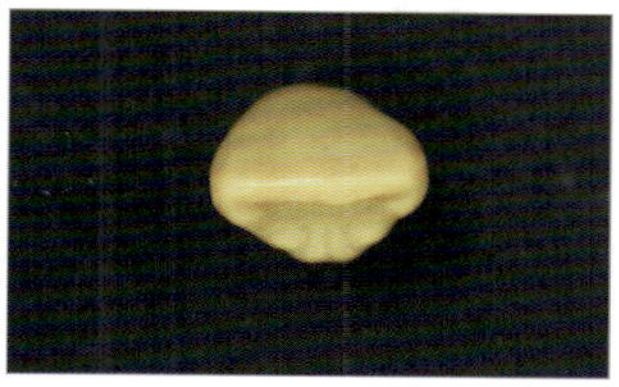
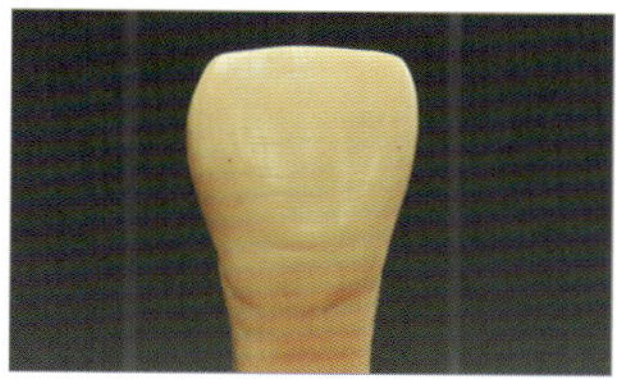
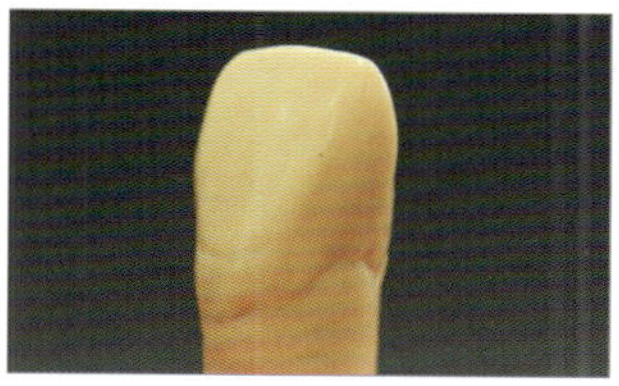
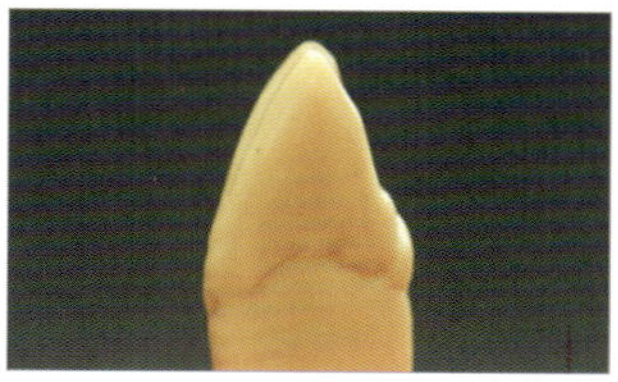
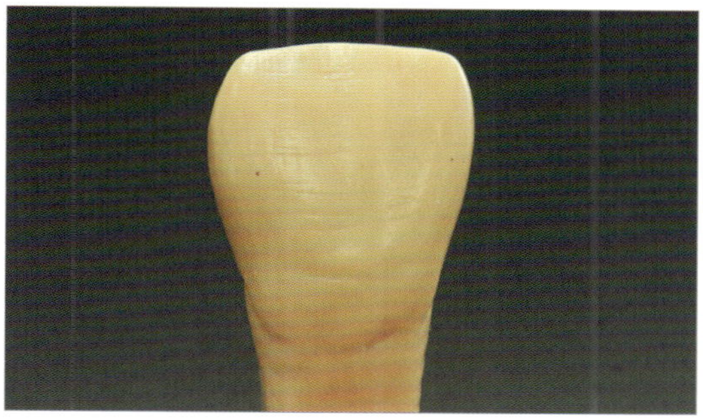
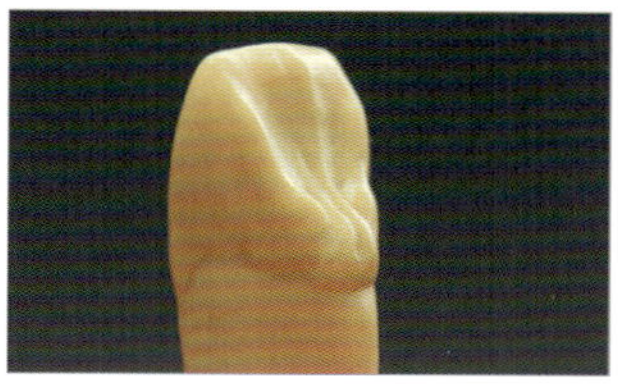
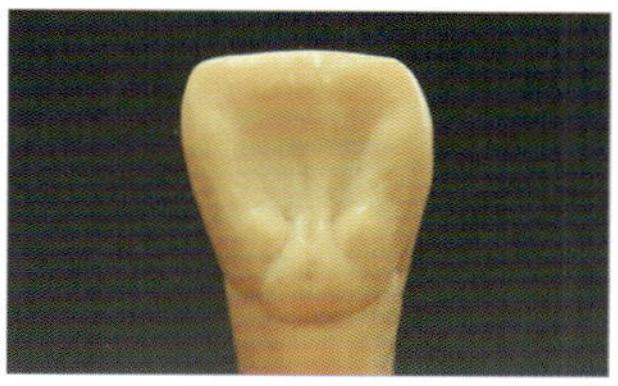
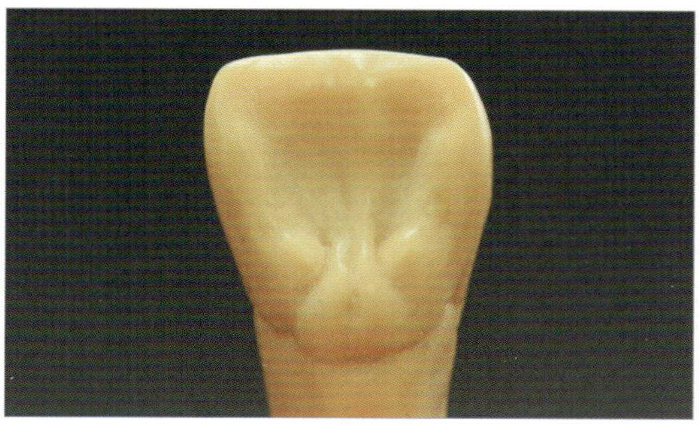
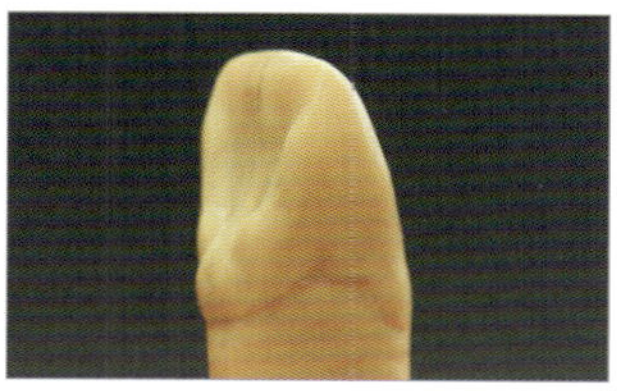
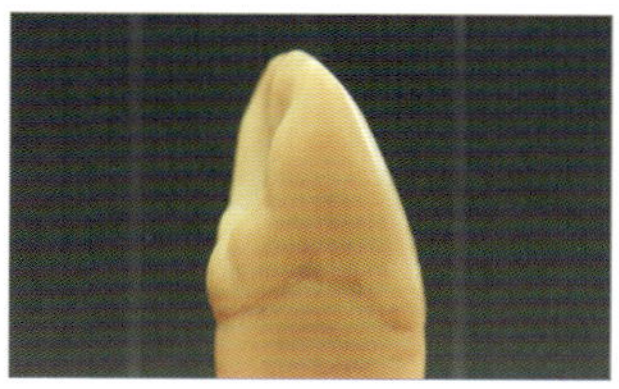

2. 상악좌측 측절치

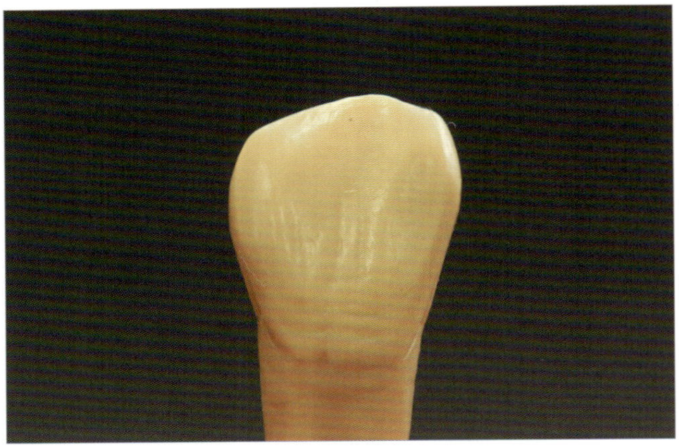

labial surface

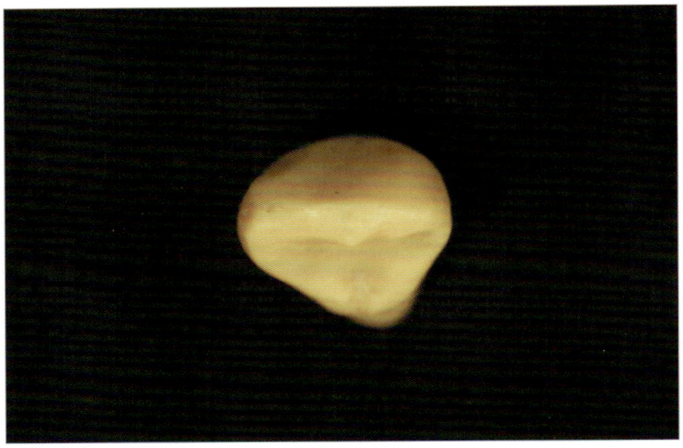

incisal edge

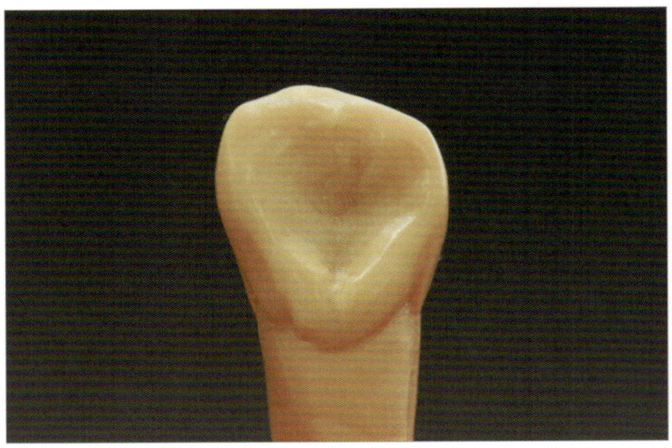

lingual surface

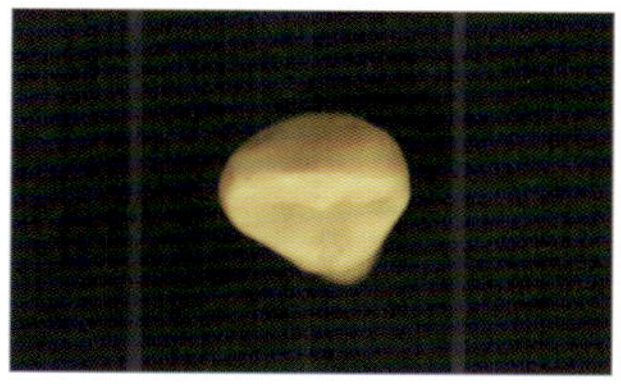

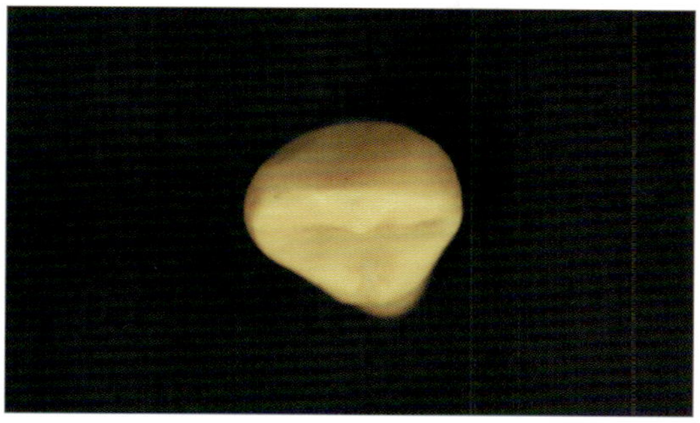

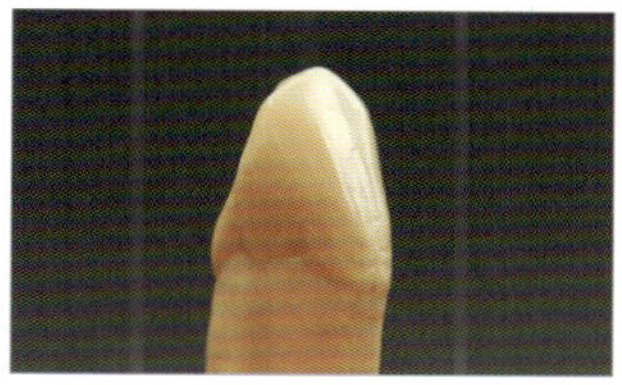

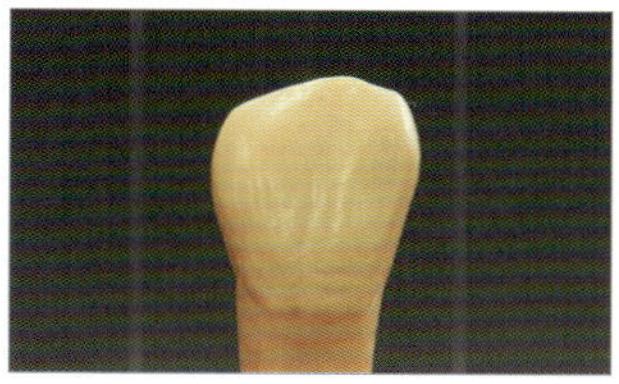

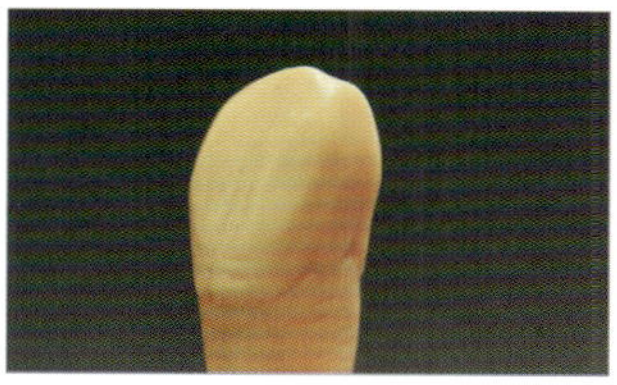

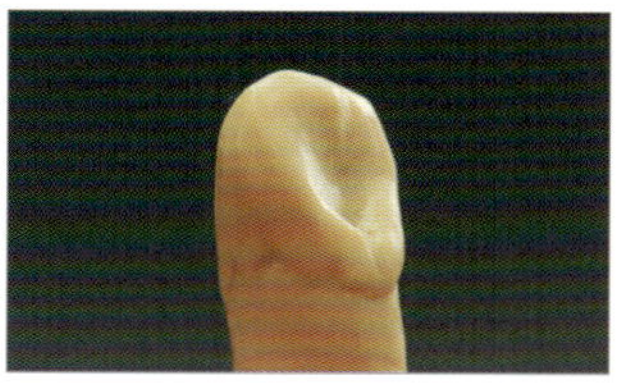

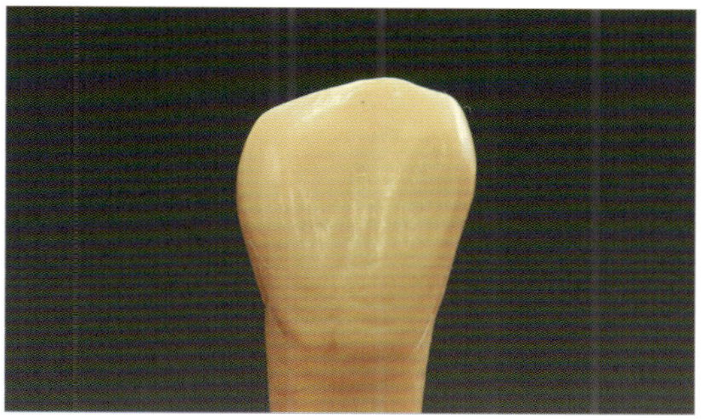

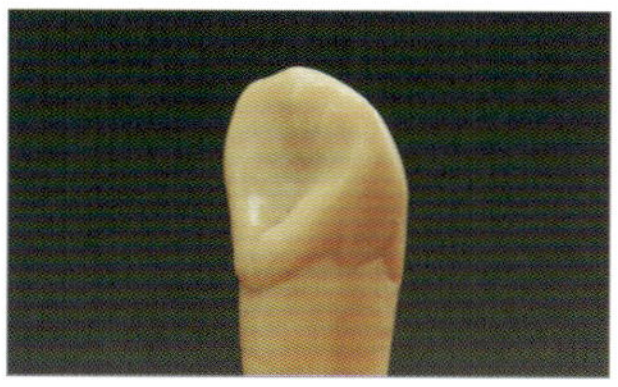

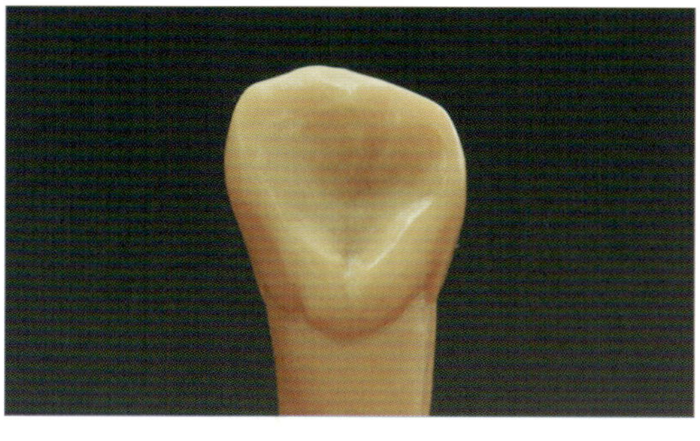

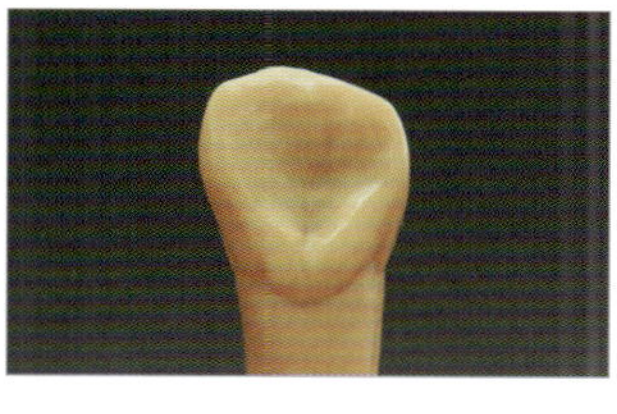

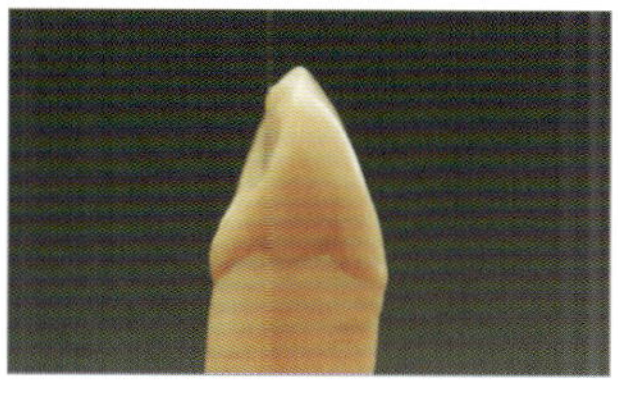

3. 하악좌측 중절치

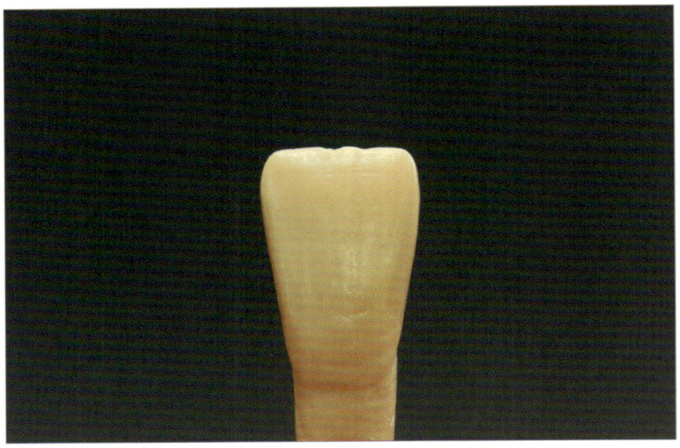

labial surface

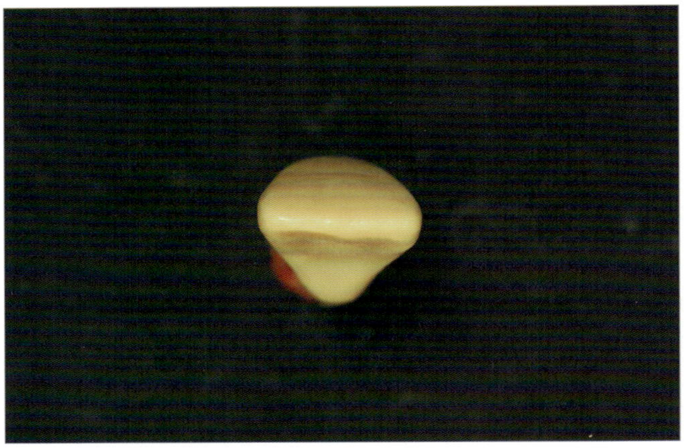

incisal edge

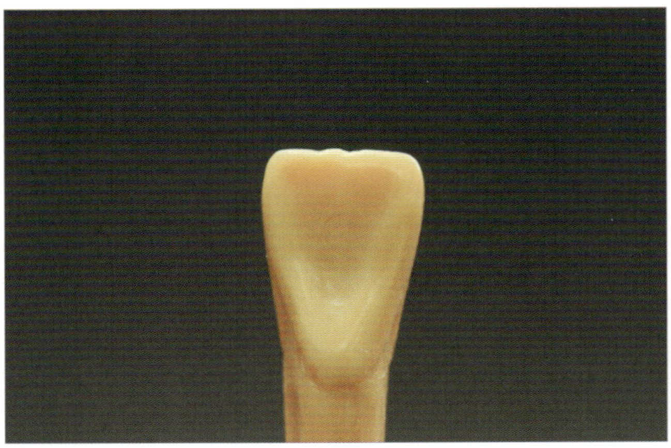

lingual surface

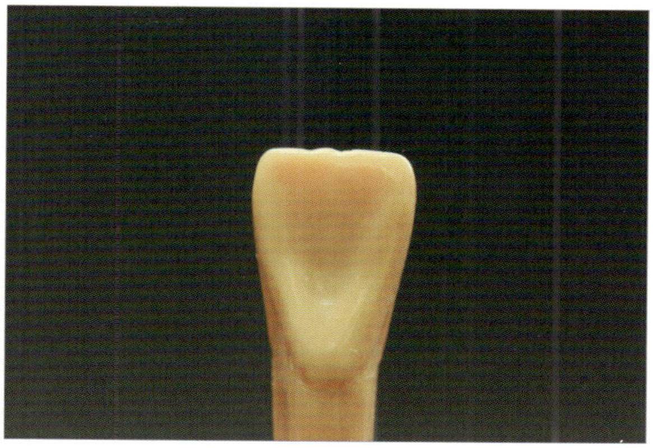

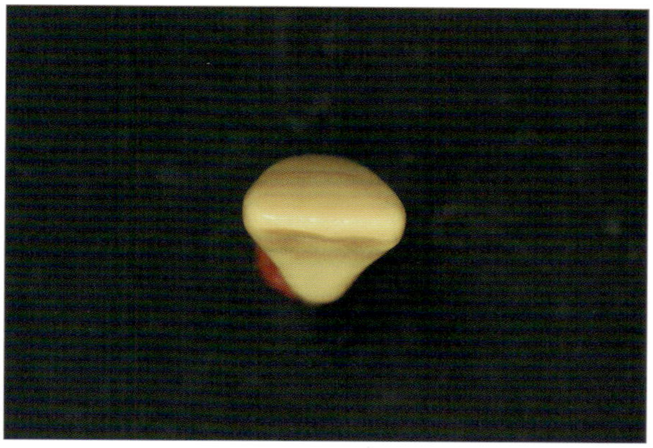

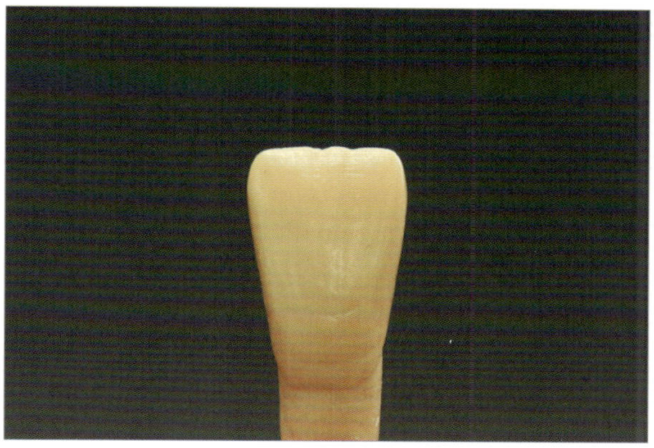

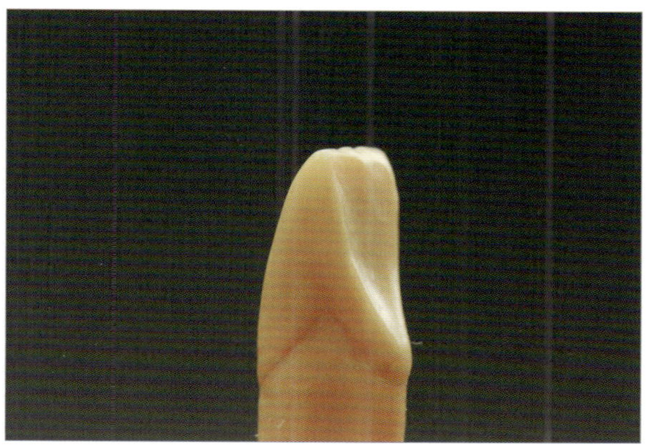

4. 하악좌측 측절치

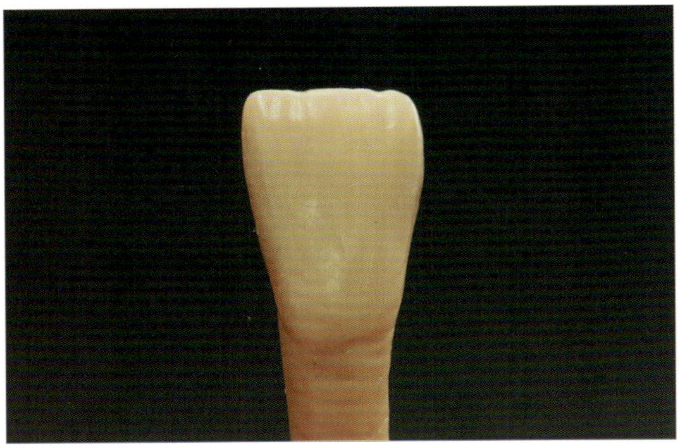

labial surface

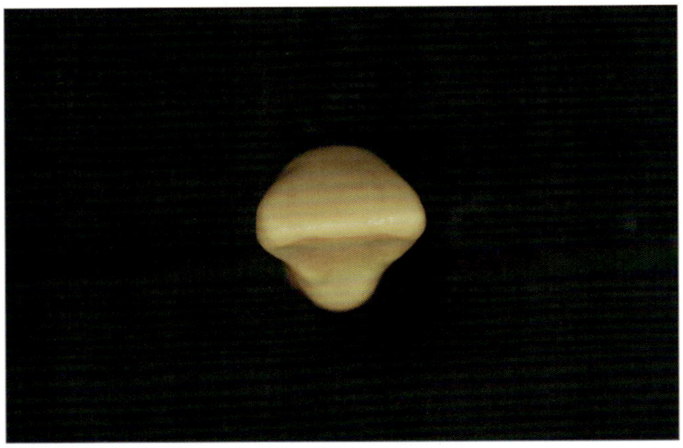

incisal edge

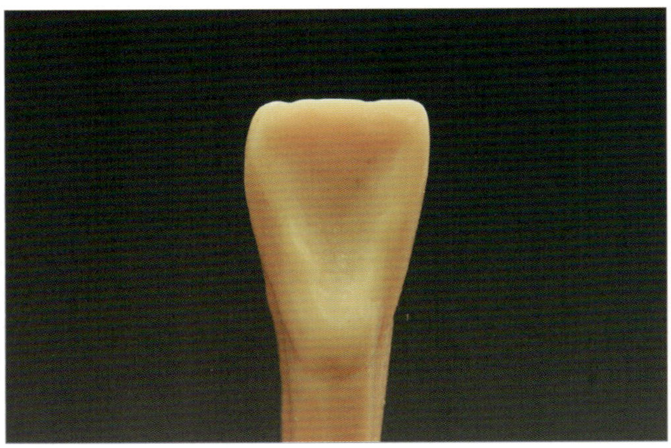

lingual surface

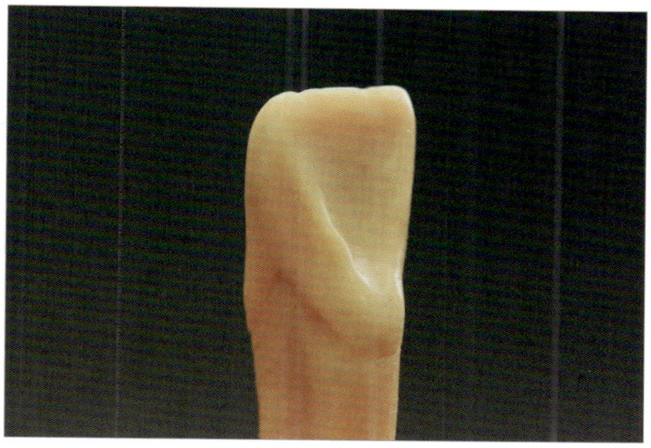

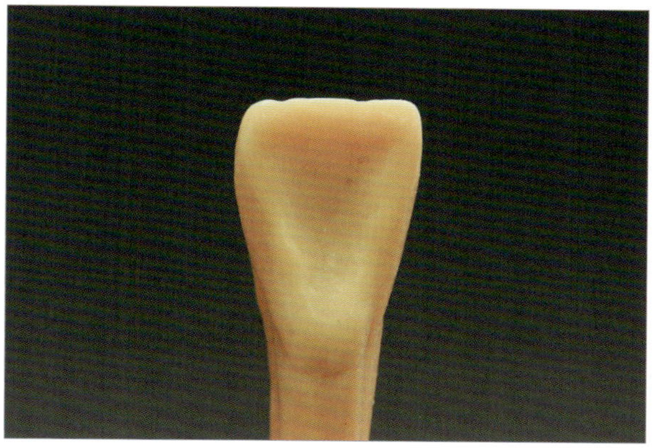

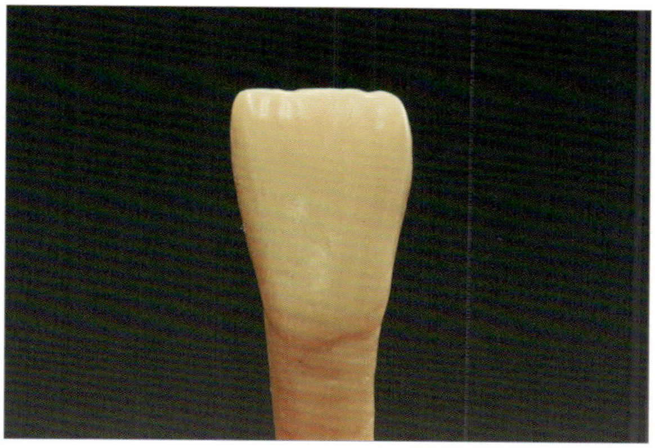

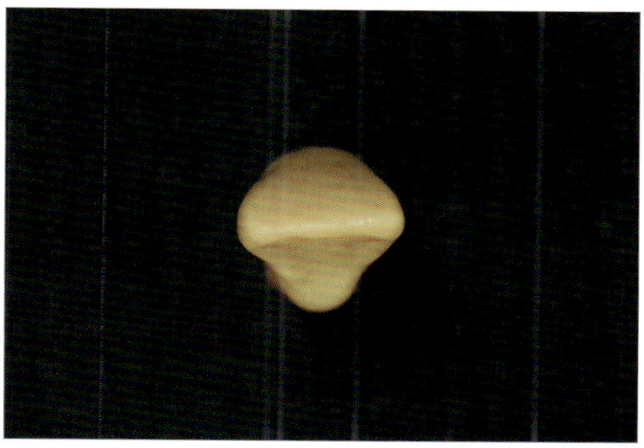

5. 상악좌측 견치

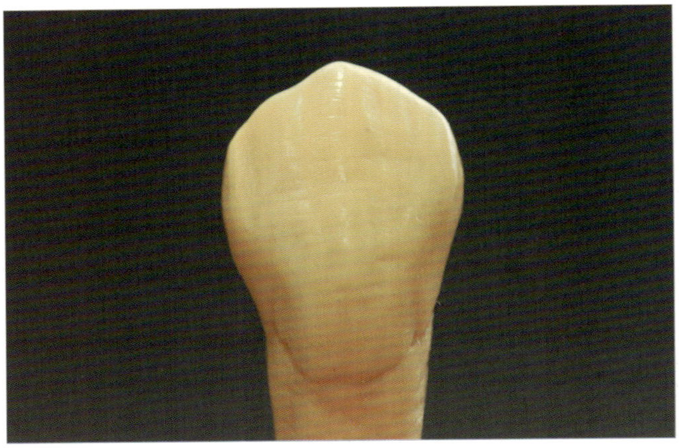

labial surface

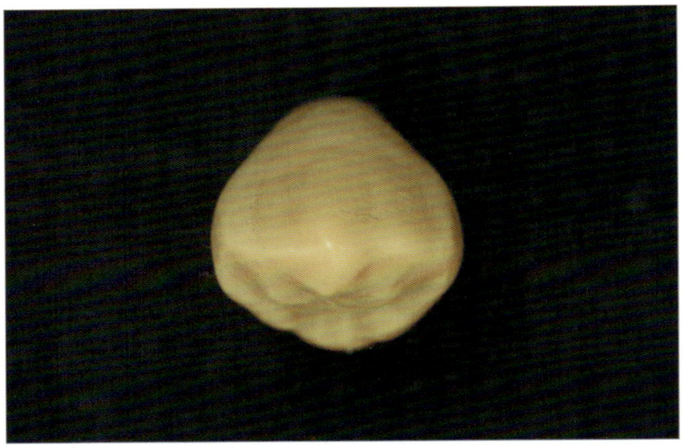

incisal edge

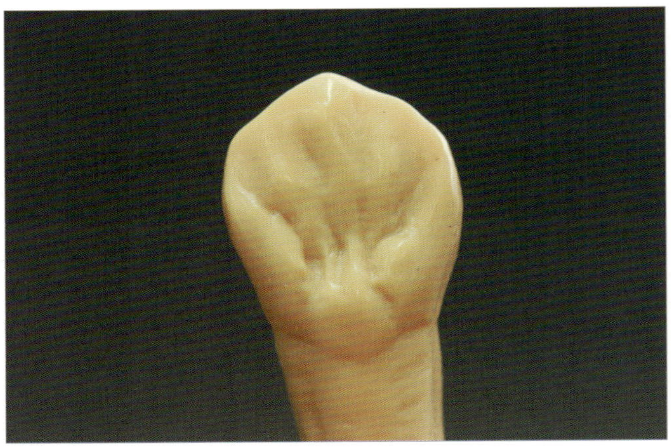

lingual surface

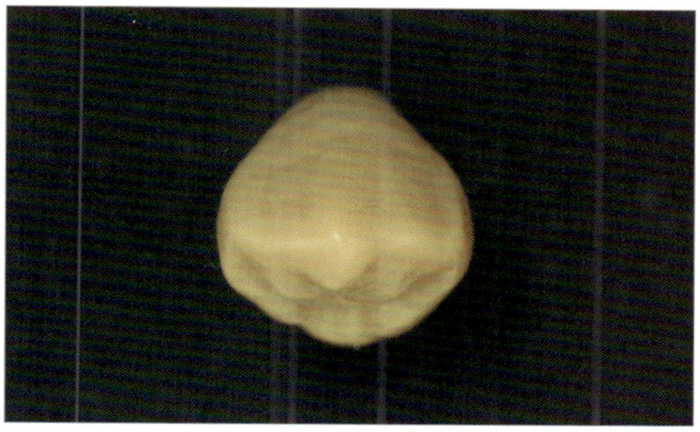

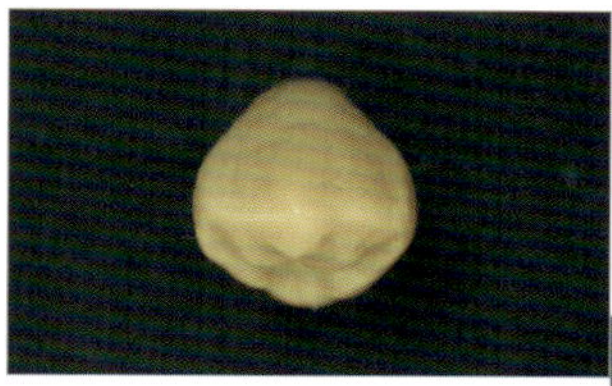

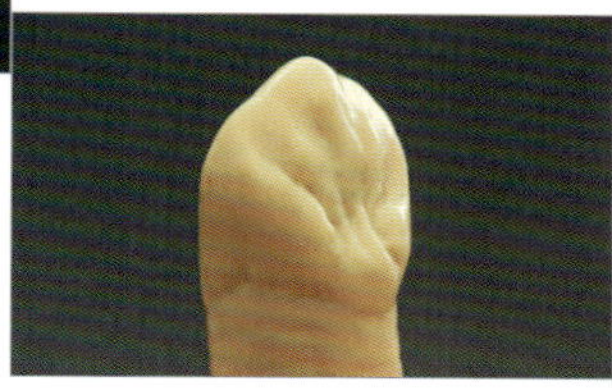

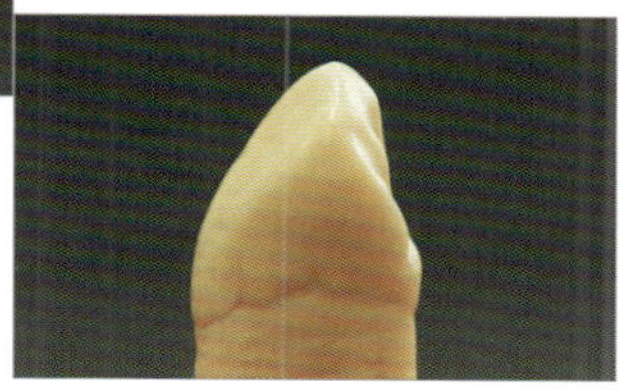

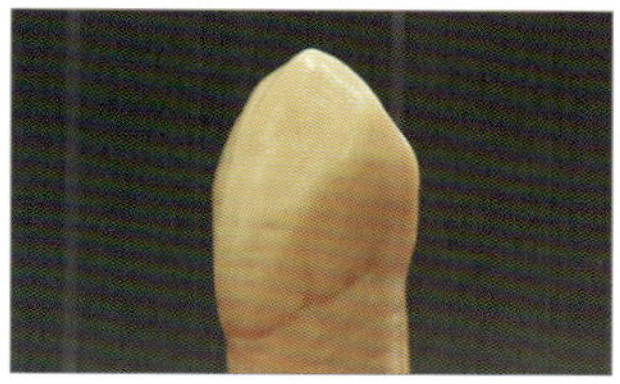

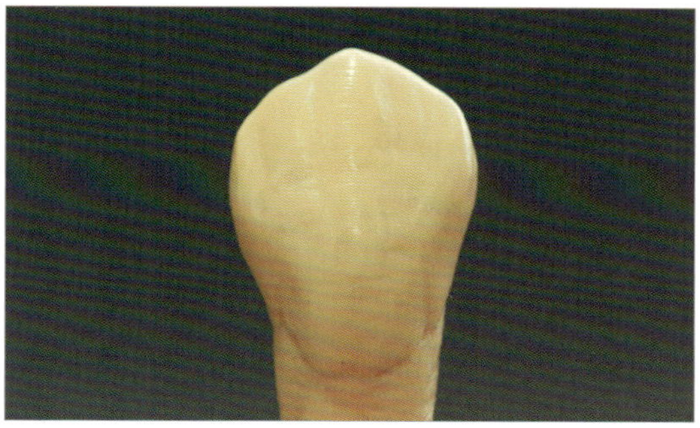

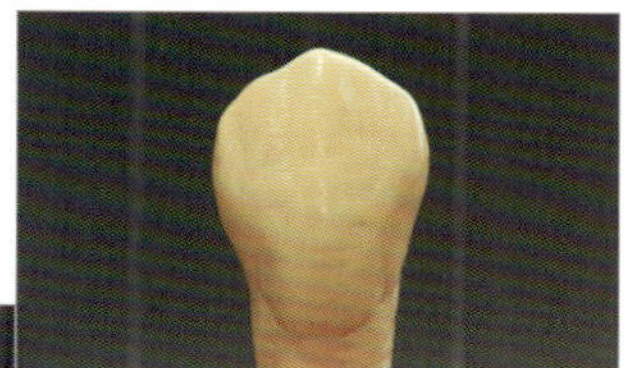

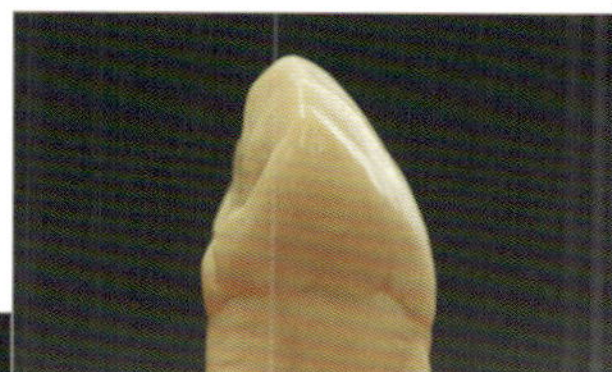

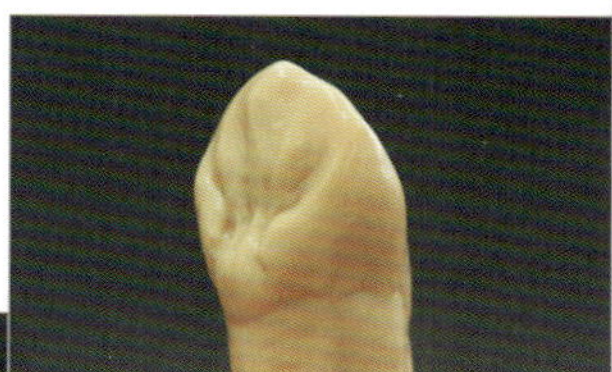

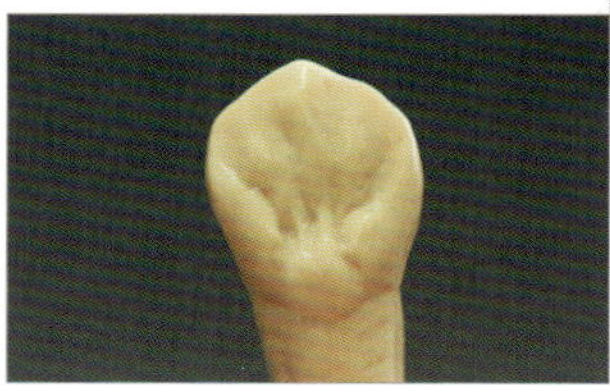

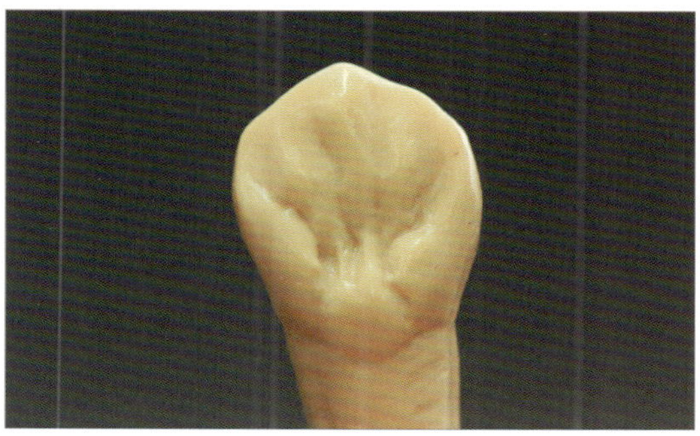

6. 하악좌측 견치

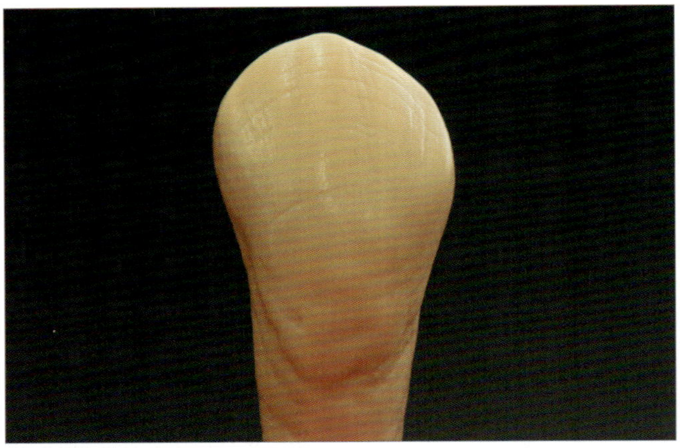

labial surface

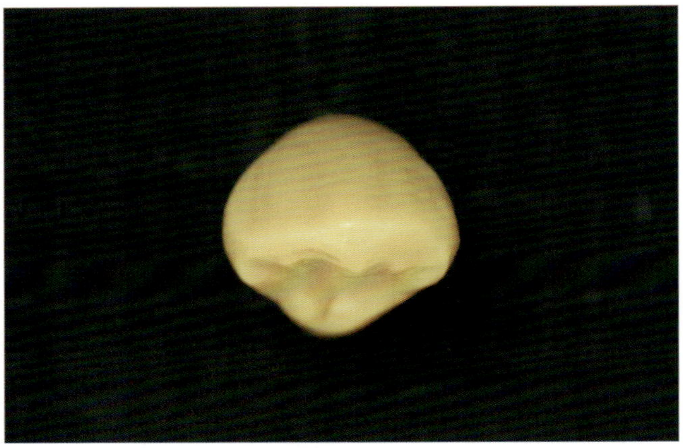

incisal edge

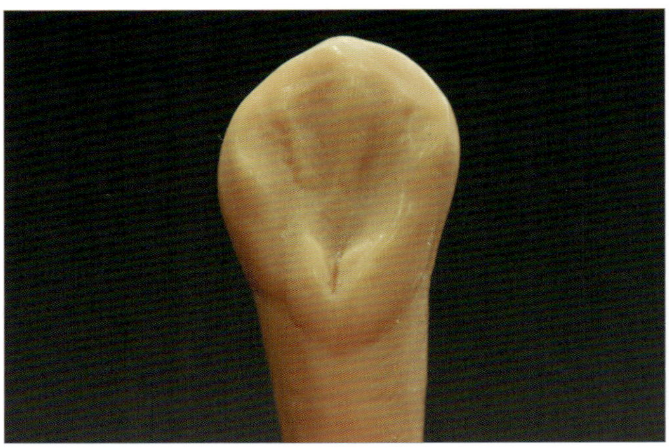

lingual surface

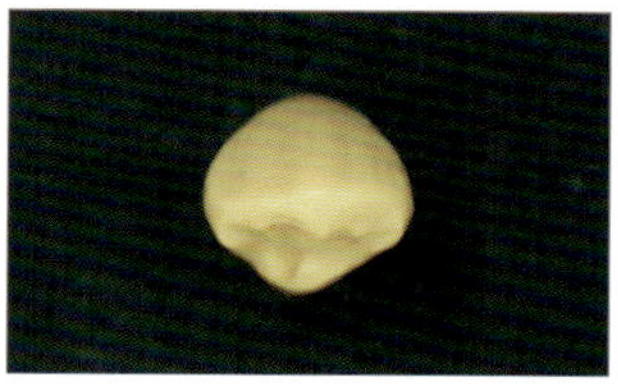

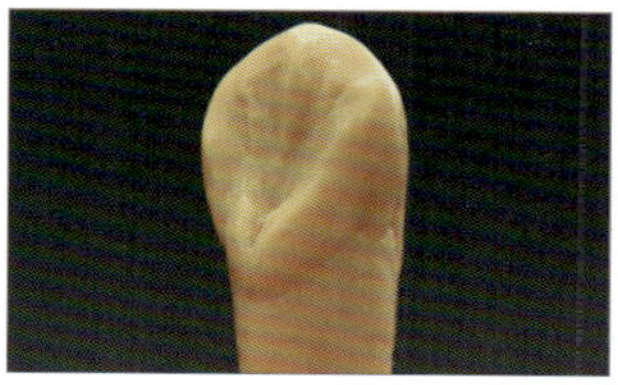

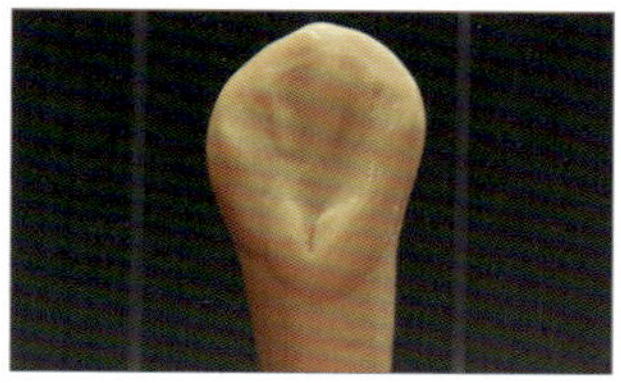

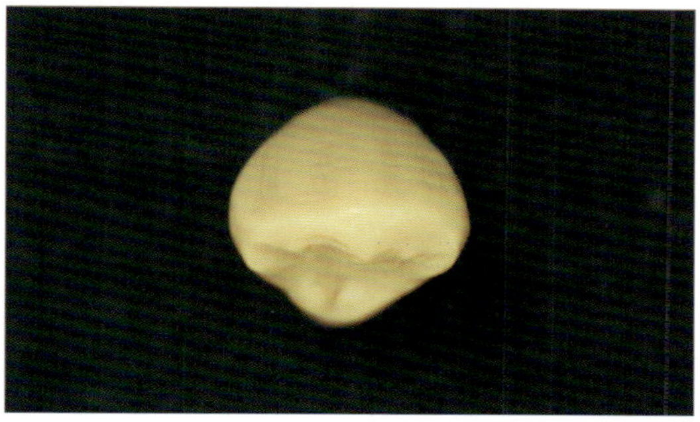

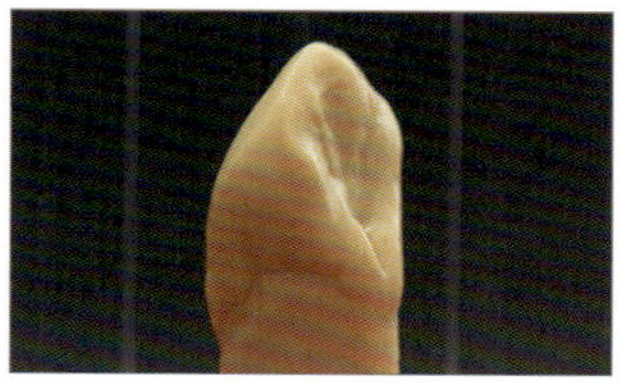

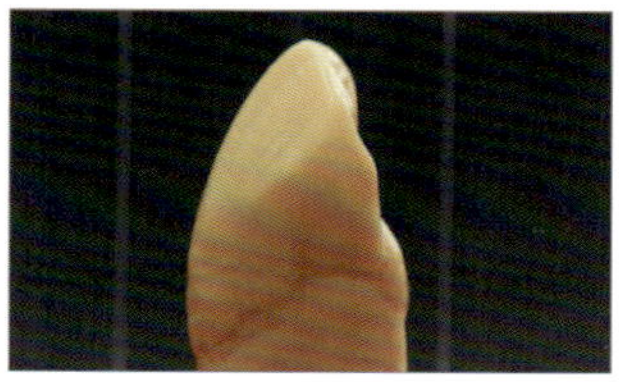

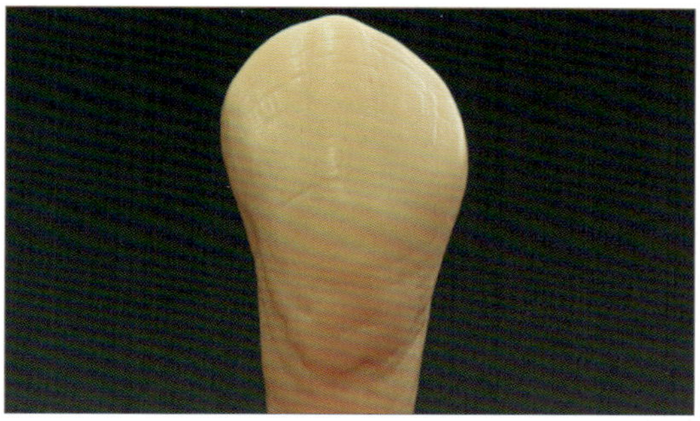

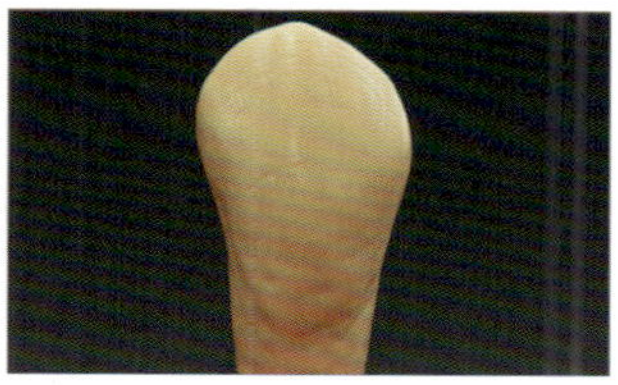

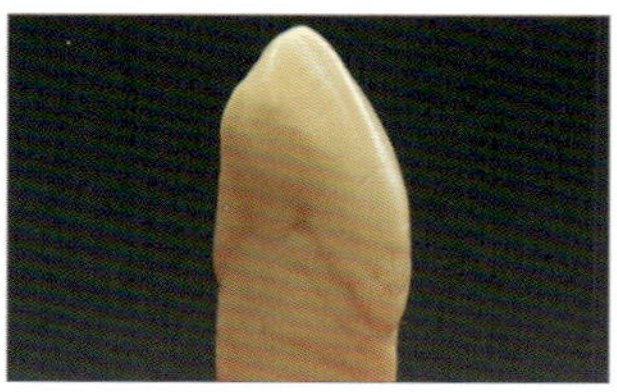

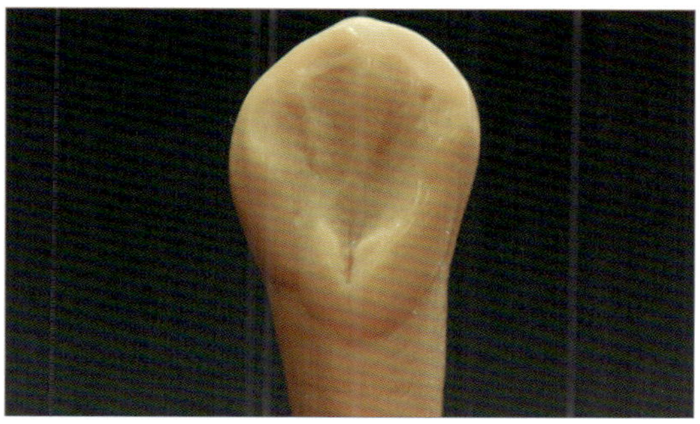

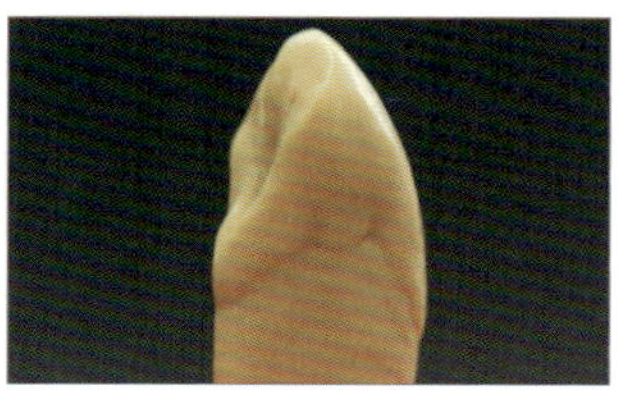

7. 상악좌측 제1소구치

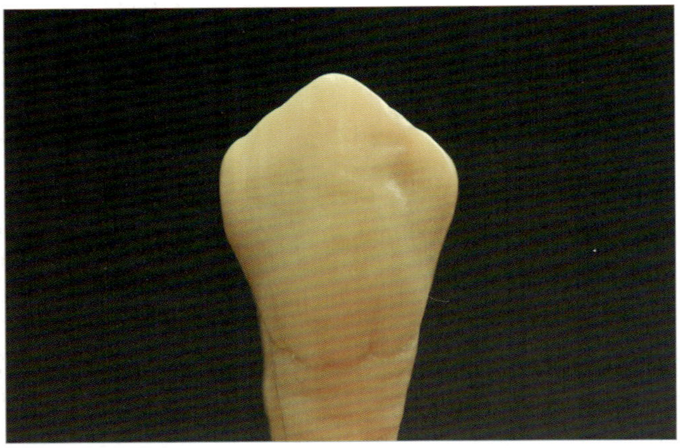

buccal surface

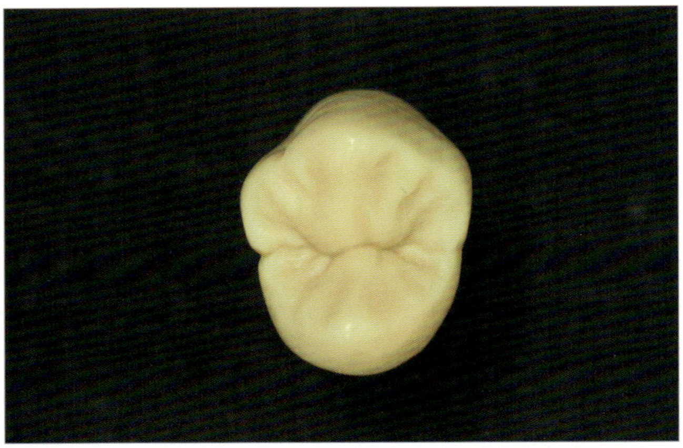

occlusal surface

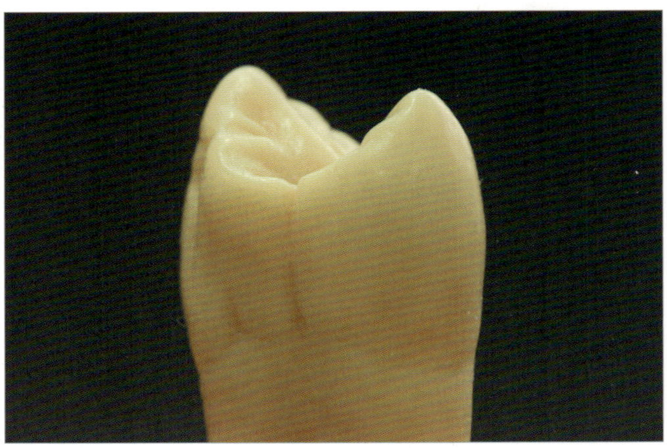

lingual surface

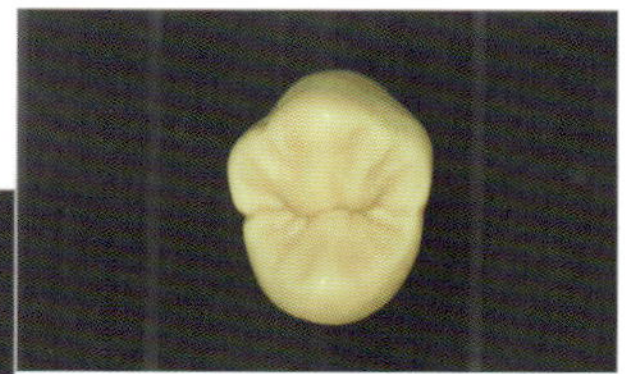

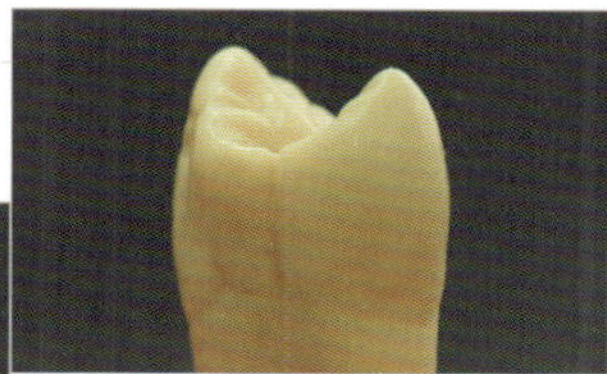

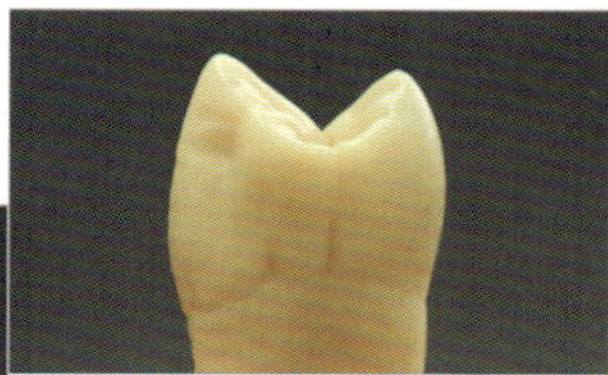

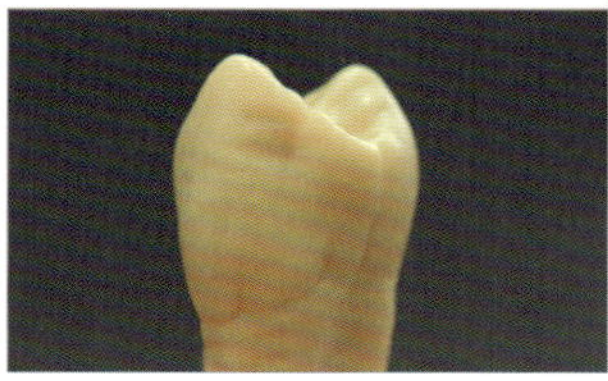

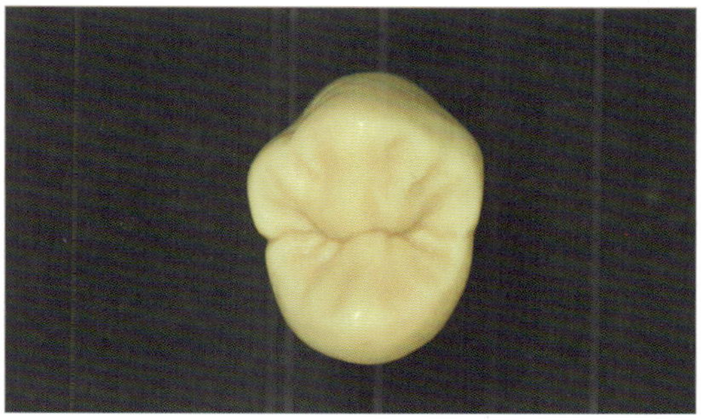

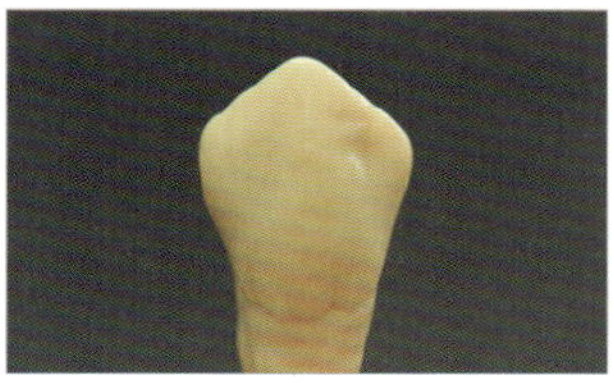

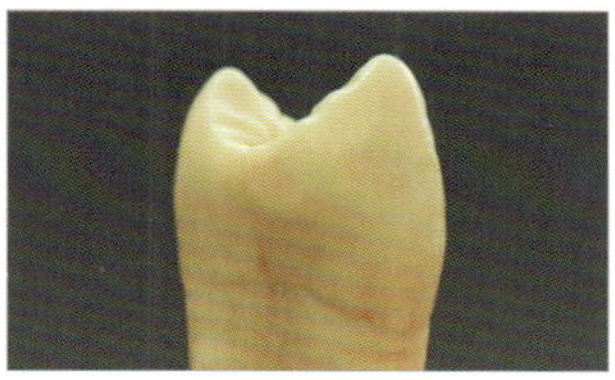

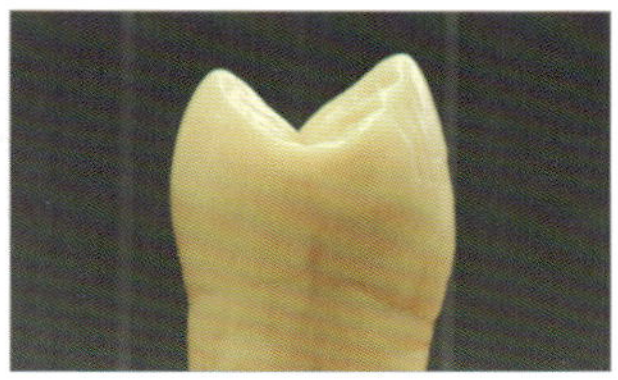

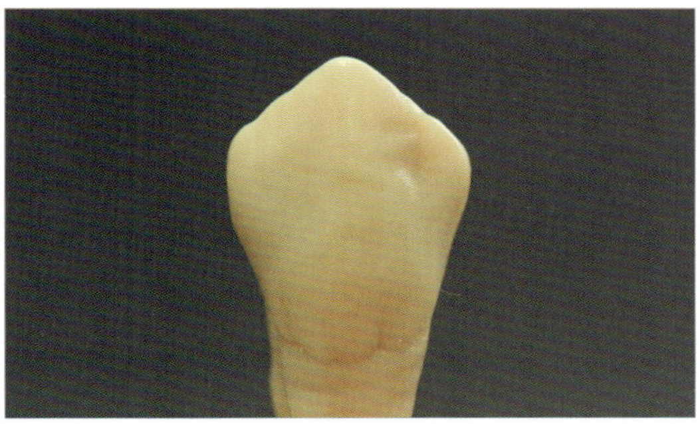

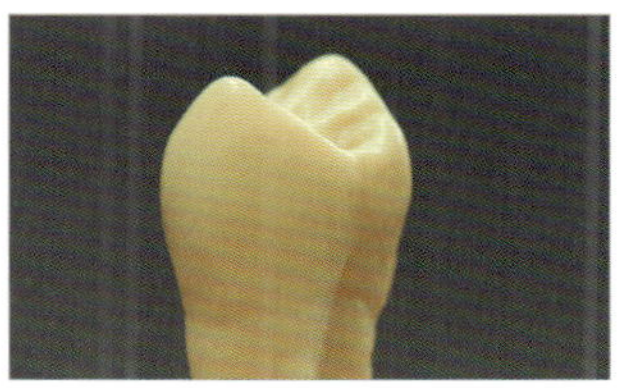

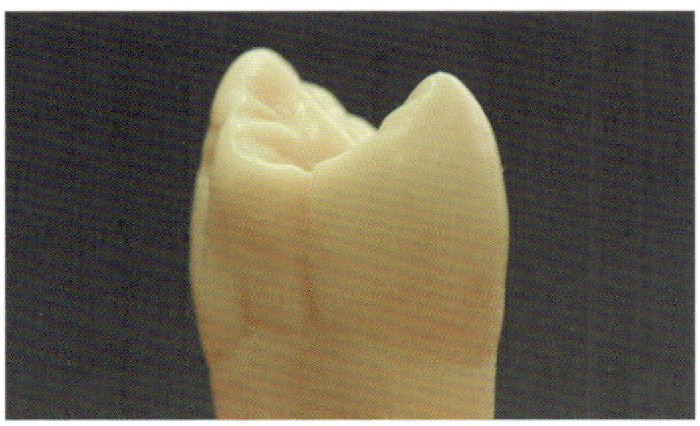

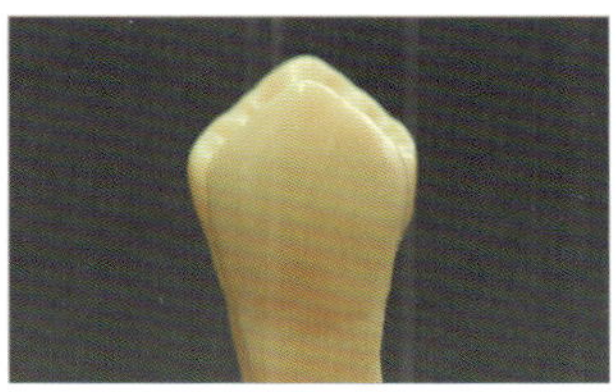

8. 상악좌측 제2소구치

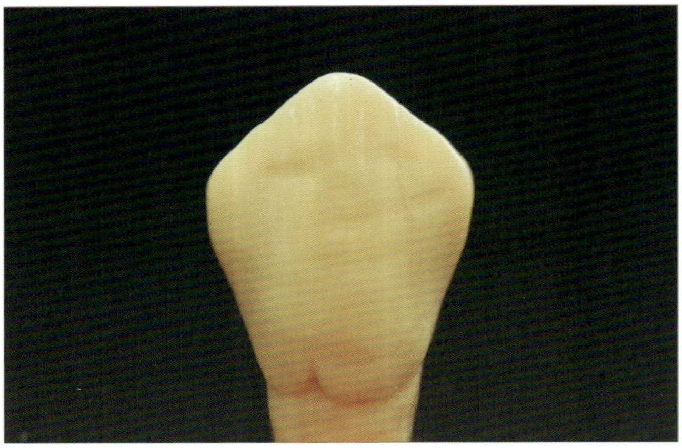

buccal surface

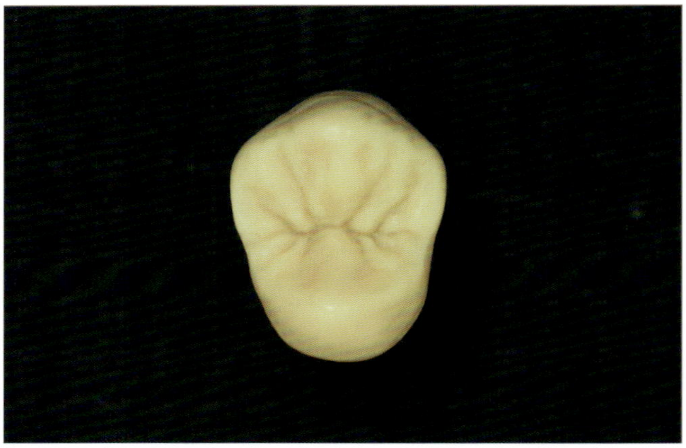

occlusal surface

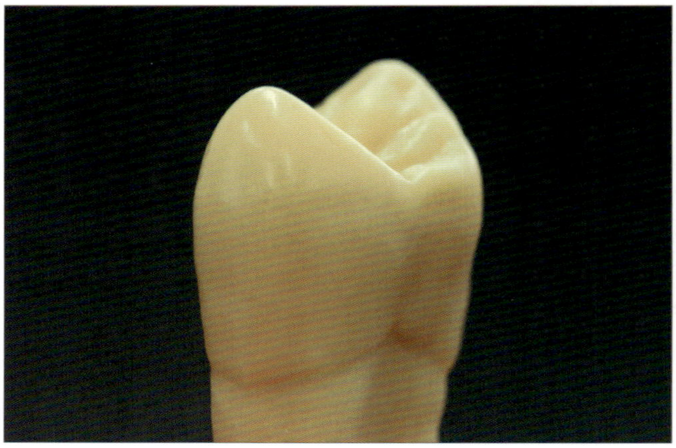

lingual surface

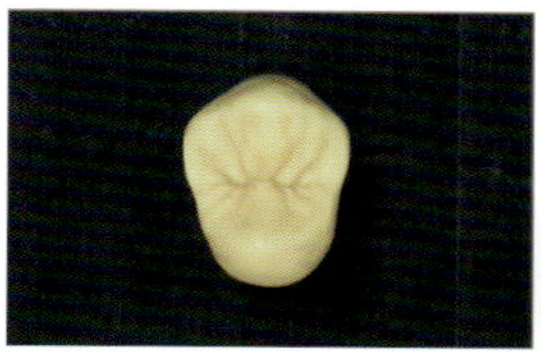

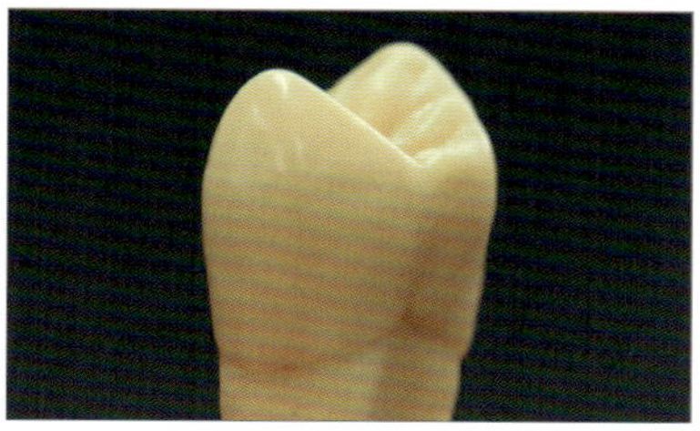

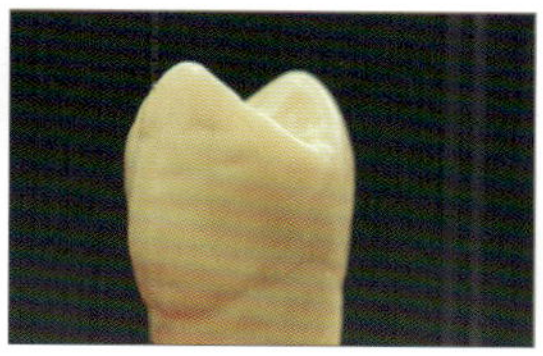

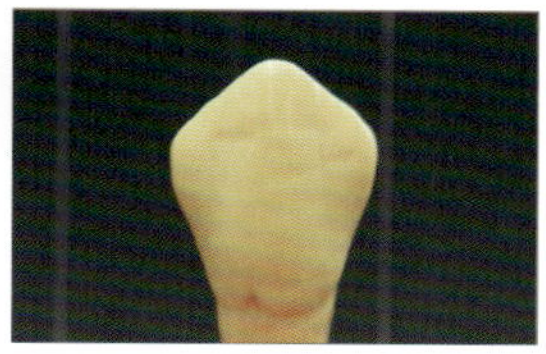

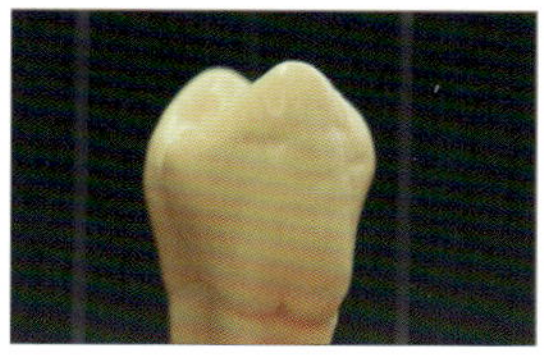

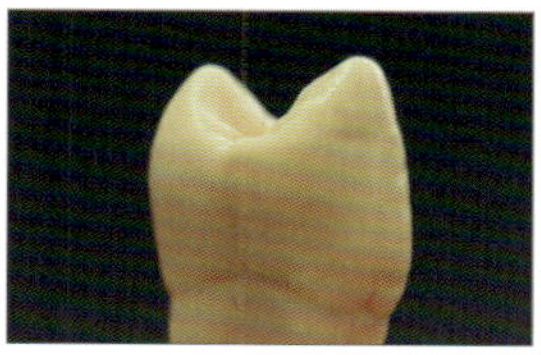

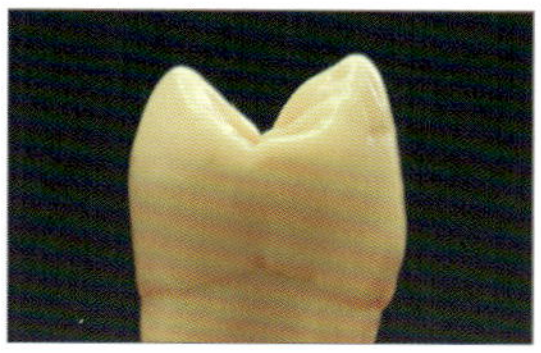

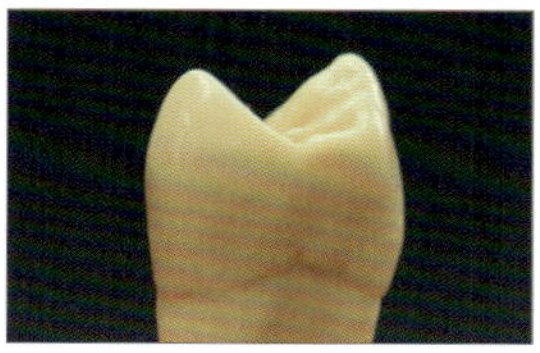

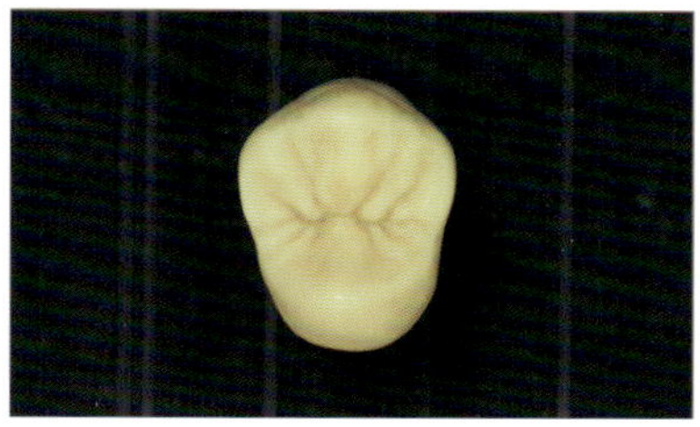

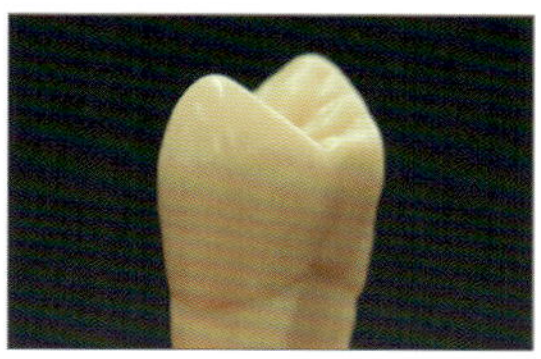

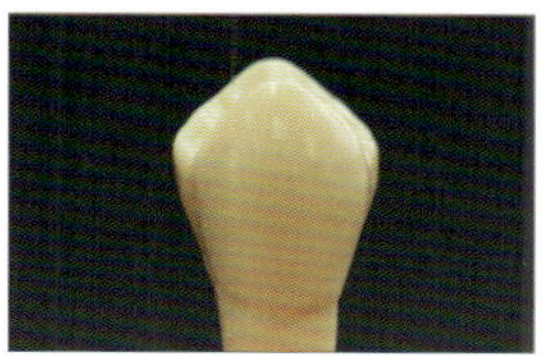

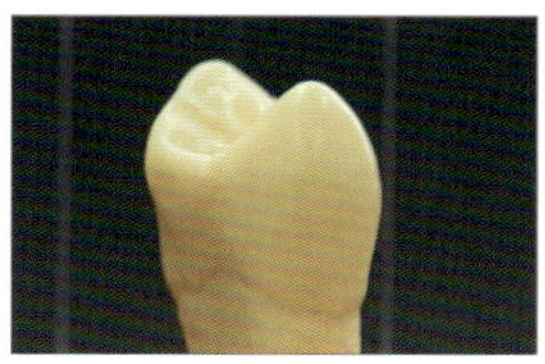

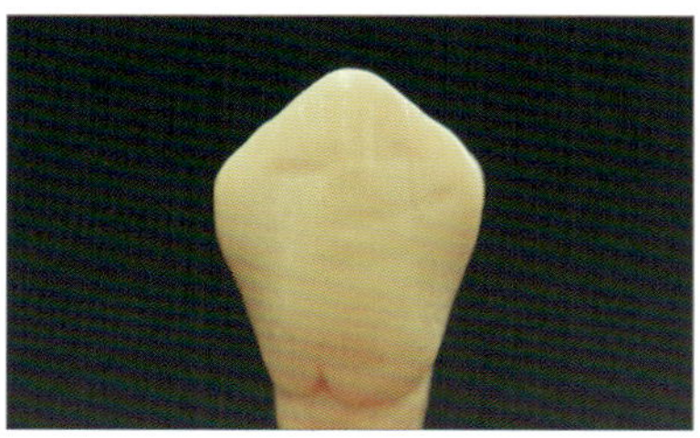

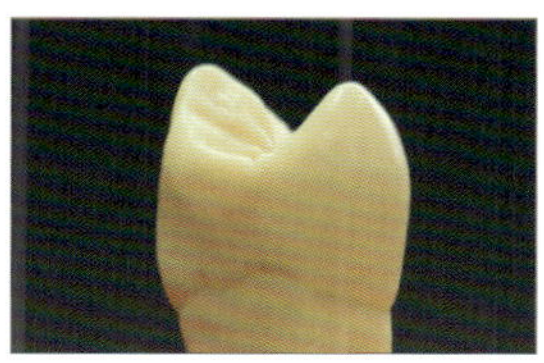

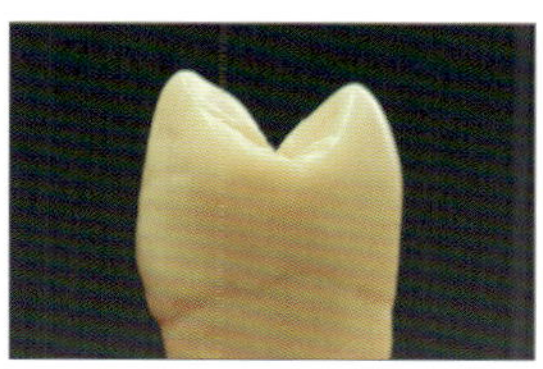

9. 하악좌측 제1소구치

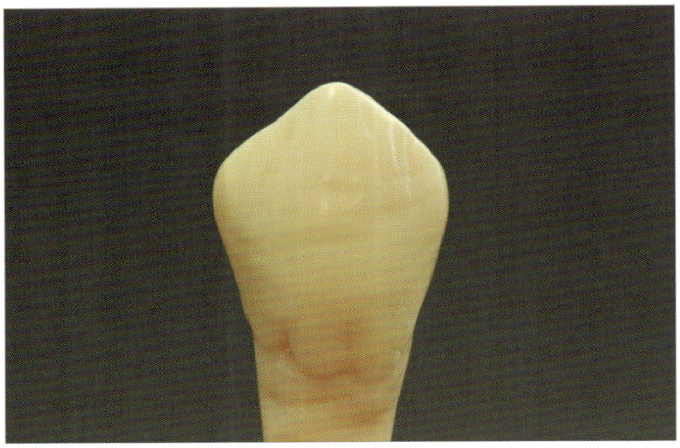

labial surface

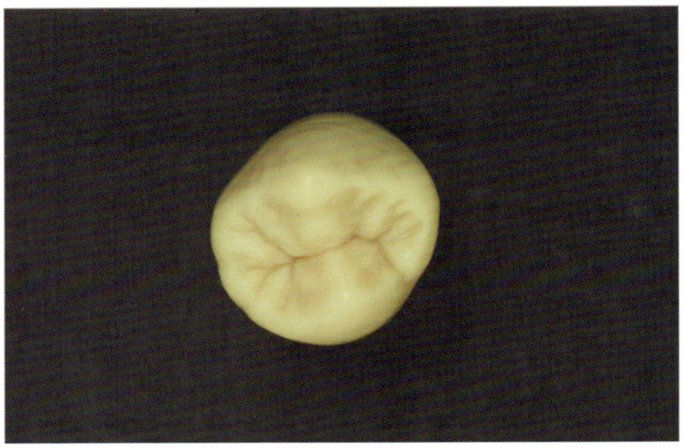

incisal edge

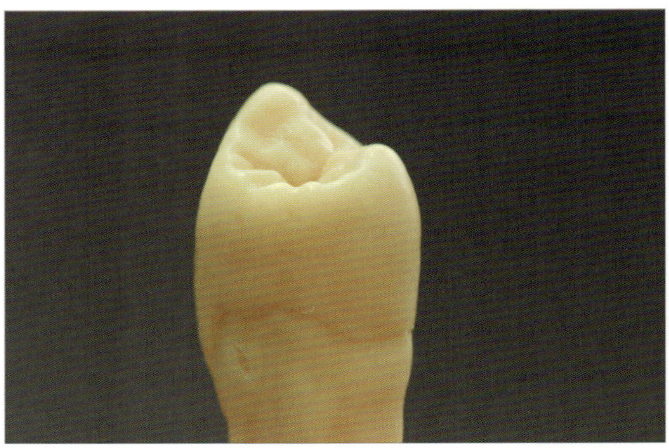

lingual surface

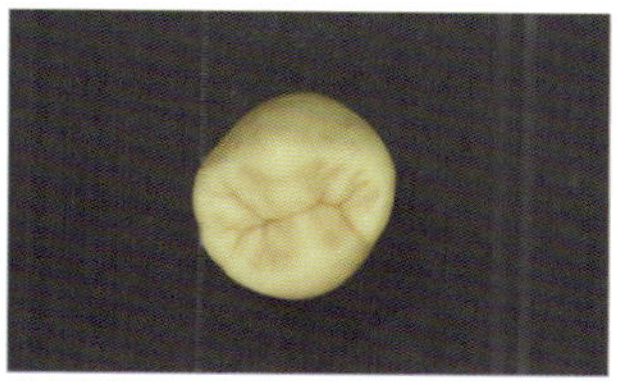

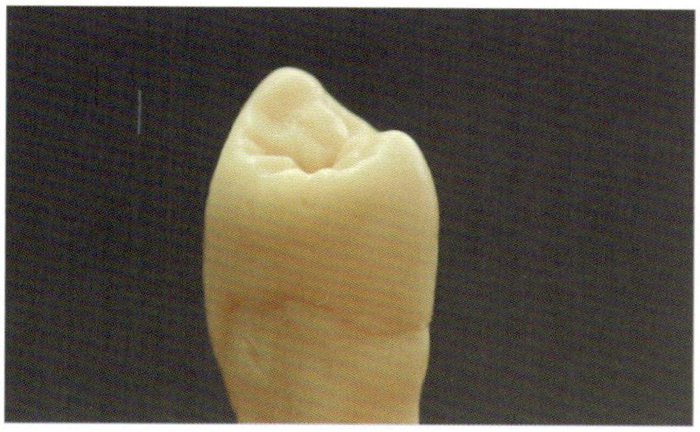

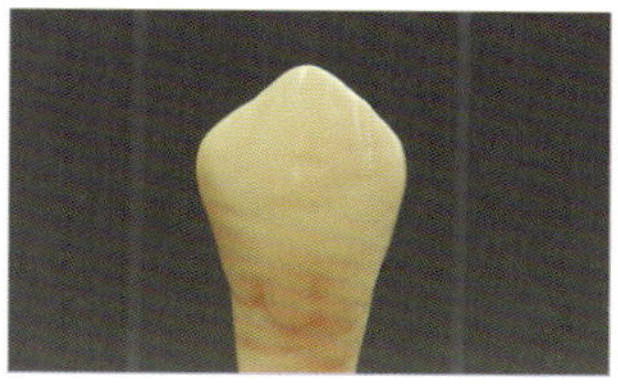

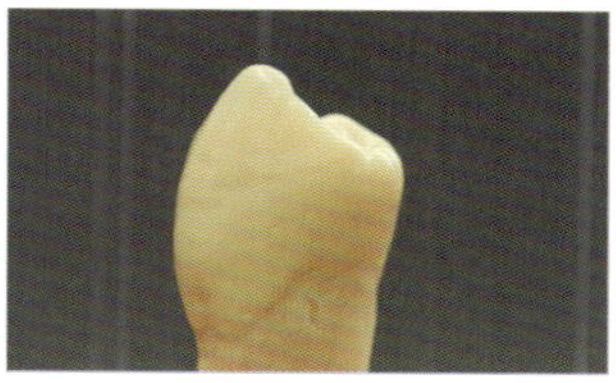

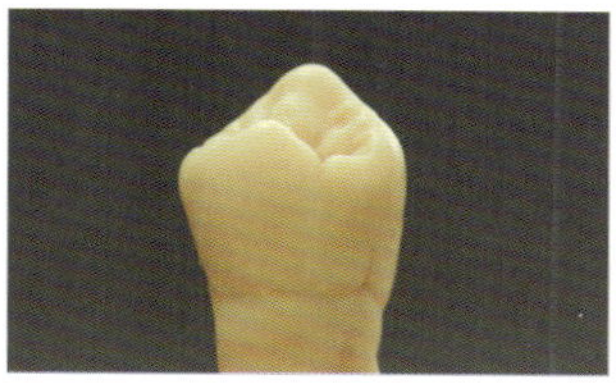

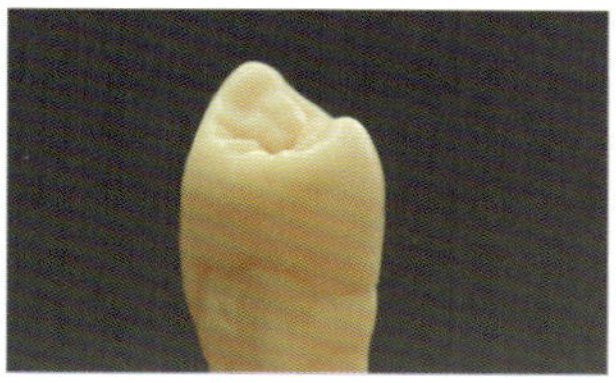

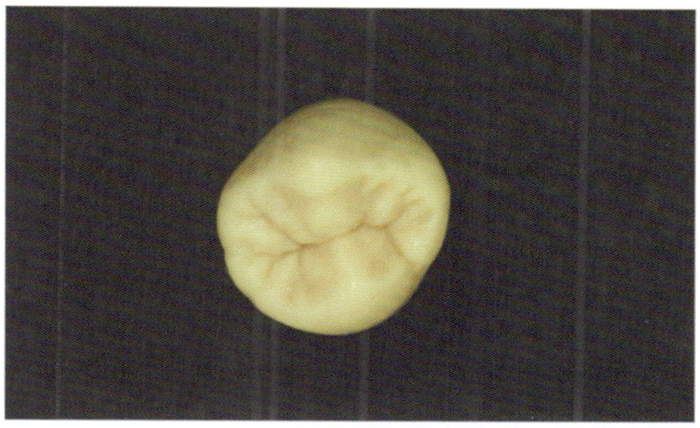

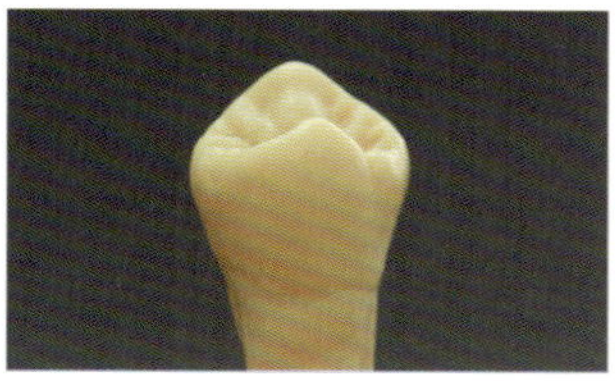

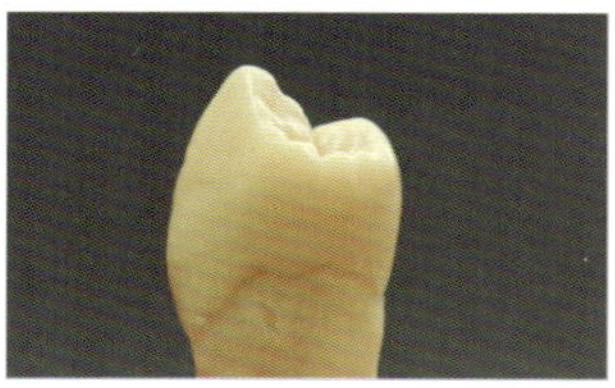

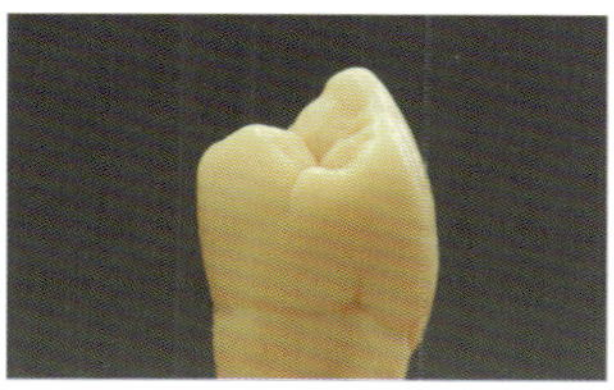

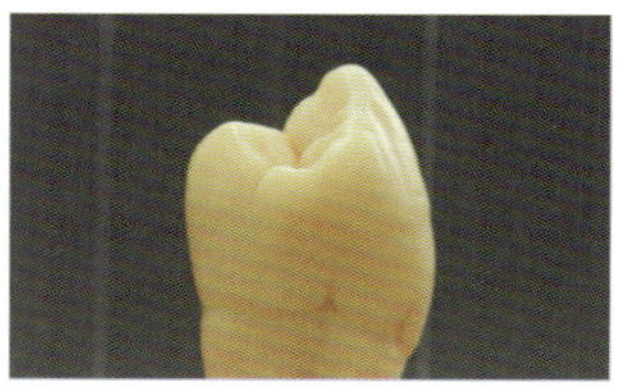

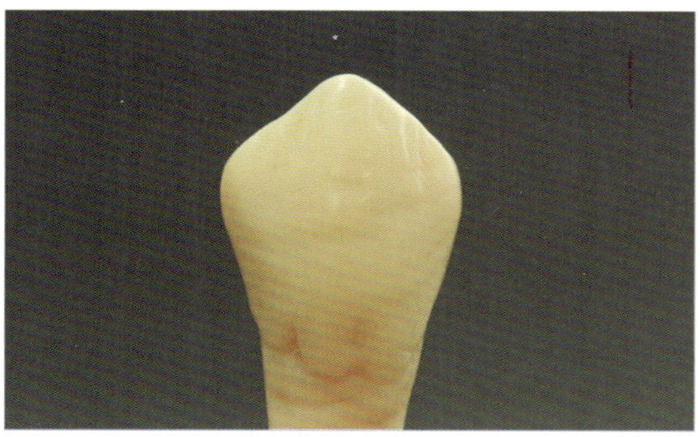

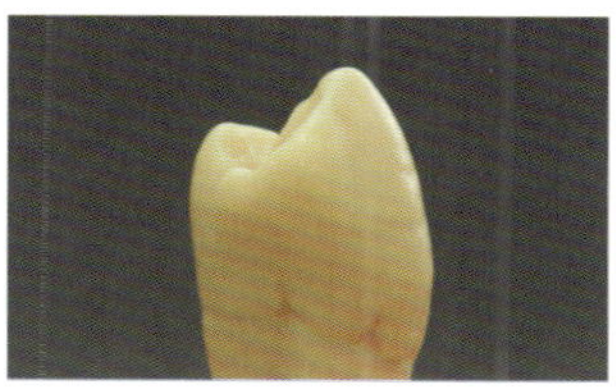

10. 하악좌측 제2소구치

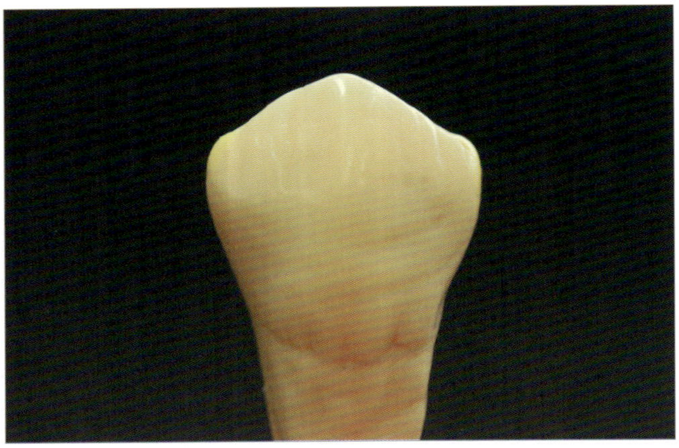

buccal surface

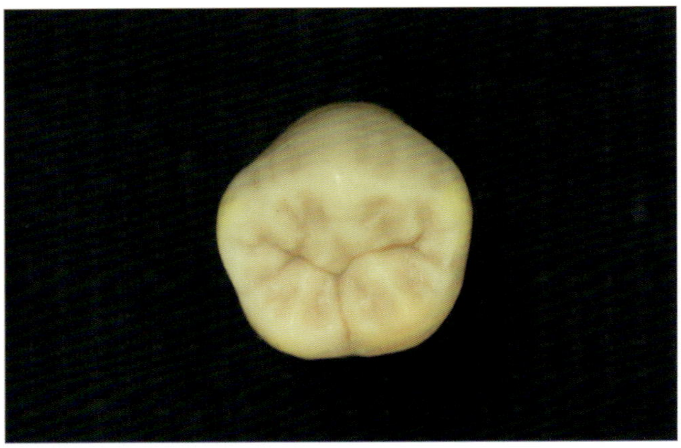

occlusal surface

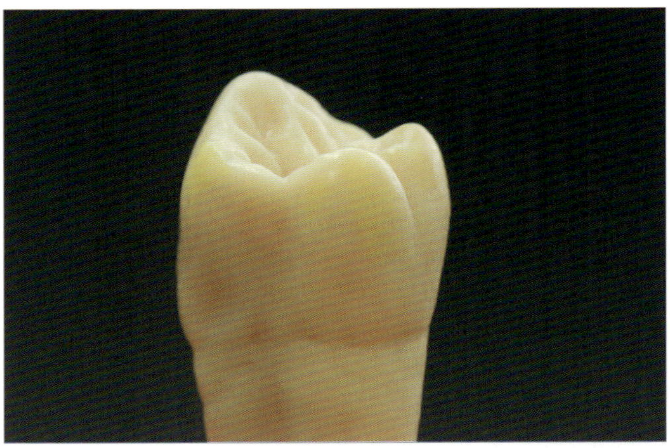

lingual surface

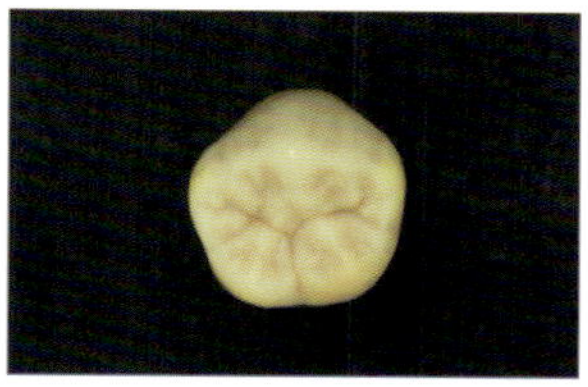
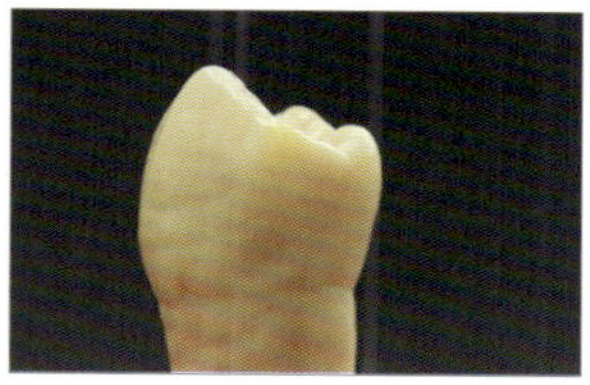
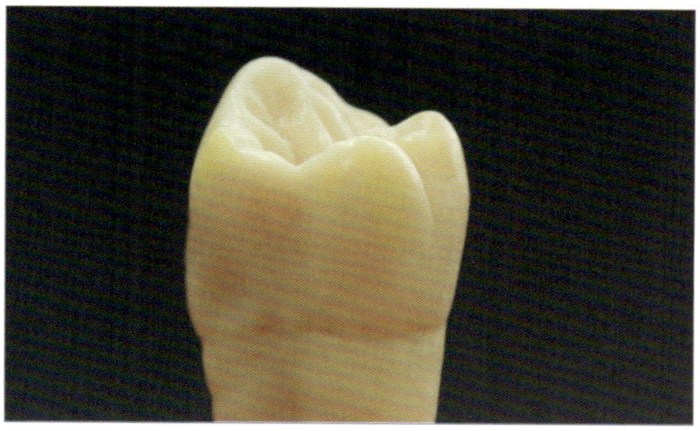
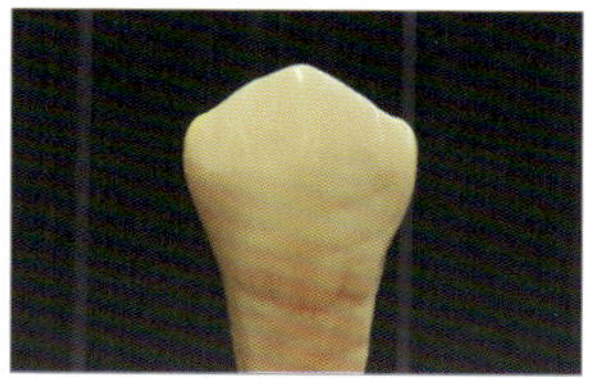
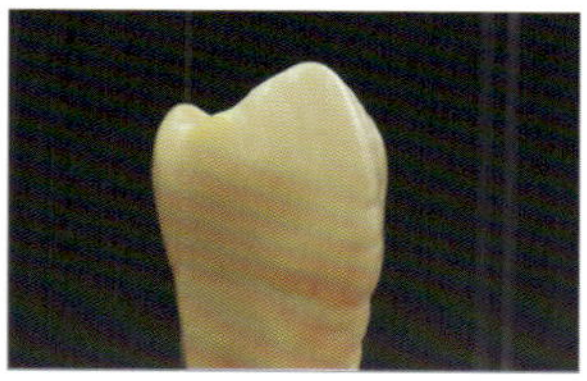
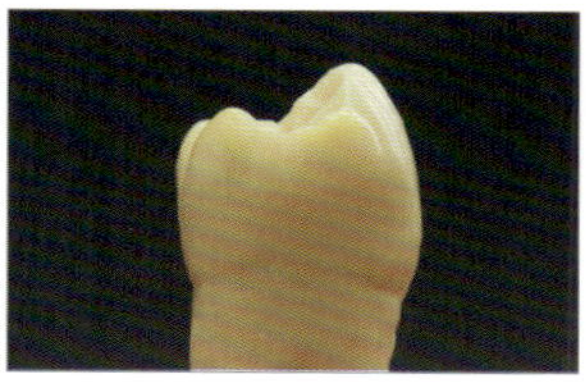
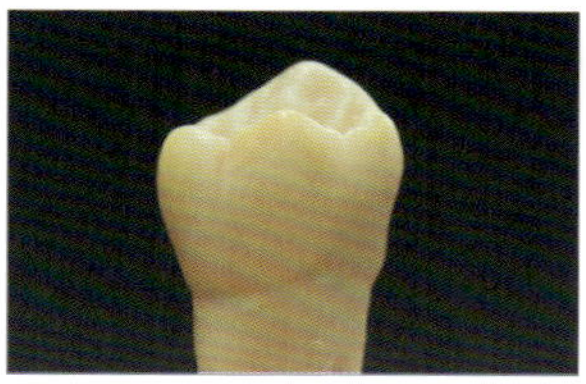
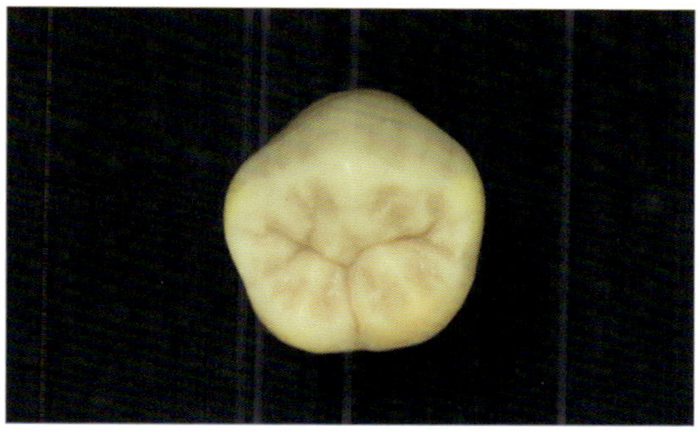
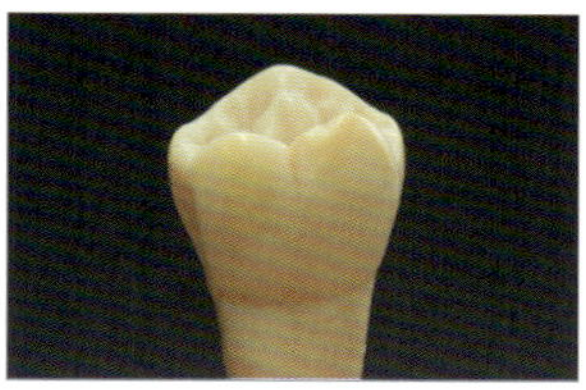
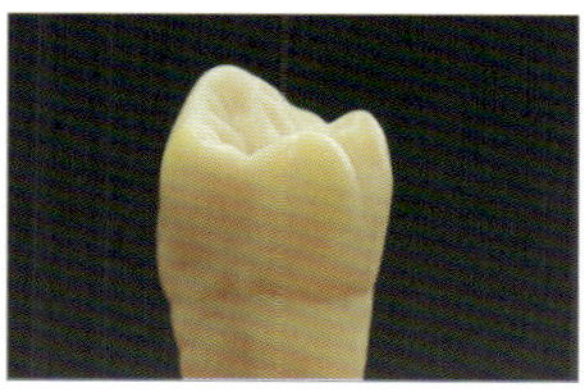
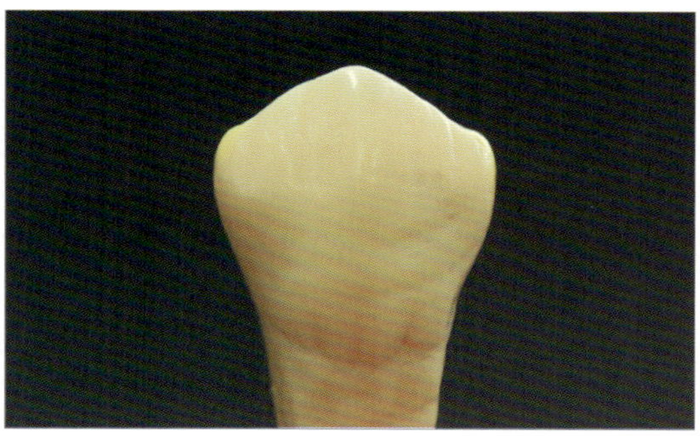
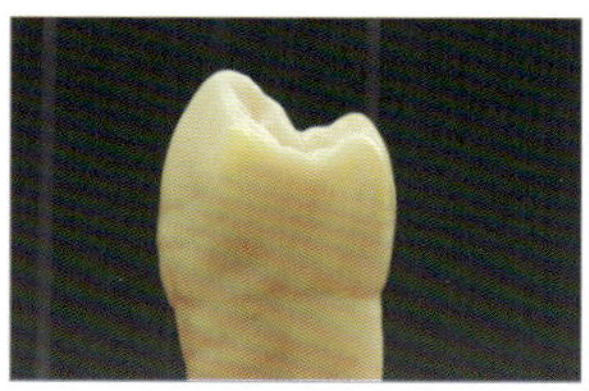

11. 상악좌측 제1대구치

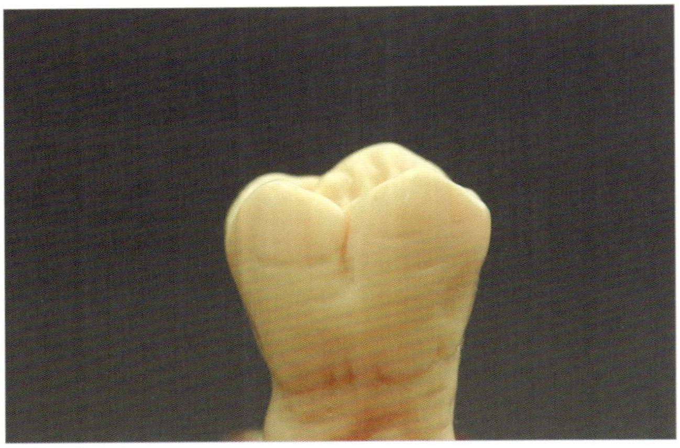

buccal surface

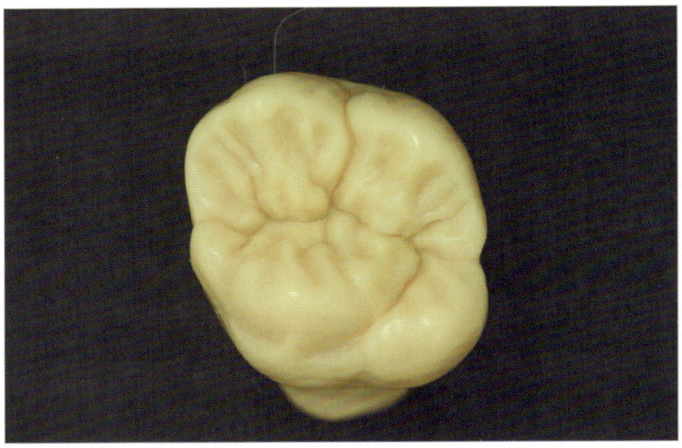

occlusal surface

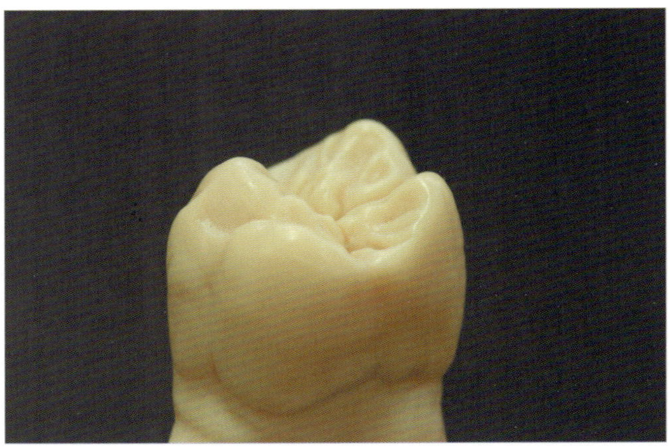

lingual surface

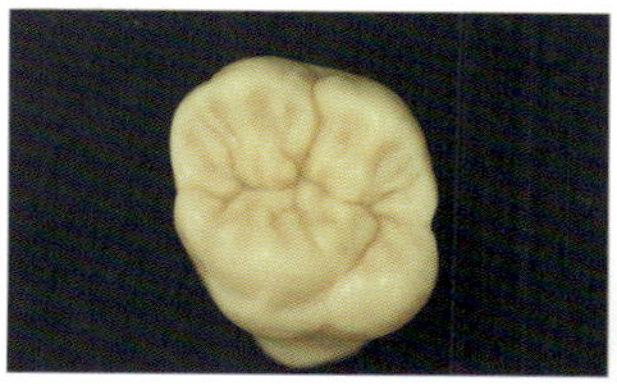

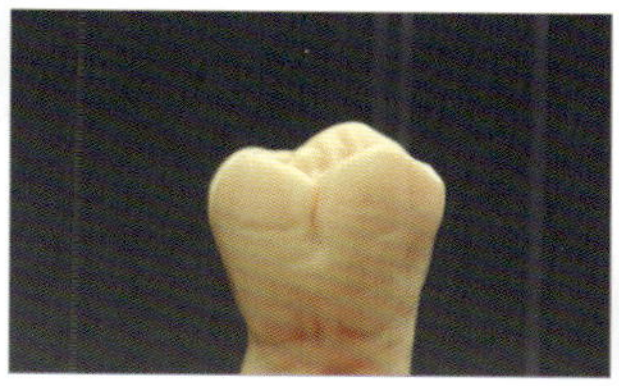

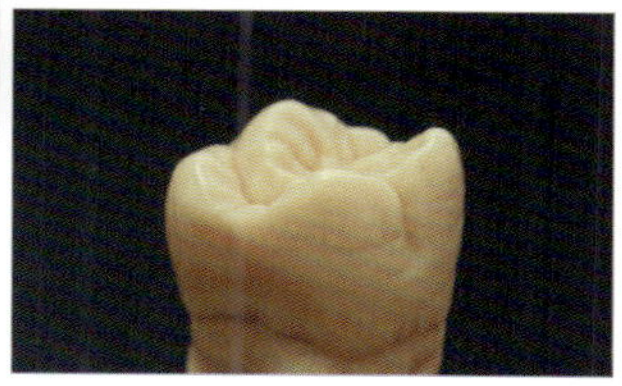

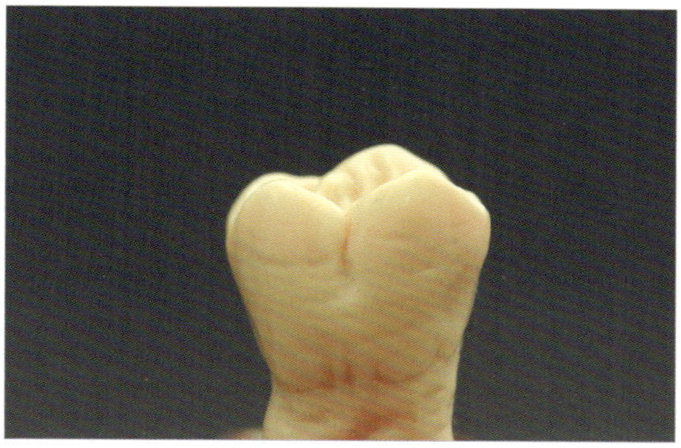

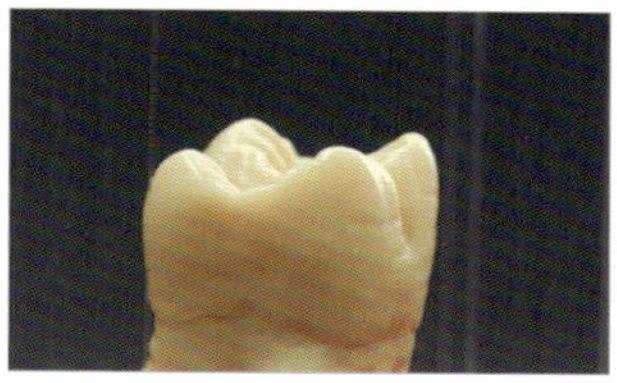

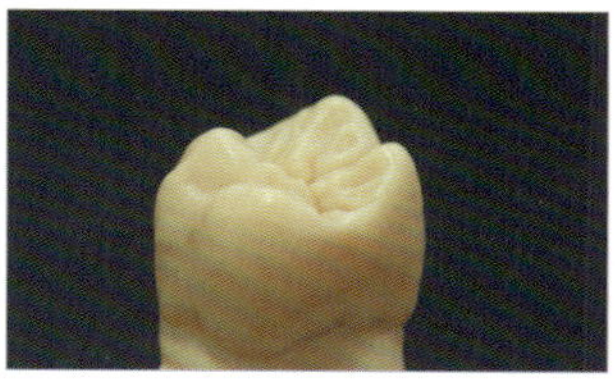

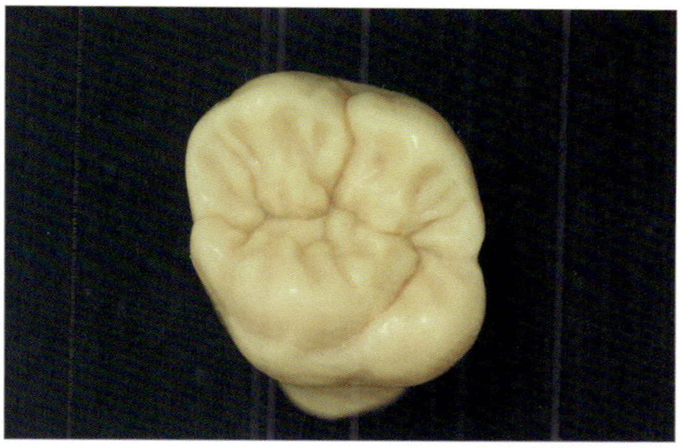

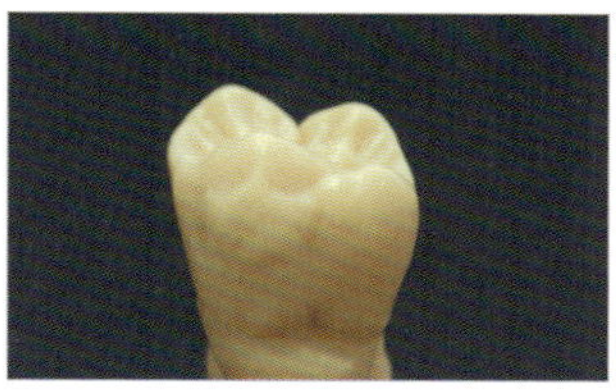

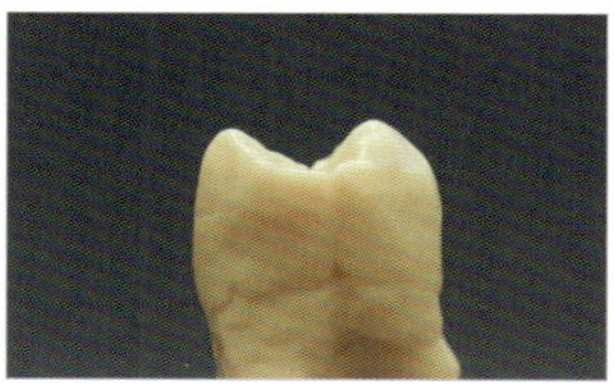

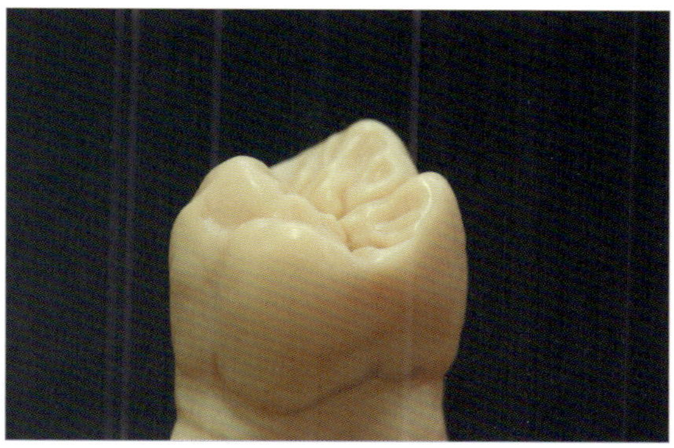

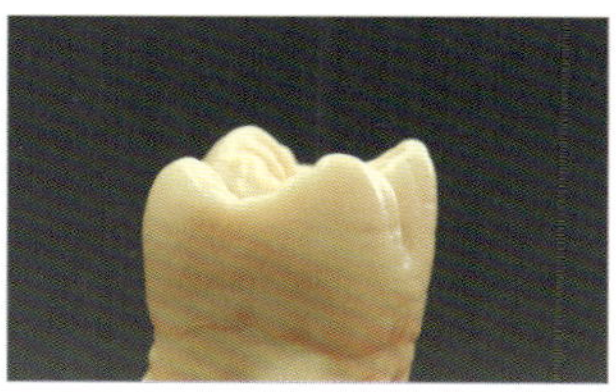

12 상악좌측 제2대구치

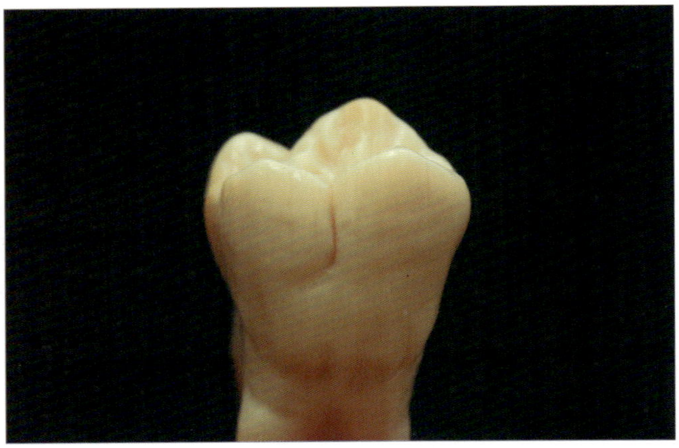

buccal surface

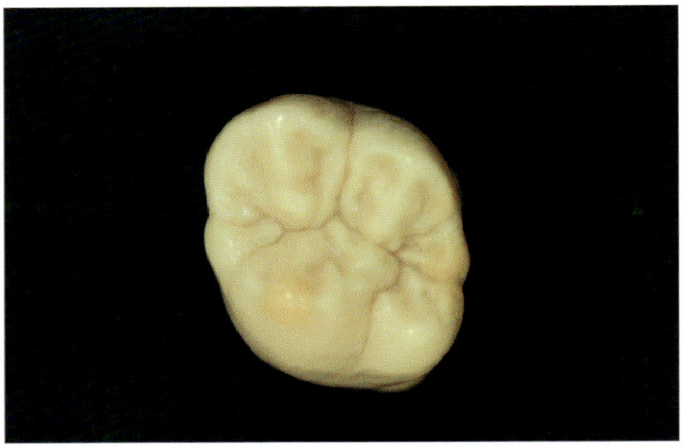

occlusal surface

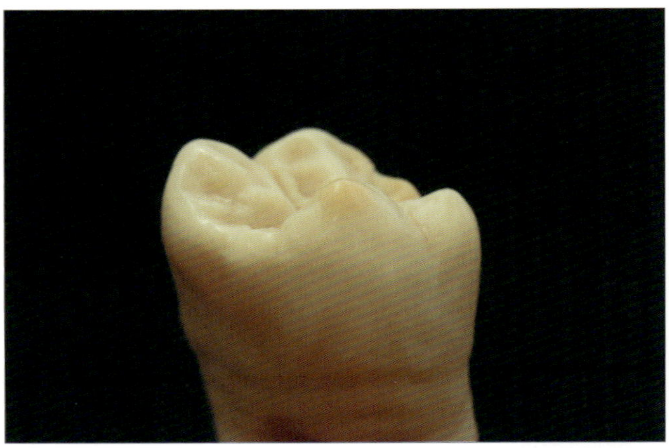

lingual surface

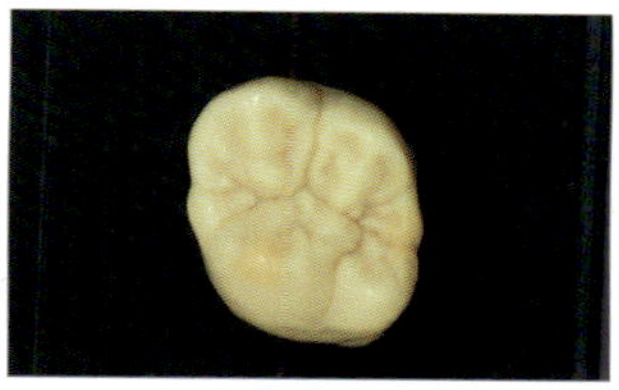

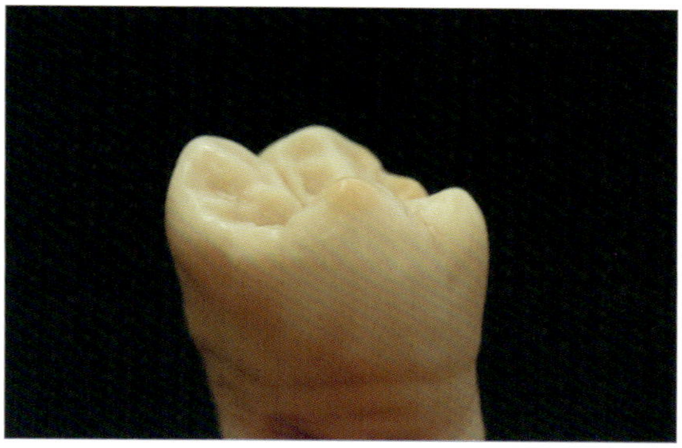

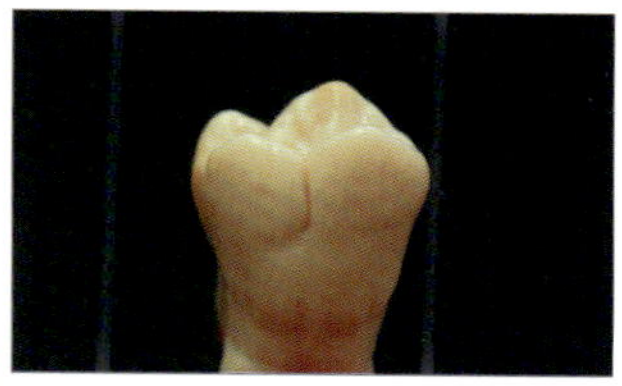

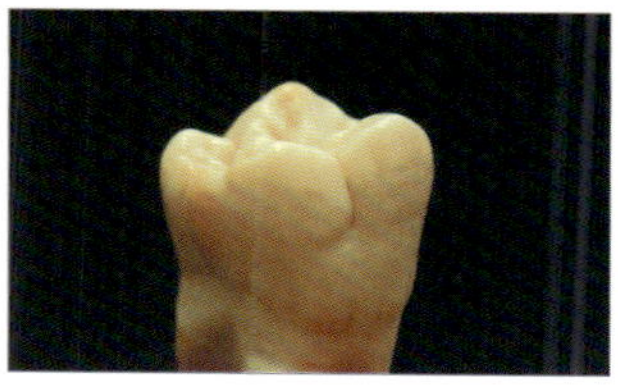

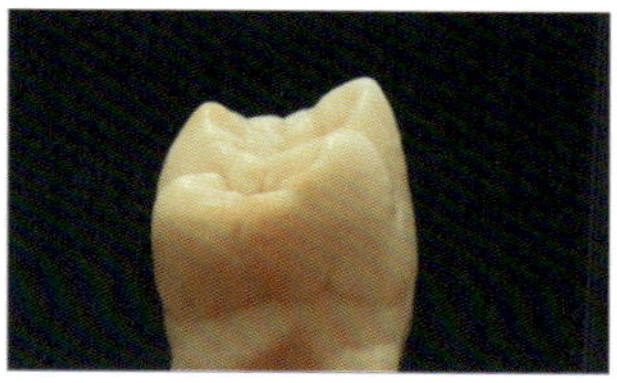

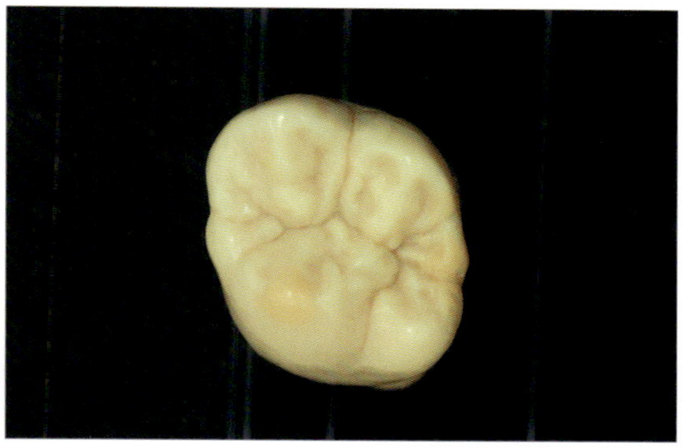

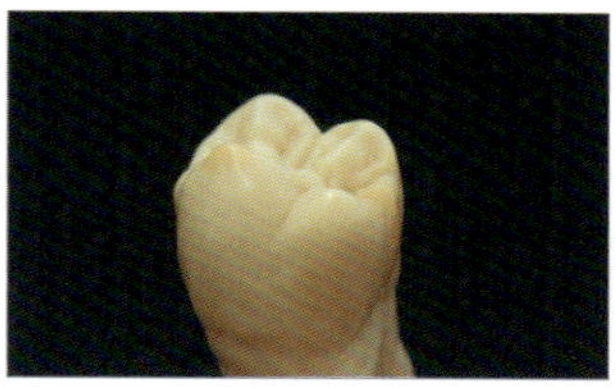

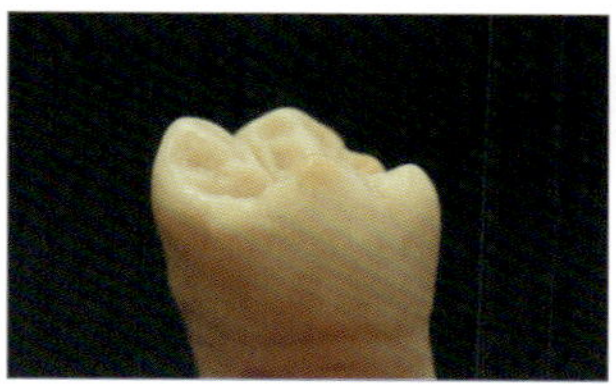

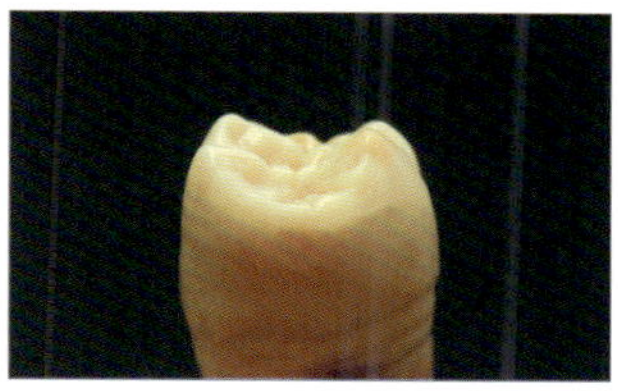

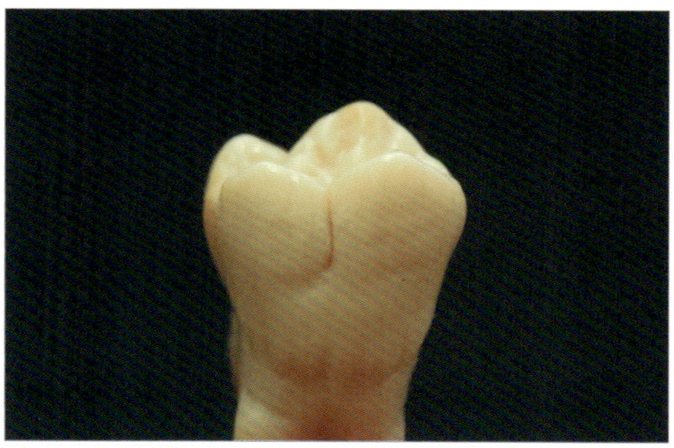

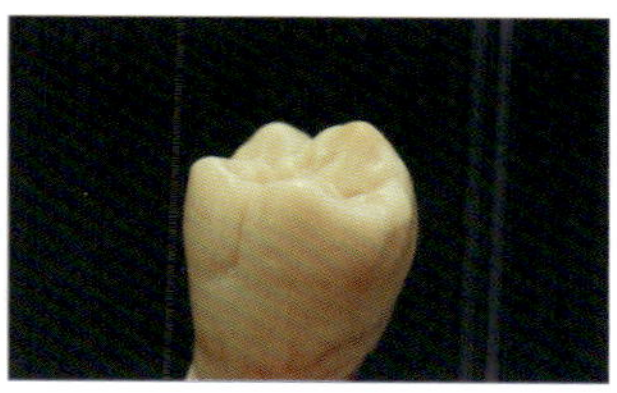

13. 하악좌측 제1대구치

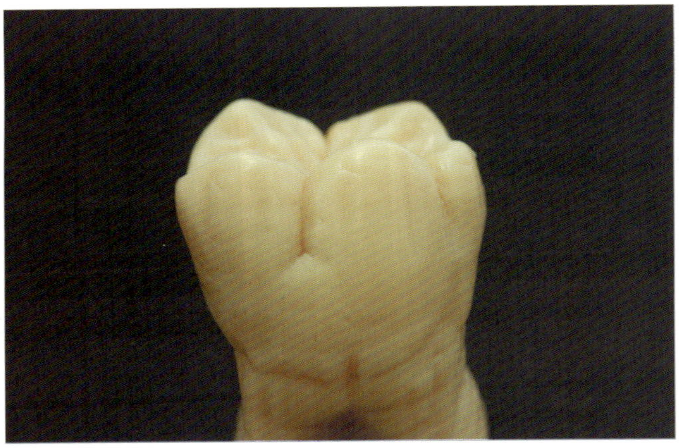

buccal surface

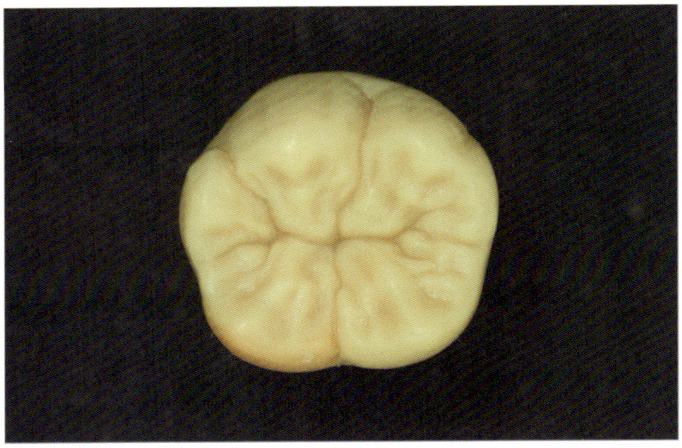

occlusal surface

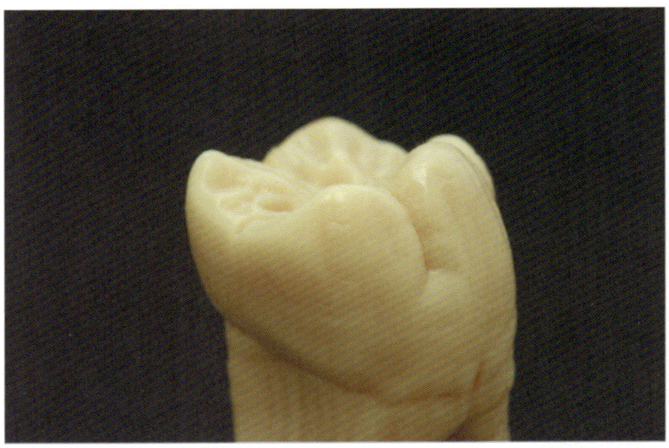

lingual surface

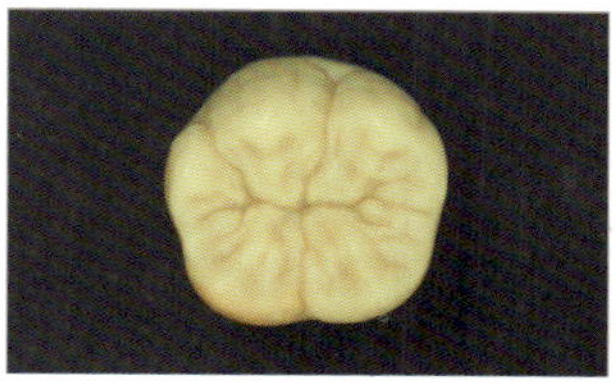
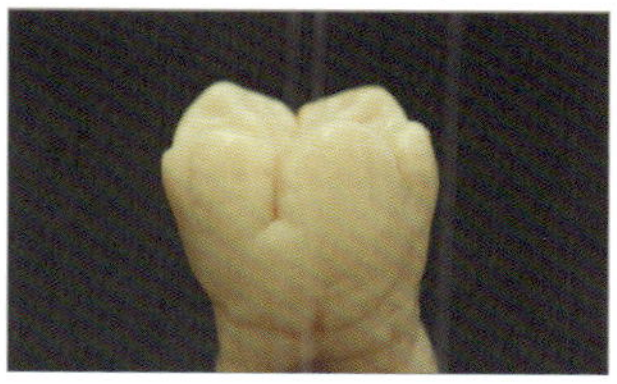
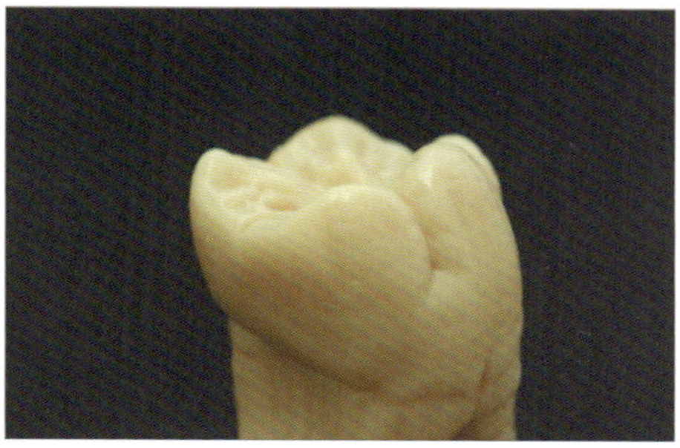
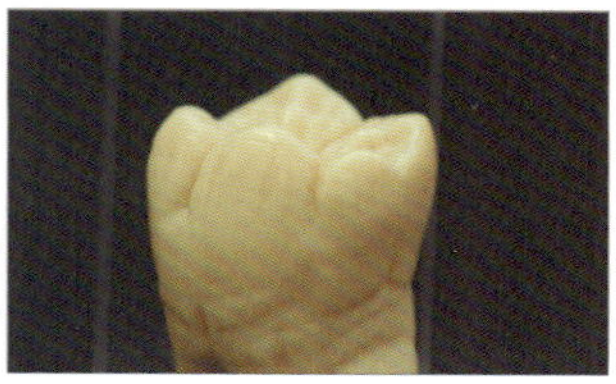
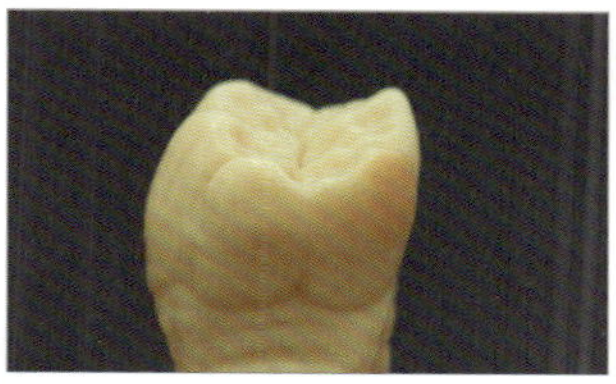
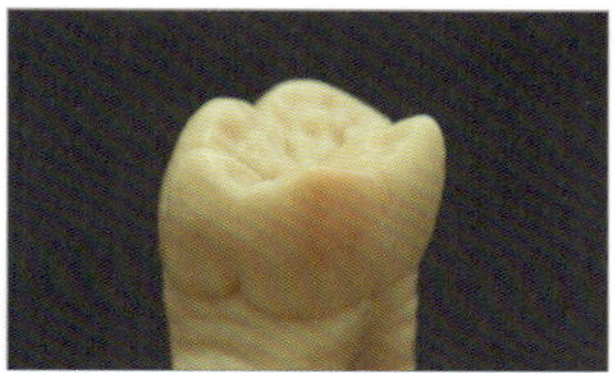
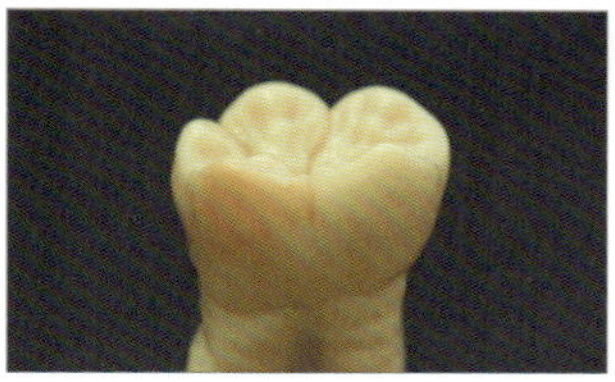
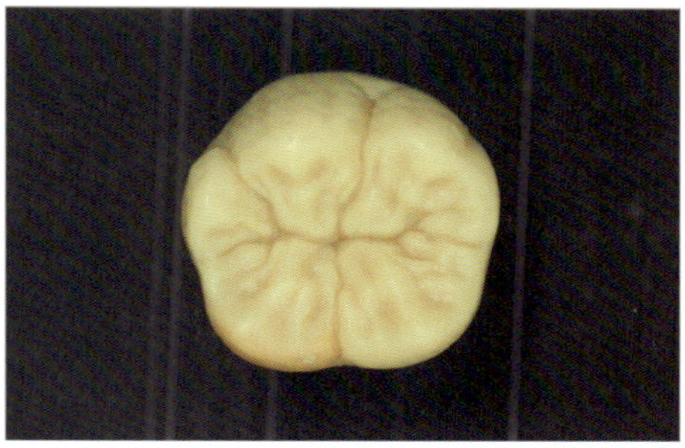
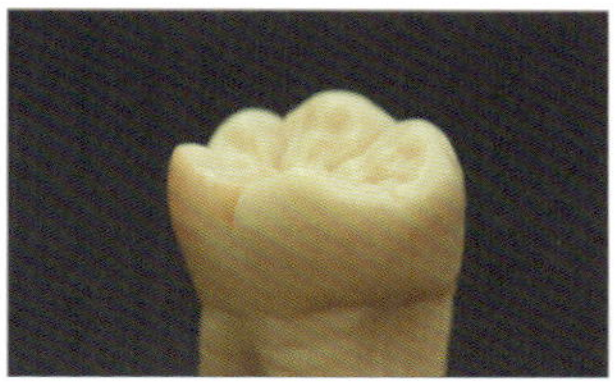
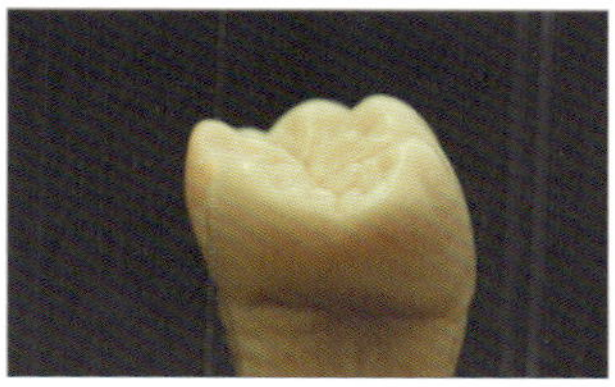
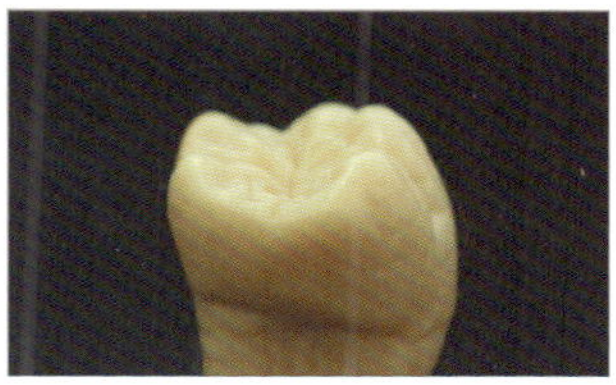
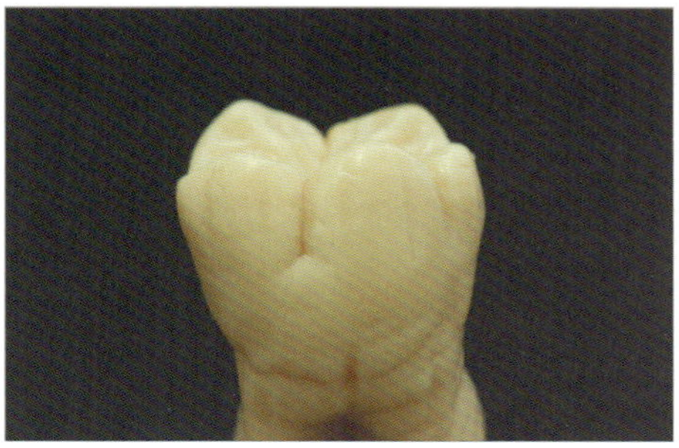
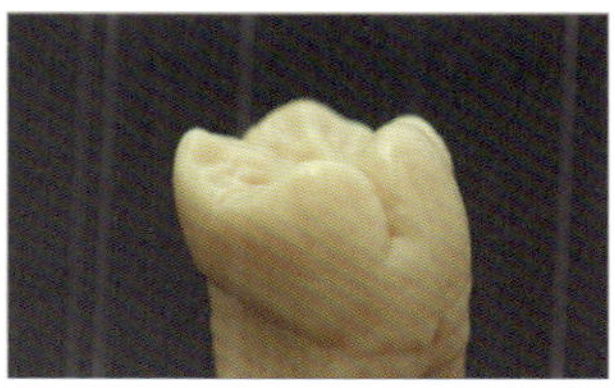

14. 하악좌측 제2대구치

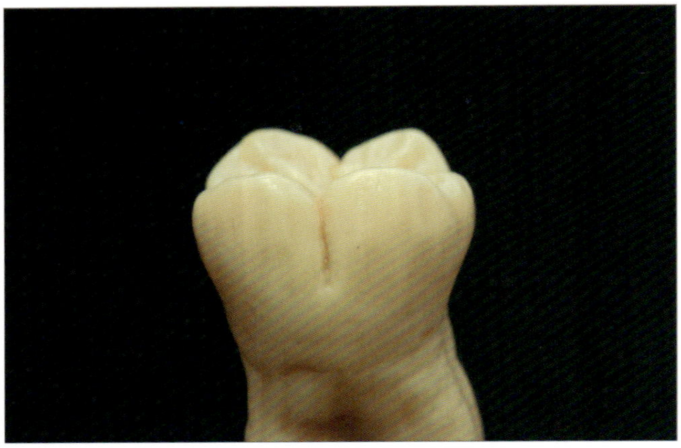

buccal surface

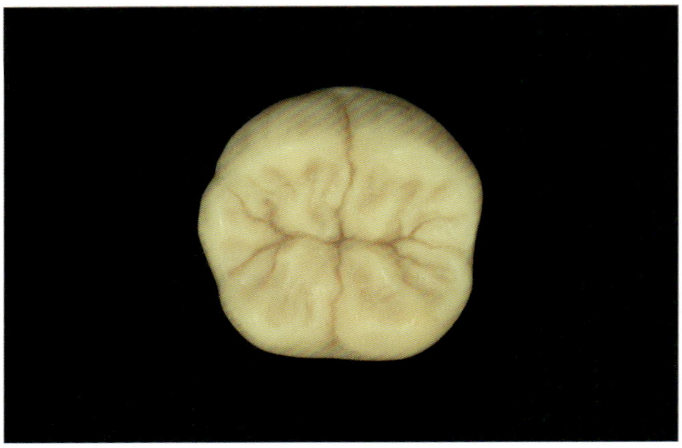

occlusal surface

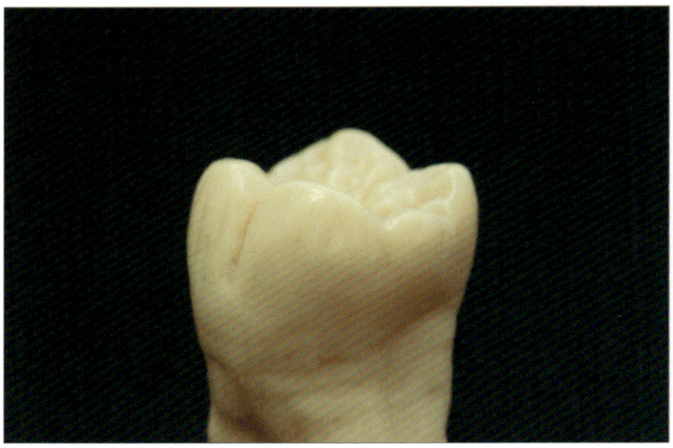

lingual surface

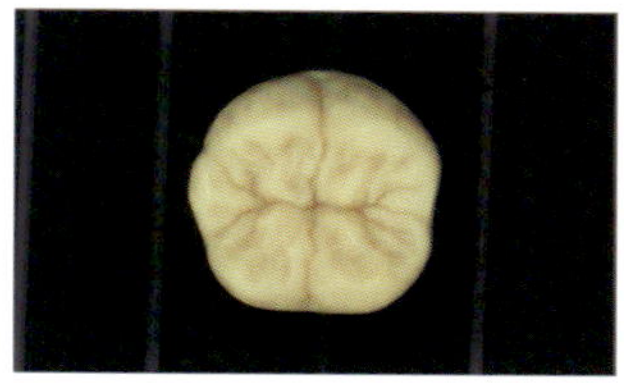

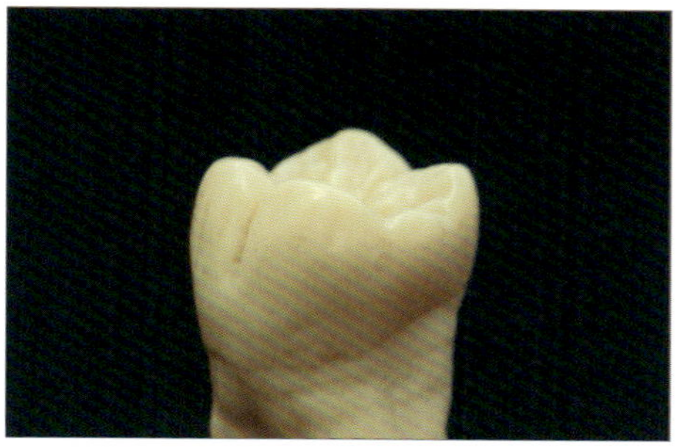

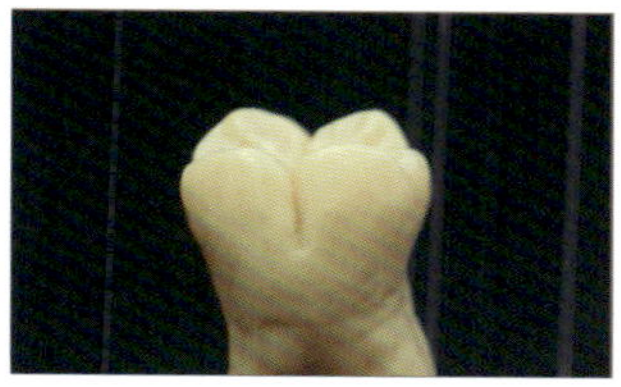

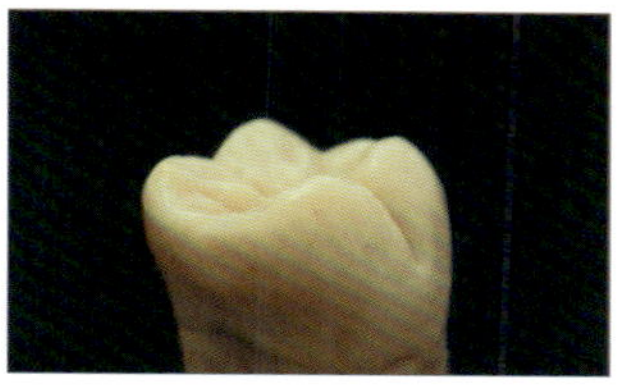

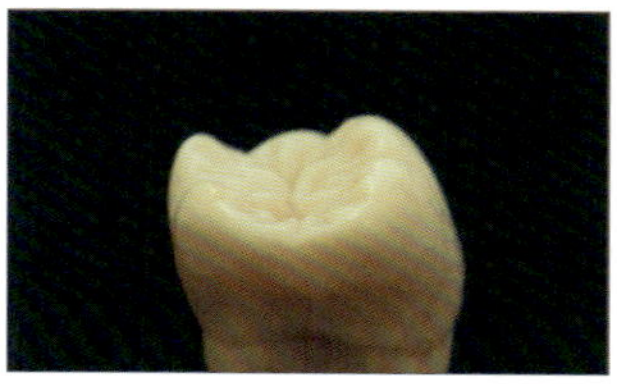

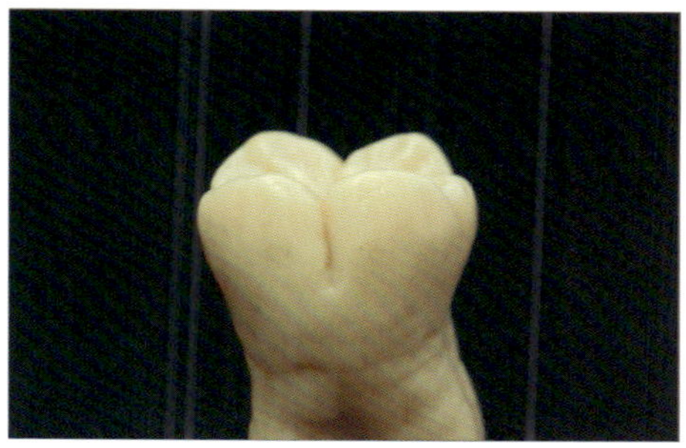

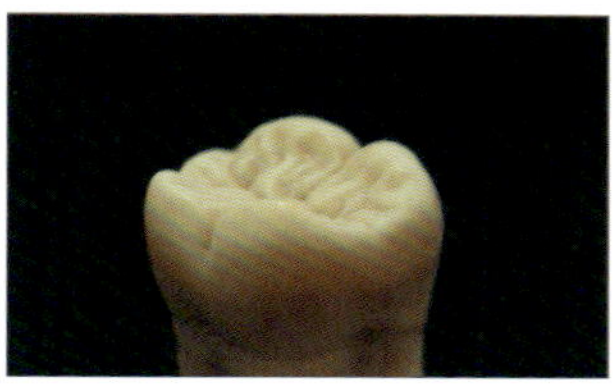

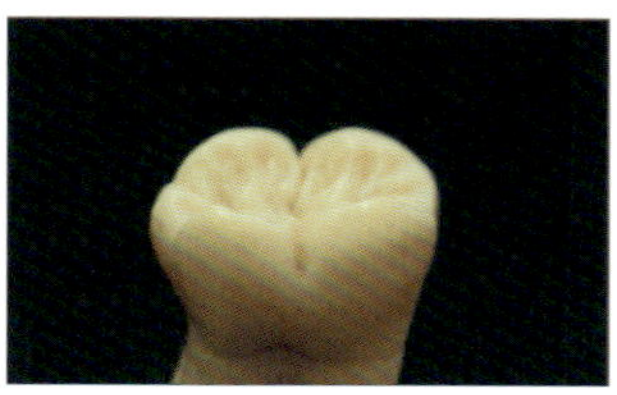

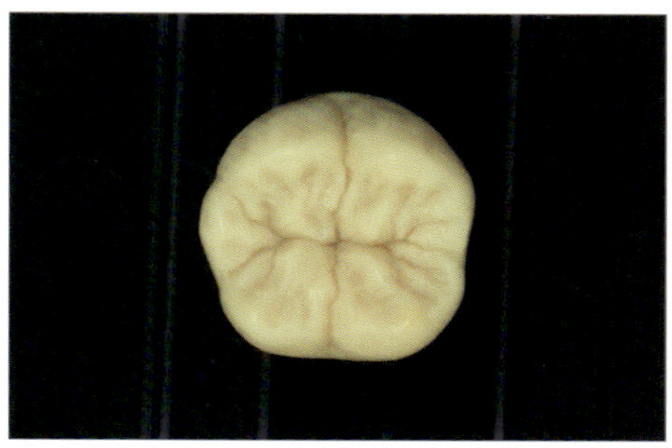

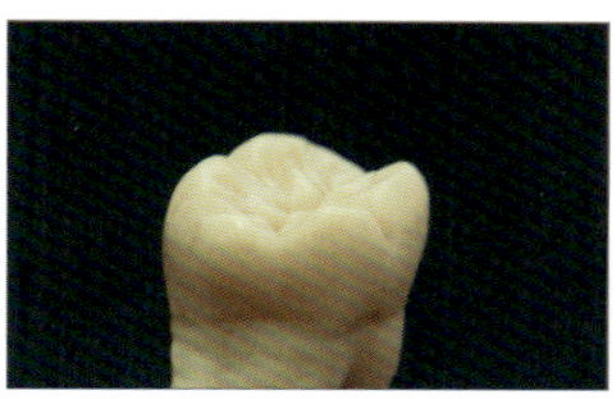

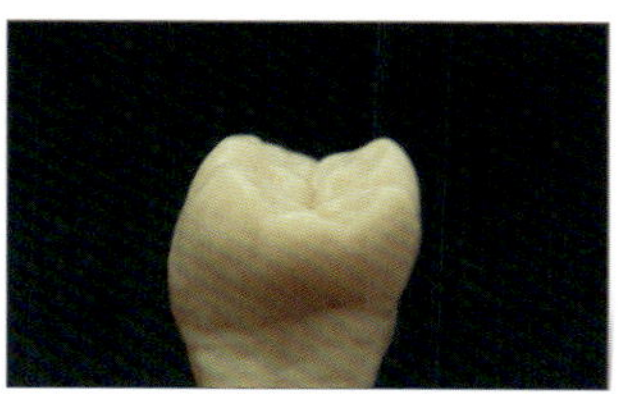

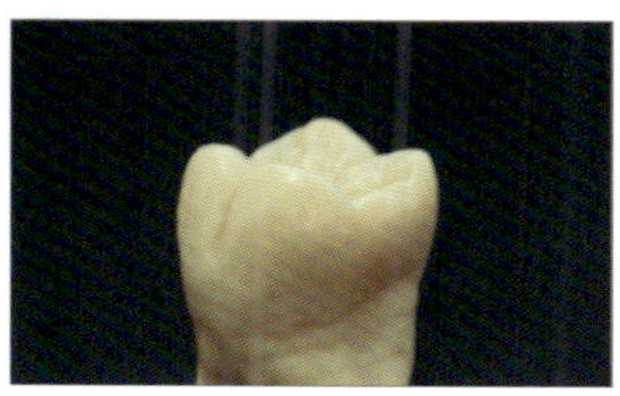

12

국가고시 실기시험에 대비한 wax up 연습

1. 1|, |3, |6 full crown wax up
2. |6, 7×5| 3unit bridge wax up
3. 6×4| 3unit bridge wax up
4. |4×6 3unit bridge wax up
5. |5×7 3unit bridge wax up

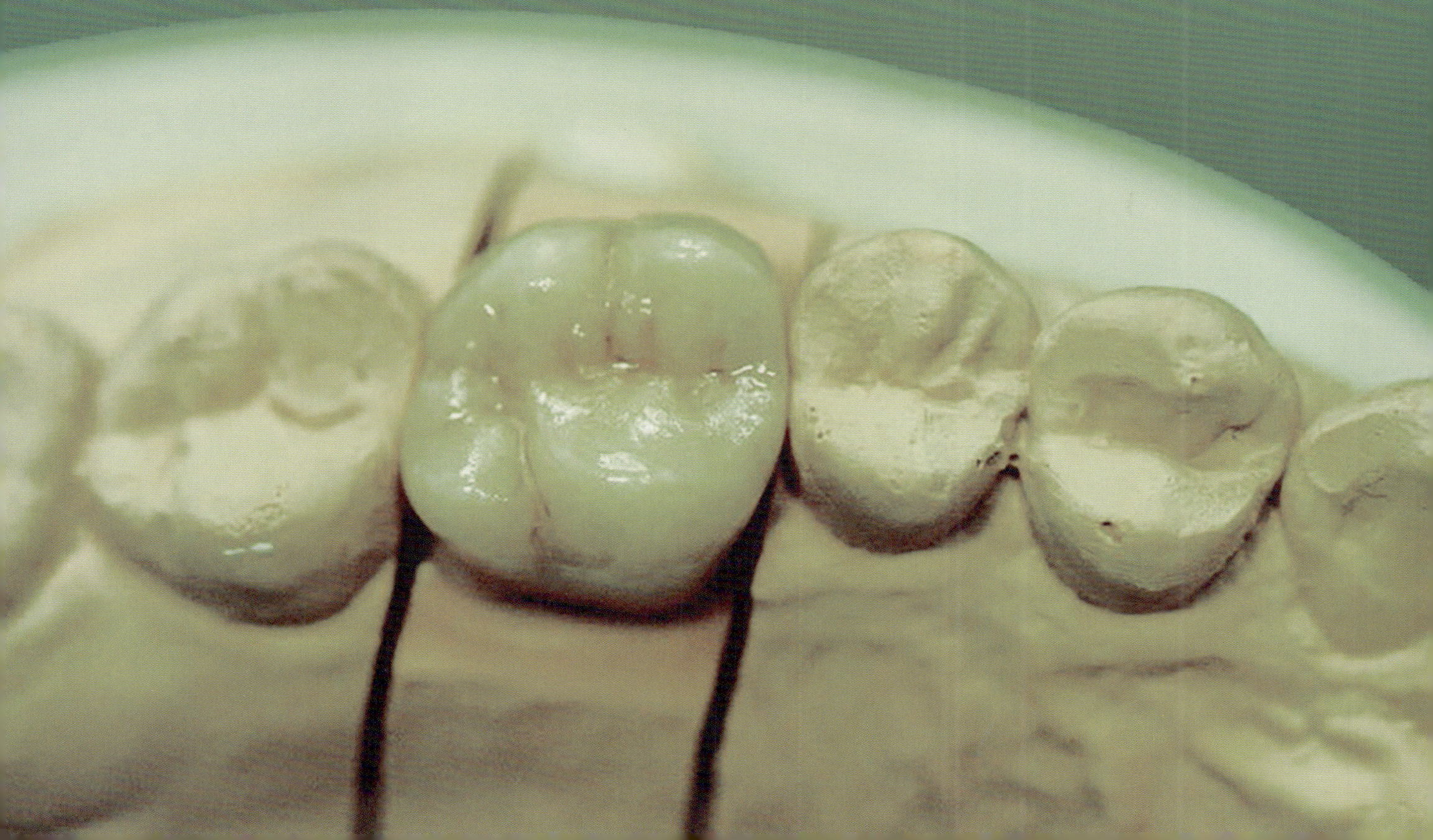

12 국가고시 실기시험에 대비한 wax up 연습

1. 1|, |3 , |6 full crown wax up

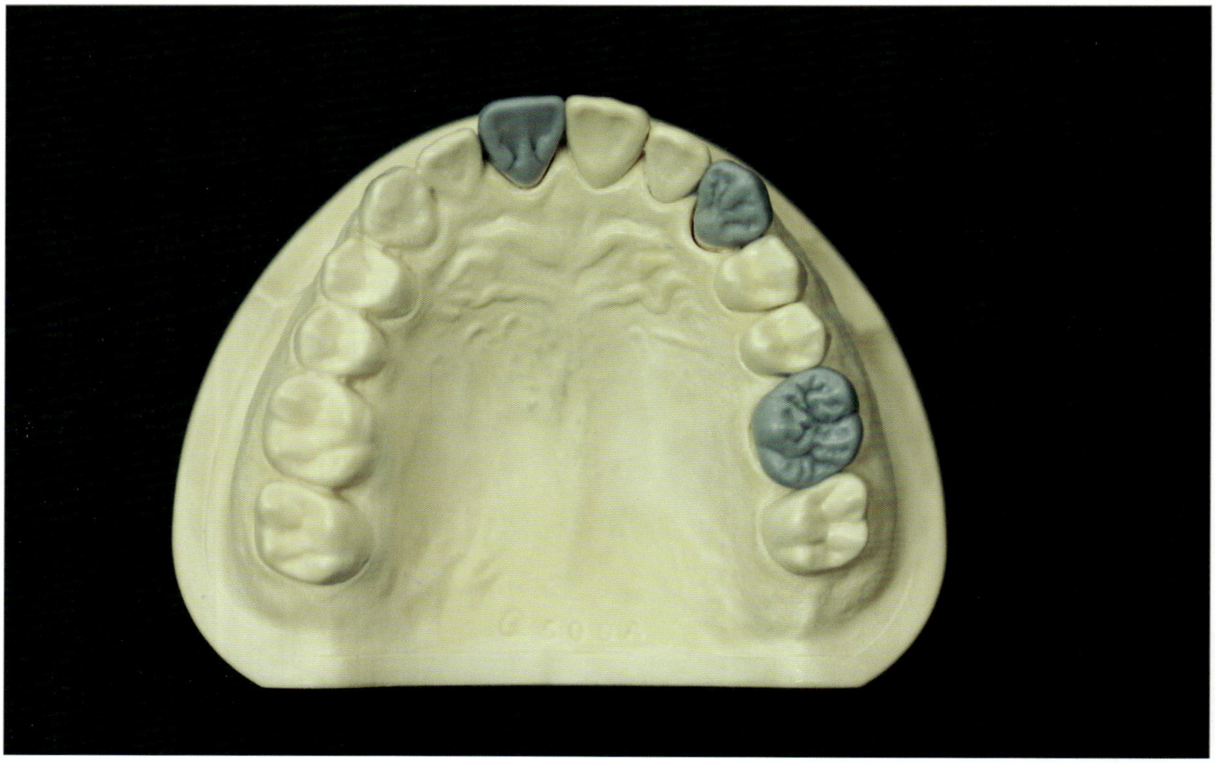

1) 1| full crown wax up

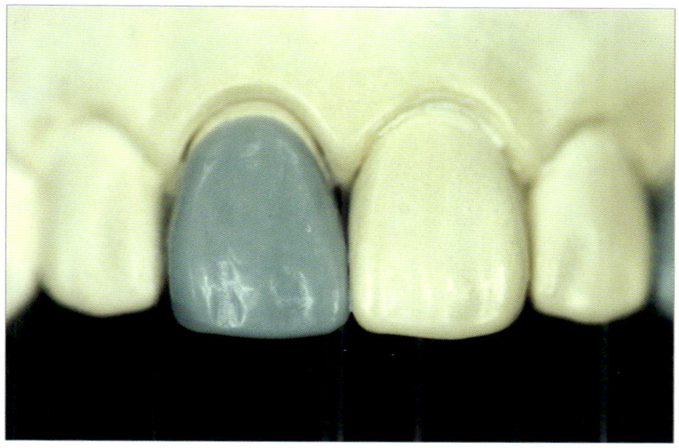

labial surface

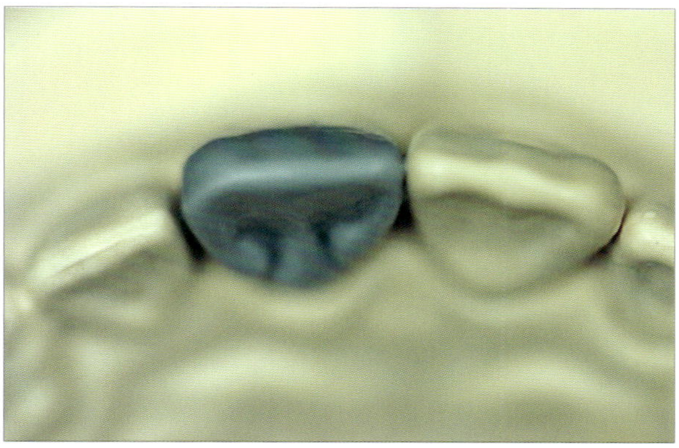

incisal edge

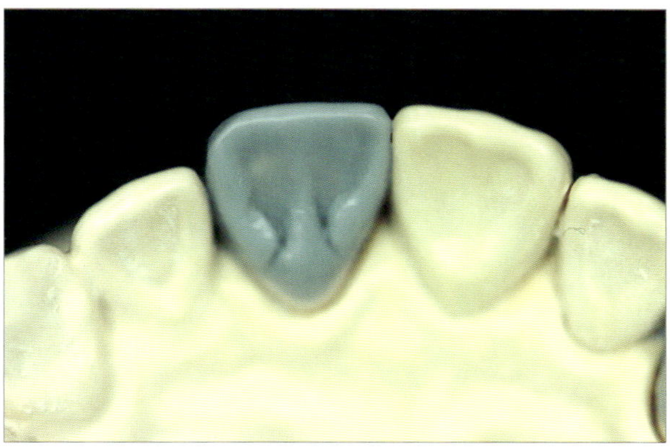

lingual surface

2) |3 full crown wax up 연습

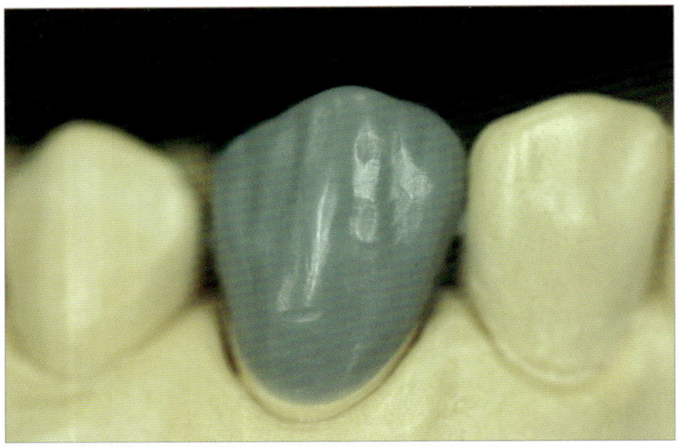

labial surface

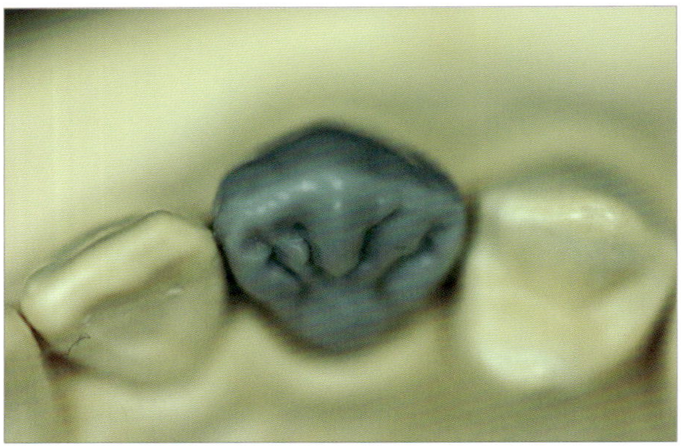

incisal edge

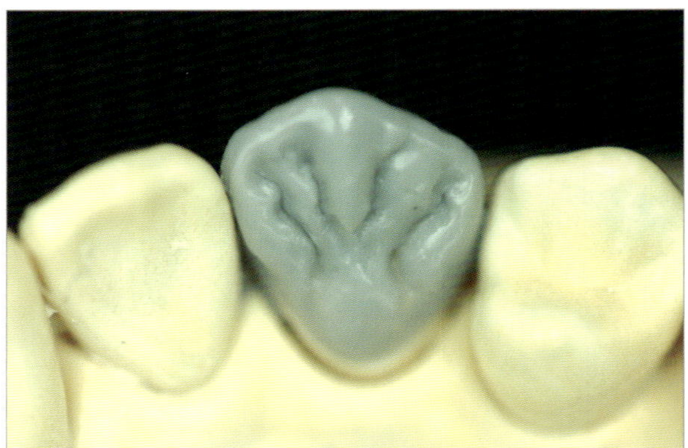

lingual surface

3) |6 full crown wax up

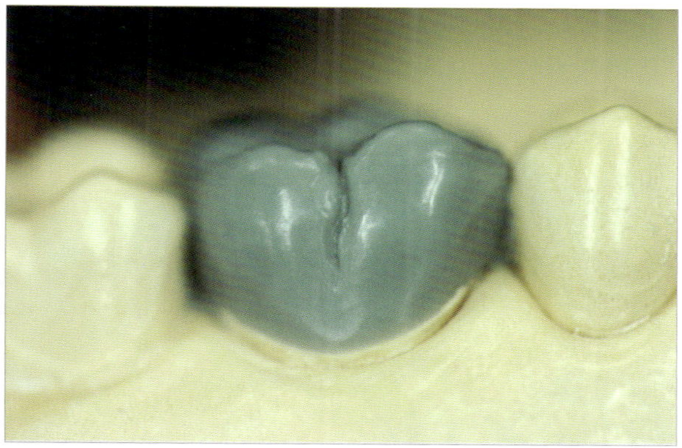

buccal surface

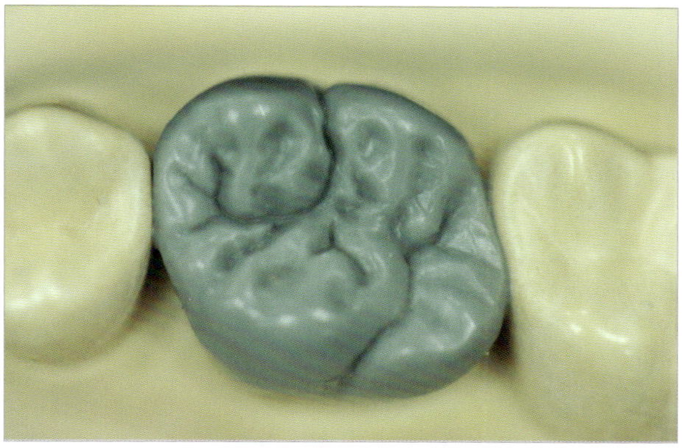

occlusal surface

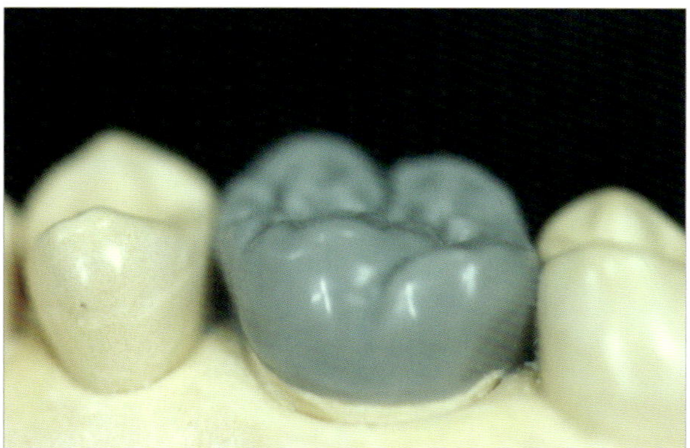

lingual surface

2. |6, 7×5| 3unit bridge wax up

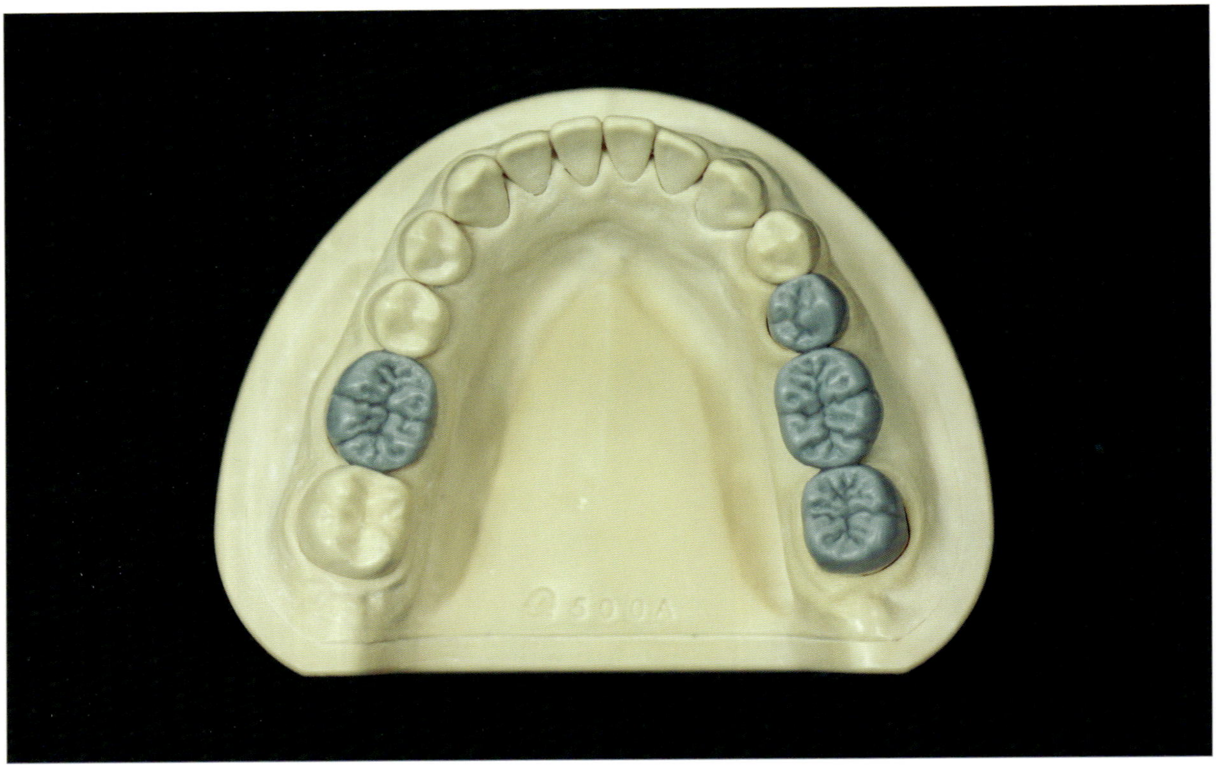

1) ⌈6 full crown wax up

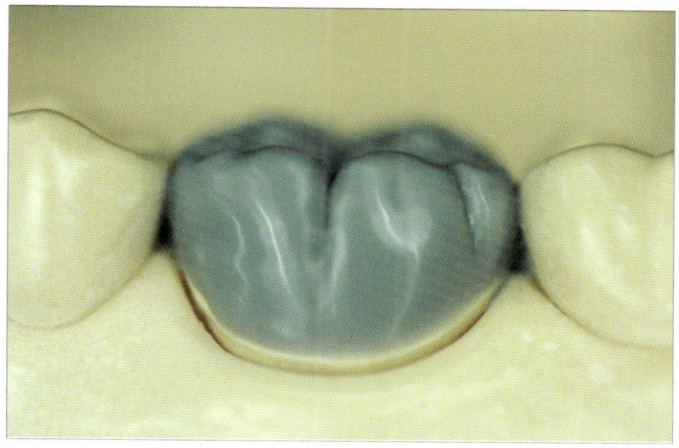
buccal surface

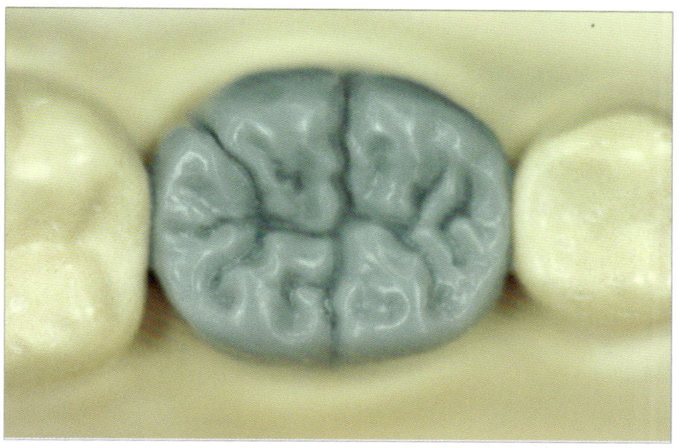
occlusal surface

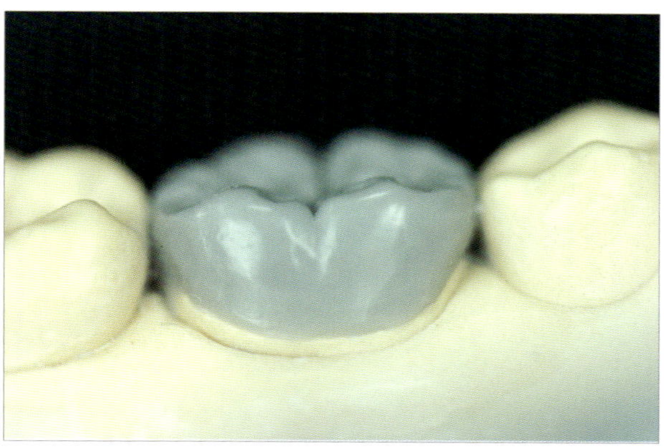
lingual surface

2) $\overline{7 \times 5|}$ 3unit bridge wax up

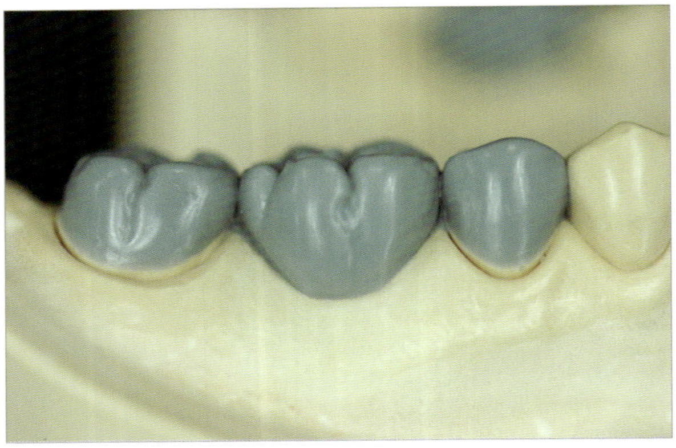

buccal surface

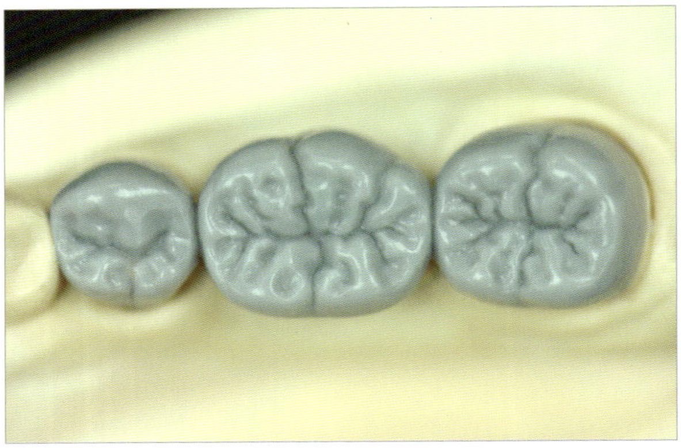

occlusal surface

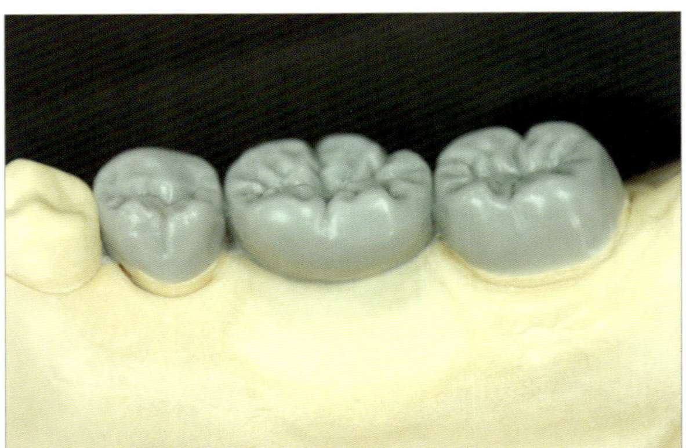

lingual surface

3. 6×4| 3unit bridge wax up

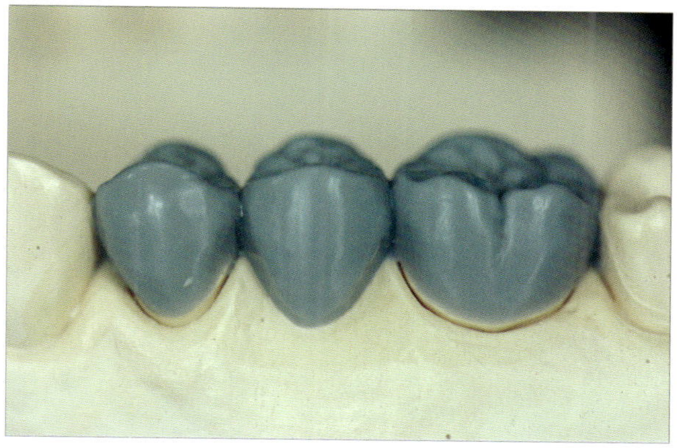

buccal surface

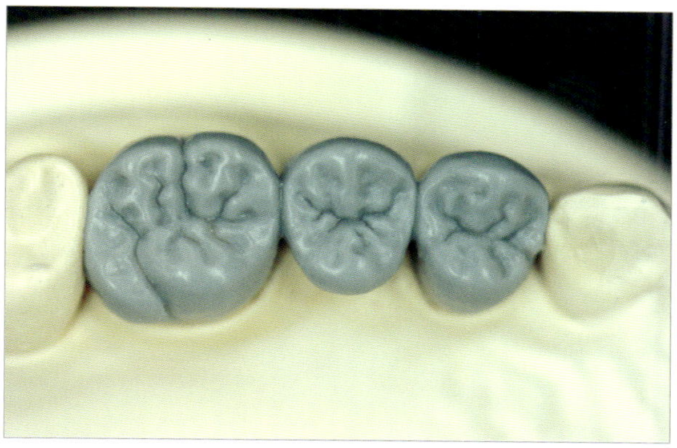

occlusal surface

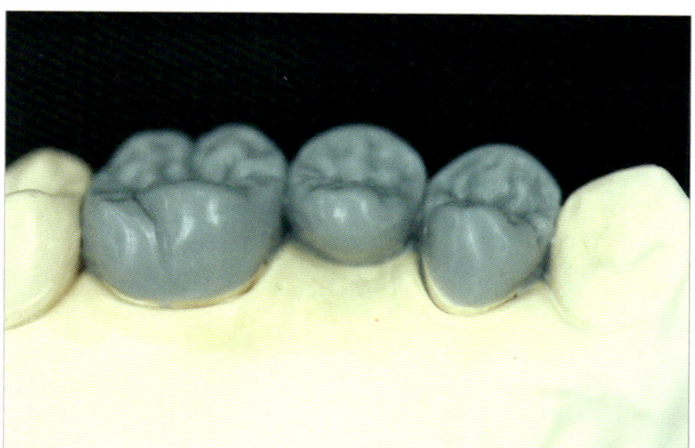

lingual surface

4. |4×6 3unit bridge wax up

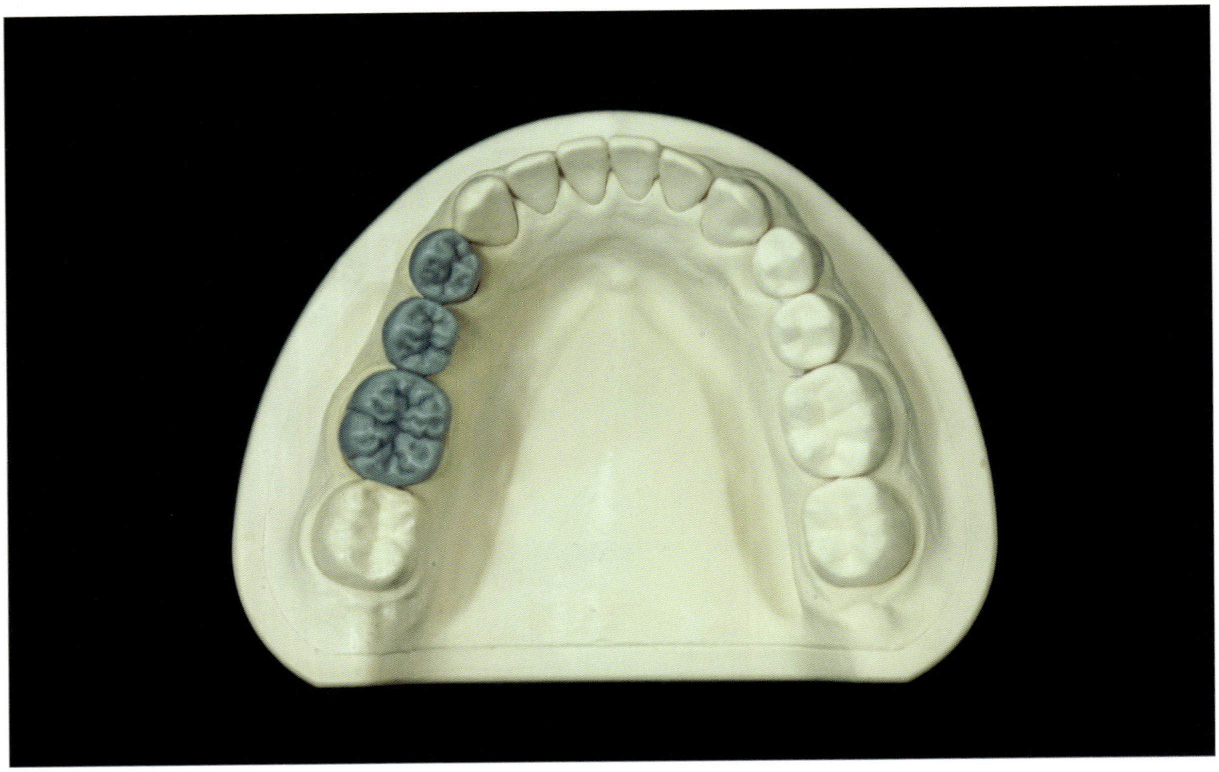

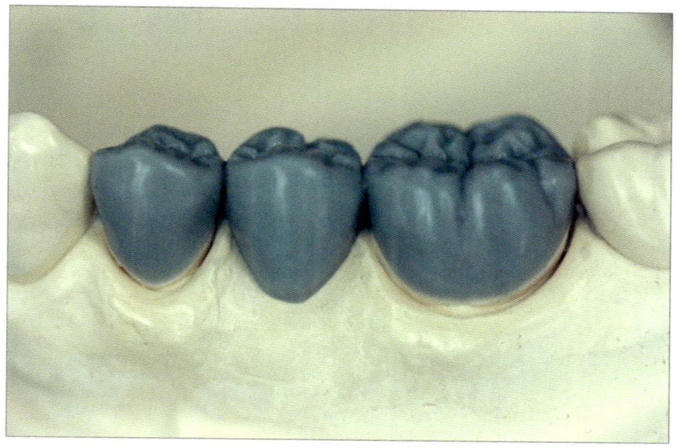

buccal surface

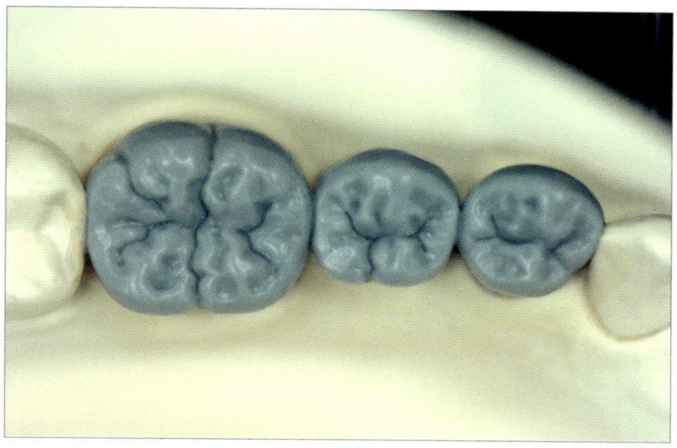

occlusal surface

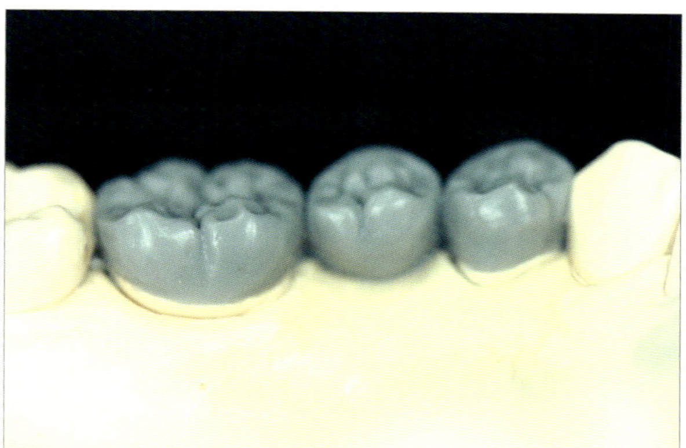

lingual surface

5. |5×7 3unit bridge wax up

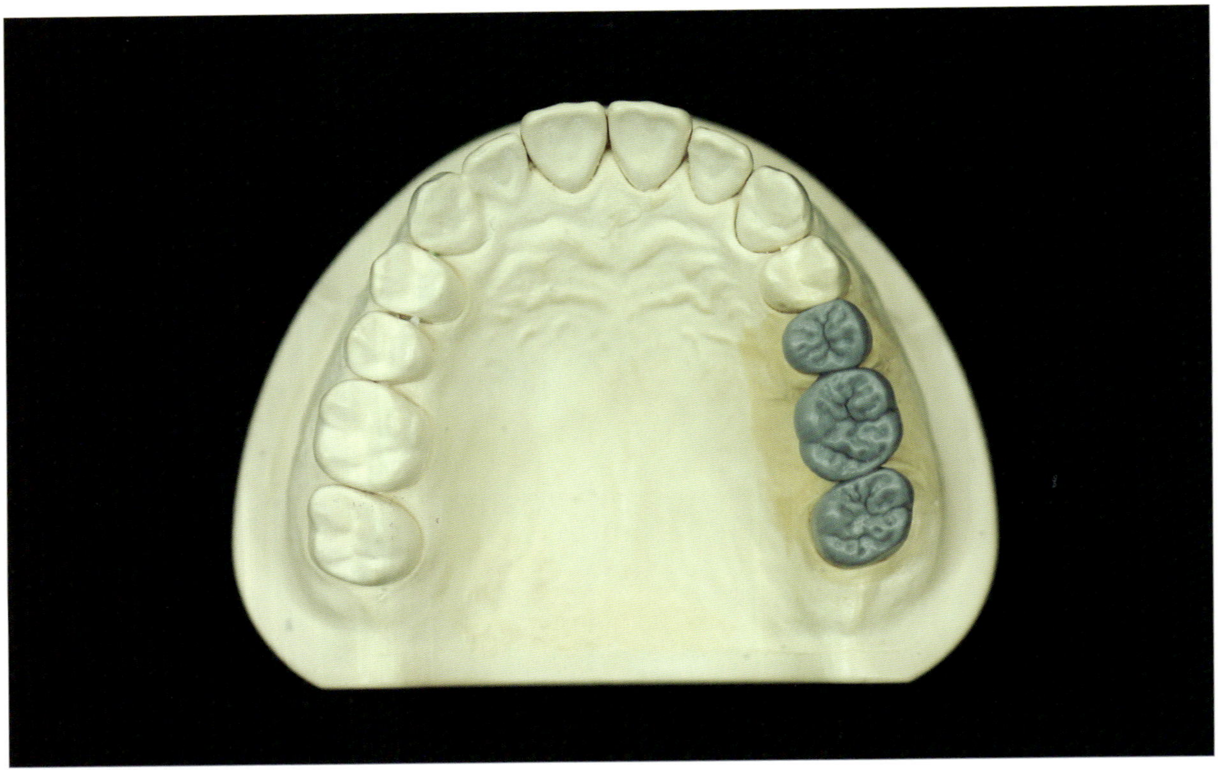

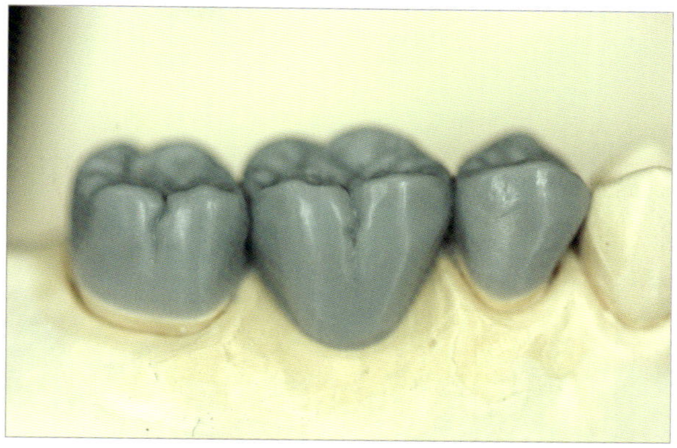

buccal surface

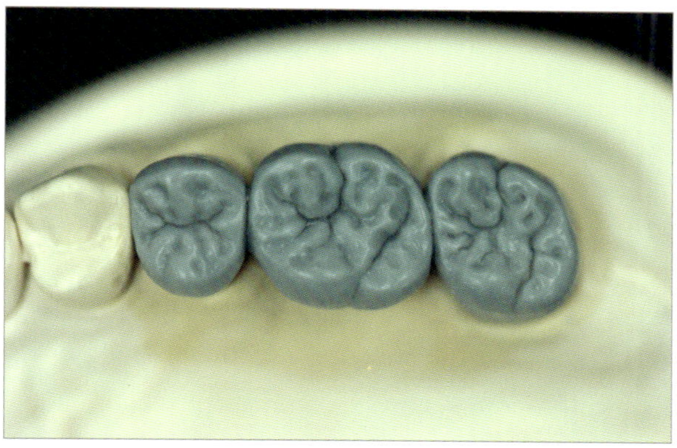

occlusal surface

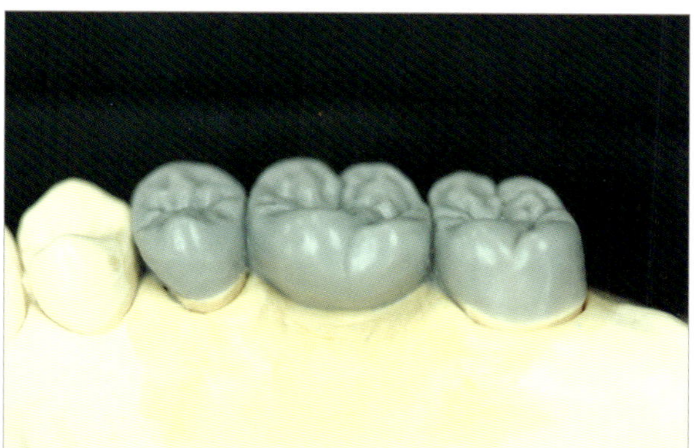

lingual surface

참고문헌

1. 관교의치기공학 교육연구회 11인(2002), 관교의치 기공학, 대학서림.
2. 오세윤외 19인(2005), 고정성 보철 기공학 실습(I), 지성출판사.
3. 정인성외 12인(1996), 관교의치기공학(I), 고문사
4. 이선형, 정헌형 공역(1995), 고정성치과보철학, 지성출판사.
5. 이종엽, 고여준 공역(1996), 작업용모형의 제작과 교합기장착, 지성출판사.
6. 임주환외 5인(2000), 고급 고정성 보철학(Ⅱ)기공과정편, 신흥인터내셔날.
7. 최부형, 우이형, 김형섭 역(2003), 최신고정성보철학, 지성출판사.
8. 강동완외 18인(2002), 고정성 치과보철학, 지성출판사.
9. 이종엽, 문병화 역(1997), 교합기의 선택법과 사용법, 지성출판사.
10. 대한 악기능교합학회 공저(2000), 교합학 용어 및 도해, 신흥 인터내셔날.
11. Ralf suckert 저 · 정승미역(2002), 교합개념, 지성출판사.
12. 관교의치 담당교수 협의회 12인역(1998), 임상 크라운제작법, 신흥 인터내셔날
13. Dieter schulz 저 · 정승미역(2004), 자연에 부합하는 Wax-up기법, 대한 나래 출판사.
14. M.Martignoni · A.Schonenberger, Precision Fixed Prosthodontics: Clinical and Laboratory Aspects, quintessence book.
15. Smith, G. P., Marginal fit of the full cast crown, J.P.D. 1957.
16. Smith, R. V., Principies of crown and bridge, Dent. Assist. sep.1975.
17. Shillingburg, H. T., Guide to Occlusal Waxing, Quintessence publishing.
18. Lundeen, H. C., Introduction to Occlusal Anatomy, Lexington 1969.
19. Thomas, P. K., Syllabus on full mouth waxing technique for rehabilitation, Sandiego, Instant Printing Service, 1967.
20. Zeisz, R. C. · Nuckolls, J. , Dental Anatomy, st. Louis, C.V. Mosby Co. 1949.
21. Huffman, R. W., Occlusal Morphology, Denar Corp, 1968.
22. Tylman, S. D., Theory and practice of crown and bridge prosthodontics, C.V. Mosby Co. 1965.
23. Tanquist, R. A, Die trimming : a guide to physiologic contour, J.P.D. 1982.
24. Scholer, A, Full crowns with supra gingival margins, Swiss Dent. Aug. 1980.
25. Shikai, S. T., Fitting the crown Series(4). Shika: Tenbo, Nov. 1982.

찾아보기

한글

영문